糖尿病
居家调养宝典

主审 胡新林
主编 程华伟 于宝华 刘 好

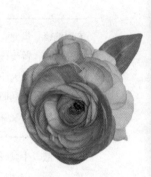

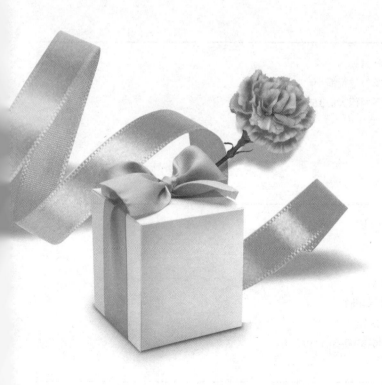

中国科学技术出版社
·北京·

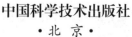

图书在版编目（CIP）数据

糖尿病居家调养宝典 / 程华伟，于宝华，刘好主编 . — 北京：中国科学技术出版社，2018.8（2019.4 重印）

ISBN 978-7-5046-8100-3

Ⅰ . ①糖… Ⅱ . ①程… ②于… ③刘… Ⅲ . ①糖尿病－防治 Ⅳ . ① R587.1

中国版本图书馆 CIP 数据核字 (2018) 第 169094 号

策划编辑	焦健姿
责任编辑	黄维佳
装帧设计	长天印艺
责任校对	龚利霞
责任印制	李晓霖

出　　版	中国科学技术出版社
发　　行	中国科学技术出版社发行部
地　　址	北京市海淀区中关村南大街 16 号
邮　　编	100081
发行电话	010-62173865
传　　真	010-62173081
网　　址	http://www.cspbooks.com.cn

开　　本	710mm×1000mm　1/16
字　　数	528 千字
印　　张	27.75
版　　次	2018 年 8 月第 1 版
印　　次	2019 年 4 月第 2 次印刷
印　　刷	北京威远印刷有限公司
书　　号	ISBN 978-7-5046-8100-3 / R・2284
定　　价	48.50 元

糖尿病居家调养宝典

编著者名单

主　审	胡新林				
主　编	程华伟	于宝华	刘　好		
副主编	王　峰	石秀娟	高　峻	安姝靖	高　杰
编　者	李海娜	陈　秀	宋　月	赵丽莉	徐　娟
	卢冬梅	白　妍	付　尧	马景芹	李晓莉
	冯　娟	张　鑫	王　静	韦　倩	张雪君
	王　晶	高俊茹	屈利娟	渠雪红	杨　珊
	郑桃花	徐晓玮	王利君	张丙良	孙文娟
	高希花	赵显芝	李　丹	杨　蕾	杨舜舜
	闫　慧	朱妹红	江婵玉	马　莉	王　慧
	谢红卫	崔晓凤	庞伟苹	汤玉凤	孙蕾蕾
	张梦阁	李锡花	何卫东	王　进	李　萍
	孟　岩	徐毅君	李永祥	毕亚楠	林　萍
	窦　超	唐　群	朱月华	逄文泉	孙　敏
	王　峰	石秀娟	高　峻	安姝靖	高　杰
	程华伟	于宝华	刘　好	张　英	张少燕

内容提要

　　编者为了满足广大糖尿病患者及糖尿病易患人群在日常生活中自我调养的需求,从如何正确认识糖尿病,怎样早期发现并预防,如果罹患糖尿病该怎么办,怎样预防其并发症,以及饮食、运动、自我监测、药物治疗和患者必须掌握的一些基本技术(如监测血糖、胰岛素注射)等方面进行了系统介绍。本书内容少说教、重实用,指导性强,是广大糖尿病患者及珍爱健康的人群必备用书,也可供临床医务人员阅读参考。

前 言

目前，糖尿病的患病率急剧上升，在我国，糖尿病的患病率已经跃居全球的第一位，患糖尿病的人数占全球的 1/3，每 10 个人中就有 1 个糖尿病患者。糖尿病及其并发症威胁人类健康，并给社会发展带来了严重的负担。糖尿病目前虽然无法根治，但并不是不治之症，它是既可以预防又可以控制的疾病。糖尿病虽然是一种需要终身接受治疗的疾病，但是，糖尿病患者不可能一生住在医院里，所以，95% 的时间需要患者在院外进行自我调养。糖尿病自我管理是指糖尿病患者在专业人员的指导下，通过学习，掌握自我管理糖尿病的相关知识和技能。在糖尿病的防治和管理过程中，患者本人的作用远远大于医护人员的作用。

糖尿病的预后往往取决于患者本人对待糖尿病的态度。因此，在糖尿病的管理过程中，糖尿病患者本身才是最重要的。如果糖尿病患者不重视糖尿病的治疗，不接受规范的治疗方案，不努力学习有关糖尿病的自我管理知识，结局可能是令人悲观、无奈，甚至难以想象的。如果糖尿病患者能够重视糖尿病知识的学习，掌握正确的糖尿病自我管理方法，不仅可以减轻痛苦、延缓并发症的发生、减少住院的次数、降低医疗费用，而且，糖尿病患者可以像正常人一样享受健康的生活，提高生活质量，延长寿命。因此，对付糖尿病的最好武器是糖尿病患者及早、正确、全面地掌握有关糖尿病自我管理的知识和技能，具备糖尿病自我管理的能力，并且具有"我能，我一定能战胜糖尿病"的坚定信念。

作为在临床工作了近 30 年的医务工作者，目睹了无数的糖尿病患者从发现糖尿病到出现并发症的痛苦历程。每当看到年轻的糖尿病患者因为出现糖尿病视网膜病变而看不到光明；每当看到曾经健壮的糖尿病患者因为糖尿病足部病变而被迫截肢；每当看到青少年糖尿病患者的父母那种伤心绝望的痛苦眼神……我们感觉很痛心，同时，也感到了自己肩上糖尿病教育的责任重大，任重道远。

因此，我们愿意把自己所掌握的知识和我们的一片爱心，奉献给广大的糖尿病患者及其家人，让更多的糖尿病患者不会因为糖尿病的存在而影响自己的生活，早日具备战胜糖尿病的能力和信心，摆脱糖尿病的束缚。

但是，我们所接触的住院糖尿病患者仅是数千万糖尿病患者人群中的冰山一角。事实上，全国有 60%～70% 的糖尿病患者并不知道自己已经患了糖尿病，未能及早接受有效的治疗；另有一些已经确诊的糖尿病患者因为对糖尿病危害的无知而盲目拒绝治疗；可怕的是还有更多的糖尿病后备军如果不立即接受糖尿病教育，进行干预治疗，就会在不久的将来发展为糖尿病。这样就会有更多幸福的家庭不再时刻拥有欢乐；更多的年轻人才失去美好的未来；更多的青壮年劳动者不能建设美好家园；更多的老年患者不能安享晚年。为此，我们编写此书，不仅为了正在饱受糖尿病之苦的糖尿病患者能够驾驭和战胜糖尿病，更为了极其众多的、目前尚处于健康状态的人群及早认识糖尿病的危害，远离糖尿病，也为了您永远拥有健康、快乐、幸福的美好生活。

本书共分七篇 22 章，分别介绍了怎样认识糖尿病，怎样早期发现糖尿病，怎样预防糖尿病，患了糖尿病怎么办，怎样预防糖尿病的并发症，糖尿病有关饮食、运动、自我监测、药物治疗等方面的自我管理内容，以及糖尿病患者必须掌握的一些基本技术，如监测血糖、胰岛素注射等，还有临床医务工作者进行糖尿病健康教育的相关内容。

在糖尿病的综合管理中，护士起到了非常重要的作用。如血糖监测、口服降糖药、胰岛素注射、糖尿病患者居家管理、糖尿病足的预防、低血糖的自我救治等无不需要糖尿病教育护士的帮助和指导。因此，本书由医护人员共同编写，弥补医师偏重医疗、护士偏重护理的缺陷，所以，更全面、更实用。本书的另一个特点是结合临床典型病例，加上专家点评，深入浅出，使广大读者更容易接受和理解。特别是第 22 章糖尿病患者或家属在糖尿病管理过程中的真实经历、感悟、经验和教训等，非常具有代表性和教育意义，会给您带来意想不到的震撼和收获。

真诚期盼本书不仅成为广大糖尿病患者战胜糖尿病的帮手，又能作为临床医务人员进行糖尿病教育指导的参考书，也可以作为大众普及糖尿病健康知识的科普书。对于本书存在的不足之处还望广大读者赐教、指导，编者将不胜感激，我们定将及时完善，以便更好地为糖尿病患者和珍爱健康的广大群众服务。

目 录

第一篇　糖尿病概述

第1章　认识糖尿病，从现在开始 ………………………………… 002

一、糖尿病被称为"甜蜜而温柔"的杀手 ……………………… 002

二、我国的糖尿病患者为什么越来越多 ……………………… 003

三、糖尿病到底是一种什么样的疾病 ………………………… 003

四、糖尿病是一种既可以预防又能够治疗的疾病 …………… 004

五、糖尿病是一种不能治愈但可防可治的终身性疾病 ……… 005

六、胰岛素是人体必需的一种激素，没有胰岛素，人就不能生存 … 007

七、没有血糖，人体将寸步难行 ……………………………… 008

八、没有感觉并不代表你的糖尿病很轻 ……………………… 012

九、糖尿病患者的支出为什么那么多 ………………………… 013

十、呼吁全国每一个家庭普及糖尿病防治知识 ……………… 013

第2章　如何知道自己是否患了糖尿病 ……………………… 014

一、来自世界卫生组织的糖尿病诊断标准 …………………… 014

二、检查血糖是早期发现糖尿病的最简便方法 ……………… 016

三、糖耐量试验（OGTT）是确切诊断糖尿病的重要试验 … 017

四、与糖尿病相似的症状，不一定都是糖尿病 ……………… 018

五、正常人也应当定期查血糖，早期发现糖尿病 …………… 022

六、查血糖，非常便捷且很有必要 …………………………… 023

七、血糖稍微高一点儿，要抓住重要时机 …………………… 023

八、为什么有的家庭多人甚至全家患糖尿病 ………………… 024

第 3 章　了解自己所患糖尿病的类型与程度 ···················· 025

　　一、糖尿病的种类 ······································· 025

　　二、与糖尿病分型、判断病情有关的检查 ·············· 027

第二篇　糖尿病预防

第 4 章　糖尿病的三级预防 ································· 032

　　一、一级预防 ··· 032

　　二、二级预防 ··· 034

　　三、三级预防 ··· 036

第 5 章　干预治疗 ··· 038

　　一、糖耐量筛查是发现糖耐量减退者的重要举措 ········ 038

　　二、糖耐量减退者极有可能是未来的糖尿病患者 ········ 039

　　三、离糖尿病不算远的 10 种人 ······················· 040

　　四、如何了解自己是否存在患 2 型糖尿病的风险 ········ 041

　　五、远离糖尿病的危险因素 ··························· 041

　　六、预防糖尿病最有效的方法 ························· 043

第三篇　糖尿病并发症

第 6 章　糖尿病的急性并发症 ······························· 048

　　一、糖尿病低血糖症 ·································· 048

　　二、糖尿病酮症酸中毒 ································ 058

　　三、糖尿病非酮症高渗性昏迷 ·························· 064

　　四、糖尿病乳酸性酸中毒 ······························ 066

第 7 章　糖尿病的慢性并发症 ······························· 068

　　一、糖尿病心脏病变：糖尿病患者的主要死亡原因 ······ 069

　　二、糖尿病脑血管病变：警惕脑卒中 ·················· 071

　　三、糖尿病眼病：成年人致盲的最重要原因 ············ 073

　　四、糖尿病肾病：导致尿毒症的主要原因 ·············· 078

　　五、糖尿病神经病变：非常普遍的糖尿病并发症 ········ 083

　　六、糖尿病足：非创伤性截肢的首位原因 ·············· 087

糖尿病居家调养宝典

第 8 章　糖尿病的"兄弟姊妹" ·· 088

一、糖尿病与高血压"狼狈为奸" ······························ 088

二、糖尿病与血脂异常形影相随 ······························· 097

三、糖尿病与肥胖是一对孪生姐妹 ··························· 104

四、糖尿病与痛风狭路相逢 ···································· 112

五、糖尿病是代谢综合征家族的重要成员 ··············· 121

六、糖尿病与皮肤病 ··· 126

七、糖尿病与感染"臭味相投" ······························ 127

八、糖尿病与手术 ·· 130

九、糖尿病患者与鼾症 ·· 131

十、糖尿病与精神疾病 ·· 133

十一、糖尿病与糖皮质激素 ···································· 134

第四篇　糖尿病治疗

第 9 章　糖尿病的治疗策略与技术 ·································· 136

一、治疗糖尿病的"五驾马车" ······························ 136

二、2 型糖尿病高血糖的治疗路径 ·························· 139

三、2 型糖尿病高血糖的控制策略 ·························· 140

四、治疗 2 型糖尿病的新技术 ······························ 141

第 10 章　糖尿病的饮食管理 ··· 144

一、饮食治疗是糖尿病最基本、极重要、常首选的治疗方法 ····· 144

二、学会为自己设计糖尿病饮食计划 ······················ 163

三、特殊情况的饮食 ··· 177

第 11 章　2 型糖尿病的运动治疗 ·································· 183

一、运动是最好的降糖药 ·· 183

二、糖尿病患者适宜做有氧运动 ····························· 187

三、为自己开一张合理的运动处方 ························· 188

四、运动贵在坚持，量力而行 ································· 193

第 12 章　非胰岛素药物治疗 ··· 196

一、口服降血糖药必须遵守"安全第一，药效第二"的原则 ····· 196

二、口服降血糖药的种类及特点 ····························· 197

三、磺酰脲失效与磺酰脲类降血糖药继发性失效 ·············· 206

四、口服降血糖药的注意事项 ······························ 208

五、糖尿病的新药物治疗 ································ 214

六、糖尿病的中医药治疗 ································ 218

第 13 章　胰岛素治疗 ······························ 222

一、正确认识胰岛素 ································ 222

二、人体胰岛素的分泌特点 ·························· 225

三、胰岛素的种类 ································ 226

四、胰岛素的正确储存 ······························ 228

五、注射胰岛素的工具 ······························ 229

六、如何自己注射胰岛素 ····························· 233

七、胰岛素泵的使用 ································ 245

八、无针注射技术 ································ 252

第 14 章　糖尿病足的自我管理 ······················ 254

一、预防截肢，足部优先 ····························· 254

二、糖尿病足，重在预防 ····························· 258

三、糖尿病足的治疗 ································ 263

四、下肢血管病变是不被重视的灰色危险状态 ············ 265

第 15 章　糖尿病的自我监测 ························ 267

一、糖尿病自我监测的意义 ·························· 267

二、糖尿病患者需要监测的内容 ······················ 267

三、各种监测的意义 ································ 268

四、血糖仪是糖尿病患者必备的工具 ·················· 279

五、动态血糖监测（CGM） ·························· 285

第五篇　特殊人群糖尿病

第 16 章　妊娠糖尿病 ······························ 290

一、认识妊娠糖尿病 ································ 290

二、怎样尽早发现和确诊妊娠糖尿病 ·················· 295

三、妊娠前的准备 ································ 298

四、妊娠期间的管理 ································ 303

五、分娩期的管理 ·· 314

六、分娩后的管理 ·· 315

第 17 章　儿童青少年糖尿病 ································ 319

一、儿童青少年糖尿病概述 ································ 319

二、儿童青少年 1 型糖尿病 ································ 332

三、儿童青少年 2 型糖尿病 ································ 339

第 18 章　老年糖尿病 ·· 351

一、什么是老年糖尿病 ·· 351

二、老年人易患糖尿病的因素 ································ 351

三、老年糖尿病的特点 ·· 352

四、老年糖尿病的治疗目标 ································ 355

五、老年糖尿病患者的治疗要点 ························· 356

六、老年患者要预防糖尿病的并发症 ················· 366

七、老年糖尿病的治疗目标 ································ 373

八、老年糖尿病患者的治疗 ································ 375

第六篇　糖尿病心理调适与家庭帮助

第 19 章　糖尿病患者的心理调适 ····················· 380

一、糖尿病与心理状态的关系 ································ 380

二、糖尿病患者的心理调适 ································ 383

第 20 章　糖尿病患者的婚姻与家庭 ················· 390

一、糖尿病患者可以结婚生育 ································ 390

二、糖尿病男性患者容易出现阳痿 ····················· 390

三、糖尿病患者家属的作用非同小可 ················· 391

第七篇　糖尿病健康教育

第 21 章　糖尿病与健康教育 ····························· 396

对糖尿病患者的忠告 ·· 396

糖尿病居家调养宝典

第 22 章　糖尿病患者的患病感悟 •••••••••••••••••••••••••••••••••••• 400

　　一、坚强的母亲，伟大的母爱——我、儿子与糖尿病的故事　••••• 401

　　二、视病如伙伴，和平共相处——对手·伙伴　•••••••••••••••• 402

　　三、正确的认识，健康的人生——我治疗糖尿病的 5 条"两点论"••• 404

　　四、称职的家属，幸运的患者——我陪老公战"糖魔"•••••••••• 406

　　五、珍贵的经验，精辟的语录——我是怎样自我管理糖尿病的　••• 408

　　六、糖尿病教育的忠实听众——我与"青医"糖尿病教育的不解之缘••• 409

　　七、不跟广告走，不做试药员——吃亏是福，治病在方　••••••• 411

　　八、切身的感受，真实的体验——在医师指导下巧治糖尿病　••••• 413

　　九、要想身体好，登山乐比高——登山抵御糖尿病••••••••••• 415

　　十、惨痛的教训，悲惨的命运——我的惨痛教训　••••••••••• 416

　　十一、得了糖尿病，也能活到 100 岁——患糖尿病 38 年没有并发症••• 417

　　十二、最大的愿望，能留下后代——我的最大愿望　•••••••••• 418

　　十三、坚持听课，带来生活的希望——坚持听课的收获　••••••• 420

　　十四、信心是战胜糖尿病的动力之源——父亲用"三心"战胜糖尿病••• 421

　　十五、转变健康观念，重视养生保健——糖尿病让我猛然觉醒　••• 423

　　十六、既要做健康的受益者，还要做健康 的传播者——

　　　　　我对糖尿病的认知　•••••••••••••••••••••••••••••••• 424

　　十七、为自己制订糖尿病自我管理的方案——

　　　　　我是这样将血糖控制在理想范围的　••••••••••••••••• 426

　　十八、战胜糖尿病，要学会自我管 理——我帮二姨战胜糖尿病　••• 428

　　十九、我后悔了，已经没有机会了——人财两空　•••••••••••• 430

　　二十、为了生存，必须这样——坚持和毅力给他带来光明　••••••• 430

参考文献••• 432

糖尿病居家调养宝典

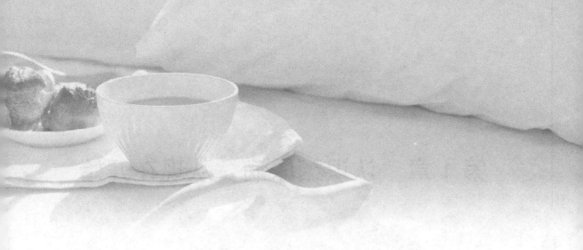

第一篇　糖尿病概述

知识是无价之宝，无知要付出代价。

糖尿病不是一种单一的疾病，而是以血浆葡萄糖水平升高为特征的代谢性疾病群。

您想战胜糖尿病吗？

那就拿起这本书，认真学习自我管理糖尿病的知识吧，它会教您怎样战胜糖尿病。

第1章　认识糖尿病，从现在开始

一、糖尿病被称为"甜蜜而温柔"的杀手

　　糖尿病被人们称为"甜蜜而温柔的杀手"。为什么称它为"甜蜜而温柔的杀手"呢？原因有3个，一是糖尿病以慢性血糖升高为主要特征，糖是甜的，古人就是因为发现有人排到地上的尿液因含有糖分吸引了大量的蚂蚁前来蚕食，从而认识了糖尿病；二是糖尿病不会在短时间内马上夺去一个人的生命，而是慢慢侵蚀人的健康；三是糖尿病是除肿瘤和心脑血管疾病之外，引起死亡的第三大疾病。

　　糖尿病的死亡率正以最快的速度增加，人类对于糖尿病的正确认识和重视程度却远远不及前两者。一提起癌症，使人会联想到死亡；发生急性心脑血管疾病，例如急性心肌梗死、脑出血等，几乎无人不晓若不及时治疗会有生命危险。但是，如果提起糖尿病，很多人会漫不经心地说，糖尿病是富贵病，不影响吃、不影响喝，不用管也没关系。事实果真如此吗？答案是否定的。正是由于人们对糖尿病知识的无知，才导致糖尿病这个甜蜜而温柔的杀手一直在肆无忌惮地摧残着人类宝贵的生命。

　　据统计，近半数的糖尿病患者死亡发生于70岁以下，糖尿病患者的病死率比未患糖尿病的同龄人至少增加1倍以上。

　　全球每年因糖尿病死亡的人数为380万～500万，相当于艾滋病、疟疾和肺结核3种疾病死亡人数之和。

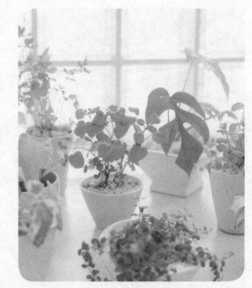

二、我国的糖尿病患者为什么越来越多

糖尿病就像挥之不去的影子存在于我们的周围，我们的同学、同事、朋友及亲戚等，几乎每个人的身边都有糖尿病患者。糖尿病在我国如此多见，与下列诸多因素有关。

1. 经济发展迅速，城市化进程加快　近年来，随着经济的迅猛发展，中国的城市化进程明显加快。中国城镇人口占全国人口的比例已经接近50%。

2. 生活水平提高，老龄化人口增加　随着生活水平的提高，人们的饮食结构也发生了改变。再就是中国60岁以上老年人的比例逐年增加。在排除其他因素以后，年龄每增加10岁，糖尿病的患病率增加68%。

3. 生活方式的改变，生活压力较大　目前，很多家庭拥有了私家车，加上各种家用电器的普及，人们每日的体力活动明显减少，但热量的摄入却有增无减，而且脂肪的摄入在总热量中所占的比例明显增加，致使肥胖和超重的人数越来越多。在农村，农业现代化使农民的劳动强度也明显减少。另外，生活节奏的加快使人们长期处于应激状态，生活压力较大，也与糖尿病的发生密切相关。

4. 中国是糖尿病的易感人群　中国人祖祖辈辈吃粗茶淡饭，与国外相比，当肥胖程度相同时，糖尿病患病风险明显增加。在发达国家和地区的华人糖尿病的患病率也明显高于其他国家或地区的人群。

5. 糖尿病病死率下降，患者的生存时间延长　随着糖尿病治疗水平的提高，患者对糖尿病自我管理的重视，糖尿病患者发生各种并发症的时间延缓，进程减慢，使糖尿病患者的生存时间延长，病死率明显下降。

三、糖尿病到底是一种什么样的疾病

糖尿病不是一种单一的疾病，而是以慢性高血糖为特征的代谢综合征。高血糖是因为胰岛素分泌不足和（或）胰岛素作用缺陷，或者两者同时存在而引起。除高血糖外，还可伴有蛋白质、脂肪和水、电解质代谢紊乱。久而久之，可引起身体多系统损害，导致眼、肾、心脏、神经、血管等部位并发症。

糖尿病的英文名称是 Diabetes mellitus，其中，Diabetes 是多尿的意思，而

糖尿病居家调养宝典

mellitus 的词根来源于希腊文，是"似蜜"的意思。Diabetes mellitus 直接翻译过来就是尿似蜜一样甜。

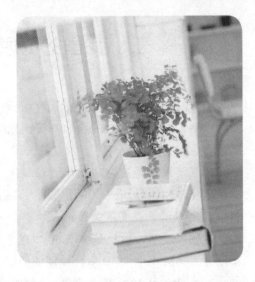

公元前四百年，我国《黄帝内经》就有记载，最初这类患者有明显的口渴、多饮、多尿，故称之为"消渴症"。后来发现这些患者排出的尿液可招引大量蚂蚁前来觅食，一些医师品尝患者尿液发现有甜味而做诊断，糖尿病即由此得名。

印度梵文古医书中，对糖尿病有一段精彩的描述："这是一种非常可怕的痛苦，在人类中并不经常出现……患者的小便如同开了闸门的波涛，再也不能停止。病人的生命是短暂的、不愉快的、充满痛苦的。无止境地饮水，还会引起更多的排尿。人们无法控制饮水和小便，如果让这些患者禁饮片刻，他们的嘴会变得非常炙热，他们的身体好像在干枯，内脏好像会被烧焦，患者将会反复出现恶心、疲劳、烦渴，并且过不了多久，他们就会死亡。"

由此可见，古时候，无论在东方还是西方，人们对糖尿病的认识大体是一致的。

但是，随着生活水平的提高和医学事业的发展，糖尿病与古时相比，虽然症状是相似的，但是已经发生了两个非常显著的变化。首先，糖尿病已经不是一种少见的疾病，而是一种常见病，近年来已经在世界各地，特别是发展中国家暴发流行。其次，糖尿病不再是充满痛苦的短命病，特别是自从胰岛素问世以来，彻底改变了糖尿病患者的命运，只要坚持合理规范的治疗，坚持学会自我管理，糖尿病患者可以像正常人一样享受生活、健康长寿。

四、糖尿病是一种既可以预防又能够治疗的疾病

糖尿病虽然不能彻底治愈，但却是可以预防的疾病，也是能够治疗的疾病。只要糖尿病患者积极学习糖尿病的知识（如五驾马车的自我管理知识等），掌握

糖尿病的管理技能（如监测血糖、注射胰岛素等），拥有坚定战胜糖尿病的决心和信心，就一定能够战胜糖尿病，改变糖尿病。也就是说，糖尿病患者只要掌握"知、信、行"，就能够战胜糖尿病。

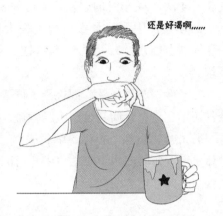

还是好渴啊……

所谓的"知"就是具备糖尿病自我管理的有关知识；所谓的"信"就是拥有一定战胜糖尿病的坚定信心；所谓的"行"就是坚持遵循战胜糖尿病的健康行为。

五、糖尿病是一种不能治愈但可防可治的终身性疾病

（一）糖尿病不是一种单一的疾病，而是一组临床综合征

糖尿病不是一种单一的疾病，而是由于胰岛素分泌不足和（或）胰岛素作用减弱所引起的以高血糖为特征的一组临床综合征。糖尿病既不会像肺炎等炎症那样经过一段时间的消炎治疗而治愈，也不会像纤维瘤等良性肿瘤一样经过手术治疗能够切除。也就是说，一旦您被确诊为糖尿病，糖尿病将会伴随您的一生。因为目前世界范围内尚没有能够确切根治糖尿病的有效方法。

但是，糖尿病更不会像恶性肿瘤那样，在很短的时间内夺走一个人的生命。糖尿病是一种慢性终身性疾病，临床表现多种多样，轻重不一，它会在您不知不觉中逐渐加重，慢慢侵蚀着人体几乎所有的神经、血管和器官。

（二）"三多一少"是糖尿病的典型临床表现

并不是每位糖尿病患者都出现糖尿病的典型症状，只有当糖尿病患者的病情发展到一定程度的时候，才可能出现糖尿病典型的"三多一少"的临床表现。"三多"是指多尿、多饮、多食；"一少"是指体重减少。

1. 多尿 正常人每天的小便次数是 4 ～ 6 次，夜尿 0 或 1 次，24 小时的总尿量 1000 ～ 2000 毫升，平均 1500 毫升。而糖尿病患者会因尿液中糖分过高带走大量的水分出现渗透性尿量增多，小便次数增加，每天可达 20 余次，夜间小

便3～4次，24小时的尿量可能达到3000～5000毫升，甚至更多。

2. 多饮　因多尿导致体内丢失大量水分而饮水增多，有的患者一天可喝2暖瓶以上的水，却仍感烦渴欲饮。就像有的患者所述如同口里有火，喜食冷饮。

3. 多食　与同年龄、同性别、同等劳动强度或活动量的人相比，易饥易饿，经常还不到进餐时间就已经饥肠辘辘，饥饿难忍，饭量明显增大。

4. 消瘦　虽然吃得多、喝得也多，反而身体越来越瘦，体重明显下降，有时体重可在短时间内下降二三十斤。而且，患者最常见的症状总是感到体力不支，腰膝酸软，非常容易疲劳。

（三）为什么很多糖尿病患者并不知道自己已经患了糖尿病

糖尿病早期，糖尿病患者往往没有明显的症状，甚至没任何异常感觉或者只发生一些不引人注意的轻度不舒服，如乏力等，很多人会误以为劳累过度所致，所以不容易引起重视而未及时到医院检查确诊。

目前，临床上患有糖尿病能够确诊的只有40%，很多糖尿病患者是在查体时无意发现血糖过高或已经出现严重并发症时才到医院就诊，也有部分糖尿病患者是因其他疾病住院治疗时偶然被发现患有糖尿病。有50%～60%的糖尿病患者在已经患了糖尿病，或者已经到了即将发生糖尿病的最后关口，但是自己却浑然不知。最令人遗憾的是有为数不少的人查体时发现血糖高，医师建议到内分泌科检查，却因自己没有症状而自作主张，将化验单束之高阁，延误诊治。

（四）糖尿病早期容易疏忽，糖尿病后期不容乐观

糖尿病早期，患者常因没有任何自我不适或症状轻微而未引起重视。病情发展到后期，糖尿病患者的状况不容乐观，情况各异。有因糖尿病视网膜病变而视力下降或失明的；有因糖尿病足部病变而被迫截肢致残的；有因糖尿病并发尿毒症而以透析维持生命的；有因合并心血管疾病而旁路移植放支架的；也有因糖尿病合并脑血栓而偏瘫失语的；还有因性功能丧失而影响夫妻感情致婚姻破裂的。更多的糖尿病患者以上多种情况先后出现或同时存在。当然，这些情况并不是发生于所有的糖尿病患者，它们主要发生于那些早期没有重视糖尿病的危害，没有遵从医护人员的建议坚持长期正确治疗，而是我行我素，没有进行自我管理的患者。这类患者最后的共同感受是后悔晚矣。

六、胰岛素是人体必需的一种激素，没有胰岛素，人就不能生存

在人体腹部，胃的后下方，有一个长条形的器官，称为胰腺。正常胰腺重50～75克，胰腺中有上百万个星罗棋布的像小岛一样的细胞群叫胰岛，其体积占整个胰腺的 1%～2%，重量 1～2 克。胰岛自胰头到胰尾的数量明显增多。

胰岛中有 3 种不同的细胞，各有不同的功能。其中占 75% 的是胰岛 B 细胞，胰岛素就是这种细胞分泌出来的。胰岛 B 细胞是人体唯一能够分泌胰岛素的细胞。所以，一定要注意避免暴饮暴食以保护我们的胰岛功能，防止它受到破坏。因为胰岛 B 细胞的功能被破坏了，就意味着糖尿病已经发生了或将要发生。在美国，从儿童时期就开始培养定时、定量进餐，保护胰岛功能的意识。

（一）胰岛素就像一把钥匙，帮助葡萄糖产生能量

胰岛素是胰腺上的胰岛 B 细胞分泌的一种生理性激素。只有在胰岛素的帮助下，葡萄糖才能进入细胞，为机体提供能量，使人体维持各种正常的生理功能。所以说，胰岛素就像一把钥匙，帮助葡萄糖进入细胞内而产生能量。因为葡萄糖只有进入细胞内才能为机体提供能量。如果没有胰岛素的带路，葡萄糖就不能进入细胞内，更谈不上为人体提供热量了。

（二）胰岛素是体内唯一可以降低血糖的激素

胰岛素是人体必需的一种激素，是人体内唯一可以降低血糖的激素。但是，人体内可以升高血糖的激素却有很多种，如胰高血糖素、肾上腺素、皮质醇等，均有升高血糖的作用。所以，不管何种原因导致体内唯一可以分泌胰岛素的胰岛 B 细胞破坏，使胰岛素分泌不足或功能缺陷时，都会导致血糖的过度增高而最终发生糖尿病。

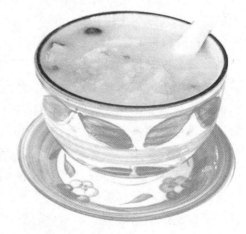

正常人每日大约分泌 50 单位的胰岛素，占胰腺胰岛素储存总量的 1/5。胰岛素分泌的多少随着血糖的高低而变化。当进食较多，血糖升高时，胰

岛 B 细胞就会增加胰岛素的分泌；当进食减少，血糖下降时，胰岛 B 细胞就会减少胰岛素的分泌，人体这种自身的调节作用始终使血糖保持在相对恒定的水平，在一个正常的范围内波动。所以，为了保护我们人体唯一分泌胰岛素的胰岛功能，我们在进餐时要注意避免吃得过多而增加胰岛的负担。

当体内的胰岛 B 细胞不能分泌足够的胰岛素或者我们的身体不能很好地利用胰岛素时，葡萄糖没有胰岛素这把钥匙的帮助，不能按正常方式进入细胞内代谢而滞留在血液中，就会导致血糖增高。

当血糖过度增高超过一定的范围时，过多的葡萄糖就从尿中排出，尿糖出现意味着糖尿病发生了。

所以，胰岛 B 细胞是全身独一无二的可以分泌降血糖激素的细胞，也是一种非常娇贵的细胞，一定要小心呵护哦！

七、没有血糖，人体将寸步难行

高血糖是侵害健康的糖衣炮弹，低血糖是可以致命的不定时炸弹。

糖类是人体生命活动不可缺少的重要物质。人体就像一个精密的机器，在大脑这个中心司令部的指挥下，通过心脏的跳动将新鲜的血液输送到身体的各个部位；通过肺，吸入氧气，呼出二氧化碳；通过胃肠道将我们摄入的食物进行消化、吸收等。人要学习、要工作、要说话、要行走，这些人类生存所有的活动，均需要能量才能维持。而供给这些能量的主要来源就是糖类，除此以外，还有脂肪、蛋白质等。

人一天吃三餐，而生命活动却一分一秒不能停止，那就需要源源不断的能量供给，怎么办？不用担心，体内糖类、蛋白质和脂肪会根据身体的需要，通过一整套机制相互转换而不断地维持机体对糖类的需求。人进餐后，食物经过胃肠道的消化、吸收，吸收的葡萄糖通过血液被送到肝，其中，小部分直接被肝利用，大部分在肝内合成糖原，储存起来。一部分随着血液被运送到全身各处供细胞利用，并在肾和肌肉组织中合成糖原。剩余的部

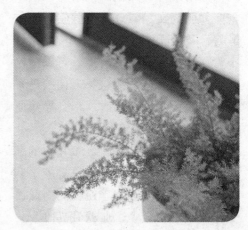

分在肝和脂肪组织中转变为脂肪和氨基酸，脂肪组织是人体最大的能源储备库。

空腹时，血液中的葡萄糖逐渐被身体利用而越来越少，这时，组织中储存的糖原、脂肪和蛋白质就会分解或转化为葡萄糖，通过血液运送到全身，供身体需要。

血液中的葡萄糖称为血糖。每个人的血液中都有一定浓度的葡萄糖，人体需要这些葡萄糖来供给热量。正常人的血糖浓度保持相对稳定，无论在空腹及餐后都变化不大。这是由于正常人血糖的变化受神经系统及自身内分泌的双重调节。人体内既有升高血糖的因素，也有降低血糖的因素，这两方面总是彼此相互作用、相互制约。在神经系统的调节下，使血糖维持在一个正常的波动范围。

（一）正常人的血糖在一非常狭窄的范围内波动

正常人的血糖变化有一定的规律。空腹血糖一般保持在 3.9 ～ 6.16 毫摩 / 升。进餐以后血糖开始升高，但是，正常人的餐后血糖即使升高，其餐后 2 小时血糖也应当 < 7.8 毫摩 / 升；到餐后 3 小时的时候，血糖浓度基本上恢复到正常。不管每餐进食什么种类的食物、进餐量是多少，只要进餐，血糖就如此变化，周而复始。虽然血糖也受饮食、运动、精神刺激等因素的影响，但正常人的血糖很少超出上述范围。

（二）血糖的来龙去脉

在正常的糖代谢过程中，血糖的来源和去路处于一种相对的动态平衡状态。

1.血糖的来源　正常人的血糖是从哪里来的呢？

（1）正常人血糖主要来自人体进餐后从食物中摄取的糖类，也就是我们常说的糖类物质。主要存在于谷类、淀粉和各种水果中。

糖类广泛存在于生物界中，有几十种不同的类型。大致可分为多糖、双糖和单糖。各种米、面粉等所含的淀粉是多糖，多糖是由许多葡萄糖聚合而成；红、白糖中的蔗糖及牛乳中的乳糖均是双糖；常见的单糖有葡萄糖、果糖及半乳糖。其中，最重要的单糖就是葡萄糖。

在人体，只有单糖才能被肠道吸收入血液，是机体各组织器官的主要能量来源。所以，我们所进食的糖类中所含的多糖、双糖只有经过在消化道中各种酶的作用分解为单糖才能被吸收和利用。因此，糖尿病患者应当注意尽可能在进食的糖类中选择以多糖成分为主的粗粮类而不要选择以单糖成分为主的粥等。

当您的血糖较高时，医师往往建议您尽量不要喝粥的原因就是因为经过熬煮以后的米已经分解为单糖，吸收太快，喝了以后如同喝了甜水一样容易迅速升高血糖。

（2）我们的人体在代谢过程中，往往将我们摄入机体不需要马上使用的一些能量以糖原的形式储存到肝和肌肉中备用。储存在肝中的称为肝糖原，储存在肌肉中的叫肌糖原。当人体需要时，肝糖原和肌糖原分解生成葡萄糖，进入血液，补充血液中的葡萄糖，使血糖不至于降得过低。所以，血糖的另一个来源途径是储存于体内的肝糖原和肌糖原。

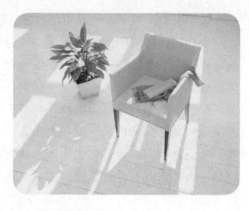

（3）糖异生：我们体内除了糖类物质外，还有一些非糖物质，例如从蛋白质消化吸收来的氨基酸，从脂肪分解来的甘油以及由肌肉生成的乳酸，均可通过体内的糖异生过程转变成葡萄糖。这些转变来的葡萄糖，不仅可以直接补充饥饿时的血糖水平，也可进一步转化为肝糖原储存，待身体需要时再动员分解，供给能量。

2. 血糖的去路　血糖在胰岛素的作用下，主要通过以下几个途径代谢转化。

（1）葡萄糖进入机体，在各组织器官中氧化分解产生热量，供应能量。如供应心脏，通过心脏不停地搏动将血液输送到全身各处；供应肺，通过肺不断地呼吸，呼出二氧化碳，吸入新鲜空气，以供组织细胞利用；供应大脑等重要器官的能量，维持机体的生命活动。这是葡萄糖最主要的作用，没有葡萄糖供给我们机体能量，人的生命活动就不能进行。

（2）有一些葡萄糖会进入肝变成肝糖原储存起来；有一些葡萄糖进入肌肉组织变成肌糖原储存起来；还有一些葡萄糖进入脂肪组织，转化成脂肪储存起来。

（3）只有少部分葡萄糖进入各组织细胞，转化成为细胞的组成部分。

（4）在剧烈活动时（如赛跑），或机体缺氧时，葡萄糖会进行无氧酵解，产生一种叫乳酸的物质及少许的能量以补充身体的急需。这也是为什么有的人运动后会感觉全身肌肉酸痛的原因。建议糖尿病患者进行有氧运动而不是无氧运动，这在运动章节将会详细讲述。

（三）高血糖有毒性，不可忽视；低血糖有危险，千万重视

正常人血糖能够维持在一个正常的范围是由于人体能够分泌足够的胰岛素，或分泌的胰岛素能够发挥正常的降低血糖的作用，在神经系统和内分泌的调节下，使血糖不会太高也不会过低，总是处于一种相对平衡的状态。

糖尿病患者由于胰岛 B 细胞受到不同程度的破坏，分泌的胰岛素不足，不

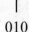

能满足人体调节血糖的需要。即使分泌了一定量的胰岛素，这些胰岛素由于糖尿病患者存在胰岛素抵抗，也不能发挥正常的降糖作用，就会导致血糖升高。

1. 高血糖的毒性　高血糖是危害糖尿病患者的糖衣炮弹。

正常人的空腹血糖值是3.9～6.16毫摩/升，餐后2小时血糖＜7.8毫摩/升。血糖高于正常值即为高血糖。高血糖对人体有毒，它的毒性作用，肉眼看不见却缓慢而持久，它会慢慢侵蚀着人体的健康，逐步把人拖垮，所以万万不可忽视。

细数一下高血糖到底对我们的身体有哪些不良影响。

（1）高血糖可使机体逐渐失去水分：机体为了排出体内多余的糖分，就会主要以排尿方式来达到排糖的目的。这种高血糖引起的渗透性利尿作用，致使糖尿病患者小便次数增多，尿量增加，夜尿次数也增多，尿糖排出增加，逐渐导致机体出现缺水状态。患者因此会口渴难忍、口干舌燥、大量饮水、频繁小便、疲惫不堪。

（2）电解质紊乱：电解质是维持生命活动的重要物质，随着尿液的大量排出，同时会带走大量的电解质，如钾、钠、氯化钾、磷酸根等，从而造成电解质紊乱，如低血钾等。

钾是人体一种非常重要的电解质，参与人体很多重要的代谢活动。一般每排出500毫升尿液，就会同时排出1克钾。正常人的血钾浓度是3.5～5.5毫摩/升。

血钾＜3.5毫摩/升即为低血钾。低血钾时，患者常感恶心、呕吐、食欲缺乏、腹胀、四肢瘫软无力等；严重的低血钾患者可引起心律失常和呼吸困难，甚至会突然出现心脏停搏和呼吸肌麻痹而存在生命危险。

（3）渗透压增高：人体的组织是由各种细胞组成的，血糖主要存在于细胞外的血液当中。俗话说"人往高处走，水往低处流"，但在人体内正相反，哪里的渗透压高，水就往哪里走。高血糖时因为细胞外液渗透压增高，细胞内液就会向细胞外流动，从而导致细胞内失水。当脑细胞失水时可引起中枢神经功能障碍，出现意识模糊、嗜睡、反应迟钝甚至昏迷。

（4）胰岛B细胞功能衰竭：长期高血糖对胰岛B细胞有"毒性"，会使胰岛B细胞功能衰竭，胰岛素分泌更少，这种糖衣炮弹的危害使病情越来越重。

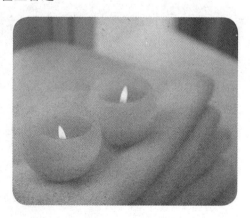

（5）消瘦：由于高血糖时尿糖增加，葡萄糖不能被身体很好地利用，不得不分解体内的蛋白质、脂肪等产生热量，以满足身体的需要，供给机体能量，

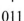

从而使患者的体重减轻，形体日渐消瘦。这也就是很多糖尿病患者突然体重减少很多的原因。

（6）引起或加重并发症：糖尿病患者长期处于高血糖状态，会促进大、中、小血管和神经等并发症的发生和发展，加重或加速病情发展。

2. 低血糖的危险　低血糖是能够短时间内夺走糖尿病患者生命的致命杀手。

糖尿病患者血糖低于正常值（≤3.9毫摩/升）即为低血糖。低血糖的危险性，突然而猛烈，它会在短时间之内，使患者意识丧失，甚至危及生命，所以，一定要高度警惕和重视低血糖的发生。轻度的低血糖患者可出现头晕、心慌、乏力、出冷汗等症状；中度低血糖患者会有头痛、注

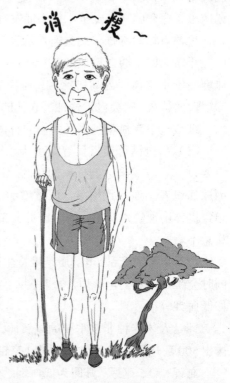

~消一瘦~

意力下降和情绪的变化；严重的低血糖患者可能出现意识障碍或昏迷而不能够进行自我救治，存在生命危险。一次严重的低血糖或由此诱发的心血管事件可能会抵消糖尿病患者一生维持血糖在正常范围内所带来的益处。因此，低血糖重在预防。

总之，高血糖和低血糖对人体都是有危害的，最好能将血糖控制在正常范围。

八、没有感觉并不代表你的糖尿病很轻

糖尿病早期，患者无异常症状，甚至没有任何不适，加上普通大众通常对糖尿病的危害认识不足，很多患者认为，反正自己没有什么不舒服，何必到医院。等将来有什么问题了，再去医院也不迟。恰恰是这种想法酿成了很多无可挽回的悲剧。

没有感觉并不代表你的糖尿病很轻，糖尿病的特点就是早期没有症状或症状不典型，甚至病史长达几年、十几年，体内的神经、血管病变，患者无法

糖尿病居家调养宝典

及时觉察。即使已经出现了一些不适，如疲乏无力时以为是工作劳累，懒床嗜睡时以为是缺乏睡眠，由于症状轻微，自己找个理由解释而没有引起足够的重视。

九、糖尿病患者的支出为什么那么多

糖尿病控制越好，支出就越少。支出增多仅见于那些早期不注意规范检查和治疗，致使病情不断发展的患者。随着糖尿病病程的延长，问题会越来越多。除了服用降糖药物外，血压升高要服用降血压药，血脂升高要服用调血脂药，血液黏稠要服用抗凝血药。出现糖尿病神经病变要服用营养神经的药物；出现心血管病变要服用保护心脏、改善循环的药物；出现眼睛并发症需要激光等治疗；出现肾功能异常需要服用保护肾功能的药物，甚至透析治疗；出现糖尿病酮症酸中毒等急性并发症和慢性并发症（如糖尿病并眼病、糖尿病足等）要住院治疗等。从发现糖尿病开始，就要定时监测血糖、血脂、肾功能等，注射胰岛素的患者每天使用的消毒物品、胰岛素笔用针头、血糖仪、血糖试纸等，均是不小的开支，而且随着病程的进展，花费会越来越多。

十、呼吁全国每一个家庭普及糖尿病防治知识

作为一名临床工作者，再次郑重呼吁如下。

（1）热爱健康、热爱生活的人们，请立即行动起来，普及糖尿病的防治知识。幼儿开始，科学饮食，保护胰岛；小学注意，定时定量，避免增重；中学号召，远离饮料，远离肥胖；大学倡导，不恋电脑，加强运动；结婚以后，全家动员，健康饮食；只要坚持，就有效果。

（2）国家或社会各界投入预防糖尿病的资金，进行各种公益讲座。在各街道张贴有关预防糖尿病的宣传牌及糖尿病致死致残的真实照片，给广大群众一个感性的认识。否则，糖尿病就会像雨后春笋，在我们身边一个个出现。

（李锡花　闫　慧　张梦阁）

第 2 章　如何知道自己是否患了糖尿病

一、来自世界卫生组织的糖尿病诊断标准

中华医学会糖尿病分会推荐，在中国人群中采用世界卫生组织（World Health Organization，WHO）1999 年提出的糖尿病诊断标准。即有糖尿病症状（高血糖所致的多饮、多食、多尿、体重下降、皮肤瘙痒、视物模糊等急性代谢紊乱症状）者，符合以下 3 条之一者即为糖尿病：①随机血浆血糖≥ 11.1 毫摩 / 升；②空腹血浆血糖≥ 7.0 毫摩 / 升；③口服葡萄糖耐量试验（OGTT）2 小时血浆血糖≥ 11.1 毫摩 / 升。

特别提醒：糖尿病的诊断标准是依据静脉血浆血糖，也就是通过静脉抽血所测得的血糖值，而不是通过扎手指采取的毛细血管血糖。

具体诊断说明如下。

1. 无症状者诊断为糖尿病应有 2 次血糖测定结果达到以上标准，一般不主张做第 3 次 OGTT。

2. 在急性感染、外伤、手术和其他应激情况下，虽测出血糖明显高于正常，亦不能立即诊断糖尿病。必要时可同步测糖化血红蛋白，如仅有血糖增高而糖化血红蛋白不高则考虑为应激性高血糖，可在应激情况解除后复测空腹或餐后 2 小时血糖，必要时做 OGTT 确诊。

3. 理想情况均应进行 OGTT 试验。如果因某种原因不适于进行 OGTT，或儿童糖尿病症状重、血糖高、尿糖阳性、尿酮体阳性，可不进行 OGTT

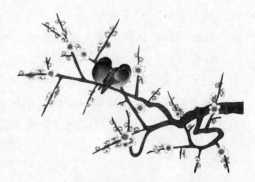

试验。

4. 糖化血红蛋白目前不推荐用于诊断。

5. 儿童糖尿病诊断标准与成年人相同。

【病例1】 空腹血糖高于 5.6 毫摩 / 升者，要做糖耐量试验以排除或确诊糖尿病。

王老师，女，53 岁，在学校组织的健康查体中发现空腹血糖 6.3 毫摩 / 升，但是她没有任何多饮、多食、多尿、口渴等糖尿病症状。因担心患有糖尿病而到内分泌科咨询。

> **专家点评：** 根据王老师目前没有典型糖尿病症状，仅空腹血糖略高于正常，不能确诊其患有糖尿病。必须进行口服葡萄糖耐量试验方可确诊或者排除糖尿病。一般空腹血糖 ≥ 5.6 毫摩 / 升者，就需要做糖耐量筛查。

【病例2】 任何时间查血糖 ≥ 11.1 毫摩 / 升，就可确诊糖尿病。

张师傅因近 1 个月来出现多饮，每天饮水 2 暖瓶仍口渴欲饮；每顿饭吃 2 个大馒头仍感觉吃不饱，不到吃饭时间就饥饿难忍；而且，每天感觉浑身无力，体重下降十余斤。他怀疑自己得了糖尿病到医院就诊。医师为其测了一个随机血糖是 15.7 毫摩 / 升。那么，张师傅到底是不是糖尿病呢？

> **专家点评：** 根据世界卫生组织的糖尿病诊断标准，张师傅具有糖尿病的典型症状，只要符合空腹血糖 ≥ 7.0 毫摩 / 升，随机血糖 ≥ 11.1 毫摩 / 升，或葡萄糖耐量试验 2 小时血浆血糖 ≥ 11.1 毫摩 / 升中的 3 条之一就可确诊糖尿病，张师傅的随机血糖已远远高于 11.1 毫摩 / 升，不需要其他检查就可确诊患有糖尿病。

二、检查血糖是早期发现糖尿病的最简便方法

查血糖诊断糖尿病是最简便的方法，但是确诊糖尿病的唯一依据是抽取静脉血查血糖。

血糖浓度单位有两种，一种是我国目前常用的 mmol/L（毫摩/升），另一种为 mg/dl（毫克/分升），在国外尚有使用。两者之间可以相互换算。

换算公式：1 毫摩/升 = 18 毫克/分升，或 1 毫克/分升 = 0.056 毫摩/升。

例如，某患者用从国外买来的血糖仪测得血糖 160 毫克/分升，把它换算成毫摩/升，则可以用公式：160×0.056 = 8.96 毫摩/升。

或者，某患者测血糖是 10 毫摩/升，把它换算成毫克/分升，则用公式：10×18 = 180 毫克/分升。以下是确诊是否患有糖尿病常用的几个血糖指标，大家要了解这些指标并知道其正常数值。

（一）随机血糖

指一天（24 小时）中的任何时候，与上次进餐时间和食物摄入量无关的任意时间采血所测的血糖。

临床上常遇到一些患者，误以为采血查血糖就必须是空腹，经常有患者问："我已经吃饭了怎么办？"其实，并不是所有的采血项目都必须是空腹，随机血糖就是这种情况。不管何时来到医院，只要医师认为有必要，随时可以检测血糖。

（二）空腹血糖

指至少 8 小时内无任何热量摄入，即至少 8 小时内没有进食任何东西的情况下采血所测的血糖。

临床工作中，经常有患者问："我没吃饭，喝点水要不要紧？"空腹血糖是指没有进食任何东西，包括水，因此，喝水也会影响监测结果的准确性。

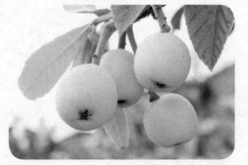

（三）餐后 2 小时血糖

指从进食第一口饭算起，到 2 小

糖尿病居家调养宝典

时的时间采血所测的血糖。例如早晨 7 时开始吃第一口饭，吃了半个小时，7 时半吃完。则早餐后 2 小时就是指上午 9 时。需要特别强调的是指开始吃饭的时间而不是吃完饭的时间。

三、糖耐量试验（OGTT）是确切诊断糖尿病的重要试验

当血糖高于正常范围而又未达到诊断糖尿病标准者，要进行葡萄糖耐量试验（OGTT）。服糖后 2 小时血糖水平 ≥ 11.1 毫摩 / 升，就可诊断为糖尿病。

正常人空腹血糖为 3.9 ～ 6.1 毫摩 / 升，一次食入大量葡萄糖后，血糖仅暂时升高，0.5 小时到 1 小时达高峰，2 小时后血糖降低至 7.8 毫摩 / 升以下，3 小时后血糖恢复正常。通过葡萄糖耐量试验，根据空腹和服糖后 2 小时所测的血糖值，可以早期发现糖代谢异常，早期诊断糖尿病。

口服葡萄糖耐量试验方法如下。

试验的前 1 天晚餐后须禁食，第 2 天 7：00 － 9：00 开始，空腹（8 ～ 10 小时未进食）从前臂抽取静脉血，随后口服溶于 300 毫升温水，内含葡萄糖粉 75 克的糖水，在 5 分钟之内服完。从服糖第一口开始计时，服糖后 2 小时再次从前臂抽血。

当医师建议您做这个试验时，往往是怀疑您患有糖尿病或者不能排除您患有糖尿病，这是确定是否患有糖尿病的一个很有价值的试验，此时，一定要遵从医师的建议，按照医师的要求，配合检查，切莫嫌麻烦而拒绝。因为，有些糖尿病患者，空腹血糖是正常的，或者虽然偏高一点，但是没有达到糖尿病的诊断标准，如果口服葡萄糖后 2 小时血糖 ≥ 11.1 毫摩 / 升，就可诊断为糖尿病。如果这部分人不做葡萄糖耐量试验，就有可能被漏诊而延误治疗。

有很多因素会影响糖耐量试验的结果，应当加以注意，防止出现误差。

1. 饮食因素　有的人在做葡萄糖耐量试验以前，因发现血糖高而有意控制糖类（主要指面食等淀粉类食物）的摄入，其实，这样做会影响试验结果的准确性。因为做糖耐量试验以前，

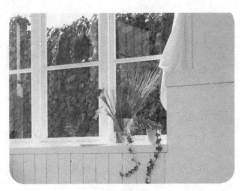

如果过分限制糖类的摄入，可使糖耐量降低而呈假阳性。因此，应使试验前3天摄入的糖类不少于150克/天。但也并非越多越好，与平时进餐量大致相同即可。

2. 体力活动　试验前剧烈活动可加速葡萄糖的利用，影响试验的准确性。因此，试验前不要做剧烈活动，但也没有必要绝对卧床。

3. 精神因素　情绪激动可使血糖升高，所以，试验前应当保持情绪稳定，避免各种精神刺激。

4. 应激状态　当身体处于发热、感染（如呼吸道感染和腹泻等）、外伤、手术等应激状态时，可使血糖短时间内升高。因此，身体处于以上应激状态时，要待身体状况稳定后再做糖耐量试验。

5. 疾病状态　患有心脏、肾、肝、胰腺及甲状腺、腺垂体（垂体前叶）、肾上腺皮质等器官的内分泌疾病，均有可能影响血糖的变化。不能耐受口服葡萄糖而出现恶心、呕吐时，也会影响葡萄糖耐量试验的结果。

6. 药物影响　有些药物会使血糖升高；有些药物会使血糖降低。因此，为排除药物对糖耐量试验结果的影响，凡是影响血糖的药物均应在征得医师同意的情况下，停止用药3天。特别提出一点，连续使用过程中的药物，未经医师同意，不得擅自停药，以免带来不良后果。例如，患者患有癫痫，需要长期服药预防癫痫发作，不能因为做糖耐量试验而突然停药而诱发癫痫发作。

常见的可使血糖升高的药物有糖皮质激素（如泼尼松等）、利尿药（如呋塞米、依他尼酸等）、女性避孕药、苯妥英钠、氯丙嗪、吲哚美辛（消炎痛）等。

常见的可使血糖下降的药物有磺酰脲类（如格列齐特等）、双胍类（如二甲双胍）、抗甲状腺药物（如他巴唑）、抗结核药物（如异烟肼等）、普萘洛尔（心得安）及水杨酸类药物等。

7. 烟、酒、茶的影响　做糖耐量试验过程中，受试者不要喝茶、咖啡，更不要吸烟，以免影响结果的准确性。

四、与糖尿病相似的症状，不一定都是糖尿病

（一）有尿糖不一定是糖尿病

有些人，如孕妇、小儿、甲状腺功能亢进者及某些应激状态如颅脑外伤、

脑卒中、心肌梗死等，由于生理的变化，尿液中虽然含有葡萄糖，但血中葡萄糖并没有升高，或有血糖短暂的上升，但不符合诊断糖尿病的标准，不一定是糖尿病。

另外，大量摄入糖类或静脉注射大量葡萄糖后，血糖浓度升高超过肾糖阈而发生的生理性糖尿，或由于尿中的维生素C、尿酸或随尿排出的阿司匹林、水杨酸等药物所致的假性糖尿，这都需要待生理变化趋于正常后，进一步做血糖检查来证实是不是由糖尿病引起的，有的需要做葡萄糖耐量试验来证实。

【病例1】　某些疾病或药物引起的暂时性血糖升高不一定是糖尿病。

患者，女，47 岁，因甲状腺癌术后 2 年，长期服用优甲乐，每天 137.5 毫克。近日偶然发现血糖高，多次复查餐后 2 小时血糖均为 8 ～ 10 毫摩 / 升。担心自己患了糖尿病。

　　专家点评：该患者是由于服用优甲乐过量导致甲状腺功能亢进引起机体处于高代谢状态，血糖也会暂时性升高。减少优甲乐的药量，甲状腺功能亢进得到纠正后，血糖可能逐渐恢复正常。如果血糖持续升高，也应引起重视。

（二）多尿不一定是糖尿病

多尿不一定是糖尿病，因为引起多尿的原因很多。例如精神性的原因、尿崩症等均可引起多饮、多尿，每天的饮水量甚至高达 5000 ～ 6000 毫升；某些肾病也可引起尿量增多；天气炎热时通常多饮，天气寒冷时会有多尿；前列腺增生者小便次数也会增多。这些情况，虽然多尿，但血糖并不一定升高，尿中也无糖，所以，与糖尿病的多尿不是一回事。

（三）多食、消瘦不一定是糖尿病

有的健康人由于遗传或运动量大等原因，尽管进食较多，饭量相对较大，体重却不高，甚至偏瘦；还有的人多饮、多食、消瘦，伴有心慌、多汗，可能是甲状腺功能亢进的表现；如果出现不明原因的消瘦，乏力、食欲缺乏，体重进行性下降，不能排除恶性肿瘤存在的可能。这些情况均需要到医院做相关检查才能确诊。

（四）出现以下情况，是高度怀疑患有糖尿病的危险信号

当您遇到以下情况，可能是患有糖尿病的信号，需要及时到医院进一步检查以明确诊断。

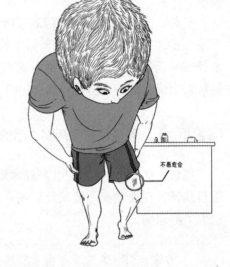

不易愈合

1. 心脑血管疾病本是一种老年常见病，但如果青壮年患者发生了动脉粥样硬化、高血压、脑血栓、冠心病等心脑血管疾病，一定要查血糖等，以确诊或排除糖尿病。

2. 全身皮肤异常瘙痒，难以治愈的女性外阴瘙痒，时轻时重，反复出现，不能治愈。

3. 身体不同部位反复生疖长痈、毛囊发炎，局部皮肤红肿、化脓，甚至溃烂。

4. 外科手术后伤口经久不愈；轻微的皮肤损伤甚至蚊子叮咬后，皮肤就出现红肿感染，甚至化脓。

5. 肥胖明显，进食后 2～3 小时，也就是下一餐前，如上午 10:30—11:00，下午 16:00 左右，经常出现心慌、出汗、手抖、乏力、强烈的饥饿感等低血糖症状，必须马上吃点东西，进食后症状缓解，应考虑是否是早期糖尿病性低血糖反应。

6. 经常不明原因的感冒，呼吸系统反复感染，严重的患者可能出现呼吸困难、憋气甚至嗜睡、反应迟钝者。

7. 不明原因的双眼视力减退或视物模糊者，应及时就诊。

8. 男性不明原因的出现阳痿、性功能减退者。

9. 尿中有蛋白或经常出现尿频、尿急、尿痛等泌尿系统感染症状者。

10. 双下肢麻木、疼痛、烧灼感，有的人走起路来有踩棉花的感觉。

【病例2】 伤口难以愈合者，要警惕糖尿病。

患者，男，24 岁，左下肢外侧皮肤不慎擦伤后，虽经消毒处理，但局部红肿、疼痛。本应两三天就能好转的伤口，五六天无任何减轻迹象，甚至伤口及周围的皮肤出现肿胀、化脓的感染征象。查随机血糖 17.8 毫摩 / 升，经检查确诊为糖尿病。给予降血糖治疗，结合抗感染治疗，好转出院。

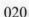

糖尿病居家调养宝典

【病例3】 有的患者是以糖尿病酮症酸中毒为糖尿病首发症状。

患者，女，15岁，因突然出现呼吸困难、憋气到呼吸内科就诊，在检查过程中呼吸困难加重，出现深而大的呼吸。但是面色潮红，没有口唇或面部皮肤发绀的常见呼吸系统疾病缺氧表现，而且逐渐出现意识模糊，经血液生化检查发现患者血糖高达30毫摩/升，经动脉血气分析示血液酸碱度为7.26，经尿液分析测得尿中有大量酮体，遂确诊为糖尿病、糖尿病酮症酸中毒。此前，患者从无糖尿病病史，本次是以糖尿病酮症酸中毒作为首发症状。

【病例4】 反复发作的外阴瘙痒，经久不愈者，可能患有糖尿病。

患者，女，46岁，因外阴瘙痒到过多家医院治疗，多在皮肤科或妇产科检查治疗，历时1年多，用过多种药物，但症状时轻时重，反复发作，就是不能治愈。到内分泌科就诊、检查，查血糖竟达16.7毫摩/升，后诊断为糖尿病。经降血糖配合局部治疗，患者症状消失。

【病例5】 外科手术前要控制血糖至理想水平，方可手术。

患者，男，76岁，因患膀胱癌住在泌尿外科准备接受手术治疗。手术前生化检查报告显示患者的空腹血糖12.3毫摩/升，遂转入内分泌科控制血糖。待血糖达标后方可转回泌尿外科进行手术。

【病例6】 双眼视力下降，要查血糖。

患者，女，53岁，近几年出现双眼进行性视力下降，以为是年龄原因，配了一副老花镜，未引起重视。近1周视力下降明显，出现视物模糊，到医院眼科门诊检查，发现已经出现糖尿病视网膜病变。

专家点评： 很多糖尿病患者并不是因为出现典型的糖尿病"三多一少"症状直接到内分泌科检查确诊的，而往往是因为其他症状如皮肤瘙痒、皮肤疖痈反复不愈、伤口不愈合、视力下降等，随后转到内分泌科检查和治疗的。因此，当您出现以上高度怀疑糖尿病的症状时，一定要及时检测血糖，以便及早排除或发现糖尿病。

糖尿病居家调养宝典

【病例7】 有糖尿病家族史的后代要经常检测血糖。

儿子陪患有糖尿病的母亲到医院看病后，到专家门诊咨询，年龄30岁左右，明显的腹型肥胖。专家问："你母亲是糖尿病，你又有些偏胖，血糖高不高？"他说自己从来没有查过。专家建议他也查个血糖看看，他很配合，马上到实验室做了血糖检查，结果显示随机血糖13.6毫摩/升，也是一名糖尿病患者。

> **专家点评：** 目前，2型糖尿病的发病原因并不明确，但是主要与两种因素有关。一种是先天遗传因素；另一种是后天的环境因素。在环境因素中，主要与生活方式不当导致的肥胖有关。所以，对于有糖尿病家族史的后代，本身就有遗传因素，如果后天注意健康的生活方式，保持正常的体重，就可以大大减少发生糖尿病的概率。但是，既有家族史，后天又体重明显超标的糖尿病患者后代，离糖尿病就很近了。所以，有糖尿病家族史的后代，即使没有糖尿病，也一定经常检测血糖，发现血糖略高于正常，及时进行干预治疗，就可以预防糖尿病的发生。

五、正常人也应当定期查血糖，早期发现糖尿病

"即使糖耐量正常的人，6年后每年有4.5%发展为糖尿病。"这是2009年在美国召开的美国糖尿病教育协会年会会议上提出的最新理论，意味着糖尿病早期筛查，不仅局限于糖耐量异常的人群，正常人也不排除有发展为糖尿病的可能。因此，如果有条件，糖尿病的筛查范围应当更广，糖尿病筛查的时间应当更早。因为当糖耐量达到异常阶段，大血管并发症已经出现，被确诊为糖尿病时，已经发生了糖尿病微血管并发症。所以，建议正常人也应当定期查血糖，到医院检查，以便早发现糖尿病。

随着血糖仪的普及，查血糖已经不再是一件难做的事情，糖尿病患者的家属、朋友、邻居等也可借助这个便利条件，定时检测一下自己的指尖血糖。特别是糖尿病患者的家属，由于糖尿病与遗传因素有关，所以糖尿病患者的家属发生糖尿病的可能性更大，一定要经常测血糖，及早发现血糖的异常变化，及早干

糖尿病居家调养宝典

预防止发展为糖尿病。

另外，每年的"联合国糖尿病日"或者"国际 5 · 12 护士节"等，医院的医护人员会在这些节日期间举办各种形式的公益活动，进行糖尿病的宣传和教育活动，其中最常见的就是免费测血糖，这也是给正常人提供的一次查血糖的良机。

六、查血糖，非常便捷且很有必要

不少糖尿病患者是因为出现典型的"三多一少"症状或出现各种急慢性糖尿病并发症到医院就诊时才发现自己患有糖尿病。这些患者往往患病多年甚至十几年，发现较晚。其实，只要主动检测血糖，就能及早发现糖尿病。一说查血糖，大家就想到医院里人山人海、人满为患，还要挂号、等候、看病、交款、抽血等，既麻烦又耽误时间。因此，有些患者就会放弃主动检查的想法。错过一次检测血糖的机会，就可能错失一次早期发现糖尿病的时机。

随着医疗水平的提高，检测血糖已经相当简便了，不一定要到大医院，只要在所居住的社区医院就能检查。不需要抽血，只要扎一下手指，取少量的指尖血，几秒钟就能获得结果。多数医院每次价格仅一二十元。如果不到社区医院，使用快速血糖仪监测也很方便。有时，一次偶然的随机血糖，就能发现血糖异常。监测餐后 2 小时血糖，能更早发现糖尿病前期或糖尿病。所以，查血糖不仅能及早发现糖尿病，还可能发现糖尿病前期阶段，进而早期干预，预防糖尿病的发生发展。

七、血糖稍微高一点儿，要抓住重要时机

糖尿病前期人群多数血糖会稍微高一点儿，糖尿病从无到有需要经过一段比较漫长的中间阶段，这个中间阶段医学上称为糖尿病前期。它包括两种状态，一种为空腹血糖受损，另一种为糖耐量减低。其共同特点是血糖高于正常人，但尚未达到糖尿病的诊断水平。这是发展为糖尿病的必经之路，更是预防糖尿病的最后一个关口。此时，若能及时进行生活方式干预，可预防或延缓糖尿病的发生（可咨询糖尿病护理专家门诊，此期多不需要药物治疗）。但是，多数人

没有把握住发展为糖尿病的最后一关。他们多是在体格检查时，偶然发现血糖稍微高了一点儿。这些患者往往最容易忽视，因为没有症状或没有认识到糖尿病的危害而不在意，甚至放任不管，以致血糖持续升高，发展为糖尿病，如此就错失了预防糖尿病的最后时机。

八、为什么有的家庭多人甚至全家患糖尿病

临床上，常见到一家多人患糖尿病，如一家三口或一家两三代患有糖尿病的情况，分析其原因，与以下因素有关。

1. 家族史　糖尿病存在遗传倾向，有家族遗传性。有的家庭还有肥胖遗传史，家人多体型粗壮、肥胖。

2. 饮食习惯　食肉类；有的喜食甜食；有的喜食油炸食品；有的家庭烹调时喜欢加糖；有的家庭性格相近，习惯定时一起吃大餐。

3. 生活方式　家庭成员均喜静不爱运动，喜欢窝在家里看电视、听音乐、打电脑、玩游戏、打扑克、打麻将等，不愿出门。

4. 经济条件　想吃什么买什么，从无经济后顾之忧，能够随时满足所有饮食需求，如喝饮料、叫外卖；家用设施齐全先进，如洗衣机、吸尘器；交通方便，如上下楼梯乘电梯、出门上班有专车；此外，还有保姆买菜做饭，过年过节有钟点工收拾卫生。

5. 缺乏糖尿病知识　缺乏基本的健康知识，缺乏科学的饮食知识，缺乏对糖尿病危害的认识，缺乏对糖尿病的防治知识。

（徐毅君　李　萍　汤玉凤）

第3章 了解自己所患糖尿病的类型与程度

因为每种糖尿病类型的发病原因、临床表现、治疗方法和预后等有很多不同之处，所以，当您被确诊为糖尿病时，一定要首先弄清自己的糖尿病类型。

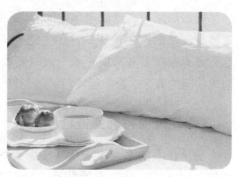

一、糖尿病的种类

糖尿病共分 4 大类，即 1 型糖尿病、2 型糖尿病、妊娠型糖尿病和其他类型糖尿病。其中，1 型糖尿病、2 型糖尿病和妊娠糖尿病是临床上常见的类型。2 型糖尿病最多见。

（一）1 型糖尿病：需要终身依赖胰岛素治疗的糖尿病

1 型糖尿病的病因和发病机制尚不清楚，主要是由于胰岛 B 细胞数量显著减少和消失所导致的胰岛素分泌显著减少或缺失。遗传因素和环境因素在 1 型糖尿病的致病原因中各占 50% 的比例。环境因素主要包括接触病毒感染、牛血清白蛋白、亚硝胺（如腌肉）、化学品（如毒鼠药砒甲硝苯脲）等。

一般 1 型糖尿病胰岛 B 细胞的功能可在数年内完全丧失，需要终身依赖外源性胰岛素治疗。

1 型糖尿病占糖尿病患者的 5% ～ 10%。发病年龄小于 30 岁，多发生于儿童及青少年，起病迅速，体型消瘦，短期内可出现明显的多饮、多食、消瘦等临床症状，多数患者血液化验检查胰岛素抗体（如胰岛素细胞抗体、谷氨酸脱羧酶抗体等）一种甚至多种呈阳性，空腹或餐后的血清C肽水平明显低下，甚至测不出来。

1型糖尿病容易发生酮症酸中毒，常须终身胰岛素治疗。还有一部分成年发病的胰岛素依赖型糖尿病患者，起病较慢，临床表现酷似2型糖尿病的非肥胖者，被称为"成人迟发性自身免疫损伤性糖尿病"（LADA）。发病初期，口服降糖药有效，病程进展至数年后，必须注射胰岛素终身治疗。

（二）2型糖尿病：最常见的糖尿病类型，肥胖者多见

2型糖尿病的病因和发病机制目前也不明确，主要是胰岛B细胞功能缺陷所导致的胰岛素分泌减少（或相对减少），或胰岛素抵抗所导致的胰岛素在机体内调控葡萄糖代谢能力的下降或两者共存。2型糖尿病患者自己尚能分泌胰岛素，只是自身分泌的胰岛素不足，不能满足机体的需要，或者体内对胰岛素的敏感性降低，使分泌的胰岛素不能发挥应有的降糖作用，而导致血糖升高。

2型糖尿病占所有糖尿病患者的90%左右。多发生于成年人，尤其以中老年者居多，近年来发病年龄呈现低龄化趋势，儿童、青少年的发病率也逐年升高。

2型糖尿病起病缓慢，糖尿病症状不明显，患者有时无任何自觉症状，仅在查体时才发现血糖高或以出现的各种并发症作为就诊原因。此型患者多超重或者肥胖，常合并高血压、血脂异常等，血浆胰岛素或C肽水平多正常、降低或升高。

2型糖尿病患者早期以饮食控制和运动治疗为主，或加用口服降糖药治疗，一般不需要用胰岛素治疗，但随着病情进展，必要时或严重者也需要胰岛素治疗，大多数2型糖尿病患者在诊断后5～10年开始使用胰岛素治疗。

（三）妊娠糖尿病：妊娠期间发生或首次发现的糖尿病

妊娠糖尿病占糖尿病孕妇的80%以上，多数发生在怀孕后24～28周，即先怀孕，然后发生糖尿病，但不包括被诊断糖尿病患者妊娠时的高血糖状态。这类患者在产后6周或更长一段时间大部分血糖可能恢复正常，糖尿病症状可消失，但约有8%若干年以后可转为糖耐量减低或发展成糖尿病。

（四）其他特殊类型糖尿病

是指在不同水平上（从环境因素到遗传因素或两者间的相互作用），病因学相对明确的一些高血糖状态。随着糖尿病发病机制研究的深入，特殊类型

糖尿病居家调养宝典

糖尿病的种类会逐渐增加。由于临床上其他特殊类型糖尿病很少见，本书不作赘述。

二、与糖尿病分型、判断病情有关的检查

一般对于初次确诊糖尿病的患者，医师建议患者住院进一步检查或在门诊做相关的检查，以明确糖尿病的分型和病情发展的程度，目的是制定合理的治疗计划。具体的检查内容如下。

（一）胰岛功能测定

这是协助进行糖尿病分型，了解胰腺 B 细胞分泌功能最常用的一项化验检查。主要是区分患者所患的糖尿病是 1 型糖尿病还是 2 型糖尿病，为制定临床治疗方案、选择药物提供参考。

1.胰岛素释放试验　做此项检查时通过抽取静脉血的方式，一般要抽 3 次血，一次是空腹血，然后口服无水葡萄糖 75 克或 100 克标准面粉制作的馒头；再分别抽取餐后 1 小时、餐后 2 小时的静脉血，以测定空腹及餐后各个时点的胰岛素的分泌水平，了解胰岛功能的衰竭程度。

正常人服糖或餐后 1 小时后，胰岛素分泌明显增多，可以达到空腹时的 5 ～ 10 倍，3 小时后恢复正常。1 型糖尿病患者由于胰岛素分泌严重缺乏，餐后胰岛素分泌无明显增加。2 型糖尿病早期表现为胰岛素分泌高峰延迟，随着病程的延长，胰岛功能进一步下降，甚至衰竭，餐后胰岛素分泌的增加也不明显。

2.C 肽释放试验　C 肽释放试验的做法与胰岛素释放试验相同，但由于血清 C 肽的测定不受外源性胰岛素的干扰，所以能够更准确地反映患者自身胰岛的分泌功能。

（二）细胞自身抗体检查

此项检查对于胰岛素的分型非常有意义。包括谷氨酸脱羧酶抗体（GADA）、胰岛素抗体（IAA）、胰岛细胞抗体（ICA）等。正常人及 2 型糖尿病患者抗体检测均为阴性，1 型

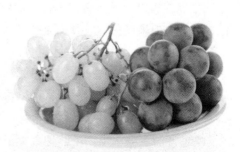

糖尿病抗体多呈阳性；其中，谷氨酸脱羧酶抗体（GADA）的检测最有价值，其阳性率可高达 90%，并且可持续很多年。

（三）糖化血红蛋白

不论空腹血糖还是餐后血糖，它只能反映患者某一时刻的血糖值，其结果会受到饮食、运动、药物等许多因素的影响，对于血糖波动较大的患者，更不能准确反映某一时段的血糖。

糖化血红蛋白又称 HbA1c。糖化血红蛋白检验只要医师开出化验单，随时可以抽血，不需要必须空腹抽血。糖化血红蛋白反映患者近 2～3 个月的血糖平均水平，但是，糖化血红蛋白并不能代替血糖检测。所以，化验糖化血红蛋白结合血糖监测对于糖尿病病情的判断才更有价值。

（四）与代谢紊乱及并发症有关的检查

许多糖尿病患者，并不是在患病初期就知道自己得了糖尿病，而是直到出现各种并发症以后，才到医院检查。但并发症初期的患者往往没有任何异常感觉。也正因为这样，许多患者不理解甚至不配合，迷惑不解"我的眼睛看东西很清楚，为什么要检查眼底？我的肾没问题，查它干什么？"其实，做这些检查是非常有意义的。完全是医师为了全面了解病情，了解是否出现并发症，出现了哪些并发症及已经出现的并发症的程度等，这些都是为您制定正确治疗计划的重要依据。

1. 尿液分析　住院患者最好留取晨尿，也就是患者早晨起床后的第一次尿液，因为夜间饮水少，尿液浓度比较高，容易查到尿液中的病理成分。一般留取"中段尿"，即先排出一段尿液，留取所需的尿标本置于干燥、清洁的容器内，最后的一段尿排掉。

门诊看病时，不一定必须是晨尿，如果是从家中带来的晨尿，不要超过 2 小时。可留取随机尿液，主要是为了防止尿液污染，影响化验结果的准确性。

尿常规检查一般包括尿糖、尿酮体、尿蛋白、白细胞等多项指标，这些指标可以间接反映患者的血糖水平，了解是否存在酮症酸中毒，有无泌尿系感染、肾功能等。

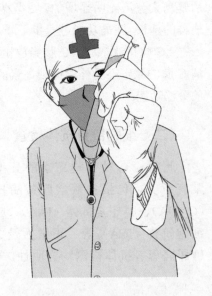

糖尿病居家调养宝典

2.24 小时尿微量白蛋白定量　是早期发现糖尿病肾病的指标。因为糖尿病患者容易并发肾损害，如果不及时发现和治疗，有可能发展为尿毒症。早期的糖尿病肾病通过普通的尿液常规检查常为阴性，此时，只有通过尿微量白蛋白检查才能早期发现。

留取方法是晨起首先排空膀胱，将早晨起床后的第一次尿排掉，然后将 24 小时的所有尿液排到一个清洁有盖的大容器内，记住第一次留取尿液的时间，直至次日的同一时间，排入最后一次尿。第一次排入尿液后就要加入医院发放的防腐剂（装在一个小塑料袋中，内有很少的白色颗粒）。最后，要测量和记录 24 小时的总尿量，留取尿样（试管近满）送检。

例如，某患者早晨 6 时将晨起的第一次尿液排掉，然后将当日的所有尿液排到提前准备好的尿桶中（记住第一次排入尿液时要加医院发放的防腐剂），至第 2 天早晨 6 时即使没有尿意也要将最后一次尿液排到桶中。

3.血脂　无论是 1 型还是 2 型糖尿病患者多合并脂代谢紊乱，脂代谢紊乱是导致糖尿病患者动脉粥样硬化、冠心病及脑血管并发症的危险因素和重要指标，及早发现脂代谢紊乱，可以及时通过饮食、药物等纠正和调节，减轻心脑血管并发症的危害。

未经治疗的 1 型糖尿病患者常见三酰甘油（甘油三酯）升高，低密度脂蛋白胆固醇升高、高密度脂蛋白胆固醇降低，伴有脂蛋白结构成分的异常。1 型糖尿病的血脂异常将随着血糖的良好控制而得到改善。

2 型糖尿病表现为三酰甘油和低密度脂蛋白胆固醇升高，高密度脂蛋白胆固醇降低。2 型糖尿病血脂异常不能单纯通过血糖控制而得到纠正，必须通过调脂治疗才能改善。

4.眼科检查　糖尿病视网膜病变早期症状不明显，但早期治疗有效果；病变达到一定程度，治疗效果甚微。因此，即使没有眼部视力异常，也应每年做眼底检查，以抓住最佳治疗时机。

5.肝功能　因为所有进入体内的药物都要经过肝进行解毒，所以，肝功能好坏也是决定糖尿病治疗手段的重要依据。肝是胰岛素作用和代谢的主要场所，肝功能与糖、脂肪和蛋白质的代谢密切相关。

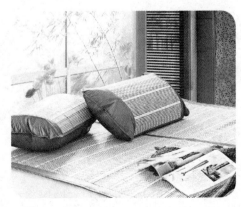

糖尿病多合并脂代谢紊乱和伴有脂肪肝，容易影响肝功能，长期重度的脂肪肝还有引起肝硬化的可能。如

果糖尿病患者的肝功能已经存在异常了，就不能再服用一些会影响肝功能，增加肝负担的药物。例如，糖尿病合并肝损害的患者，就不能再服用增加肝负担的格列本脲（优降糖），否则有引起乳酸性酸中毒的危险。因此，用药前检查肝功能有助于医师选择安全、有效的药物。

6.肾功能　肾功能的好坏也是决定糖尿病治疗方案的主要依据。肾是体内糖和胰岛素代谢的主要场所之一，仅次于肝。糖尿病患者检测肾功能是非常有意义的，肾功能降低的患者由于胰岛素代谢减慢，发挥作用的时间延长，影响降血糖药的排泄速度，容易造成体内降糖药物蓄积，发生低血糖的风险明显增加。

肾功能检查的内容主要包括尿液分析、尿蛋白（特别是尿微量白蛋白）、肌酐和尿素氮等，其中最有意义的是尿蛋白和肌酐。

总之，糖尿病是一个渐进的过程，需要经常地检查。所有检查，并不是做过一次，就永远不做了，而需要根据医师的建议，定期复查。因为病情是在不断变化的，有可能好转，也有可能进展，医师均需要通过各种检查指标，及时了解病情变化，随时调整治疗方案。

临床上，每年有很多住院进行全面检查和综合治疗的糖尿病患者，他们并不是因为身体已经出现什么不适，而是主动要求住院常规检查。这往往是那些对自己健康比较重视的患者，他们早已体会到由此给自己带来的益处，不仅能预防和早期发现糖尿病并发症，及时得到治疗，更重要的是延缓并发症的发生，大大提高了生活质量。所以，建议广大糖友，最好每年住院 1 次，进行相关的检查和治疗。

（窦　超　李永祥　庞伟苹）

第二篇　糖尿病预防

预防糖尿病，刻不容缓。

管住自己的馋嘴——少吃；

迈开自己的懒腿——多动。

远离肥胖可远离糖尿病。

糖尿病及其并发症重在预防。糖尿病是一种现在尚无法治愈的慢性代谢性疾病，一旦罹患糖尿病，将伴随终身，可能会给您带来无尽的烦恼和痛苦，但大量临床实践证明，糖尿病是可以预防和治疗的。

第 4 章 糖尿病的三级预防

糖尿病一旦发生，将伴随终身。糖尿病可以治疗，却无法根治。因此，糖尿病及其并发症重在预防。

目前，对 2 型糖尿病的预防可分为三级。

一级预防的目标是预防 2 型糖尿病的发生。

二级预防的目标是在已诊断的 2 型糖尿病患者中预防糖尿病并发症的发生。

三级预防的目标是减缓已发生的糖尿病并发症的进展、降低糖尿病致残率和病死率，并改善患者的生存质量。

一、一级预防

阻止易发生糖尿病的人发生糖尿病，降低发病率。

一级预防也称初级卫生保健，是三级预防中最重要的预防阶段。通过采取宣传、教育等方式，使大众认识糖尿病，了解糖尿病的危害，养成科学的生活习惯，远离与糖尿病有关的危险因素，使那些即将发生糖尿病的人群避免糖尿病的侵袭和困扰，为预防糖尿病的发生把住第一道关口。

（一）一级预防的目标

1. 使更多的人认识糖尿病、了解糖尿病，知道糖尿病的危害并增强预防糖尿病的意识。

2. 对糖尿病的易感人群或高危人群，通过改变不良的行为因素或环境因素如高热量饮食、缺乏运动等，采取非药物或药物干预措施，最大限度

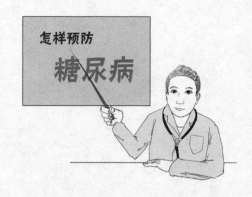

怎样预防
糖尿病

地减少糖尿病的发生。

3. 提高糖尿病的早期检出率，如扩大检测血糖的人群、提高主动检测血糖的意识，尽早发现糖尿病。

（二）一级预防的对象

1. 一般人群　指普通人群。

2. 高危人群　详见第 5 章"离糖尿病不算远的 10 种人"。

（三）一级预防的措施

1. 对一般人群的预防措施

（1）通过各种方式宣传糖尿病知识。利用报刊、电视、宣传图片、发放糖尿病宣传手册及举办群众公益性活动的讲座等，提高人民大众对糖尿病的认识，了解糖尿病的症状和体征，特别是诱发糖尿病的危险因素。

（2）提倡健康的生活行为，指导防治措施。如科学合理饮食，适当体育运动，努力控制体重、进行科学减肥、避免肥胖，尤其是腹型肥胖，保持心理平衡、戒烟限酒等措施，消除糖尿病的危险因素，从而减少糖尿病的发生。

（3）定期检查空腹血糖和餐后 2 小时血糖，一旦发现糖耐量异常或空腹血糖受损，及早采取干预措施，降低糖尿病的患病率。如果条件有限，只要肾功能正常，尿糖检测对于糖尿病的筛查也是有用的。

对于没有出现糖耐量异常的患者，不能放松警惕，疏忽大意，而应把对糖尿病的预防作为一种长久的任务，持续定期检测血糖。

2. 对高危人群的预防措施　许多研究显示，给予 2 型糖尿病高危人群适当干预可显著延迟或预防 2 型糖尿病的发生。生活方式干预 3 年，可使糖尿病高危人群进展为糖尿病的风险下降 58%。

（1）对糖尿病高危人群定期重点筛查，早期发现糖尿病。

加强糖尿病的筛查范围，在进行糖尿病各种教育活动时，如联合国糖尿病日等，对更多的健康人群进行血糖检测；或者各个单位组织的健康查体，把血糖作为一种必查项目；另外，各级医院的门诊和病房的医师应提高糖尿病筛查的意识，对可能患糖尿病

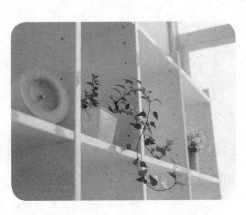

的高危人群重视血糖检测，避免遗漏。

（2）强化生活方式干预，降低糖尿病的发病率。

通过科学合理饮食，如超重者每天减少主食 100 克；每周增加体育运动 150 分钟等进行干预（详见第 10 章"糖尿病的饮食管理"和第 11 章"2 型糖尿病的运动治疗"）。

（3）必要时，在医师的指导下使用药物干预，预防糖尿病。

对于难以进行生活方式干预或生活方式干预效果不佳时，可在医师的指导下进行药物干预。

【病例】 对糖耐量异常者积极进行生活干预，预防了糖尿病的发生。

某教授，女，66 岁，身高 160 厘米，体重 80 千克。2011 年 11 月 14 日在一所医院组织的大型糖尿病筛查活动中，测空腹血糖 6.3 毫摩 / 升，餐后 2 小时血糖 10.2 毫摩 / 升，测血压 140/90 毫米汞柱。医师明确告知她是糖尿病前期，必须进行生活方式干预。否则，如果再往前走一步，将成为名副其实的糖尿病患者，并向该教授宣传了有关糖尿病的知识。2012 年 5 月 12 日，在该院 5·12 护士节组织的糖尿病教育活动中，再次进行了糖耐量试验，空腹血糖 4.5 毫摩 / 升，餐后 2 小时血糖 6.7 毫摩 / 升，测血压 130/80 毫米汞柱，体重 65 千克。

专家点评：该教授是非常幸运的，在糖尿病前期被发现血糖高，通过生活方式干预后，预防了糖尿病的发生。当然，主要取决于该教授自己。一是她主动检测血糖，二是发现血糖高后，立即采取有效的措施，控制饮食，加强运动，使体重在半年的时间下降了 15 千克。所以，对于肥胖的糖耐量异常者，减肥是预防糖尿病的有效措施。

二、二级预防

早发现、早诊断、早治疗，防止已经诊断为糖尿病患者并发症的发生和发展。

二级预防针对已经患有糖尿病的患者，早期发现，及时采取综合治疗措施，预防糖尿病并发症，特别是慢性并发症的发生。

（一）二级预防的目标

1. 尽早发现糖尿病患者。

2. 加强糖尿病并发症的教育，使患者及早了解糖尿病患者有可能发生哪些并发症，发生并发症的原因、危害，及并发症的早期症状、怎样预防等。

3. 采取综合治疗措施，除了尽早控制好血糖，还要尽可能控制血压、血脂等，才能达到全面预防糖尿病并发症的目的。

4. 筛查及发现糖尿病并发症，尽早进行糖尿病并发症的筛查。通过眼科检查眼底，及早发现糖尿病视网膜病变；通过尿微量蛋白检查，及早发现糖尿病肾病变；通过心脏相关检查，及早发现心血管疾病的风险；通过神经肌肉等检查，及早发现是否存在糖尿病神经病变等。

（二）二级预防的对象

包括所有的已经患有或诊断为糖尿病的患者。

（三）二级预防的措施

1. 生活方式干预治疗，是预防糖尿病并发症的基本措施。根据患者自身的实际情况，如年龄、经济、工作、生活等，在医师的指导下，制定切实、有效的干预措施。

（1）均衡营养，低脂、低盐饮食，控制总热量。

（2）多参加体育锻炼，并做到规律运动。控制体重，科学减肥，保持理想体重。

2. 药物治疗干预，是预防糖尿病并发症的有效措施。

（1）降血糖治疗：在处于糖尿病早期的患者中，采用强化血糖控制，可以显著减少糖尿病微血管并发症发生的风险。坚持遵从医嘱治疗，不要自行中断药物治疗，尤其是胰岛素治疗。

（2）降血压治疗：糖尿病早期采用强化的血压控制，不但可以显著减少糖尿病大血管病变发生的风险，还能显著减少微血管病变的风险。

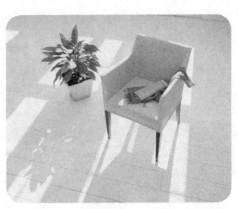

（3）降血脂治疗：采用他汀类药物降脂治疗，尤其是降低 LDL-C 治疗，可以减少无明显血管并发症的患者发生心血管病变的风险。

（4）使用阿司匹林：对心血管疾

病具有保护作用。

（5）戒烟：烟对人体有害无益，烟能促进血管病变，戒烟有利于预防糖尿病微血管并发症，特别对预防糖尿病足部病变更有意义。

3.糖尿病并发症筛查，对已经发生并发症的患者，及早治疗；对暂时没有出现并发症的患者，不可轻视，仍应定时筛查，一般每年1次或根据患者具体情况而定。

三、三级预防

延缓和减缓糖尿病并发症的发展，降低致残率和病死率，提高糖尿病患者生活质量。

（一）三级预防的目标

1.**防治急性并发症**　如低血糖、糖尿病酮症酸中毒、急性感染、乳酸性酸中毒等。

2.**防治慢性并发症**　强化的血糖控制可以减少已经发生的糖尿病早期微血管病变（背景期视网膜病变、微量白蛋白尿）进一步发展的风险。但是，对于已经出现严重的微血管病变，即使严格控制血糖，也没有证据表明可以减少失明、肾衰竭、截肢的风险。因此，并发症治疗要选择及早治疗，越早越好。

对于年龄较大，病程较长，具有多种心血管疾病危险因素或已经发生心血管病变的人群，并不提倡血糖控制过低，因为对于这种情况，采取严格的血糖控制，不仅不能减少心血管疾病和死亡发生的风险，反而会增加死亡的风险。

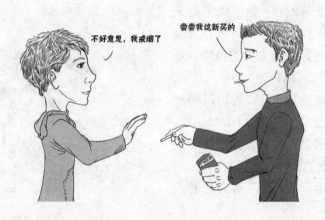

（二）三级预防的对象

包括所有的糖尿病患者和已经发生糖尿病并发症的患者。

（三）三级预防的措施

1. 除了二级预防的措施外，还应积极防治各种糖尿病急、慢性并发症，减少失明、截肢等致残率；提高生活质量，延长寿命，降低病死率。详见第 6 章"糖尿病的急性并发症"和第 7 章"糖尿病的慢性并发症"。

2. 良好控制血脂、血压，使用阿司匹林等，并定时监测。血糖控制要因人而异，权衡利弊，并非越低越好。

3. 调节情绪，保持良好的心理状态。

总之，一级预防是针对还没有确诊糖尿病的人群；二、三级预防针对的是已经确诊糖尿病的患者，所以，二、三级预防也是糖尿病治疗的一个重要部分。糖尿病的三级预防越早越好。

（赵显芝　李　丹　唐　群）

糖尿病居家调养宝典

第 5 章　干预治疗

一、糖耐量筛查是发现糖耐量减退者的重要举措

糖尿病在临床上很长一段时间是没有症状的，患者没有任何异常感觉，致使很多患者一直以为自己是一个健康人，对自己已经患有糖尿病浑然不知。"症状的隐匿性"致使很多糖尿病患者没有得到及时的诊断和治疗。据估计，全球有 30%～90% 的糖尿病患者未被诊断，即使在经济和医疗条件最好的美国，也有 30% 的糖尿病患者未被诊断。

在被新诊断的糖尿病患者中，有 50% 以上的患者已经存在慢性并发症，如大血管并发症等。由于糖尿病的慢性并发症一旦发生就无法逆转。因此，积极预防、早期诊断、早期治疗是避免糖尿病发生和减少糖尿病并发症非常重要的举措。

在我国，让十几亿人都做糖耐量筛查，以早期发现糖尿病显然是不现实的。为了提高糖尿病的诊断率，提倡在高危人群中进行糖耐量筛查，这里所指的筛查主要针对 2 型糖尿病。一旦查到糖耐量减低者立即列为糖尿病的重点预防对象，采取措施，进行干预，就能减少糖尿病的发生，把住发生糖尿病的最后一个关口。

对怀疑患有糖尿病者，糖尿病的筛查方法多采用口服 75 克葡萄糖粉的葡萄糖耐量试验（OGTT），如果筛查结果正常，3 年后还应重复筛查。

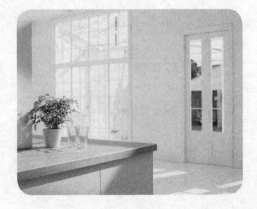

如果偶尔检测一次空服血糖或随机血糖处于正常范围就排除糖尿病是很危险的，因为这样有可能漏掉很多血糖异常的患者。临床上，经常有不少患者空腹血糖多次检查都很正常，但做葡萄糖耐量试验后血糖却很高。所以，空腹血糖正常并不能排除患有糖尿病的可能。在如何早期发现糖尿病方面，监测随机血糖甚至比单纯测空腹血糖更有意义。

为了避免延误糖尿病的诊治，临床上对于空腹血糖 ≥ 5.6 毫摩 / 升的人，尤其是伴有一项或多项易患糖尿病的危险因素者，医师均会建议做 OGTT 以提高糖尿病的早期诊断率。

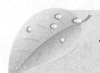

二、糖耐量减退者极有可能是未来的糖尿病患者

什么是糖耐量受损？空腹血糖（FPG）和（或）餐后 2 小时血糖（2hPG）高于正常但又未达到糖尿病的诊断标准，即为糖耐量受损（或糖调节受损）。其血糖特点是空腹或负荷后的血糖水平已经超过正常，但尚未达到糖尿病的诊断标准。世界卫生组织（WHO）提出的糖耐量受损诊断标准包含了以下 3 种状态：

1. 空腹血糖受损（IFG） 6.1 毫摩 / 升 ≤ FPG ＜ 7.0 毫摩 / 升，2hPG（饭后 2 小时血糖）＜ 7.8 毫摩 / 升。

2. 糖耐量异常（IGT） FPG ＜ 7.0 毫摩 / 升，7.8 毫摩 / 升 ≤ 2hPG（饭后 2 小时血糖）＜ 11.1 毫摩 / 升。

3. 其他 空腹血糖受损、糖耐量异常两者兼有状态。

例如，正常人空腹血糖 ＜ 6.1 毫摩 / 升，进餐后 2 小时的血糖 ＜ 7.8 毫摩 / 升。如果空腹血糖 ≥ 7.0 毫摩 / 升和（或）餐后 2 小时血糖 ≥ 11.1 毫摩 / 升，则可诊断为糖尿病。而糖耐量减退是介于正常人与糖尿病之间的一个过渡阶段，也是发展为糖尿病的必经之路。糖耐量异常并不可怕，如果及时干预，有可能不发展为糖尿病。通过生活方式干预治疗，部分糖尿病前期人群会恢复到正常的血糖水平。但任其发展，将来患糖尿病的可能性非常大，可以说糖尿病前期人群就是糖尿病的"后备军"。

糖耐量受损属于糖尿病前期阶段，每年有 1.5% ～ 10.0% 的糖尿病高危人群，进展为糖尿病。所以，这是糖尿病发生的最后关口，应予以高度重视，以阻断糖尿病的发生。

有研究发现，有糖调节受损的人，多半存在较长时间的大血管病变，使冠心病、卒中等危险性明显增加。因此，积极干预"糖调节受损"，不仅可以减少糖尿病的发生，还可以减少大血管病变的发生。

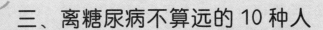

三、离糖尿病不算远的 10 种人

糖尿病高危人群是指相对一般人来说更具有易患糖尿病的危险因素。所以，这部分人是糖尿病的重点预防对象，存在以下情况的应当高度警惕。

1. 曾经查血糖（不管是空腹还是餐后）高于正常，但未达到糖尿病诊断标准者。如查体发现空腹血糖 6.5 毫摩 / 升，或餐后血糖 8.7 毫摩 / 升。

2. 年龄 ≥ 45 岁，特别是老年人。患糖尿病的风险随着年龄的增长而增高。

3. 体重超重或肥胖（BMI）≥ 25 千克 / 米 ^{2}，男性腰围 ≥ 90 厘米，女性腰围 ≥ 85 厘米。特别是腹型肥胖者。

4. 有糖尿病家族史，包括父母、兄弟姐妹或其他有血缘关系的亲属。糖尿病患者的家属，特别是近亲，患糖尿病的概率比一般人高出 5 倍以上，父母中有一方患 2 型糖尿病者，其子女中患糖尿病的概率为 20% ～ 30%；父母均患 2 型糖尿病者，其子女患病概率有可能高达 60% ～ 70%。

5. 曾分娩过 4 千克以上巨大婴儿的妇女。

6. 高血压，血压 ≥ 140/90 毫米汞柱，正在服用降压药物治疗者。血脂异常，高密度脂蛋白胆固醇 ≤ 0.91 毫摩 / 升，三酰甘油 ≥ 2.22 毫摩 / 升，或正在接受调脂治疗者。

7. 有心脑血管疾病者。

8. 曾使用过糖皮质激素诱发糖尿病者。或有多囊卵巢综合征的女性，及有黑棘皮病者。

9. 患有严重精神疾病和（或）长期接受抗抑郁症药物治疗者。

10. 久坐不动或坐办公室，缺乏体育运动者。

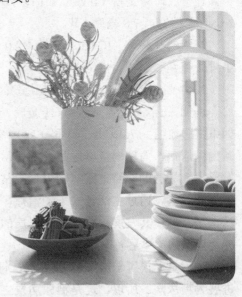

四、如何了解自己是否存在患 2 型糖尿病的风险

以下 10 条可以自测一下您患糖尿病的风险有多大。

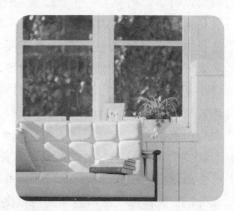

1. 我太胖了？我是腹型肥胖，我的体重超标了！

2. 我的父母、兄弟、姐妹有患糖尿病的；我的爷爷、奶奶、外公、外婆、姑姑、舅舅等有患糖尿病的。

3. 我曾有妊娠糖尿病或曾分娩超过 4 千克以上重量的胖小孩。

4. 我的血压 ≥ 140/90 毫米汞柱，医师说我的血压高，我正在服用降压药治疗。

5. 我的胆固醇不正常。男性 HDL-C（"好的胆固醇"）< 1.03 毫摩 / 升，女性 HDL-C < 1.30 毫摩 / 升；三酰甘油 > 2.82 毫摩 / 升；医师建议我服用调节血脂的药物。

6. 我没有时间运动，我也不喜欢运动，我的工作性质主要是坐在办公室。

7. 我的年龄已经超过 45 岁。

8. 我有多囊卵巢综合征；我有黑棘皮病。

9. 我总是还不到吃饭时间，就饿得发晕。

10. 我的应酬比较多，经常参加宴请，每周 2 次以上。

如果自测以后，符合的条数越多，患糖尿病的风险越大。

五、远离糖尿病的危险因素

不健康的饮食习惯、肥胖、久坐少动、吸烟、酗酒等是诱发糖尿病的危险因素。

（一）糖尿病的危险因素之一：饮食不当

有人说，糖尿病是吃出来的，的确有一定的道理。

不健康的饮食习惯：高热量、高脂肪食物摄入多，蔬菜、水果摄入少等是

糖尿病居家调养宝典

糖尿病的危险因素。

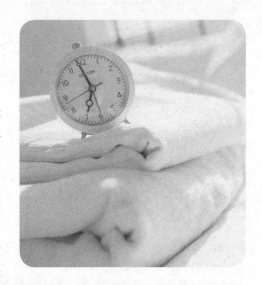

糖尿病的发生与日常饮食习惯有着密切的关系。一方面像汉堡包、比萨饼、油炸食品等含有很高的热量和脂肪，可乐、巧克力、蛋糕、点心等也是高热量食品，如果进食过多，会使摄入的能量大大超过身体的需要，多余的热量会导致血液中脂肪增多、自由基增多，进而出现肥胖，同时身体内抗氧化物质大量被消耗。这些负面作用的累积，与糖尿病的发病有着密切的关系。另一方面，蔬菜、水果等含热量相对较低，脂肪含量少，并富含纤维素、维生素及抗氧化物质等有益成分，在人体抵抗疾病方面起着很重要的保护作用。如果摄入过少，对健康也不利。

临床上发现部分家庭夫妻双方或父子、母女等有同时发生糖尿病的现象，除了遗传因素外，可能与家庭的饮食习惯有关，包括烹饪习惯。例如，有的家庭烹饪时习惯勾芡或在菜中加糖，有的家庭喜食油炸食物等，这些都是不合理的饮食习惯。

（二）糖尿病的危险因素之二：腹型肥胖（啤酒肚）

肥胖与糖尿病的关系就像一对孪生姐妹一样，往往相生相伴，互相影响。随着体重的增加，糖尿病的患病率呈直线上升的趋势。严重肥胖的人，其糖尿病的患病危险比正常体重的人增加 4 倍以上。另据统计，90% 以上的糖尿病患者存在超重或者肥胖。值得注意的是腹型肥胖（俗称啤酒肚），也明显增加糖尿病的患病风险。如果体重达到肥胖的同时又有啤酒肚，糖尿病的患病风险将大大增加。

（三）糖尿病的危险因素之三：久坐少动

随着现代科学技术的发展，各种先进的电器、机械给人民生活带来了很大方便的同时也增加了患糖尿病的危险。电梯的广泛使用，减少了步行上下楼的体力消耗；电话、手机等通信设施的普及代替了走亲访友的串门；越来越精彩的电视节目束缚了很多人的双腿；洗衣机大大节省了人力；甚至很多年轻的夫妻不下厨房，直接到单位食堂或饭店用餐。近年来，电脑又像磁铁一样吸引着一大批年轻人夜以继日地久坐不动。公共汽车的便捷，私家车的增多，彻底改变了人们的生活和工作方式。在人们享用科技发达带来的幸福生活的同时，它们对健康造成的威胁也日益逼近。久坐缺乏锻炼已经成为人类死亡和残疾的十大原因之一，并是导致肥胖、2型糖尿病及心脑血管疾病的危险因素。

（四）糖尿病的危险因素之四：吸烟酗酒

香烟是人类健康的一大杀手。吸烟有害健康，人所共知。不管是主动吸烟还是被动吸烟，均可导致身体多种疾病，并与猝死密切相关。主动吸烟是指自己是吸烟者；被动吸烟是指身边吸烟的人将烟雾排在空气中，而再次经过正常呼吸吸入的被动受害者，这些人往往是吸烟者身边的家人或同事。香烟中的尼古丁可诱发并加重动脉粥样硬化，破坏呼吸道防御屏障，导致全身各系统的病变，包括糖尿病及其大、小、微血管并发症，如心脏病变、糖尿病足等。孕妇吸烟还可导致胎儿畸形。

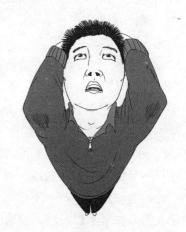

尽管少量饮用葡萄酒有助于改善血液循环，减少冠心病的发生，但长期大量饮酒或酗酒也会增加糖尿病的患病风险，提升血糖和体重，甚至导致严重的并发症。

（五）糖尿病的危险因素之五：精神紧张

当今社会，不同年龄阶段承受着不同的压力。长期过度的精神紧张，可引起体内内分泌代谢紊乱，引起糖尿病综合征，甚至可导致原有糖尿病加重。长期精神抑郁、悲观或焦虑等负面情绪不仅会增加糖尿病的发病风险，而且不利于血糖和并发症的控制。

六、预防糖尿病最有效的方法

（一）生活方式干预治疗是预防糖尿病最有效的方法

糖尿病是一种生活方式性疾病，是多种因素综合作用的结果，包括遗传、环境、饮食、精神及运动等。因此，预防糖尿病的发生也必须采取综合措施。

只要糖耐量异常的人（糖尿病高危人群之一）给予生活方式干预或药物干预，均有可能阻止糖耐量异常转变成糖尿病。

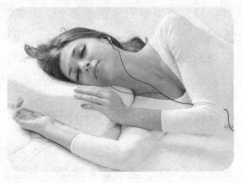

通过减少热量的摄入，增加体力活动，积极控制体重，则发生糖尿病的比例就会比不采取预防措施的人明显下降。美国做过一项预防糖尿病的研究，生活方式干预3年，可使空腹血糖受损者进展为2型糖尿病的风险下降58%。此外，对于比较严重的糖耐量异常，选择性地对糖尿病高危人群预防性服用二甲双胍等降糖药物，也可以起到预防糖尿病发生的作用。

对于糖耐量异常的糖尿病"后备军"，首先要改变生活方式。生活方式干预主要包括调整膳食结构和加强体力活动两个方面。只有当生活方式干预效果不理想时，才考虑药物干预。但是，不管采取何种方法，最好遵从医师的建议。并且应当注意，即使通过干预治疗，各项指标已达正常，只能表明您目前这个阶段的糖耐量正常，并不能保证您的糖耐量永远正常，因此，对于糖耐量异常的人群，如果不想发展为糖尿病，就需要进行终身干预。

（二）拥有健康的生活方式，就会拥有健康的人生

预防糖尿病，从改变不良的生活方式入手。纠正习以为常的生活习惯并不简单，当您认识到不良生活方式与您的健康息息相关并决定改变时，意味着您正逐步走向健康的新生活。那么，什么是健康的生活方式呢？

健康的生活方式＝合理饮食＋合理运动＋健康心理－不良生活习惯

1. 热量和各种营养素的摄入量要适宜　摄入不足会发生营养不良，摄入过多会出现营养过剩。每天的热量和营养素的摄入以能满足每日身体所需为原则。肥胖者，至少每日减少总热量400～500千卡。

2. 热能和各种营养素摄入量的比例要适中　饮食中糖类（如面食、米饭等）占50%～60%；蛋白质一般成年人按每日每千克体重1克计算；脂肪占20%～30%（主要指烹调用油和食物中所含脂肪，不要刻意去吃）。多食新鲜蔬菜，少吃肥肉、油炸食品等。限制饱和脂肪酸的摄入，饱和脂肪酸摄入量应占总脂肪酸摄入的30%以下。

3. 食物品种多样化，食物颜色复杂化　任何一种单一的食物均不能满足人体对多种营养元素的需求，因此，提倡每日食用的食物品种越多越好，但种类增多，每种食物的数量应相应越少，才能保证所有食物热量总和不能超过身体

需要的总热量。

4.选择适当的食物烹饪方法　烹饪的方法，既要避免营养素的损失过多，同时还要有利于营养素的吸收。一般情况下，营养素的损失按照蒸→煮→炒→煎→炸的顺序依次增多，因此，应尽量避免食用油炸食品。

5.戒烟、限制饮酒　对烟酒，一定要控制，做到戒烟、限酒。

6.膳食习惯要合理　生活要有规律，定时、定量进餐。不可等到饥肠辘辘时再进餐，这样会吃得更多。

7.运动治疗　持之以恒，坚持不懈。

饮食管理和运动治疗是防止糖耐量减退人群演变为糖尿病的最佳手段。

生命在于运动，运动不止，生命不息。任何人都需要运动。通过运动，机体消耗能量，血糖降低，胰岛素也能充分发挥效能。特别是对于体重超重的肥胖者，合理运动可以达到科学减肥的目的。

体力活动要达到每周 250 ～ 300 分钟，使肥胖或超重者体重指数达到或接近 25 千克 / 米^2，或体重至少减少 5% ～ 10%。肥胖的原因是因为能量摄入过多超过身体所需，多余的能量以脂肪的形式储存在体内，导致体重的增加。增加体育锻炼并进行合理饮食可以显著减少肥胖、糖尿病及其并发症的发生和发展。因此，管住自己的馋嘴，迈开自己的懒腿就会离糖尿病越来越远。

8.健康的心理是战胜糖尿病的法宝　人们生活在现实的社会环境中，就不可避免地要面对令您喜、怒、哀、乐、恐、思、惊等各种各样、大大小小的事情。人的一生不可能是一帆风顺，不如意的事情难免发生，关键是遇到这些事情时的心态，要保持战胜疾病的乐观态度，增强自身的防病治病意识，培养良好的心理素质，才能积极应对生活中各种挑战，心情舒畅，屡战不败。

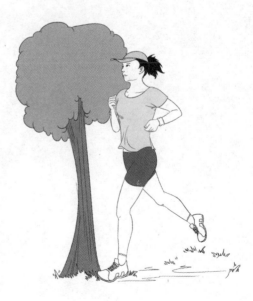

（高　峻　毕亚楠　崔晓凤）

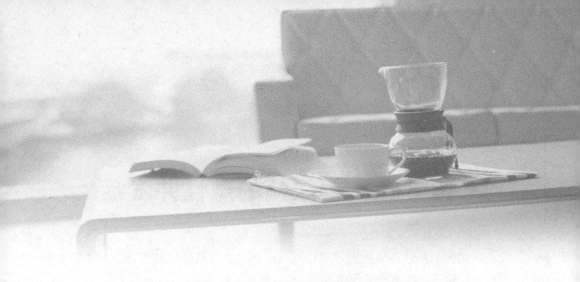

第三篇　糖尿病并发症

糖尿病本身不可怕，给糖尿病患者带来各种危害的是糖尿病的各种并发症。

如果糖尿病自我管理得好，患者可以 30 ~ 40 年不出现并发症，像正常人一样享受美好生活；糖尿病患者如果自己不重视自我管理，可能在几年之内摧毁一个人的人生。

糖尿病的并发症一旦发生，几乎没有逆转的可能。

因此，糖尿病并发症重在预防，防大于治。

第6章　糖尿病的急性并发症

糖尿病的急性并发症有糖尿病低血糖症、糖尿病酮症酸中毒、糖尿病非酮症高渗性昏迷、乳酸性酸中毒等。

一、糖尿病低血糖症

（一）低血糖是一种常见而危险的急性并发症

严重的低血糖可在短时间内夺去糖尿病患者的生命。特别是老年糖尿病患者，持续而严重的低血糖可诱发心肌梗死或脑血管意外而危及患者的生命。

1.血糖低于多少是低血糖？正常人与糖尿病患者的标准不一样　低血糖是由多种原因所引起的血浆葡萄糖水平低于正常的一种现象。对非糖尿病患者来说，一般血糖＜ 2.8 毫摩 / 升（50 毫克 / 分升），就是低血糖症的诊断标准。对于接受降糖药物治疗的糖尿病患者，只要血糖水平≤ 3.9 毫摩 / 升就属于低血糖的范畴。临床上发生低血糖的个体差异很大，有的患者血糖在 5 毫摩 / 升左右即出现低血糖症状，应根据自己情况，摸索出自己的规律，必要时加强警惕。

2.低血糖分为哪几类　低血糖分为以下 3 类。

（1）严重低血糖：这是最危险、最严重的低血糖种类。因为这种低血糖发生后患者常伴有意识障碍，患者自身没有自救能力，需要在别人的帮助下才能纠正，意识障碍情况在低血糖得到及时纠正后才会得到改善。所以，一旦发生时，身边若没有人能及

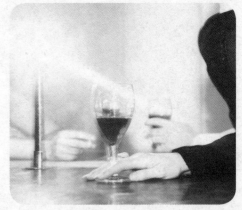

时救助，患者存在生命危险。

（2）症状性低血糖：血糖≤3.9毫摩/升，且有低血糖的症状如心慌、手抖、出冷汗、乏力等。

（3）无症状性低血糖：血糖≤3.9毫摩/升，但没有低血糖的症状。这种情况也存在安全隐患，危险性较大。

还有部分患者已经出现了低血糖的症状，但没有检测血糖，称为"可疑症状性低血糖"。所以，糖尿病患者一定要定时监测血糖，及时发现血糖变化，预防和纠正低血糖。

（二）发生低血糖的原因有哪些

低血糖是一种常见的糖尿病急性并发症，糖尿病患者发生低血糖时会给患者本人和家属带来不同程度的恐慌，甚至可能产生较为严重的不良后果。但是，通过学习有关低血糖的防治知识，低血糖是完全可以预防的。低血糖多发生于服用降血糖药和使用胰岛素的患者，对于不服用降血糖药和不注射胰岛素的患者则极少发生。常见的发生低血糖的原因如下。

1. 药物诱发是导致低血糖发生的最常见的原因。如口服降血糖药或胰岛素剂量过大，或口服降血糖药或注射胰岛素以后未及时进餐、进餐过少等。这里的口服降血糖药主要是指胰岛素促泌药，如磺酰脲类的格列齐特（达美康）、格列本脲（优降糖）等和非磺酰脲类的瑞格列奈（诺和龙）或那格列奈（唐力）。而单独使用α-葡萄糖苷酶抑制药如阿卡波糖（拜糖平）及双胍类如盐酸二甲双胍（格华止）等很少出现低血糖反应。

另外，合用与降糖药物有协同作用的药物时，也容易发生低血糖，如阿司匹林、复方新诺明、雌激素、黄体酮、口服避孕药等，因为这些药物可以增加降糖药的作用。

2. 进餐不当。如进食量过少或未摄入含有糖类的主食，只进食蛋白质或蔬菜等。所以，每餐均应包含适量的主食。

3. 到了进餐时间因某种原因忘记进食或进食时间延迟；因做某种检查需要禁食或营养不良等。

4. 胰岛素、胰岛素促泌药加量致剂量过大；所以，胰岛素等加量时要特

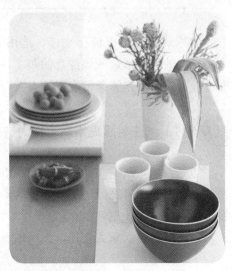

别注意预防低血糖的发生。

5. 运动量增加、不规律运动或活动量过大未及时加餐等。

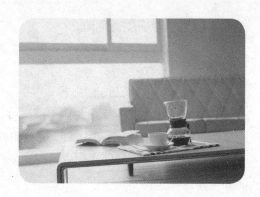

6. 其他原因，如腹泻、饮酒过量，尤其是空腹饮酒，情绪不稳或骤变、肾功能减退等也均可诱发低血糖。

下面，教您制作"糖尿病应急卡"，以备单独外出时，突然发生严重的低血糖，使您能够得到及时救治。

附：糖尿病应急卡

尊敬的朋友，我是一名糖尿病患者，如果我突然晕倒，可能是发生了低血糖反应，请您帮我喂些糖水、饮料或喂些甜食等，我就会好转。并联系我的家人或帮我给"120"打个电话，谢谢！

我的姓名	王××
性别	男
年龄	75 岁
家庭住址	市南区江苏路 ×× 号 ×× 号楼 × 单元 × 户
我儿子的电话	1×××××××××
我女儿的电话	1×××××××××

糖尿病应急卡可自己制作，选用包装盒的硬纸壳，剪成 10 厘米 ×8 厘米大小左右的长方形，应该注意的是字体一定要大，颜色醒目，并放在外衣口袋，露出一角，才能在紧急情况下被人发现。

【病例 1】 注射胰岛素后未按时进餐发生低血糖。

患者，女，60 岁，糖尿病病史 20 余年，注射胰岛素 7 年。每日三餐前分别注射诺和灵 R 12 单位、10 单位、8 单位，空腹血糖控制在 8 毫摩 / 升左右，餐后 2 小时血糖控制在 10 毫摩 / 升左右。某日，中午注射胰岛素后，因家中来人，未及时进餐。客人走后，发生低血糖，出现了心慌、手抖、出冷汗等症状，

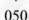

立即进食后症状慢慢缓解。

> **专家点评**：胰岛素有多种，有的注射后不需要进餐，如长效胰岛素。有的注射后必须进餐，如短效胰岛素或速效胰岛素等。诺和灵 R 是短效胰岛素，进入人体后 15～30 分钟开始发挥降血糖作用，因此，应当在注射后 15 分钟准备进餐，但最晚不能超过 30 分钟进餐，以免发生低血糖。此患者就是因为已经注射了胰岛素但没有及时进餐而发生了低血糖。因此，患者注射餐前胰岛素以后，不管何种原因，一定要按时进餐。

（三）低血糖时有哪些临床表现

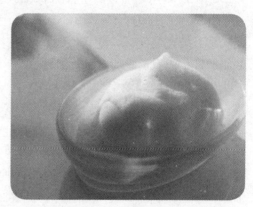

几乎所有的糖尿病患者，特别是应用磺酰脲类口服降血糖药和注射胰岛素的患者均发生过低血糖，甚至有的患者已有多次发生低血糖的经历。每个患者低血糖的表现不同，轻重不一。所以，患者自己应当在发生低血糖以后，及时回顾自己的感受，分析发生低血糖的原因、先兆，加以防范。

常见的低血糖症状有强烈的饥饿感、注意力不集中、无力、头晕、眼花、口唇麻木、心慌、手抖、出冷汗、面色苍白、四肢发冷、焦虑，有的患者可表现为行为异常，这些症状，如果低血糖能及时纠正会在短时间内缓解。

严重的低血糖可出现认知障碍、意识模糊、抽搐、昏迷，导致脑细胞发生不可逆转的损害甚至死亡。特别是老年人，一般病史较长伴有糖尿病神经病变，低血糖症状不易察觉，持续、严重的、反复发作的低血糖可诱发急性心肌梗死和脑血管意外。因此，低血糖若不及时处理，将会危及生命。

（四）怎样预防低血糖

1. 如何预防低血糖　低血糖是可以预防的，针对发生低血糖的原因，就可以预防低血糖的发生。

（1）合理控制饮食，定时定量进餐，活动量加大时应及时加餐，避免空腹饮酒。

（2）了解所服用的降血糖药的作用特点。如促进胰岛素分泌的药物（格列齐特等），服用后30分钟以内必须进餐，否则，会因药物作用导致胰岛素已经分泌而未能及时进餐发生低血糖。初用各种降血糖药时，应从小剂量开始。不管服用何种降血糖药，均应养成仔细阅读药物说明书的习惯。

（3）了解所注射胰岛素的种类、名称、作用时间。如短效、超短效及混合胰岛素等，由于短效胰岛素进入体内15分钟开始发挥作用，所以注射后必须在15～30分钟以内进餐。超短效胰岛素注射后发挥作用更快，注射后5分钟就要进餐。

（4）随身携带糖块、饼干、饮料等非常重要。一旦出现低血糖时，及时服用减轻危害。

（5）经常监测血糖，及时到医院复诊或与医师联系，合理调整治疗方案，保持血糖相对平稳。避免血糖＜4毫摩/升。

（6）老年患者血糖不宜控制太低，空腹血糖≤7.8毫摩/升，餐后血糖≤11.1毫摩/升即可。

（7）要遵从医嘱，配合治疗，经常接受糖尿病教育，学习糖尿病自我管理知识和发生低血糖时的自我救治方法。

（8）对于已经发生过低血糖的患者，一定要及时分析原因，采取措施，如减少胰岛素用量，适当增加食物的摄入等，预防再次发生低血糖。

2. 夜间发生低血糖很危险　夜间发生低血糖的危害远远大于白天。由于夜间是睡眠时间，夜间低血糖患者常发生在凌晨2—4时，而且患者往往没有明显的低血糖症状，不易及早发现并得到及时处理，危险性高。因此，要注意采取有效措施，严格预防夜间低血糖。如果睡前血糖低于6毫摩/升，夜间低血糖的发生率高达80%。特别是老年患者，夜间发生低血糖若未得到及时救治会导致严重的不良后果，必须引起重视。

必要时，增加监测血糖的次数，睡前测血糖可以及早发现和预防低血糖，特别对于老年患者，常规监测睡前血糖非常有必要。

如果睡前测血糖低于5.6毫摩/升，应当适当加餐，预防夜间低血糖。睡前血糖监测的时间应该在注射睡前胰岛素之前。睡前血糖较前明显减低者，应酌情适当减少睡前胰岛素的剂量。血糖低于正常者，则暂不注射胰岛素并适量加餐。

养成记录血糖的习惯，定时携带自我监测血糖的记录本，到医院复查，按照医师的建议，随时调整胰岛素的剂型和注射胰岛素的时间等。

3. 注射胰岛素的患者更要注意预防低血糖　注射胰岛素的患者在血糖控制过程中，难以避免会发生低血糖。所以，注射胰岛素的患者更应提高警惕，避免发生低血糖。

首先注射胰岛素后，尚未进餐前，避免剧烈运动和过多活动，运动应在饭后1小时左右，以防发生低血糖，因运动会加速胰岛素的吸收。

如果注射胰岛素的患者要运动，运动前应监测血糖，避免将胰岛素注射到运动活动较多的部位，如大腿、上臂等，以免因局部胰岛素吸收过快而发生低血糖。

特别要注意的是，运动一定要避开胰岛素作用高峰时间，这样也有利于预防低血糖。

另外，注射胰岛素的患者，应严格饮食计划，定时定量进餐，避免漏餐或延误进餐，还要注意合理的饮食结构，每餐中必须保证含有适量的糖类。

【病例2】 患者注射胰岛素后已经按时进餐，为什么还发生了低血糖？

某住院患者，女，70岁，晚餐前注射预混胰岛素12单位，注射后15分钟进食青菜半碗，未进主食。睡前测血糖3.6毫摩/升，但患者没有任何低血糖症状，给予50%的葡萄糖液口服后半小时测血糖6.3毫摩/升，患者安静入睡。

> **专家点评：** 该患者发生低血糖的主要原因之一是饮食结构不合理，仅吃青菜，未进主食，这是不科学的。因为主食以糖类为主，主要供给人体能量，青菜中含有极少的糖类。注射胰岛素后，很容易发生低血糖。所以，每餐均应保证一定量的主食对于预防低血糖的发生很重要。另外，睡前监测血糖非常有必要，根据血糖情况决定是否需要加餐。该患者如果没有监测睡前血糖而入睡，特别是像这种没有低血糖症状的老年患者，后果不堪设想。

4. 酒会加重低血糖，糖尿病患者饮酒要当心 酒是低血糖加重的危险因素，饮酒不仅会减少糖原异生，而且减少自我识别低血糖症状的能力，特别是有的患者，大量饮酒后不吃主食，更增加了低血糖的危险性。因此，糖尿病患者饮酒不可过量，更不能空腹饮酒，饮酒后一定要吃适量主食。

【病例3】 中年糖尿病患者酒后为何而死？

患者，男，45岁，患有糖尿病病史10余年，应用胰岛素泵治疗，血糖控制良好。某晚参加朋友聚会大量饮酒，酒后未进主食即入睡。次日晨家属发

糖尿病居家调养宝典

现患者已经死亡。

（五）掌握发生低血糖进行自我救治的方法

发生低血糖不要慌乱，只要处理及时，症状很快就会缓解。

有血糖仪的患者，最好先测血糖，以确认是否是低血糖，避免将精神因素、更年期症状与低血糖混淆，而且可以根据所测血糖值恰当地处理，避免低血糖时盲目大量进餐导致血糖大幅度波动。如果血糖小于 3.9 毫摩 / 升，可按以下方法处理。

症状轻者立即食用相当于 15 克糖类，能快速升高血糖的食物［如：饼干 2～3 片、糖块 1～2块、蜂蜜 1 勺、糖水 1 杯（含食糖 15 克）、馒头50 克、果汁半杯］。

请食用一种即可，避免同时使用 2 种或 2 种以上，以免造成血糖波动过大。一般在采取措施后 15 分钟，低血糖症状可好转。如果症状仍未缓解，可再重复检测血糖并根据血糖情况重复上述措施一次。如果您在注射胰岛素治疗期间，低血糖发生于进餐前，应当适当减少餐前胰岛素的剂量。如果您仅口服降血糖药，可适当减少口服

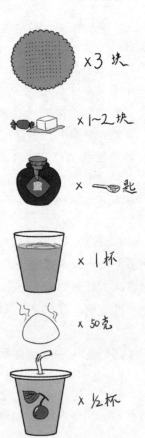

×3 块
×1～2 块
× 一匙
× 1 杯
× 50 克
× ½ 杯

降血糖药的剂量，或增加一点主食，如面包、馒头等。症状缓解后，及时与医师联系，调整药物剂量。否则，有可能再次频繁发生低血糖。

【病例4】 对于发生低血糖的患者，有时1块糖可拯救一条生命。

患者，女，65岁，患糖尿病10余年，因上呼吸道感染在门诊注射室进行静脉输液治疗。因空腹输液，输液过程中突然出现心慌、手抖、头晕、恶心等低血糖症状。立即吃1块糖，过十几分钟，症状缓解。

专家点评：糖尿病患者随时都有发生低血糖的可能，特别是口服促进胰岛素分泌的降糖药，注射胰岛素的患者，更是在所难免。出现低血糖并不可怕，关键是及早发现先兆，防患于未然，并在低血糖的早期及时得以纠正。最简便有效的方法就是吃糖。因此，糖尿病患者无论走到哪里都要随身携带糖块，有备无患。有时1块糖就能拯救一条生命。

【病例5】 为什么每次低血糖以后，血糖就明显升高？

患者，女，69岁，糖尿病病史20年，胰岛素治疗10余年，长期血糖控制良好，有时会发生低血糖。自诉不知何因，每次低血糖以后，血糖都会明显地升高。2天前，又发生过一次低血糖，当时测血糖3.3毫摩/升，进食后，血糖15.1毫摩/升。

专家点评：询问患者每次低血糖后一般进食什么食物，吃多少。患者说她每次都会吃一些甜食。当询问最近一次发生低血糖吃的什么东西，吃了多少？回忆后说吃了半个馒头、1块糖、5片饼干。医师告诉她低血糖后发生高血糖的主要原因就是吃得太多。并讲解了发生低血糖的"15疗法"，患者恍然大悟。15疗法就是当患者发生低血糖（血糖低于3.9毫摩/升）时，给予相当于含15克糖的甜食，15分钟再测血糖。若血糖仍低于3.9毫摩/升，再重复以上方法。

（六）发生严重低血糖时怎样寻求他人救助

当发生严重的低血糖时，往往出现神志不清，甚至抽搐、昏迷，自己已经没有自救能力，需要寻求他人的帮助，才能保证生命安全。那么，发生严重低血糖这么可怕，该怎样预防呢？

1. 糖尿病患者不要隐瞒自己的病情，提前并主动如实地告诉身边的人，如同事和朋友。

2. 在自己的家中或工作场所常备糖果、饼干、果汁等，放于固定的地方取用方便，人人皆知。

3. 告诉家人或同事一旦自己突然晕倒或神志不清，很可能是发生了严重的低血糖，教会他们立即帮助您平卧，这样有利于脑部的血液供应，然后，使您头偏向一侧，将糖水送入您的口中，避免呛咳。必要时，喂糖水并做好送医院的准备或拨打"120"呼叫救护车。因为有些严重的低血糖需要到医院静脉注射葡萄糖才能转危为安。当然，您能随身携带一个血糖仪，教会身边的人使用，在这种情况下，让家人或同事马上为您测血糖，会对您得到正确的诊断和急救起到非常关键的作用。

【病例6】 口服拜糖平的患者发生低血糖时最好口服葡萄糖。

某患者午餐前注射了短效胰岛素 16 单位，午饭时口服拜糖平 50 毫克，午饭后口服格华止 500 毫克，待 30 分钟后活动 20 分钟，出现低血糖症状、心慌、手抖、出冷汗等，立即进食馒头半个，无好转，又进食另外的半个馒头，但低血糖仍未改善，患者应该怎么办？

> **专家点评：** 由于患者午饭时口服了拜糖平，拜糖平是 α - 糖苷酶抑制药，其作用就是延缓和减少肠道对糖类的吸收，所以，进食馒头是不能被及时吸收而改善低血糖的，只有口服葡萄糖或静脉注射葡萄糖才能见效。因此，当您发生低血糖时，首先要确定是否口服过拜糖平，方可做出正确、有效、及时的处理。如果餐前口服拜糖平治疗者，最好到药店购买一些葡萄糖放在家中，以备发生低血糖时急用。

附：低血糖的自我诊治流程

出现低血糖症状或怀疑自己发生低血糖时

↓

立即测血糖（若家中有血糖仪）

↓

若血糖≤3.9毫摩/升

↓

进食相当于15克糖的甜食

↓

15分钟再次检测血糖

↓ ↓

血糖＞3.9毫摩/升　　　若血糖仍≤3.9毫摩/升
症状好转　　　　　　　再次进食相当于15克糖的甜食

↓　　　　　　　　　　↓

若距离下餐时间1小　　再次检测血糖
时以上，可进食少量　　若血糖仍≤3.0毫摩/升
淀粉或蛋白质食物　　　拨打"120"到医院继续
　　　　　　　　　　　救治（给予50%葡糖糖
↓　　　　　　　　　　溶液60毫升静脉注射）

说明低血糖已经得到
纠正，注意休息

　　严重的低血糖在家里是没有条件做到注射等抢救措施的，及早识别低血糖，及早纠正尤为重要。另外，糖尿病患者的家属，特别是老年人和儿童患者家属的作用非同小可，该何时测血糖、何时喝糖水、何时送医院等，平时就应得到正确的指导和培训，才能临危不乱。

（七）发生低血糖后选择哪些食物更快更有效

　　日常生活中，建议糖尿病患者吃一些消化、吸收慢的食物，以免血糖短时间显著升高。而发生低血糖时，恰好相反，什么吸收快，就吃什么，因为需要患者的血糖在最短的时间内恢复正常。不同食物升高血糖的快慢不同，由快至慢依次如下。

　　　　葡萄糖＞蜂蜜＞白糖水＞可乐＞果汁＞冰激凌＞巧克力

　　吃水果糖比吃奶糖、巧克力、花生糖吸收快，但对于年老体弱、牙口不好或咀嚼能力较差的患者，低血糖发作时反应较慢，易发生呛咳引发窒息。所以，应选择水剂，如葡萄糖口服液、糖水、蜂蜜等更为安全。

　　特别提醒：摄入蛋白质不会增加2型糖尿病的血糖浓度，但会增加胰岛素的应答水平，故蛋白质如牛奶、鸡蛋等不能用来防治急性或夜间低血糖，一定要选择含糖食品。

二、糖尿病酮症酸中毒

（一）糖尿病酮症酸中毒是内科常见急症之一，一旦发生应积极治疗

糖尿病酮症酸中毒是由于胰岛素严重不足引起的糖类、脂肪和蛋白代谢严重紊乱的综合征，临床以高血糖、高血酮和代谢性酸中毒为主要表现。由于患者体内没有足够的胰岛素帮助葡萄糖进入细胞产生能量，导致血糖大幅度升高，尿糖明显增加，机体只有依靠脂肪的分解来产生能量供给机体需要。

脂肪在分解的过程中会产生一些叫作酮体的物质。酮体主要包括丙酮、乙酰乙酸和 β- 羟丁酸等酸性成分。当这些酸性的代谢产物增多时，在患者的血液和尿液中会检测出酮体，称为酮症。如果此时没有及时发现和积极治疗，病情会进一步加重，机体不能代偿，影响到机体的酸碱平衡，使血液的酸碱度（pH）下降，低于 7.35，则称为糖尿病酮症酸中毒。如果病情再进一步继续加重，患者则会出现昏迷，甚至危及生命，称为糖尿病酮症酸中毒昏迷。

糖尿病酮症、糖尿病酮症酸中毒和糖尿病酮症酸中毒昏迷三者之间的病情具有不同的程度，有糖尿病酮症酸中毒昏迷一定有酮症和酮症酸中毒，但是有酮症不一定有酮症酸中毒或酮症酸中毒昏迷。三者之间随病情的严重程度而逐渐递增。

糖尿病酮症→糖尿病酮症酸中毒→糖尿病酮症酸中毒昏迷（从左到右，病情越来越重）。

【病例1】 糖尿病患者腹泻输液后昏迷。

患者，女，56 岁，因反复恶心、呕吐伴腹泻到居家附近的诊所就诊，诊所未详细询问有无糖尿病病史，也未测血糖，即按照急性胃肠炎给予葡萄糖液体中加入抗菌药物静脉输入，当输入约 800 毫升液体时，患者逐渐出现意识模糊直至昏迷，立即转入当地大医院检查治疗，诊断为糖尿病酮症酸中毒昏迷，医师告诫如果再晚一步，患者将会有生命危险。

> **专家点评**：糖尿病患者发生酮症酸中毒时症状不典型，有的就是以恶心、呕吐等消化道症状为主，很容易与急性胃肠炎混淆。因此，建议患者出现病情加重或异常症状时，一定要到正规医院，最好是到内分泌专科治疗，并主动告诉医师自己患有糖尿病，以免误诊、误治。

糖尿病居家调养宝典

（二）哪些因素会诱发糖尿病酮症酸中毒

一般 1 型糖尿病有发生酮症酸中毒的倾向，2 型糖尿病在某些诱发因素下，也可以发生酮症酸中毒。

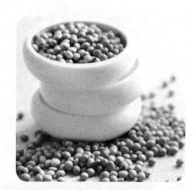

1. 各种感染。如呼吸道感染、胃肠炎、尿路感染、肝脓肿及痈、疖等皮肤化脓性感染等。这是诱发酮症酸中毒最多见的原因。在感染因素中，又以上呼吸道感染为主。所以，糖尿病患者平时要加强运动，增加机体的抵抗力，预防感冒。

2. 胰岛素使用不当。使用胰岛素治疗的过程中突然停用或随意减少胰岛素用量。有的患者对胰岛素治疗认识不足，认为少打两次没关系；也有的患者某次测血糖降低而自行减少胰岛素注射剂量，导致胰岛素剂量不足。

3. 饮食控制不当，如暴饮暴食、酗酒、进食大量甜食（如烤地瓜、甜点心）等导致血糖突然升高。

4. 各种手术或外伤，如进行手术前后、发生外伤等包括拔牙等小手术和皮肤、软组织外伤等。

5. 精神过度紧张或突然的精神打击，以及身体的某些应激状态如突发脑梗死、心肌梗死等。

6. 糖尿病患者妊娠、分娩时也是酮症酸中毒的高发时期。

【病例2】 患者拔牙后发生糖尿病酮症酸中毒而昏迷。

患者，女，67 岁，糖尿病病史 5 年，因拔牙后 2 天意识模糊被家人抬进医院。家属不解，质问医师，为什么拔个牙能使患者昏迷呢？

> **专家点评**：拔牙对于糖尿病患者来说，也是一个小的创伤，机体处于应激状态，所以患者拔牙前一定要主动告知医师自己患有糖尿病，医师会根据血糖情况选择拔牙的时机，并适当给予抗感染治疗。如果拔牙前血糖没有得到良好的控制，拔牙后很容易合并感染而诱发酮症酸中毒，甚至昏迷。

（三）糖尿病酮症酸中毒有哪些表现

部分糖尿病患者原来并不知道自己患有糖尿病，直到出现了酮症酸中毒才第一次就诊而确诊为糖尿病。极少数患者表现为腹痛，酷似急腹症，容易误诊。

所以，当您突然出现不明原因的腹痛时，不能排除酮症酸中毒的可能。

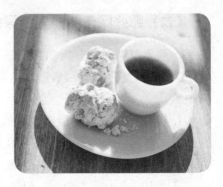

1. 早期表现　有时糖尿病酮症酸中毒是某些糖尿病患者的首发症状。

多数患者在发生意识障碍前数天会感觉原有的糖尿病症状加重，如口渴明显，饮水增多，小便次数增加，每天可达十几次甚至二三十次。饥饿感明显增加，进食增多，总是想吃东西，往常还能控制的食欲，此时难以管住自己的嘴。还有的患者感觉不明原因的疲劳，突然出现双眼视物模糊或视力下降明显等症状。

2. 中期表现　呼气中闻到一种烂苹果味是酮症酸中毒的特征性表现。

当糖尿病患者呼出的气体中能闻到一种烂苹果的味道时，应警惕糖尿病酮症酸中毒已经发生。临床上，有经验的医师根据患者身上的烂苹果味，就能估计是否存在酮症酸中毒。

患者的烦渴、多尿等症状会越来越重，但是食欲开始减退，恶心、呕吐、厌食、腹部不适、腹痛、腰腿酸痛，极度疲乏无力，呼吸深大，呼气中有一种"烂苹果味"。常伴有头痛、嗜睡、烦躁不安，尿中可检测出酮体。随着病情进一步发展，患者可出现严重的失水，表现为尿量减少、皮肤弹性较差、眼球下陷、声音嘶哑、脉搏细速、血压下降、四肢发冷等脱水的表现。

3. 晚期症状　糖尿病酮症酸中毒昏迷是糖尿病的严重急性并发症。

严重者或治疗不及时则会出现各种反应减退或消失，意识障碍、嗜睡甚至昏迷。

（四）怎样预防糖尿病酮症酸中毒的发生

避免糖尿病酮症酸中毒的诱因，就能预防糖尿病酮症酸中毒的发生。

1. 不能擅自突然停用胰岛素的治疗或随意减少胰岛素用量。也不能擅自停用口服降糖药。药物的增减应当遵照医嘱。

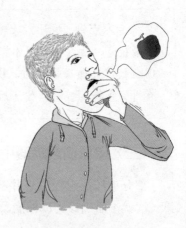

2. 坚持饮食控制和运动治疗，不要突然停止以往的饮食控制计划而随意大量进食，特别是大量的甜食，如烤地瓜、香蕉等。

3. 当感觉不舒服时，及时检测血糖、尿常规，如果血糖突然明显升高或尿中发现有酮体，应及时到正规医院就诊，甚至住院观察治疗。

4. 当血糖升高或烦渴、多饮、乏力等症状加重时，要多饮水、多喝汤，汤宜清淡可口，以增加液体的摄入量。

5. 消除各种诱因 如积极治疗急性呼吸道、胃肠道、泌尿系感染、外伤等，手术前将血糖控制到理想水平，避免各种精神刺激等。

【病例3】 突然中断胰岛素治疗，诱发酮症酸中毒昏迷。

王某，女，70岁，患有糖尿病20余年，伴有双眼视物模糊、高血压病等情况。长期应用胰岛素治疗，血糖控制良好。某一阶段，患者的胰岛素使用完后，因正逢儿子单位年底检查，为了不影响儿子的工作，没有及时告诉儿子自己的胰岛素已经用完。患者认为，反正自己的血糖控制不错，少注射两天没有问题。但是，3天后，患者出现严重的口渴、乏力等症状，还有一种吃不饱的感觉。继而不愿活动，不爱说话，总想睡觉。待周末儿子回家后，发现患者处于一种嗜睡状态，立即送往医院，医师确诊为糖尿病酮症酸中毒。

专家点评：胰岛素治疗中断或不适当减量是诱发糖尿病酮症酸中毒的常见诱因。长期注射胰岛素的患者，一定要保持胰岛素的充足。当胰岛素快要用完的时候，要提前购买备用，以免胰岛素治疗中断而诱发糖尿病酮症酸中毒。购买时要注意携带原有胰岛素包装盒，不能随意更换胰岛素的种类和剂型。

（五）糖尿病酮症酸中毒时如何配合救治

1. 当您感觉出现糖尿病酮症酸中毒的上述症状时，如恶心、呕吐等，不要紧张，应当及时在家中检测血糖，酮症酸中毒时血糖往往 ≥ 16.7毫摩/升。如果血糖较前明显增高，则留取尿液做尿常规检查是否尿中有酮体［酮症酸中毒时尿糖（++++），尿酮体阳性］，以便早确诊或排除是否发生了糖尿病酮症酸中毒。此时，可由家属携带装在清洁容器中的患者尿液（最好是晨尿）到医院方便门诊开取化验单进行化验。

2. 当化验结果显示尿中确有酮体，不管几个加号，即使只有微量（化验单显示 Trace）的酮体，或酮体是 ± 号，也应立即到正规医院就诊。

3. 一般情况下，一旦被确诊为酮症、酮症酸中毒，医师就会要求您住院治疗。您一定要接受医师住院治疗的建议，以便及早补液、补充胰岛素等，控制病情

 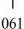

的发展，防止病情进一步加重。

4.有利于酮症酸中毒治疗的自我配合救治措施有以下几方面。

（1）轻度酮症在继续注射原有胰岛素或口服降血糖药的基础上，根据血糖情况，适当增加药物剂量。应用双胍类降糖药（如二甲双胍等）治疗的患者，应当暂时停用双胍类药物。

（2）大量饮水，为减轻饮水过多所致的恶心，及时补充机体的消耗，可喝淡盐水、绿豆汤，做汤前可在汤中加入少许食用小苏打。也可喝其他肉汤或菜汤。原则上喝汤多质少、清淡可口的稀汤。多喝汤或水有利于病情的恢复，也可以减少输液的数量，以减轻心脏的负担。

（3）配合医师的检查和治疗，直至酮体消失。糖尿病酮症酸中毒治疗过程中，需要反复检测血糖、尿酮体、甚至抽取动脉血查血气等，以随时正确调整治疗方案，如开始可能每 1～2 小时检测 1 次，随着病情的好转，逐渐改为 2～4 小时 1 次，直至正常。患者切不可嫌麻烦而减少检测的次数。特别是抽取动脉血查血气是糖尿病酮症酸中毒诊断和治疗的重要依据，由于抽的是动脉血，动脉血管比较深，护士抽血时看不到血管只能凭感觉动脉的搏动来抽血，抽血的成功率不能保证，所以比一般抽静脉血痛苦要大，因此，需要得到患者的理解和主动配合。

（4）糖尿病酮症酸中毒住院治疗时，需要连续使用微量泵泵入胰岛素和大量静脉输入液体补液治疗，可能 1 天，也可能 2～3 天，甚至更长时间，直至酮体消失。此时，由于昼夜输液，患者会比较急躁，但为了早日康复，也要遵从医护人员的治疗。切不可随意中断治疗，而延长病程，不利于病情控制。

（六）糖尿病酮症酸中毒的治疗原则

1.输液　是抢救酮症酸中毒首要的、极其关键的措施。患者常有严重的失水，可达体重的 10% 以上。增加液体摄入量，包括持续静脉输液治疗和增加饮水量，一般第 1 天液体总量可达 4000～5000 毫升。患者持续 24 小时输液治疗，有时需要 2 条静脉通路同时输入，昏迷的患者还需要插胃管鼻饲流质饮食和水分、维生素等。

2.使用胰岛素持续小剂量治疗　患者需要住院使用微量泵泵入胰岛素治疗，这样可以保证胰岛素小剂量、安全、有效地泵入，避免因血糖下降过快而导致的低血糖、低血钾等危险。这种治疗根据病情持续数天，直至酮体消失。

3.适当补充氯化钾　糖尿病酮症酸中毒患者一般均有不同程度的缺钾。严重缺钾的患者可出现心律失常甚至有心搏骤停的危险。所以，酮症酸中毒的治疗过程中需要反复检测血钾，以及时调整补钾的速度和剂量。一般是加入滴注的

糖尿病居家调养宝典

液体中，注射局部可因氯化钾的刺激而疼痛不适，选择较为粗大的血管可减轻不适。

4. 慎重补碱　医学上提倡"宁酸勿碱"，因为碱中毒比酸中毒更难以纠正。临床上只有比较严重的酸中毒才给予补碱治疗。多选用 5% 的碳酸氢钠溶液，1 瓶碳酸氢钠溶液的容量是 250 毫升，医师会根据病情，酌情给予 100 毫升或 125 毫升，也有 150 毫升静脉滴注，患者及家属应了解这种常识并注意不能将护士调好的滴速加快。

【病例 4】　**酮症酸中毒不遵医嘱规范治疗，差点丧命。**

患者，男，44 岁，因频繁恶心、呕吐到医院急诊，经检查发现患者血糖高达 28.6 毫摩 / 升，尿中有酮体，诊断为糖尿病酮症酸中毒，医师要求患者立即住院治疗。但是，患者在经过半天的输液、注射胰岛素等治疗后，自我感觉明显好转，遂自行离开医院回家并中断治疗。第 2 天晚上，患者被家属抬到医院时，神志恍惚、血压 90/60 毫米汞柱，严重脱水。

> **专家点评：** 糖尿病酮症酸中毒是糖尿病的一个严重的急性并发症，一旦发生，必须积极治疗，否则会因低血容量休克而有生命危险，此时，患者必须住院进行综合治疗。患者要对自己的生命负责，无条件接受并配合住院治疗，才能保证生命安全。

【病例 5】　**感染不控制，酮体不消失。**

某中年女性，因糖尿病酮症收入院治疗，经过一段时间的积极抗感染、使用胰岛素降血糖治疗，病情明显好转，但停用抗菌药则再次出现血糖不明原因升高，酮体复现，未能及时出院。经全面检查后发现患者肝部有一脓肿，直至肝脓肿治愈后，患者的血糖才得以恢复正常，好转出院。

> **专家点评：** 2 型糖尿病患者发生糖尿病酮症酸中毒往往是由于某些因素的诱发，最常见的诱发因素是各种感染，如呼吸道感染、消化道感染、各种局部感染等。所以，糖尿病酮症酸中毒的治疗不能仅以酮体的暂时消失作为治愈的依据，还要积极分析发生酮症酸中毒的诱发因素，消除诱因才是根本。否则，酮体就会反复出现。

三、糖尿病非酮症高渗性昏迷

（一）糖尿病非酮症高渗性昏迷是最严重的急性并发症

糖尿病非酮症高渗性昏迷，简称高渗性昏迷，是病死率可达40%以上的一种严重并发症，约2/3见于发病前没有糖尿病或仅有轻度症状而初次住院的老年糖尿病患者，发病年龄为60岁以上的老年人。主要特征是严重的高血糖（血糖≥33.3毫摩/升）、血浆中的渗透压增高、血钠增高，机体处于非常严重的脱水状态，伴有进行性意识障碍，可因低血容量性休克而危及生命，必须高度重视。

高渗性昏迷容易发生于年老且糖尿病较轻的2型糖尿病患者，因某些诱因而发病，主要诱因与酮症酸中毒的诱因相近。虽然血糖很高，但无明显酮症。通常伴有严重的脱水和高渗状态，起病较隐匿，病程一般1～2周，有的可达数周。

（二）糖尿病高渗性昏迷的诱因

1. 饮用了大量的甜饮料　如果汁等，或暴饮暴食后致血糖明显升高。

2. 合并感染　如呼吸道感染、泌尿系感染、急性胃肠炎等。最常见的是呼吸道感染。

3. 各种应激情况　如外伤、手术、急性胰腺炎、心脑血管意外等。

4. 应用某些药物　静脉输入葡萄糖液体过多、应用糖皮质激素、利尿药、免疫抑制药等药物。

5. 合并某些内分泌代谢性疾病　如甲状腺功能亢进、皮质醇增多症、嗜铬细胞瘤等疾病。

6. 伴有肾功能不全的情况　严重的肾衰竭、血液或腹膜透析等。

7. 其他可能引起脱水、失水的因素　如静脉内高营养、不合理限制水分等。

【病例】　大量喝甜饮料，诱发糖尿病高渗性昏迷。

刘某，女，73岁，原来没有发现自己患有糖尿病，1年前曾测空腹血糖为6.3毫摩/升。近日，因为天气炎热，女儿单位发了2箱饮料，其中一箱可乐，一箱橘子汁，女儿放在冰箱的冷藏层里一些。那些天，患者把这些饮料当水喝，渴了就到冰箱里拿出来喝，喝了一瓶

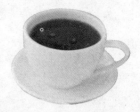

想再喝一瓶。几天后，刘大妈每天感觉口渴难忍，喝饮料以后也不减轻，而且越来越重，继而感觉浑身没劲，好像生了一场大病一样，甚至连自己的家人都不认识。家人送她到医院检查后发现血糖高达 36.3 毫摩 / 升，诊断为糖尿病高渗性昏迷。

> **专家点评：**患者原来没有糖尿病，高渗性昏迷就是容易发生于血糖轻度升高或过去没有糖尿病的老年人。短时间内饮用大量的甜饮料或者大量进食甜食（如红薯、香蕉等）是诱发高渗性昏迷的常见诱因。因此，即使没有糖尿病的人，特别是老年人，一定要注意，不能过多地摄入大量的甜饮料或者甜食，以免诱发糖尿病或糖尿病高渗性昏迷等。

（三）糖尿病高渗性昏迷的表现

早期常无明显症状，仅表现为口渴、多饮、多尿、无力等症状加重伴有食欲缺乏，常被忽视。然后病情逐日加重，逐渐出现典型症状，如口干舌燥、皮肤干燥、尿量减少甚至无尿，血压下降等，以及躁动、表情淡漠、嗜睡、幻觉、抽搐、定向障碍、偏盲甚至昏迷。患者从出现精神意识的改变到进入昏迷状态是一个进行性加重的过程。

患者表现为显著的高血糖（33.3～66.6 毫摩 / 升）、高血钠（可达 155 毫摩 / 升）、高血浆渗透压（330～460 毫摩 / 升），严重的脱水状态，但没有明显的酮症或有轻微的酮症。

（四）糖尿病高渗性昏迷的预防

1. 容易发生高渗性昏迷的危险人群，应当了解糖尿病高渗性昏迷的诱因、表现和严重后果、防治措施等，针对诱因，采取相应措施，重在预防。

2. 当患者怀疑自己有可能出现糖尿病高渗性昏迷的早期症状时，及早就诊。当家属发现患者出现不明原因的嗜睡、表情淡漠、定向力减退等意识障碍的表现时，应迅速将患者送往医院急救。

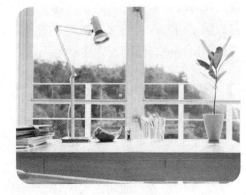

3. 糖尿病患者出现任何不适时，均应监测血糖，若血糖异常增高，及时与医师联系。

4. 糖尿病患者要控制饮食，但不能限制饮水，平时应定时、定量饮水。特别是老年人口渴中枢不敏感，不能根据有无口渴感觉决定是否饮水，而应养成主动饮水的习惯。

5. 尽早纠正、控制感染是降低病死率的关键，但必须在专业的内分泌科医师指导下和在严密观察病情的情况下。当怀疑是高渗性昏迷时，一定要争取得到内分泌专业医师的专业指导和救治。

四、糖尿病乳酸性酸中毒

（一）什么是糖尿病乳酸性酸中毒

各种原因引起的血乳酸水平升高而导致的酸中毒称为乳酸性酸中毒。糖尿病患者体内的乳酸 ≥ 5 毫摩 / 升，动脉血的酸碱度（pH）< 7.35 时，称为糖尿病乳酸性酸中毒。这个并发症的发生率很低，但病死率很高。

（二）哪些人容易发生糖尿病乳酸性酸中毒

糖尿病乳酸性酸中毒多发生于老年 2 型糖尿病伴有严重心、肺、肝、肾功能不全或伴有严重感染的患者，特别是有服用双胍类药物史的患者多见。患者多处于缺氧状态，这时体内乳酸生成增多造成乳酸堆积，当体内达到一定水平时导致血液酸化。

（三）糖尿病乳酸性酸中毒的表现

多数乳酸性酸中毒的患者起病较急，其中半数以上以消化道症状为主要表现，如恶心、呕吐、腹痛、偶有腹泻等。此外，患者还会出现嗜睡、面色潮红、有原因不明的深大呼吸、缺氧伴有发绀、出冷汗、体温和血压偏低等表现，部分患者出现神志模糊、昏迷甚至死亡。

（四）糖尿病乳酸性酸中毒的预防

1. 糖尿病患者应当了解发生乳酸性酸中毒的原因、表现及预防措施，以便有的放矢并加以防范。注意控制血糖，预防糖尿病其他并发症，如酮症酸中毒、高渗性昏迷等。

2. 老年患者，服用双胍类降血糖药时应谨慎。必须遵照医嘱服用，不可擅自加药、加量。

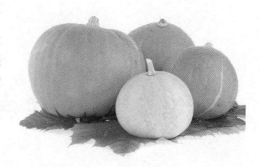

3. 有严重肝肾功能损害、心肺功能不全的患者，应禁止服用双胍类降血糖药。如果存在以上情况，当医师建议服用双胍类药物时，可提出质疑，要及时提醒医师。

4. 长期服用双胍类药物的患者，应定时检查肝、肾功能和心肺情况，如存在不适宜继续服用双胍类降血糖药时，应遵照医师的建议及时停止服用，更换为胰岛素治疗或改服其他种类的降血糖药。

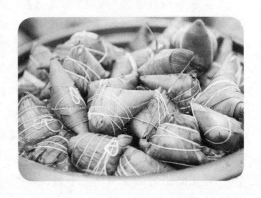

5. 当患者出现不明原因的异常症状时，应及时到医院就诊。当家属发现患者出现疑似糖尿病乳酸性酸中毒的症状时，要紧急将患者送往医院救治。如缺乏有效的救治，病死率很高。

（刘　好　杨舜舜　孙蕾蕾）

第7章 糖尿病的慢性并发症

糖尿病慢性并发症是糖尿病患者致死、致残的重要因素，已成为严重威胁糖尿病患者生存质量的主要原因。糖尿病慢性并发症多发生于糖尿病病史较长或血糖长期得不到良好控制的患者，长年累月，造成全身许多重要器官的严重损害。糖尿病的慢性并发症是不可逆的，也就是说糖尿病的慢性并发症一旦发生，即使经过治疗，也几乎不可能再回到并发症发生以前的健康水平。因此，糖尿病的慢性并发症重在预防，防患于未然。只要坚持良好的血糖控制，并将血压、血脂控制在正常水平，就可以延缓糖尿病并发症的发生，保证糖尿病患者像正常人一样享受高质量的生活。

糖尿病患者如果血糖得不到良好控制，高血糖将会侵犯全身所有的大、中、小血管和神经等，从而发生全身性的各种并发症。糖尿病慢性并发症可分为大血管病变和微血管病变两部分。糖尿病大血管病变主要有糖尿病心血管病变、脑血管病变和周围血管病变等，大血管疾病是糖尿病患者死亡的主要原因；糖尿病微血管病变主要有糖尿病视网膜病变和糖尿病肾病变。

【病例】 糖尿病早期不重视，糖尿病后期后悔晚矣。

患者，男，36 岁，几年前发现血糖高被诊断为糖尿病，医嘱控制饮食，适当运动，并给予降糖药格华止口服治疗。但是吃完医师所开的药物后无论家人怎么劝说，该患者均拒绝到医院看病，因为他认为，糖尿病不影响吃，不影响喝，自己没有任何异常感觉，根本不算什么病，何必自讨苦吃。直到几年后感觉眼睛视物模糊，视力越来越差，在母亲的陪伴下到医院检查，但是已经错过了治疗的最佳时机，尽管做了眼科手术，效果却很差，手术后也只能看到模糊的人影，几乎与失明差不多。后期，又发现持续性尿蛋白，肾功能的损害达到第 4 期。并发生过一次腔隙性脑梗死，一侧肢体出现行走不灵。一个曾经才貌双全的帅小伙几年间命运发生了翻天覆地的变化，即将结婚的多年女友离他而去，收入可观的工作不能继续。他非常后悔，后悔没有听从医师的劝告，后悔没有在患病初期积极治疗，防治并发症。

一、糖尿病心脏病变：糖尿病患者的主要死亡原因

糖尿病心脏病变是指糖尿病患者并发或伴发的心脏病，主要包括冠心病、糖尿病性心肌病、糖尿病性微血管病变和糖尿病自主神经病变。糖尿病心脏病变是糖尿病患者的主要健康威胁。中国冠心病患者的糖代谢异常患病率（包括糖尿病前期和糖尿病）约为80%，高于西方人，中国冠心病患者餐后高血糖的比例更高。因此，冠心病患者如果只单纯检测空腹血糖而不检测餐后血糖，会导致高达75%的糖尿病前期和糖尿病患者漏诊。

（一）大血管病变往往在糖尿病诊断以前就已开始发生

糖尿病患者发生心血管疾病的危险性比非糖尿病患者增加2～4倍，且发病年龄更早、病情进展更快、病变更严重、预后更差。糖尿病心脏病变主要有冠心病、心绞痛、心肌梗死和糖尿病性心肌病。

糖尿病心脏病变中最常见的是冠心病。约50%的2型糖尿病患者在被诊断为糖尿病的时候，已经存在冠心病。约80%的糖尿病患者死于心血管并发症，其中，75%死于冠心病，是非糖尿病患者的2～4倍。防治心脑血管疾病所需的医疗支出，占糖尿病医疗费用中的很大一部分。因此，糖尿病冠心病的防治重视的越早越好，能够及早防治冠心病，就意味着糖尿病患者的病死率降低。

（二）糖尿病心脏病变的患者应警惕无痛性心肌梗死

糖尿病患者发生心脏病变与非糖尿病患者不同，糖尿病对心脏的损害常常是"悄无声息"的。当糖尿病患者存在自主神经病变时，由于对疼痛不敏感，发生心绞痛或心肌梗死时疼痛往往不明显，甚至是无痛性的，常规的体格检查难以查出缺血性心脏病，有的糖尿病患者心脏病理改变已经非常严重，甚至已经发生了心肌梗死，但患者却没有心肌梗死的先兆（如剧烈胸痛等），心绞痛不典型，症状不明显，而不会得到患者和家人的重视，延误救治时机。一旦出现易疲劳、头晕、多汗、心悸及过度活动后出现气促、胸闷、胸骨后不适等症状时，就有可能发生心肌梗死甚至心力衰竭，而危及生命。

有的患者在心电图检查时偶然发现存在陈旧性心肌梗死的心电图特征，而患者并不知道自己曾经发生过心肌梗死。

【病例】 糖尿病伴有自主神经病变，发生无痛性心肌梗死而死亡。

患者，男，38 岁，糖尿病病史 10 余年，伴有高血压、冠心病，曾有过一次心肌梗死的病史，因发现及时，抢救得当转危为安。某日，劳累后突然出现不明原因的气促、胸痛、心慌等心绞痛的症状，自服救心丸等药物无好转，乘车赶到医院后因大面积心肌梗死，抢救无效而死亡。

> **专家点评：**糖尿病患者发生心肌梗死的年龄越来越年轻，应引起重视。特别是糖尿病患者发生的心肌梗死由于自主神经病变的存在，对疼痛不敏感，甚至是无痛性的，没有严重的心绞痛，容易被忽视。所以，糖尿病患者应当特别警惕无痛性心肌梗死的发生，患者一旦出现不明原因的气促，应当保持平静，平卧，避免活动，随身常备硝酸甘油等心脏急救药。紧急情况下，马上自服救治心脏的药物，并立即拨打"120"电话，送到医院急救。切不可步行、跑步或自行乘车赶往医院，以免加重心脏负担，发生猝死。

（三）糖尿病心脏病变的预防

1. 早期发现糖尿病，严格控制血糖。因为很多患者心脏病变在糖尿病诊断之前已经发生，所以早发现，可以早预防。

2. 监测血糖，平稳降糖。降糖治疗过程中，要注意预防低血糖。因为低血糖会诱发心脏病发作。

3. 调节血脂紊乱。清淡、低脂饮食，少吃动物脂肪和含胆固醇丰富的食物。必要时服用调脂药物。

4. 严格控制血压，遵医嘱规范服用降血压的药物。

5. 定期做心电图等检查，了解心脏情况，及早发现心脏病变。

6. 加强对心肌梗死的防范意识，提前了解心肌梗死的前驱症状如心慌、憋气等，并积极学习心肌梗死发作时的自救和求救知识，加强对家属的救治知识的培训。

二、糖尿病脑血管病变：警惕脑卒中

糖尿病发生脑血管病变主要有出血性脑血管病（如脑出血等）和缺血性脑血管病变（如短暂性脑缺血发作、脑血栓、腔隙性脑梗死等）。相对来说，在高血糖、高血凝状态等多种因素作用下，糖尿病患者发生缺血性脑血管病变较多见，如脑梗死、脑血栓形成等。糖尿病患者脑卒中的危险比非糖尿病患者高，男性患者增加 2.6 倍，女性再发脑卒中的风险是初发患者的 3 倍。

（一）脑卒中俗称脑"中风"

脑卒中俗称脑中风，又称"脑血管意外"，因脑血管阻塞或破裂引起的脑血流循环障碍和脑组织功能或结构损害的疾病，都可以称为脑卒中。

糖尿病患者脑卒中具有"四高"即发病率高、病死率高、致残率高、复发率高的特点。

糖尿病患者由于血液黏稠度高，容易形成血栓，脑梗死的发生率比非糖尿病患者增加 3.8 倍，短暂性脑缺血发作是正常人的 2 ～ 6 倍。发生脑梗死后可出现偏瘫、失语、甚至昏迷，严重影响患者的生活质量，且容易复发，预后较差，必须引起糖尿病患者及家人的高度重视。

糖尿病患者发生脑卒中常为多发性，脑血栓形成比脑出血多见，常以

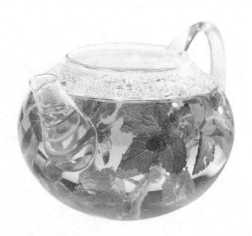

中小血栓和多发性病灶为主，椎 - 基底动脉梗死比较多见。如果发生大面积梗死，容易发生高渗性糖尿病昏迷。但是，有些腔隙性脑梗死患者只表现为头痛、头晕、记忆力减退、肢体麻木等，而没有肢体瘫痪。出现以上症状时，应及早到医院检查治疗。

（二）糖尿病患者发生脑血管病变的表现

当患者出现以下症状时，应警惕已经发生了脑血管病变，需要立即卧床休息，头偏向一侧，防止呕吐时窒息，并立即拨打"120"电话，送到医院急救。

1. 晨起或受凉后面部或一侧肢体突然感觉无力、麻木或活动不灵，有的流口水。

2. 突然出现言语含糊不清甚至不能说话。

3. 听不懂别人说话的意思或不能听清别人说话。

4. 无原因出现饮水呛咳，口眼歪斜。

5. 突然出现眼睛视物模糊，甚至失明。

6. 头晕、双腿无力或一侧肢体无力，站立不稳，甚至摔倒。

（三）糖尿病患者应警惕发生脑血栓的好发时间

由于早晨血糖高，血液浓缩，而且血压也经常偏高，所以脑血栓、腔隙性脑梗死等多发生于 4—9 时，患者常在早晨起床时感觉某侧肢体无力、活动不灵等。也有的患者发生于睡眠中、寒冷时或较长时间安静少动的时候。

（四）糖尿病患者预防脑"中风"的方法

预防脑卒中的发生，应做到以下几方面。

1. 多饮水是预防脑"中风"的重要措施　特别是睡前、夜间及清晨要饮水。晚上小便后也要适量饮水。养成每天定时定量饮水的习惯，不能等有口渴的感觉才饮水。

2. 遵照医师建议　预防性服用降脂、降压、降糖、抗凝等药物，控制血糖、血压、血脂于正常范围，纠正血液的高凝状态。如睡前服用阿司匹林，长期应用调节血脂的药物，定期到医院查体，进行有关血液黏稠度的检查，及早发现血液高凝状态，进行干预治疗。

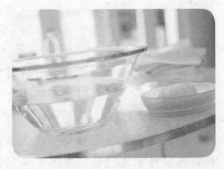

糖尿病居家调养宝典

3.改变不良的生活方式，培养良好的生活习惯　控制饮食，特别是减少高脂肪饮食。减少盐的摄入量，适当增加蔬菜量，加强运动、保持理想体重、戒烟、戒饮酒贪杯。

4.避免诱发因素　避免排便用力、用力过猛、过度劳累、体位突然变化、情绪过激等。平时注意多摄入高维生素、高纤维素的蔬菜，如芹菜、菠菜、白菜、韭菜等，保持大便通畅，预防便秘。

5.注意脑卒中先兆症状　如经常出现头痛、眩晕、肢体发麻、头重足轻、舌头发胀等症状，频频打哈欠等，应及时到医院就诊。并注意御寒保暖，随天气变冷及时添加衣服。

（五）为什么糖尿病患者特别容易发生脑血栓

脑血栓多见于老年患者。近年来，脑血栓逐渐出现年轻化趋势。在相对年轻的脑血栓患者中，很多患者并发糖尿病。为什么糖尿病患者更容易发生脑血栓呢？一是糖尿病患者的血糖高，血液黏稠；二是糖尿病患者多存在动脉粥样硬化，血管腔狭窄；三是糖尿病患者多存在高血脂，血液稠厚。又黏又稠的血液遇到寒冷、紧张、缺水等因素的诱发，血管容易痉挛，血液流至痉挛、弯曲、狭窄的血管处容易变缓，进而形成血栓，堵塞脑血管。

三、糖尿病眼病：成年人致盲的最重要原因

糖尿病发生眼部并发症，会导致患者视力下降，甚至失明。这是糖尿病慢性并发症中很常见也是很严重的并发症。试想，一个曾经能够清楚看世界的人，如果突然见不到光明，将会多么痛苦。因此，当确诊为糖尿病时，就应及时到眼科门诊检查双眼，以后，至少1年检查1次，必要时1年多次。因为即使眼底检查正常，每年也有5% ～ 10% 的糖尿病患者出现视网膜病变。糖尿病可以影响眼睛的大部分组织，引起各种各样的眼部疾病，但最常见而且对视力影响最大的是糖尿病视网膜病变和白内障两种。

（一）糖尿病视网膜病变

我们的眼睛之所以能够看到光明，除了光线通过眼球成像以外，最重要的

是眼球底部有一层布满血管和神经，且能接受外来光线的薄膜，这层薄膜被称为视网膜。糖尿病患者由于持续的高血糖逐渐损伤了视网膜上的微细血管，发生糖尿病视网膜病变，可使这些血管收缩、扭曲、变形，甚至破裂出血。

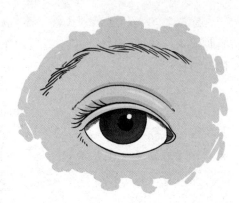

糖尿病发生视网膜病变的患病率与糖尿病控制程度、病程长短和年龄大小有关，在 2 型糖尿病成年人患者中，20% ~ 40% 出现视网膜病变，8% 视力丧失。

糖尿病失明者高于非糖尿病者达 10 ~ 25 倍。这是由于糖尿病患者糖代谢紊乱，视网膜微血管丰富，造成微血管病变，血 - 视网膜屏障被破坏，是引起失明的主要原因。

99% 的 1 型糖尿病和 60% 的 2 型糖尿病，病程在 20 年以上的患者，几乎都有不同程度的视网膜病变。糖尿病病史超过 10 年的患者中，半数以上有糖尿病视网膜病变。10 岁以下的糖尿病儿童很少发生视网膜病变，青春期后糖尿病视网膜病变的危险也有所上升。

1. **糖尿病视网膜病变的危险因素**　持续的高血糖是糖尿病视网膜病变的重要原因，良好的血糖控制可以使糖尿病视网膜病变的发病率降低。血糖越高，发生糖尿病视网膜病变的危险性越大。

高血压病、糖尿病肾病、血脂异常可加重糖尿病视网膜病变的进展。妊娠糖尿病通常不发生视网膜病变，妊娠可以导致糖尿病视网膜病变的暂时恶化，但是，一般不会造成永久性损害。

另外，糖尿病的病程长短也与糖尿病视网膜病变密切相关，糖尿病的病程越长，发生糖尿病视网膜病变的风险越高。

2. **糖尿病视网膜病变分为六期**　1 期，眼底出现散在微动脉瘤，这是最早期的特征；2 期，眼底出现微动脉瘤、出血并有硬性渗出；3 期，出现棉絮状的软性渗出；4 期，新生血管形成，玻璃体积血或视网膜前出血；5 期，机化物增生；6 期，继发性视网膜脱离，失明。

前三期，为轻度背景性视网膜病变，以血管通透性增加为特征，进展慢，预后好。

后三期，为增殖性视网膜病变，以血管闭塞为特征，病变严重，预后差。

增殖性视网膜病变是引起糖尿病患者失明的重要原因。

3. **糖尿病视网膜病变的症状**　早期患者视力无影响，眼部也无异常感觉。

随着病变的加重，患者会逐渐出现视野中心暗影、闪光感、视物变形、视力下降，有的见眼前有黑影飘动，严重的视力受损，最后眼睛只存光感，直至失明。当症状出现的时候，治疗通常变得比较复杂而且疗效欠佳，因此，视网膜病变的早期筛查非常重要。一般新诊断的糖尿病患者、住院治疗的糖尿病患者均常规进行眼底检查。

4.早期发现糖尿病视网膜病变，不要错过治疗良机　视网膜病变早期治疗效果较好，而且早期治疗的花费要远远低于晚期治疗的费用。由于目前尚未证实有确切的治疗糖尿病视网膜病变的药物，糖尿病视网膜病变多采取局部激光光凝治疗和眼玻璃体切割术。宜早发现、早重视、早治疗，否则出现糖尿病视网膜增殖性病变，即使手术或激光治疗，效果甚微。

在初期，大部分患者并不出现眼部症状而容易被忽视，但是，一旦患者出现自觉视力下降症状时，往往视网膜病变已经进展到了相当严重的程度，已经错过了最佳的治疗时机。因此，糖尿病患者不管有无眼部自觉症状，均应每年到医院检查眼底，尽早发现视网膜病变，进行相应的治疗，延缓病变的发生和发展。

当糖尿病患者出现以下情况时，应尽快到医院检查眼睛，切莫拖延。

（1）视物模糊，视物不清，或看东西有闪光感。

（2）视力减退，特别是夜间视力差。

（3）眼前有发黑的物体漂浮或有块状阴影浮现。

（4）双眼的视力范围（视野）缩小，即眼睛能看到的范围比以前明显缩小。

（5）上眼皮下垂，眼球转动不灵活。

【病例1】　患者隐瞒病情，后患无穷。

中年女性，糖尿病8年，出现双眼视物模糊已经1月余，但是，医师查房时，她从不说自己的视力下降问题。在常规眼科会诊检查中，发现患者已经发生早期的糖尿病视网膜病变，究其原因，患者竟然说是为了防止医师为其使用胰岛素治疗，而故意隐瞒病情，幸亏及时进行健康教育指导，说明糖尿病并发症的危害和胰岛素治疗的重要意义，患者及时接受了胰岛素治疗方案，配合医师，遏制了糖尿病视网膜病变的发展。

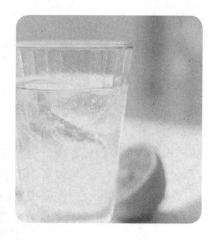

专家点评：糖尿病患者发生视网膜病变的初期往往无异常感觉，所以容易被患者忽视。而一旦出现症状的时候，治疗措施比早期发现治疗更麻烦，治疗效果也不理想。特别是能在视网膜病变的前三期抓住时机，及时治疗，还能取得相对较好的效果。一旦发展到了增殖期，就已经太晚了，即使治疗，也难以取得满意效果。所以，糖尿病患者不仅不能隐瞒病情，而且在眼部没有异常感觉时就应每年到医院检查眼底，早发现，早治疗，以免错过治疗良机。

5. 预防糖尿病眼病的措施　糖尿病眼病的发病率与糖尿病病程和血糖控制好坏呈正比例关系。

（1）控制饮食，适当运动，努力使血糖、血脂、血压接近正常水平。

（2）戒烟，因为长期吸烟可使血管收缩、变形或损害。

（3）有视网膜病变时要避免剧烈运动，防止引起眼底出血，加重视网膜病变。在视网膜病变的 4 期或 5 期，要避免做震动性运动，像跑步、跳跃式动作、潜水等；用力的动作、体位迅速变化的动作，如从蹲位或卧位突然站起来，都不合适。

6. 糖尿病视网膜病变筛查的时机　糖尿病患者应定期到医院检查眼底，下面是美国眼科学会和中国 2 型糖尿病防治指南推荐的检查时机。

（1）1 型糖尿病发病 5 年后每年检查 1 次。

（2）2 型糖尿病发现糖尿病后就要每年检查 1 次，如果患者有持续的高血糖和蛋白尿，必须每年检查。

（3）如有眼睛的异常表现，应随时到医院进行眼科检查，不要等到看不清了，才去医院。

（4）妊娠的前 3 个月，也应做眼科检查，并定时随访。

（5）糖尿病患者出现眼部并发症时，最好到正规医院找有经验的眼科医师治疗。

（6）白内障摘除术后，要及早进行眼底检查。

（7）已经发生了糖尿病视网膜病变的患者，根据病情，轻者每 6～12 个月检查 1 次，重者每 3～6 个月检查 1 次。

7. 检查视网膜病变的常用方法

（1）视力检查：是最简便的方法，但许多视网膜病变的早期，并不影响视力，所以视力检查正常，也不能排除存在糖尿病视网膜病变的可能。

（2）眼底检查：是最常用的方法，医师通过检眼镜可直接观察眼底视网膜的改变，可以初步评价眼底视网膜病变的程度。

（3）眼底荧光血管造影：是最准确的方法，提供更精确的信息。用专门的造影仪精确地观察视网膜病变的程度，能对视网膜病变进行准确分析，并决定是否需要进行激光光凝治疗。眼底荧光血管造影可显示病变早期微血管瘤、视网膜血管功能失调，并能早期发现新生血管。

8. 激光光凝治疗　是目前治疗糖尿病视网膜病变的最有效的方法，可以挽救部分视力。适用于增殖性视网膜病变和伴有高危因素的非增殖性视网膜病变。它可以凝固出血点，阻止视网膜出血，消除水肿，封闭新生血管，防止视网膜病变进一步发展，挽救视力，防止进一步恶化和失明。

激光治疗的最佳时间是糖尿病视网膜病变的第 3、4 期。激光治疗后 3～6 个月，要到医院复查荧光素眼底血管造影，确定激光治疗是否有效，是否需要补充激光。即使激光治疗后达到治疗效果，也应每年进行 1 次荧光素血管造影。

【病例2】　大二女生因糖尿病视网膜病变导致失明而辍学。

患者，女，22 岁，1 型糖尿病病史 10 余年。由于当地医疗条件较差，患者缺乏相应的糖尿病自我管理知识，不能保证胰岛素持续规范治疗，长期不监测血糖，直至双眼因糖尿病视网膜病变已经失明，不得不退学回家。日常生活不能自理，需要家人照顾。

> **专家点评**：糖尿病视网膜病变的治疗比较困难。在病变早期，及时纠正高血糖、高血压、高血脂及应用一些改善眼底微循环的药物尚可得到控制，甚至可以使病情逆转。对于视网膜病变中期的患者可进行激光治疗使病情得以改善，然而视网膜病变一旦进入晚期，则已错过治疗的时机，将会造成失明等严重后果。所以，抓住治疗时机很重要。

（二）糖尿病性白内障

糖尿病是导致白内障的危险因素之一，其发病率仅次于糖尿病视网膜病变。

糖尿病发生白内障的危险性明显增加。一般分为真性（早期）糖尿病性白内障和糖尿病性老年白内障。早期糖尿病性白内障多发生于青少年，一般 5—25 岁，累及双眼，有被控制甚至吸收的可能。糖尿病性老年白内障发病率高，比一般的老年性白内障发病要早 10 年左右，进展较快，预后相对较差。

1. 糖尿病性白内障的症状　视物模糊，阅读困难，晶状体出现大小不等点状或片状白色混浊，像雪花飘落，感到眼胀。

2. 防治糖尿病性白内障的方法

（1）早期发现：出现视物不清，视力下降，眼前有云雾感，出现黑点或漂浮物，对阳光、灯光无耀眼的感觉时，应当及时到医院眼科检查、诊断。

（2）适宜者，可行白内障摘除术，并可植入人工晶体。但是，术后必须积极预防感染和出血。

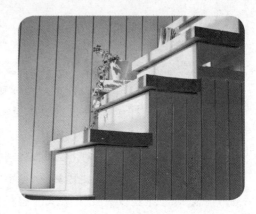

（三）糖尿病性眼病的特点

糖尿病性眼病常双眼同时受累，也有一些是一只眼先发病，然后再波及另一只眼。早期患者，一眼发病若能及时治疗，可以好转。

但是，糖尿病性眼病是一个慢性进行性过程，晚期如果不及时治疗，血糖等不达标，双眼出现视网膜病变，对视力影响很大，最终导致失明。

四、糖尿病肾病：导致尿毒症的主要原因

糖尿病肾病是糖尿病的最常见的微血管并发症之一，也是糖尿病的主要死亡原因之一。

肾是人体主要的排泄器官，它将身体产生的各种代谢废物随着尿液排出体外，肾功能一旦受到损害，就会造成人体废物蓄积。当糖尿病肾病发生时，肾会因高血糖等因素，使肾小球滤过率增高，从而使大量的蛋白也从尿中排出。长此以往，会发展为尿毒症。

所以，在众多的晚期糖尿病慢性并发症中，糖尿病肾病无疑又是严重影响患者生活质量和花费巨大的并发症。据估计，20% ～ 40% 的糖尿病患者进展为肾病，是导致慢性肾衰竭的最常见原因。

（一）糖尿病肾病的分期

糖尿病肾损害是一个逐渐发展、日积月累的较为漫长的过程。临床上将糖尿病肾病分为五期。一般从糖尿病发病到终末期肾病需 20 ～ 30 年的时间，但若糖尿病控制不良或治疗不当，则尿毒症时间可提前 10 年。糖尿病所致的肾损

害可分为五期。

第 1 期：肾小球高滤过期。此期肾小球滤过率或肌酐清除率升高，肾体积增大，但尿中微量白蛋白的排泄率正常，血压正常，如果及时纠正高血糖，此期可以逆转。

第 2 期：间断微量白蛋白尿期。此期为初期肾病阶段，肾小球滤过率或肌酐清除率升高或降至正常，尿中微量白蛋白的排泄量休息时正常（＜ 20 微克 /分钟或＜ 30 毫克 /24 小时），运动后增加，血压仍正常。

1 期和 2 期不容易早期发现，所以建议糖尿病患者每年最好住院进行详细全面检查，以及早发现。这两期是治疗糖尿病肾病的最佳时期，及早治疗，能够使病情完全逆转。

第 3 期：早期糖尿病肾病期。此期为初期肾病阶段，肾小球滤过率大致正常，但持续性尿微量白蛋白增高（＞ 20 ～ 200 微克 / 分钟或＞ 30 ～ 300 毫克 /24 小时），普通尿常规化验尿蛋白为阴性，血压正常或有上升趋势。一般认为，从此期开始，肾病变已不可逆转。

第 4 期：临床糖尿病肾病期。此期出现显性白蛋白尿，肾小球滤过率下降，持续性蛋白尿（＞ 200 微克 / 分钟或＞ 300 毫克 /24 小时），普通尿常规检查即可阳性，甚至出现大量蛋白尿、水肿、高血压等肾病综合征的表现。

第 5 期：肾衰竭期为终末肾病阶段，又称尿毒症。肾小球滤过率或肌酐清除率进一步下降，此时蛋白尿排泄反而可能逐渐减少，出现贫血、乏力、恶心、顽固性高血压等。

对于糖尿病患者来说，早期发现是至关重要的。一般情况下，若糖尿病病史 10 年左右，出现持续性尿微量白蛋白阳性即可拟诊为早期糖尿病肾病。

糖尿病肾病的自然病程如下。

早期肾肥大、功能亢进→正常白蛋白尿期→微量白蛋白尿期→（早期糖尿病肾病）→蛋白尿期（临床糖尿病肾病）→慢性肾衰竭（尿毒症）

（二）糖尿病肾病的症状

早期糖尿病肾病症状也不典型，患者几乎没有任何不适，所以容易漏诊和误诊。此时，进行尿常规检查不会发现异常；进行肾功能检查，尿素氮、肌酐也在正常范围之内。只有进行尿微量白蛋白排泄率才有可能早期发现。一旦错过这一时期，出现尿蛋白或水肿等，往

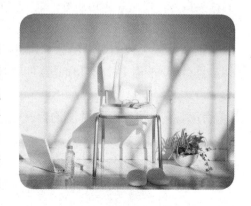

糖尿病居家调养宝典

往糖尿病肾病已经到了晚期。此时，患者的尿蛋白化验呈阳性，血肌酐和尿素氮的水平逐渐升高，而发展为慢性肾功能不全、尿毒症。因此，糖尿病肾病就像糖尿病视网膜病变一样，关键是早期发现，早期治疗。

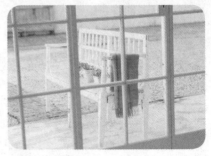

1. 早期症状　首先是水肿发生，水肿往往发生于面部、踝部、胸部、腹部。所以，糖尿病患者只要一出现水肿，就应立即想到是不是肾出了问题而且已经比较严重，应马上到医院就诊。

2. 晚期症状　口臭、牙龈出血、贫血、厌食、恶心、呕吐、失眠、乏力、皮肤干燥瘙痒、下肢颤动等。

（三）为防止糖尿病肾病加重，应注意加重糖尿病肾病变的因素

1. 高血糖　长期高血糖状态下，肾小球基底膜通透性增高，致使蛋白易漏出并沉积。

2. 血脂紊乱　可损伤肾小球，加重蛋白尿。

3. 高血压　可使肾血管阻力升高，肾血流量下降，造成肾小球高压，肾小球高压的存在又会促进肾小球硬化，引起蛋白尿。从而，进一步加重肾的损害。一般来说，合并高血压的糖尿病患者血压应控制在＜ 130/80 毫米汞柱；对那些已经出现肾功能损害的患者，血压控制应当更加严格。饮食上要限制食盐的摄入，因摄盐过多会导致血压升高，水钠潴留，加剧水肿，而加重肾负担。

4. 高蛋白饮食　可明显增加肾小球血流量，从而加剧肾损害，加重蛋白尿。膳食上必须限制蛋白质的摄入，对于有显性蛋白尿的患者每天每千克体重宜限制在 0.8 克；对于肾小球滤过率下降者，2 型糖尿病防治指南推荐蛋白质的入量为每日每千克体重 0.6 克，并同时补充 α- 酮酸制剂。还应该注意必须保证适量的糖类摄入，以避免蛋白质和脂肪分解加速，增加对肾的负担。

5. 避免使用对肾有毒性作用的药物　如庆大霉素、链霉素、卡那霉素、碘造影剂及某些中成药等。糖尿病肾病患者使用任何药物均应在医师的指导下，切莫盲目增加药物的种类和剂量，以免加重肾的损害。

【病例 1】　因为工作耽误治疗，错过治疗良机。

王教授，男，58 岁，糖尿病病史 16 年，伴有高血压病史 10 余年，近两三个月，为完成一个科研任务经常熬夜，生活不规律，不能按时进餐和定时服药，忽视

了血糖监测。近1周偶然发现自己双下肢水肿，并感腰酸乏力，尿中出现大量泡沫，遂到医院检查，医师很确切地告诉他，王教授的肾病已经很严重，属于尿毒症，必须住院进行透析治疗。

> **专家点评**：糖尿病患者病程10～20年以后，约半数以上会出现不同程度的蛋白尿，这是因为糖尿病而并发的肾损害发展成为糖尿病肾病。当患者出现腰酸腿肿、尿中泡沫多时，往往是糖尿病肾病的重要信号。必须及早到医院检查治疗，否则肾的损害程度会更加严重。由于发展到糖尿病肾病的第3期，病情就不可逆转，也就是说只能暂时缓解不能治好，所以一定要每年到医院检查，争取在第1、2期及早发现，避免加重肾损害的因素，注意保护自己的肾。

【病例2】 天天以油炸青豆加餐，吃出糖尿病肾脏并发症。

患者，男，公务员，44岁，身高172厘米，体重65千克，糖尿病病史2.5年。家属发现其脸色不好建议他到医院检查，检查结果提示患者血尿素氮和血肌酐均明显高于正常，确定已经出现糖尿病肾并发症。患者是在一次单位的体检时发现血糖高而诊断为糖尿病的。据患者自诉，此后严格控制饮食，每天主食不超过250克，喝1袋牛奶，吃1个鸡蛋，不喜肉类，所以很少吃肉。鱼虾每次吃也就是50～100克，只是隔三岔五就吃豆腐，每次吃200克左右。患者非常不解，自己非常注意，怎么会这么快就出现糖尿病肾病了呢？

> **专家点评**：糖尿病肾病患者多发生于糖尿病病史10年以上的患者，此患者仅有2.5年的病史，确实有点早。表面上看，此患者似乎控制比较严格，实际上该患者出现这种情况完全是自己吃出来的。为什么这样说呢？第一，患者每天蛋白质的摄入，除了牛奶和鸡蛋，主要来源于豆腐。豆腐是一种植物蛋白，应该只占每日蛋白摄入量的一半即可，患者因笃信糖尿病患者吃豆腐好，而多食豆腐，为以后发生糖尿病肾病埋下伏笔。再仔细追问，患者道出每天饥饿加餐时，均使用一种油炸的青豆，天天如此。也就是天天吃油炸的青豆才是导致患者发生糖尿病肾病的主要原因。许多患者以为只有蛋奶肉鱼是蛋白质，殊不知任何豆类蔬菜所含的蛋白质均应控制，如毛豆、青豆、豌豆，甚至芸豆、扁豆等都含有一定量的植物蛋白。所以，加餐时不要天天选用此类食品。

糖尿病居家调养宝典

（四）糖尿病肾病变的治疗措施

1. 严格控制血糖。良好的血糖控制可以减少糖尿病肾病的发生和发展。糖化血红蛋白越高，糖尿病肾病的发病危险越大。最好将糖化血红蛋白（HbA1c）控制到 6.5% ～ 7.0%。

遵照医嘱口服降血糖药物，不要自己随意买药吃。因为大部分磺酰脲类药物和所有双胍类药物都需要经过肾排泄，因此，轻中度肾功能不全的患者最好不用上述药物，可应用格列喹酮、阿卡波糖、格列奈类和噻唑烷二酮类等从肾排泄较少的药物。肾功能不良的患者，使用胰岛素治疗时多选用短效制剂治疗，以减少低血糖发生。肾功能严重损害的患者，不管加用何种药物，包括保健品，最好征得医师同意，以免加重肾负担。

2. 严格控制血压。年龄大于 18 岁的非妊娠患者，血压值 < 140/80 毫米汞柱，当尿蛋白 > 1.0 克 / 天时，血压应控制在 < 125/75 毫米汞柱。糖尿病肾病可引起血压升高，高血压又可加重糖尿病肾病的进展，可谓"雪上加霜"。

2 型糖尿病常合并高血压病，糖尿病患者中高血压的患病率是非糖尿病患者的 2 倍。任何降低血压的药物都可降低白蛋白，对肾起保护作用。

在众多降血压药中，应首选血管紧张素转化酶抑制药如（福辛普利、贝那普利、培哚普利等）或血管紧张素 II 受体阻断药（如厄贝沙坦、氯沙坦钾、缬沙坦等）一类的降血压药，因为它们除了具有降血压作用外，还具有减少尿蛋白和延缓肾衰竭的作用。

3. 严格限制饮食中蛋白质的摄入量。采取低盐优质低蛋白饮食，每天蛋白质控制到 0.6 ～ 0.8 克 / 千克体重，但过低的蛋白质摄入（< 0.6 克 / 千克）容易引发蛋白质营养不良，特别是必需氨基酸的缺乏，可口服 α - 酮酸钙（开同），每日 3 次，每次 2 ～ 4 片补充。低蛋白饮食，可明显降低尿蛋白的排泄率，延缓肾衰竭进展。肾功能不全时，还应限制液体的摄入。少喝水，少喝饮料、稀粥、牛奶、豆浆等含水分高的食品。蛋白质选用优质动物蛋白为主。

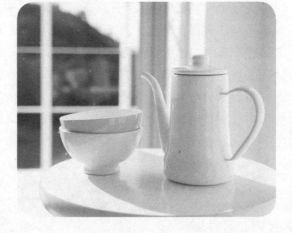

4. 严格控制高血脂。血脂是影响糖尿病慢性并发症的一个重要因素，并发高脂血症的患者应将血脂尽量控制在正常范围，降低总胆固醇和低密度脂蛋白尤为

重要。

5. 每年到医院检查眼底和肾功能，眼底病变往往比肾脏损伤出现得要早。

6. 积极治疗泌尿系感染，不要擅自停用抗菌药，一定要按照医师的要求坚持足够的服药时间，防止复发。

7. 透析治疗和肾移植。糖尿病肾病肾衰竭时需透析治疗，有条件者可进行肾移植。这要付出非常昂贵的经济代价，很多家庭不堪重负，还是预防为主。

（五）肾衰竭致患者走上漫长的透析之路

临床上凡出现肾功能损害的患者，多伴有糖尿病其他慢性并发症。早期糖尿病肾病的特征是尿中白蛋白排泄轻度增加（微量白蛋白尿），逐步发展为大量白蛋白尿和血清肌酐水平上升，最终发生肾功能衰竭，需要透析或肾移植。糖尿病肾病一定要早期发现并积极治疗，防止其发展为慢性肾衰竭。一旦发展为慢性肾衰竭尿毒症，患者就需要依靠血液透析来维持生命。血液透析需要在患者的动脉血管上长期留置一个通路，一般选择手臂血管，一周 2～3 次，一直至生命终结（肾移植者除外），严重影响患者生活质量。

五、糖尿病神经病变：非常普遍的糖尿病并发症

人体的所有活动均受神经系统支配，神经就像血管一样，遍布全身各个部位。糖尿病神经病变是糖尿病累及神经系统的疾病，神经病变是糖尿病慢性并发症中发生率最高的一种。在新诊断的糖尿病患者中，神经病变的患病率是12%，糖尿病诊断后 10 年内常有明显的临床神经病变，当糖尿病病程超过 15 年，神经病变的患病率高达 50%。神经功能检查发现，60%～90% 的患者存在不同程度的神经病变，其中 30%～40% 的患者无症状。吸烟、年龄超过 40 岁以及血糖控制差的糖尿病患者神经病变的患病率更高。

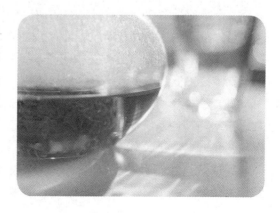

（一）糖尿病神经病变的临床表现

糖尿病神经病变可以累及人体神经系统的每个部分，如支配运动的运动神经、支配感觉（痛觉、温度觉等）的感觉神经等。根据累及神经的部位不同，糖尿病神经病变可分为周围神经病变和自主神经病变。

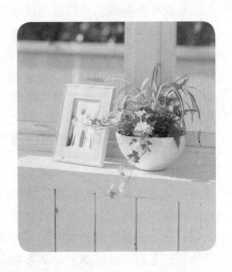

1. 周围神经病变的表现　糖尿病周围神经病变是糖尿病累及周围神经系统所产生的病变，是糖尿病神经病变中最常见的一种。可能有的患者会问，什么是周围神经系统？其实，我们的神经系统主要分为两部分，一部分是由大脑和脊髓组成的中枢神经系统；另一部分指的是如网络般分布在全身的神经网，称为周围神经系统。其中，双下肢末端的神经末梢是糖尿病最容易侵犯的地方。

糖尿病周围神经病变一般起病缓慢，以感觉障碍为主，常呈对称或非对称性感觉异常，以对称性最常见，也就是说双侧肢体同时出现。

在糖尿病早期，以双下肢无力、麻木不适为主要表现，由于表现轻微，容易误以为劳累所致而忽视。

糖尿病神经病变的典型症状包括肢体麻木、感觉迟钝、发凉、灼热感、针刺感，或者痛觉过敏，如肢体隐痛、刺痛、烧灼样疼痛、钻凿样或刀割样疼痛，休息或睡眠时疼痛加重，肢体上有小虫爬或蚂蚁行走等异常感觉。有的患者皮肤敏感性高，一触就痛，也有的患者痛觉减退，四肢远端呈现对称性"手套"或"袜套"型感觉障碍。有的患者走路不稳，感觉像行走在棉花上，甚至可发生肌肉萎缩。严重时患者由于感觉神经损伤，甚至没有任何疼痛等症状，足部容易受伤。当患者感觉不到疼痛时，糖尿病足的危险就很大了。

当糖尿病累及单一脑神经损伤时，可突然出现一侧眼球运动障碍或单侧面部运动障碍，但是经过治疗，这种病变往往预后良好。

2. 自主神经病变　糖尿病自主神经病变是指糖尿病累及一类通常不受人体意志控制的神经系统，即自主神经系统病变。自主神经系统病变又包括内脏神经病变和自主神经病变两部分。

糖尿病自主神经病变出现早，且比较常见。由于自主神经对心血管、胃肠道、泌尿系统等不同位置均有支配作用，所以自主神经病变可造成以下这些系统的改变。

（1）消化系统：糖尿病神经病变累及消化系统可导致患者处于一种"消化道软瘫"的状态，出现吞咽困难、进食后食物反流，引起恶心、呕吐和腹部不适感和腹胀感，这些多是由于胃排空食物的速度减慢所致。糖尿病神经病变的肠道就像已经失去弹性的"松紧带"，肠道麻痹、便秘，有时长达半月不大便，继而腹泻，出现便秘与腹泻交替现象。

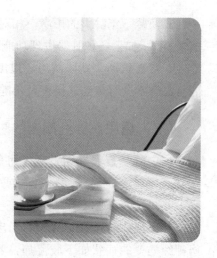

（2）泌尿生殖系统：膀胱张力下降，感觉不到尿意而出现尿潴留，早期表现为排尿无力、排尿不尽，即每次尽力排尿后膀胱内仍然残余较多尿液，膀胱内残余的尿液容易导致泌尿系感染；后期则可以出现膀胱瘫痪，表现为尿失禁、尿潴留及合并尿路感染。

（3）心血管系统：与正常人相反，运动时心率不加快，安静时反而心率增快。可以表现为持续性心率增快，达 90 次 / 分以上。直立性低血压（患者从平卧、坐位或蹲位站立时感觉头晕、眼花，此时测量血压明显降低，收缩压可下降 30 毫米汞柱，或舒张压降低 20 毫米汞柱，严重时可于站立时立刻晕倒）。无痛性心肌梗死，严重者可心搏骤停。

（4）排汗异常：下肢远端及躯干下半部分少汗，或无汗，头部及上半身代偿性多汗。

（5）性功能方面：男性患者当病变累及骶髓神经时，可出现勃起功能障碍（阳痿）或早泄等。女性患者阴道干燥，阴道感染机会增加。

需要特别注意的是，当糖尿病自主神经病变累及交感神经系统时，这类患者因交感神经系统的保护性反应，发生低血糖时心慌、多汗等症状不明显，即发生了低血糖而无症状，称为无症状性低血糖，发生低血糖时因无症状未能察觉，而直接进入昏迷状态。这种情况危险性很大，应该高度重视。

（二）糖尿病神经病变的危险因素

1. 长期血糖控制差　发生于血糖长期处于较高水平，但是由于患者没有监测血糖未及时发现，或者尽管知道自己的血糖高，没有意识到高血糖的慢性危害而未及时治疗所致。

2. 糖尿病病史长　糖尿病患者的病史越长，发生糖尿病神经病变的危险性越高，尤其是血糖长期控制不佳的患者。

3. 高龄　年龄大的患者，相对来说，可能糖尿病的病史比较长，并发症多，病情复杂；加上各种脏器生理功能减退。

4. 过度饮酒　糖尿病患者过度饮酒是加重糖尿病神经病变的一个因素，可能与乙醇本身对神经的侵害及乙醇能产生较高的热量，不利于血糖的控制有关。

（三）糖尿病神经病变的防治方法

1. 定时复查，早期发现。每年至少1次到医院检查，对于病程较长或合并眼、肾等并发症者，则每 3 ～ 6 个月复查 1 次。

2. 出现症状，及早就诊。当出现糖尿病神经病变的症状如下肢疼痛、麻木、针刺感、便秘、排尿不尽、阳痿、早泄等病证时，应及时到医院就诊。

3. 控制血糖，纠正代谢紊乱。控制血糖是预防糖尿病神经病变的关键。血糖控制不佳时，找出原因，及时调整治疗方案，如该用胰岛素时及早应用胰岛素治疗。

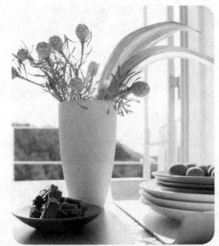

4. 增加营养神经的药物。维生素 B_{12} 类的药物是治疗糖尿病神经病变的最常用的药物，轻者口服，重者可遵医嘱肌内注射弥可保或静脉应用硫辛酸等营养神经的药物，以促使受损的神经细胞得以修复和再生。

5. 使用改善血液循环、扩张血管及抗氧化的药物，可以缓解糖尿病神经病变的症状，如前列地尔等。

6. 对症治疗，具体如下。

（1）疼痛：多数表现为下肢疼痛，一般不需要吃止痛药，只有当疼痛严重时，才可按照医嘱服用镇痛药。常用的有长效镇痛药曲马多，三环类抗抑郁药物丙米嗪等也可缓解疼痛。但是，镇痛药有一定的不良反应，不可多吃，更不可长期服用。

（2）消化道软瘫：由于消化道神经病变，患者便秘，有的甚至1周、十几日不排便。排除胃肠道器质性病变后，可在饭前服用胃肠动力药如多潘立酮、伊托必利等。便秘的可吃麻仁丸等中成药通便，吃通便药时最好在两餐中间服用，服用时多饮水，可达到满意效果。

（3）神经源性膀胱：尿潴留，膀胱有尿而无尿意，膀胱过度充盈时，尿液会自动流出。不管有没有尿意，要养成每 3 个小时小便 1 次的习惯。可轻轻按摩膀胱或按压耻骨联合与脐连线的中点，协助排尿。

（4）直立性低血压：起床或起立时应缓慢，防止突然晕倒。可穿弹力袜，降血压药物剂量调整以立位血压为准。

（5）阳痿：α-肾上腺素能受体阻断药等有一定疗效，均不能盲目使用，要遵医嘱。

六、糖尿病足：非创伤性截肢的首位原因

有关糖尿病足的内容，见第14章"糖尿病足的自我管理"。

（孟　岩　逄文泉　马　莉）

第8章 糖尿病的"兄弟姊妹"

一、糖尿病与高血压"狼狈为奸"

前面讲过，糖尿病不是一种孤立的疾病，而是一组代谢综合征。糖尿病患者的高血压发病率是非糖尿病患者的2倍左右，在我国糖尿病患者中，有接近一半的糖尿病患者合并高血压。有的是在糖尿病发现之前先有高血压；有的是在发现血糖高一段时间之后，出现高血压；也有的在诊断糖尿病的同时，发现存在高血压。

高血压是引起糖尿病的独立危险因素，有高血压更容易患糖尿病；反之，有糖尿病也多伴有高血压。

高血压与糖尿病就像一对孪生兄弟，它们互相影响，狼狈为奸。高血压对糖尿病的危害远远大于肥胖、血脂紊乱、家族史等对糖尿病的影响，并且高血压会明显加重糖尿病的各种并发症。因此，糖尿病若伴有高血压被医学界认为是"双重危险因素"，会显著增加糖尿病并发症的发生和发展，导致糖尿病病死率和致残率增高。所以，治疗糖尿病不能仅关注血糖，一定要注意同时控制血压。

高血压和糖尿病的共同发病基础是胰岛素抵抗，胰岛素抵抗就是因各种原因使体内的胰岛素不能发挥正常作用。胰岛素主要在肝和肌肉中发挥作用，而高血压和糖尿病的患者身体内的脂肪组织较多，肌肉较少，而且多伴有血脂紊乱，因此，使血糖难以控制在正常水平。而机体为了促使血糖接近正常水平，就会代偿性地多分泌胰岛素。胰岛素的作用除了降血糖外，还

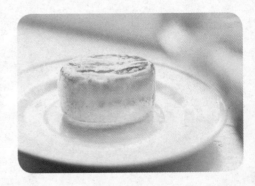

能造成水钠潴留，体重增加，而加重高血压病情。所以糖尿病合并高血压，可谓雪上加霜，两者既相互影响，又互为因果。

（一）血压是怎么回事

健康的心脏就像一个大泵，日夜不停地搏动，生命不息，搏动不止。心脏收缩时，将新鲜的血液运送到全身的动脉血管系统，供全身使用，血液流经动脉血管时，对动脉血管内壁产生的压力，称为收缩压，也就是人们常说的"高压"，正常人一般在 90～140 毫米汞柱。心脏舒张时，全身各组织返回的血液运送回心脏的静脉血管系统，血管回弹的压力，称为舒张压，也就是人们常说的"低压"，正常人一般在 60～90 毫米汞柱。还有个数值称作"脉压"，脉压＝收缩压－舒张压，正常为 20～30 毫米汞柱。

（二）血压多高算是高血压

人体功能正常时，血压保持在一定范围，波动很小。若血压持续高于正常人的血压波动范围的现象，称之为高血压。要确诊为高血压必须符合以下条件，如在未服用任何抗高血压药物的情况下血压波动，经过至少 3 次不同日血压测量，均达到收缩压≥ 140 毫米汞柱和（或）舒张压≥ 90 毫米汞柱，方可确诊。

（三）糖尿病患者血压多高就算是高血压

上面所提到的高血压的诊断标准是针对没有糖尿病的患者，而对于糖尿病患者，只要血压收缩压≥ 130 毫米汞柱和（或）舒张压≥ 80 毫米汞柱，就可诊断高血压，当然不能仅测 1 次，至少 3 次以上在不同的时间、不同的部位测量，方可确诊。所以，糖尿病患者不要等到血压≥ 140/90 毫米汞柱，才接受降压治疗，只要血压≥ 130/80 毫米汞柱，就应该积极干预。糖尿病合并高血压的危害是非常大的，不是 1+1 ＝ 2 的概念，而是远远大于 2 的概念，糖友们一定要高度重视。

（四）糖尿病合并高血压有哪些危害

高血压是引起脑卒中、冠心病和肾衰竭的重要危险因素。

糖尿病合并高血压的患者，发生心血管事件、脑卒中等大血管并发症的危险是非糖尿病正常血压患者的 2 倍。糖尿病肾病、糖尿病视网膜病变等微血管病变的危险性也显著增加，致使致死率、致残率升高。

1. 脑卒中　糖尿病患者因血糖高使血液变得很"黏"，因血脂高又使血液变得特别"稠"，血液处于一种高凝状态。当天气寒冷、安静睡眠或情绪波动时，很容易发生脑卒中。在神经内科住院的脑卒中患者中，不管年老还是年轻追问病史，多存在高血糖、高血压。

2. 心血管事件 糖尿病患者大血管病变主要表现为冠状动脉粥样硬化，若合并高血压，会增加心脏的负担，而使心脏情况更为糟糕。加上多年的糖尿病患者多伴有糖尿病神经病变，心绞痛症状不明显，不易发现，很容易转化为无痛性心肌梗死，要高度警惕。稍有心脏不适，就应绝对卧床休息，拨打"120"急送医院就诊。

【病例】 急性心肌梗死患者死亡，死于就诊方式不当？

王教练，男，54岁，糖尿病10余年，高血压5年。某日黄昏，突感心前区不适，家属欲打"120"求救，被王教练制止。原因是不好意思让救护车接走，让邻居看见不自在。于是自己走下7楼，乘坐出租车到医院。刚下车，病情突然恶化，立即抢救，因大面积心肌梗死抢救无效而死亡。

专家分析：该患者死亡的原因不是疾病本身，而是死于就诊的方式不当。刚发作时，患者很可能仅是心绞痛或是小面积的心肌梗死，此时，必须绝对卧床休息，消除紧张，拨打"120"急送医院抢救。该患者却自己走下7楼，加重了心脏的负担，加速了病情的恶化，丧失了宝贵的生命。

3. 糖尿病肾病 30%的慢性肾衰竭起源于糖尿病，糖尿病透析患者中，多半是糖尿病合并尿毒症的患者。糖尿病肾病本身就是糖尿病很常见的慢性并发症，若糖尿病患者合并高血压，会加速糖尿病肾病的发生和发展。所以，对于糖尿病患者，血压的控制更为严格，要求≤130/80毫米汞柱；对于糖尿病合并高血压的患者，血压控制更为苛刻，最好≤125/75毫米汞柱，以保护肾。肾是一个很娇贵的器官，一旦损害很难修复，发生了肾功能损害，生活质量会大大下降。

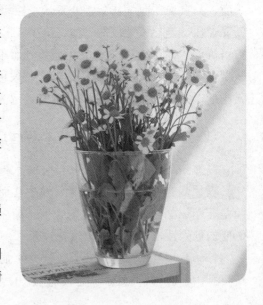

4. 视网膜 高血压可促使视网膜小动脉早期发生痉挛，随着病情

糖尿病居家调养宝典

加重而发生硬化。当情绪激动或突然用力等原因导致血压急骤升高时，可引起视网膜渗出或出血，导致视力急骤下降。

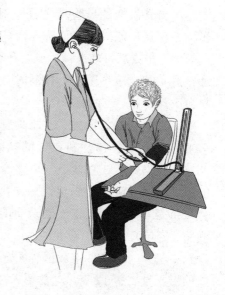

（五）高血压的诊断方法

在非糖尿病人群中，收缩压≥140毫米汞柱，和（或）舒张压≥90毫米汞柱诊断为高血压的标准。糖尿病患者却不同，血压≥130/80毫米汞柱就可诊断为高血压。不能仅凭一次血压值即确诊或排除高血压，而要在不同的时间、不同的部位多次测量。

（六）糖尿病高血压有哪些类型

1. 原发性高血压　糖尿病高血压最常见的类型，多见于中老年2型糖尿病患者。一部分患者收缩压升高，舒张压可降低、正常或轻度偏高，同时，脉压大，多见于并发大动脉粥样硬化的老年患者，患病率较非糖尿病患者高2～3倍。

2. 肾性高血压　1型糖尿病多见。

3. 内分泌性高血压　糖尿病合并某些内分泌疾病或内分泌疾病本身引起的继发性高血压。如库欣综合征、肢端肥大症等。

（七）糖尿病高血压治疗要达到什么目标

收缩压＜140毫米汞柱，舒张压＜80毫米汞柱。部分患者，如年轻且没有并发症的患者，可将收缩压控制在收缩压＜130mmHg。24小时尿蛋白≥1.0时，血压应≤125/75毫米汞柱。缺血性心脏病患者，血压≤120/80毫米汞柱。血压也并非越低越好，＜115/75毫米汞柱，则与糖尿病心血管病症有关。

（八）糖尿病高血压有哪些治疗方法

1. 生活方式干预治疗　生活方式干预治疗是首选治疗，也是应当长期坚持的治疗措施。

（1）规律运动，减轻体重：高血压与肥胖程度呈正相关，与体力活动呈负相关。可通过饮食控制和适当的体育锻炼达到标准体重。

（2）戒烟、减少饮酒：吸烟的危害众所周知，糖尿病患者吸烟的危害更大，吸烟会刺激肾上腺素的分泌，不仅升高血糖，而且升高血压，戒烟可有效降低发生心血管病变的风险。饮酒与高血压关系密切，乙醇可降低降血压药的药效，过量饮酒可使血糖、血脂升高，加重肝负担，应该限制。饮酒时有明显血压升高者，应戒酒。

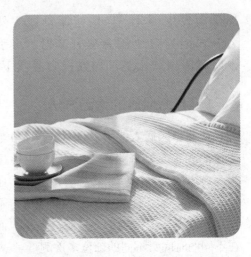

（3）少吃盐，降血压：盐具有调节血容量、血管弹性和血压的功能。其实，我们每天 3 克盐就能满足身体的需要。世界卫生组织建议每天盐的摄入量是 6 克（相当于一玻璃瓶的啤酒盖的容量），糖尿病合并高血压可减少到 3 ～ 5 克。2002 年我国居民营养与健康状况调查显示，我国城乡居民每天盐的摄入量高达 12 克。盐的摄入 80% 来源于烹饪时放入的食盐或含盐较高的调料如酱油、豆瓣酱等。因此，要减少盐的摄入首先要减少烹调用盐及含盐高的调味品，少食各种腌制品如咸菜、咸鱼等。

50 岁以上和有高血压家族史者，血压对食盐摄入量的变化更为明显，膳食中的食盐如果增加或减少，血压就会随之改变。高盐饮食还会改变血压昼高夜低的变化规律，变成不管白天还是晚上都高的特点，会大大增加发生心脑血管意外的危险。

（4）多吃水果和蔬菜，减少食物中脂肪和饱和脂肪酸的摄入，素食者比肉食者有较低的血压。减少含脂肪较高的猪肉，增加含蛋白质较高而脂肪较少的优质蛋白如禽类和鱼类等。因蛋黄含胆固醇较高，每周 3 ～ 4 个为宜。

蛋白质质量高低依次为：奶→蛋→鱼→虾→鸡→鸭→猪→牛→羊→豆类。

（5）摄入含钾和钙丰富的食物，钾可以缓冲钠盐升高血压的作用，钾越低，血压越高。我国居民每天摄入的钾不足 2 克，而世界卫生组织推荐的每日量是 4.7 克。所以应摄入含钾和钙丰富的食物如牛奶、新鲜蔬菜、豆制品等。每人每日可吃新鲜蔬菜 400 ～ 500 克；喝鲜牛奶 250 ～ 500 毫升。

含钾丰富的食物如下。

蔬菜：菠菜、苋菜、油菜、雪里蕻、山药、马铃薯等。

豆类：毛豆、黄豆、豌豆等。

水果：苹果、橘子、香蕉、葡萄等。

菌类：香菇、蘑菇、木耳等。

（6）减轻精神压力，保持心理平衡，压力越大，血压越高。情绪不稳，血压不稳，要保证睡眠充足；减轻精神压力，保持平和的心态，正确对待自己与他人和社会的关系，保持心理平衡。

（7）冬天注意保暖：寒冷时，血管收缩，血压升高。冬天要保证室温温度适宜，外出注意保暖。

2. 药物治疗　生活方式干预治疗 3 个月血压不达标或初诊时血压即≥ 140/90 毫米汞柱，应接受降压药物治疗。

临床上常用的降血压药有六类。糖尿病患者应当大体了解降血压药的种类、不良反应、适应证等。

（1）血管紧张素转化酶抑制药：常用的有福辛普利、贝那普利、培哚普利、卡托普利等。此类药物除降血压外，还有保护肾的作用，因此，糖尿病高血压及肾病患者首选。主要不良反应是干咳等。

（2）血管紧张素 II 受体阻滞药：如科素亚、代文、安博维等。作用效果同血管紧张素转化酶抑制药，不良反应少，不引起干咳。

（3）利尿药：常用的有氢氯噻嗪、呋塞米、吲达帕胺片等。此类药物降压效果显著，价格便宜，但剂量过大，长期使用不良反应也较大，提倡遵医嘱小剂量使用。

（4）β 受体阻滞药：常用的有酒石酸美托洛尔等。具有降血压、降心率和减少心排血量的作用，适用于有心绞痛、心率偏快及缺血性心脏病的患者。

（5）钙通道阻滞药：可分为两类，二氢吡啶类和非二氢吡啶类。二氢吡啶类常用的有苯磺酸氨氯地平、非洛地平、硝苯地平缓释片或控释片等，此类药物降血压安全有效，作用平稳持久。非二氢吡啶类常用的有维拉帕米或地尔硫草。

（6）选择性 α_1 受体阻滞药：常用的药物有特拉唑嗪、乌拉地尔等，能安全有效地降低血压，但可能出现直立性低血压及耐药性，使应用受到了限制。

应该引起注意的是，仅用一种降血压药有时并不能使血压达标，要达到满意的降血压效果，大部分患者需要联合用药（使用 2 种或 2 种以上的药物），以增强疗效，而且可以减少单用一种加大剂量所带来的不良反应。联合用药是指不同类降血压药物之间联合应用，而不是同一类中的联合应用。但是临床上发现有的患者将同一类降血压药中的 2 种降血压药同时服用，例如将络活喜（氨氯地平）与波依定（非洛地平）同时服用，这是非

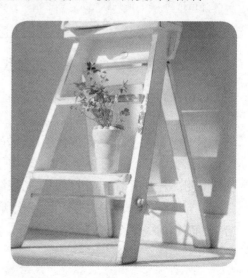

常有害的。因此，应当遵照医嘱服用，并应注意，要区别降血压药的种类，切不可盲目加用。临床上常用降血压药物的适应证、禁忌证及不良反应总结见下表。

降血压药物的适应证、禁忌证及不良反应

药物类型	适应证	禁忌证	不良反应
利尿药	心力衰竭， 老年人， 收缩期高血压	痛风	葡萄糖和血脂异常 阳痿， 电解质紊乱
β受体拮抗药	心绞痛， 心肌梗死后	哮喘或慢性阻塞性肺病， 心动过缓或传导阻滞	血脂异常， 外周血管供血不足
钙通道阻滞药	心绞痛， 收缩期高血压， 老年人， 外周血管疾病	心脏传导阻滞 （维拉帕米或地尔硫草）， 心力衰竭 （维拉帕米或地尔硫草）	重度心力衰竭 （维拉帕米或地尔硫草）
血管紧张素转化酶抑制药	心力衰竭， 左心室功能不全， 心肌梗死后， 糖尿病肾病	妊娠， 双侧肾动脉狭窄， 高钾血症	干咳， 电解质紊乱
血管紧张素Ⅱ受体拮抗药	对血管紧张素转化酶抑制药有咳嗽反应者，余同血管紧张素转化酶抑制药	同血管紧张素转化酶抑制药	电解质紊乱
α受体拮抗药	前列腺肥大， 心力衰竭	双侧肾动脉狭窄， 高钾血症	直立性低血压

（九）糖尿病高血压患者的自我管理

1. 糖尿病高血压患者家中要自备血压计和适量降血压药。

2. 要定时测血压，了解血压的正常和异常值。血压不稳定或控制比较差者每天测 1 或 2 次；血压稳定或控制比较好的，每周测 1～2 天，每天测 1 或 2 次。

3. 感觉头晕、头痛等不适时，即刻测血压，若血压偏高，应卧床休息，平静后复测。若血压不降或过高，可暂服降压药，必要时到医院就诊。

4. 养成记录血压的习惯，将每次所测血压值及血压异常时与饮食、运动、情绪、药物的关系全部记录下来，再次复查时带到医院，供医师调节治疗方案时参考。

5. 降压药要按照医嘱规律服用，不可根据自我感觉增减药量和药物种类，更不能擅自突然停用，以免造成血压明显波动或骤然变化，带来身体不适或病情反复。

（十）正确测量血压的流程

目前，测量血压的血压计有两大类，一是传统的水银血压计，另一种是使用比较方便的电子血压计。由于水银血压计的准确性比较高，所以很多医院和家庭一直在使用。

但是，水银血压计使用起来比较麻烦，而且必须准备听诊器。下面是水银血压计测量血压的流程。

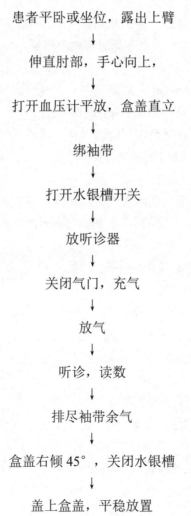

患者平卧或坐位，露出上臂

↓

伸直肘部，手心向上，

↓

打开血压计平放，盒盖直立

↓

绑袖带

↓

打开水银槽开关

↓

放听诊器

↓

关闭气门，充气

↓

放气

↓

听诊，读数

↓

排尽袖带余气

↓

盒盖右倾45°，关闭水银槽

↓

盖上盒盖，平稳放置

（十一）测量血压的注意事项

1. 测量前，应保持环境安静，心情平静，活动后要休息 5 ～ 10 分钟，勿吸烟，勿饮酒，不憋尿。

2. 上臂露出要够高，衣袖较紧或衣服过厚要脱掉袖子再量。

3. 测量血压时，要保证患者的心脏、血压计水银柱零点的位置以及患者的肱动脉（放听诊器的肘窝位置）三点在一个水平线上。坐位，平第 4 肋（相当于平乳头的位置，老年妇女除外）；卧位，平腋中线。

4. 袖带绑在上臂中 1/3 处，袖带的下缘距离肘窝 2 ～ 3 厘米。袖带应紧贴皮肤，不可过松也不可过紧，松紧以能插入 1 指为宜。袖带过松所测血压值偏低，袖带过紧所测血压值偏高。

5. 听诊器应置于肘窝处，摸到肱动脉搏动最强的位置。听诊器与皮肤密切接触，不可放在袖带的下面，也不能隔着衣服测量。

6. 向袖带内充气时，要一边充气一边听诊，当水银柱高度在听诊肱动脉搏动声音消失后再升高 20 ～ 30 毫米汞柱即可。慢慢放气，速度以水银柱每秒下降 4 毫米汞柱为宜。血压过高或特殊情况例外。

7. 放气过程中出现的第一声搏动音（咚、咚声）时水银柱所指的刻度即为收缩压（即高压），继续放气至搏动音突然变调（声音变弱）或消失时，水银柱所指的刻度即为舒张压（即低压）。

8. 测完血压后，排尽袖袋内余气，旋紧压力活门，整理后放入盒内。应将血压计盒盖向右倾斜 45°，待所有水银全部退回水银槽内，关闭水银柱槽的开关，以免水银泄漏。如果水银不足，所测的血压值会偏低。血压计要平拿平放，平稳放于固定的位置。

9. 为保证血压的准确性，养成"四定"的习惯，"定血压计、定体位、定时间、定部位"。也就是说，最好固定使用一个血压计；固定一定体位，坐位或卧位，最好平卧位；固定一个部位，如每次均测量左侧肱动脉；固定一个时间，如晨起或午后。

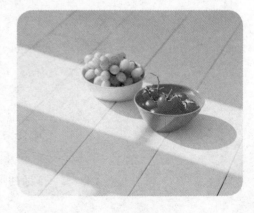

10. 长期使用的血压计要定时进行质量检测。一般每年检测 1 次。

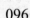

（十二）食盐过多危害颇多，生活减盐有秘方

逐渐减少烹调用盐：一袋盐 500 克，每次开包时注明开包日期，当一袋盐用完时，再记录日期。算出一袋盐食用的总天数，除以总餐数，即可得出每餐的用盐量。再除以每餐的人数，就可以得出每餐每人的食盐用量。

另外，酱油中也含有 18% 左右的含盐量，也应算在每日的食盐量中。将酱油用量乘以 18%，得出的即是酱油中的含盐量。

把食盐和酱油的含盐量相加，即是每天的食盐量。对照 6 克的标准，逐渐减少。每天食盐量应低于 6 克，因所食的其他食物中也含有一定的盐。

用可以定量的控盐勺、控盐罐，每餐定量使用，可防止不经意的摄盐过多。通常情况，小盐勺相当于 2 克盐；大盐勺相当于 6 克盐。

烹饪时放盐不要太早，出锅前再放盐；或者不放盐，进餐时再放。

使用其他调味品，以减少盐的摄入，如醋、辣椒、花椒、葱、姜、蒜、芥末等调味品或味道浓郁的蔬菜（如蒜薹、洋葱等）来提味。

少吃看不见的盐，炒菜时的盐是我们自己亲眼所见，亲手所放，心中有数。而一些食物中其实也含有不少盐，因为肉眼不能所见，不能忽视它的存在。所以，一定要养成阅读食物配料表的习惯。

含盐较多的食物有如下几种。

调味品：味精、酱油、味极鲜、豆腐乳、番茄酱、豆瓣酱、甜面酱、牛肉酱等。

腌制品：咸鸭蛋、各种咸菜、酱菜、泡菜等。

熟肉制品：香肠、酱牛肉、烤肉串、火腿、烧鸡、鱿鱼干、鱼片、海米、虾皮、猪头肉、腊肉、汉堡、炸鸡翅、午餐肉、肉松、牛肉干、鸭舌、鸡胗等。

零食：话梅、杨梅、果脯、薯条、薯片、怪味豆、瓜子、冰激凌、各种甜点、豆腐干等。

其他：方便面调料、罐头食品、速冻食品、燕麦片、面包等。

二、糖尿病与血脂异常形影相随

血脂异常是糖尿病患者发生心脑血管疾病最重要的危险因素，高脂血症是引起动脉粥样硬化的首要因素，80% 左右的糖尿病患者死于由动脉粥样硬化引起的心脑血管疾病或周围血管疾病。严格的降糖治疗虽然能够减少微血管并发症（眼底及肾病）的发生，但并不能显著降低大血管病变的危险性。因此，血

脂异常比血糖高和血压高的危害更大。
由于糖尿病患者发生血脂异常的原因
主要与胰岛素抵抗和胰岛素分泌缺陷
有关，也称之为糖尿病性血脂异常。
糖尿病性动脉粥样硬化的主要原因，
除了高血糖以外，另一个元凶就是血
脂紊乱。所以，糖尿病患者不能只控
制血糖，而忽视血脂。如果糖尿病患
者将血脂、血压、血糖都控制在理想

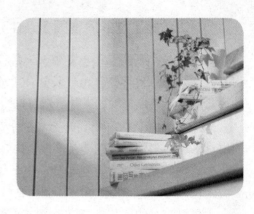

范围，将会大大减少糖尿病对身体带来的危害。

人体糖代谢与脂肪代谢之间存在密切的关系。临床研究发现，约 40% 的糖
尿病患者同时患有高脂血症，约有 80% 的心血管疾病是由血脂异常引起的。

1 型糖尿病患者的高脂血症最常表现为三酰甘油脂蛋白的代谢紊乱，低密
度脂蛋白胆固醇水平升高。且病情越严重，高脂血症越明显。这种脂代谢异常，
给予胰岛素治疗后可以有所好转。

因此，对于糖尿病患者，除了要控制血糖、血压、体重以外，还要戒烟并
进行调脂治疗，才能预防和控制动脉粥样硬化，从而减少血管并发症的发生。

（一）血脂检查包括哪些项目

血脂检查不论是依据国际指南还是国内指南，一般包括以下 4 项内容。

1. 血清总胆固醇（TC） 是指血液中各种脂蛋白所含胆固醇的总和。

2. 血清三酰甘油（TG） 是指血浆中各种脂蛋白所含三酰甘油的总和。

3. 血清低密度脂蛋白胆固醇（LDL-C） 是一种"坏"的胆固醇，其主要功
能是从肝携带胆固醇到周围血管，特别是冠状动脉，可造成过多的胆固醇在血
管壁上存积，引起动脉粥样硬化。LDL-C 增高，发生冠心病的危险性也高。

4. 血清高密度脂蛋白胆固醇（HDL-C） 是一种"好"的胆固醇，其主要功
能是将血管壁多余的胆固醇运回肝进行代谢，具有抗动脉粥样硬化的作用。所以，
HDL-C 增高，发生冠心病的危险性和病死率反而降低。

（二）血脂的合适范围应该是多少

中国成年人血脂异常防治指南推荐标准如下。

血清总胆固醇（TC）＜ 5.18 毫摩 / 升（200 毫克 / 分升）

血清三酰甘油（TG）＜ 1.70 毫摩 / 升（150 毫克 / 分升）

血清低密度脂蛋白胆固醇 LDL-C ＜ 3.37 毫摩 / 升（130 毫克 / 分升）

血清密高度脂蛋白胆固醇 HDL-C ≥ 1.04 毫摩 / 升（40 毫克 / 分升）

特别需要说明的是，以上标准是针对没有糖尿病患者的血脂控制标准；对于患有糖尿病的患者，标准更为严格。控制标准详见中国 2 型糖尿病的控制目标。

（三）高脂血症和血脂紊乱是不是一回事

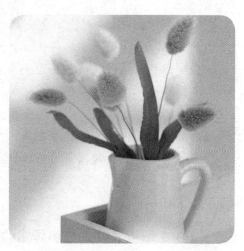

很多人把高脂血症和血脂紊乱混为一谈，其实，高脂血症和血脂紊乱不是一回事。

血脂异常是指血脂的一项或多项指标过高或过低，超过了正常的生理范围，是所有脂质代谢紊乱的总称。包括高脂血症和低高密度脂蛋白胆固醇（HDL-C）。血脂异常可表现为单项或多项血脂指标异常。

单项异常是指血脂检查项目中只有一项指标异常，包括高胆固醇血症（血清总胆固醇升高）、高三酰甘油血症（血清三酰甘油升高）、低 HDL 胆固醇血症（高密度脂蛋白胆固醇降低）。多项血脂指标异常是指血脂检查项目中同时有多种血脂指标异常，又称为混合型血脂异常。

高脂血症是血脂异常的一种形式，指血清胆固醇（TC）或三酰甘油（TG）水平两者中有一项或两项都升高的疾病。

（四）血脂异常被称为"沉默的杀手"

血脂异常的患者往往没有任何症状，不易早期被发现，很多人是在查体时或出现严重的心脑血管疾病时才被发现。但它对身体的损害是隐匿、渐变进行性和全身性的，可对身体多个器官产生损害，且后果极其严重，常以心、脑及外周血管动脉粥样硬化性一组疾病为结局，以致死、致残而告终。特别是对于糖尿病合并血脂异常的患者，更是雪上加霜，而且人们对它的危险性和危害性认识严重不足，也没有引起足够的重视，故又被称为"沉默的杀手"，也有称其为"隐形的杀手"。因此，定时查体、早期发现、早期干预，是非常重要的。

【病例】 30 岁患者偏瘫，完全可以避免。

患者，男，33 岁，公务员，身高 175 厘米，体重 93 千克，既往身体健康，否认有家族病史、遗传病史。某日晨起，突感一侧肢体活动不灵，遂被送到医院检查。确诊为脑血栓、糖耐量异常、高脂血症、中度脂肪肝。

专家分析： 走在路上，会见到越来越多行走不便的脑血栓后遗症患者的身影，且年龄趋向年轻化。有时人们会问，为什么平时好好的一个人会突然死亡或患重病？反而经常看病吃药的人却平安无事？其实，经常去医院检查、看病的人，会及早发现身体的异常，从而及时接受治疗。而对自己身体满不在乎，自以为平时健康，但其实仅是一个假象，可能血脂异常、糖耐量异常已经在体内发生、发展多年甚至更长时间，因为没有症状，没有引起重视而错过防治时机。因此，定时体检是非常有必要的。

（五）2 型糖尿病的血脂异常的特点

2 型糖尿病患者多合并肥胖，且患者无明显症状，发生脂代谢异常者更为多见。2 型糖尿病血脂异常的特点主要表现为高三酰甘油血症和高密度脂蛋白胆固醇降低，也可同时表现为低密度脂蛋白升高，更容易发生动脉粥样硬化。所以，心脑血管等大血管疾病如冠心病、脑卒中等是糖尿病患者的主要死亡原因。

1. 血三酰甘油（TG）增高，在某些情况下，增加冠心病的危险。

2. 血高密度脂蛋白胆固醇（HDL-C）水平降低，高密度脂蛋白胆固醇被认为是抗动脉粥样硬化的"好"的胆固醇。高密度脂蛋白过低，是冠心病的危险因素。

3. 血低密度脂蛋白胆固醇（LDL-C）水平升高。低密度脂蛋白胆固醇被认为是导致动脉粥样硬化的"坏"的胆固醇。低密度脂蛋白增高，则冠心病的危险性增加。

4. 总胆固醇（TC）增高，总胆固醇是血清中所有脂蛋白中胆固醇的总和，与冠心病和其他动脉粥样硬化的患病率和病死率密切相关。

（六）糖尿病性血脂异常有哪些治疗方法

应在强化血糖控制的同时进行积极的调脂治疗，包括非药物治疗和药物治疗。

1. 非药物治疗——合理的生活方式　坚持健康的生活方式是预防和治疗高脂血症的重要措施。血脂异常是一种生活方式病，无论是需要采用药物进行降脂治疗的患者，还是不需要采用降血脂药物的患者，均要重视非药物治疗方法的重要作用，这是最根本的基础治疗措施。主要包括合理饮食、适量运动、戒烟、戒酒和保持心情舒畅等。

（1）合理饮食：低热量、低胆固醇、低脂、低糖、高纤维素饮食。

（2）适量运动：在合理饮食的基础上，进行适量运动，有利于血脂的调节。每天进行低或中等强度的有氧运动，特别是超重或肥胖的患者，应当科学减肥，努力将体重逐渐减至正常。运动要循序渐进，持之以恒，但病情严重者，应在保证安全的前提下进行运动。国外有一句名言："腾不出时间运动的人，总有一天会被迫腾出时间治病"，这句话，充分说明了运动对于健康的重要性。

（3）戒烟、戒酒。

（4）良好心态：人不能改变环境，但能调整自己的心态。多做自己喜欢做的事情，多参加文娱和集体活动，保持豁达的心态，避免精神紧张，保持心理健康。

2. 药物调脂治疗　当通过改变不良生活方式、合理饮食、适量运动等，但还不能使血脂达到正常水平时，则要遵照医师的建议，及早接受调脂治疗。

调脂药物的种类很多，有主要降低胆固醇的，也有主要降低三酰甘油的，还有两者作用兼而有之的。每一种降脂药物均有其不同的作用、不良反应和注意事项，一定要在医师的指导下规范使用，不可自己加用、停用、加量、减量甚至更换药物种类等。

临床上最常用、使用最广泛的降脂药物是他汀类药物如辛伐他汀、阿托伐他汀等。它既可降低胆固醇和三酰甘油，又可在一定程度上升高高密度脂蛋白的水平，是目前唯一既可降低冠心病危险、减少脑卒中，又能降低病死率等多重功能的降脂药物。其主要不良反应有肝酶异常和肌病，所以应定期检查肝功能和肌酸激酶。肝功能异常或活动性肝病者、准备怀孕、已经怀孕、哺乳期、围生期以及对他汀类药物过敏的患者应禁用。

另外，糖尿病患者的高凝状态是发生大血管病变的原因。长期应用阿司匹林可使心肌梗死降低30%，脑卒中降低20%。建议男性年龄＞50岁，女性年龄＞60岁，已经发生过血管病变的患者（心绞痛、心肌梗死、缺血性脑卒中、外周动脉疾病），或不论男女，只要年龄＞50岁，但合并存在以

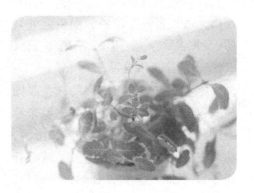

下 1 项以上危险因素如吸烟、高脂血症、有心血管疾病家族史或存在蛋白尿的糖尿病患者要长期使用阿司匹林进行抗凝治疗。长期服用阿司匹林的最佳剂量是 75 ～ 150 毫克 / 天，每天晚上睡前服用。

对于阿司匹林或水杨酸盐过敏、有出血倾向、正在接受其他抗凝治疗、胃肠道出血以及活动性肝病、心肾衰竭、正在服用甲氨蝶呤的患者及妊娠的最后 3 个月，禁服阿司匹林。可在医师的指导下，使用其他药物替代。

（七）糖尿病高血脂的治疗目标

糖尿病患者的血脂要比非糖尿病患者控制得更加严格，药物治疗的首要目标是降低低密度脂蛋白和胆固醇。

1.三酰甘油（TG）＜ 1.7 毫摩 / 升；高三酰甘油血症是冠心病的独立危险因素，因为某些富含三酰甘油的脂蛋白容易导致动脉粥样硬化。

2.高密度脂蛋白胆固醇（HDL-C）＞男性＞ 1.0 毫摩 / 升，女性＞ 1.3 毫摩 / 升。

3.低密度脂蛋白胆固醇（LDL-C）＜未合并冠心病者＜ 2.6 毫摩 / 升，合并冠心病者＜ 1.8 毫摩 / 升。

4.总胆固醇（TC）＜ 4.5 毫摩 / 升。

温馨提示：检查血脂前要空腹 12 小时抽血，抽血前避免剧烈运动，抽血前一晚的晚餐不能饮酒，也不要进食高脂肪、高胆固醇食物，前一晚的调脂药物正常服用，以保证检查结果的准确性。

（八）糖尿病合并血脂异常的自我管理

1.糖尿病合并血脂异常的饮食管理　总脂肪的摄入量不高于每日总热量的 30%。

应多吃含蛋白质及不饱和脂肪酸的食物，含胆固醇及饱和脂肪酸少的食物，如瘦肉（猪、牛、羊）、禽肉、鸭肉、鱼（带鱼、鱿鱼、墨鱼除外）、虾、豆制品、谷类、粗粮、坚果（杏仁、核桃）、蔬菜及水果等。

（1）少吃富含饱和脂肪酸及胆固醇的食物。食物中的胆固醇主要来源于动物性脂肪食物，如肥肉、蛋黄、动物内脏（肝、肾、肠、肚、脑、脊髓等）、鱿鱼、蟹黄、牡蛎、乌贼鱼、

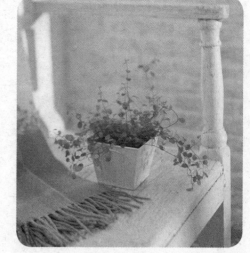

凤尾鱼、鱼子、黄油和反式脂肪酸等。全脂牛奶也含有一定量的胆固醇，应喝低脂奶或脱脂奶。尽管《美国居民膳食指南》近日提出不限制胆固醇的摄入，但它是针对普通人群的健康饮食报告，不是疾病的诊断指南，对于高胆固醇血症等患者，仍要注意加以限制，以防发生心脑血管等并发症。

（2）少食油炸食品和动物油（如猪油、鸡油、牛油、羊油等），烹饪以植物油为主。改变烹饪方式，采用蒸、煮、炖、拌等方法，减少食物用油量。

（3）低糖饮食：避免过多摄入糖、糕点和饮料（如可乐）等，因过多的糖会转化为三酰甘油。

（4）避免食用快餐食品：如汉堡包、薯条、炸鸡、炸里脊、冰激凌、方便面等含有很高的热量。

2. 教你认清反式脂肪酸与氢化植物油的真正面目　前面提到，要少吃含有反式脂肪酸的食物。那么，什么是反式脂肪酸？氢化植物油是怎么回事？这得从脂肪酸说起。脂肪酸主要包括饱和脂肪酸和不饱和脂肪酸。

饱和脂肪酸主要存在于动物油、棕榈油和椰子油中，具有升高血脂的作用，不宜过多摄入。我们在超市中买到的各种饼干中，很多使用棕榈油或椰子油制作为原料，但并没有多少人认识并了解它。在日本，由于棕榈油含有较多的饱和脂肪酸，且具有升高血脂的作用，不受欢迎。

不饱和脂肪酸又包括单不饱和脂肪酸和多不饱和脂肪酸。单不饱和脂肪酸具有降低血中胆固醇的作用；而多不饱和脂肪酸种类较多，反式脂肪酸就属于多不饱和脂肪酸之列。

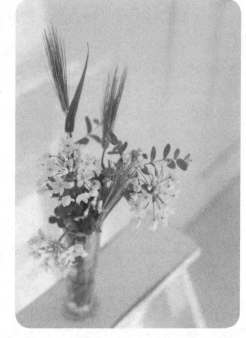

氢化植物油由两部分组成。前半部分是"氢化"，后半部分是"植物油"。很多人并不了解氢化植物油，因内含有植物油 3 个字而上当。其实，仅仅有了"氢化"两字而使其身份发生了根本性的转变。植物油是天然的，而氢化植物油在自然界中是不存在的，是一种人工合成的油脂，是普通植物油在一定温度和压力下加氢催化其中的不饱和脂肪酸形成的产物。

氢化植物油因能延长糕点的保质期，还能让糕点更酥脆，所以这种油在焙烤食品、糕点、快餐、饼干、人造黄油及酥油中含量较高。

反式脂肪酸主要来自氢化植物油。含有反式脂肪酸的食品会增加"坏"的胆固醇，降低"好"的胆固醇，且增加糖尿病和冠心病的风险，因此，世界上一些国家已经立法要求限制在食品中使用氢化植物油或添加反式脂肪酸，而且要求在食品包装袋上必须注明反式脂肪酸的含量。

（九）怎样预防糖尿病血脂异常

1. 改变不良的生活方式，养成健康的生活习惯。增加运动，减轻体重；戒烟限酒，低盐低脂、低胆固醇饮食。

2. 糖尿病患者至少每年检测血脂（包括 HDL-C、总胆固醇、三酰甘油和 HDL-C）1 次。

3. 非药物治疗血脂异常的患者，3 个月后复查血脂水平，达标后每半年到 1 年复查 1 次。

4. 药物治疗血脂异常的患者，治疗后 6～8 周首次到医院复查，达标后 4 个月到 1 年复查 1 次。

三、糖尿病与肥胖是一对孪生姐妹

（一）肥胖不是发福而是一种疾病

胖在很多人的印象中是一个褒义词，如大胖小子、心宽体胖，胖人福相，肥头大耳，总是给人一种生活富裕、心态豁达的表象。其实，从医学角度来讲，肥胖是一种病，而且是一种慢性代谢性疾病。

肥胖是一种慢性代谢性疾病，也是糖尿病、冠心病、高血压、血脂异常的危险因素。简单地说，肥胖就是人体内的脂肪不适当地存储过多，进而影响到人体健康的一种病理改变。中国人属于东南亚人群，与西方人不同的是脂肪容易积聚在腹部的深部内脏，而体表的肥胖并不明显，形成所谓的"腹型肥胖"，又称中心型肥胖，是一种成年人中常见的肥胖体型，即我们说的"啤酒肚"。大量的脂肪包围在心

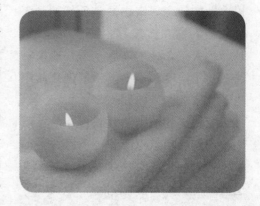

脏、肝、胰腺等重要器官周围，从而导致肥胖者患糖尿病、冠心病、脂肪肝等风险明显增高。

所以，判断肥胖与否，不能仅看体重指数，还要关注腰围和臀围等指数。因为不仅是身体脂肪的总量，脂肪分布的特点也决定了肥胖的危险度。

（二）控制肥胖要达到什么目标

控制肥胖的目标是体重指数＜25 或减轻体重的 5%～10%。具体数据因人而异，一般小于 10% 的体重下降，就可以达到改善并发症的目的。

（三）肥胖是万病之源

一胖得百病，肥胖是很多疾病如糖尿病、冠心病、高血压、血脂异常和癌症的重要危险因素。肥胖者比正常体重者并发糖尿病多 4 倍,冠心病多 2～5 倍；高血压多 2～6 倍。肥胖与艾滋病、吸毒和酗酒已被并列为世界性四大医学社会问题。

全球每年因肥胖而死亡的人数高达 30 多万，我国肥胖患者的数量随着生活方式的改变，也已达 7000 万之多，特别是城市人群中肥胖患者日益增多，肥胖儿童的比例已经超过 20%。

（四）肥胖与糖尿病的关系——裤带越长，寿命越短

肥胖与糖尿病是对健康的双重危害。肥胖的 2 型糖尿病患者的预期寿命比非肥胖者缩短 35%；肥胖会导致病死率的提高，而且病死率随着体重的增加而升高，体重超重越多，病死率越高。所以，肥胖与糖尿病的关系就是裤带越长，寿命越短。

在新诊断的 2 型糖尿病患者中，肥胖和超重者占到 50% 以上。肥胖和糖尿病就像一对孪生姐妹，是对健康的双重危害。肥胖的 2 型糖尿病患者的预期寿命比非肥胖者缩短 35%。

腹部肥胖的最主要的危险是胰岛素抵抗。肥胖是导致 2 型糖尿病的最危险因素，美国著名的糖尿病专家 Joslin 早在 1927 年就率先提出"糖尿病因肥胖而产生，因肥

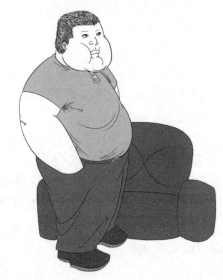

胖而死亡"。由此可见，国内外早已认识到肥胖与糖尿病的密切关系。

（五）肥胖不是健康、富裕的标志

肥胖是一种可以预防的疾病。肥胖的危害也引起了世界各国人民的重视，特别是美国、英国等欧洲国家，成立了减肥俱乐部、减肥中心等。近年来，我国的减肥机构也在各地相继成立，健身房鳞次栉比。通过健身，不仅为了保持美丽的形体，更是为了拥有一个健康的人生。

在国外，健美的形体是一种身份的象征。能在优越的生活条件下始终使自己保持健壮的身体，首先说明是具备一定健康保健知识的人，能够认识到肥胖的危害并采取正确措施，加以防范。另外，说明他们有更多的时间和财富，参加各种健身运动。

（六）怎样知道自己是否超重了呢

自己体型偏胖，属不属于肥胖呢？常用的评估方法是测定腰围、臀围和体重指数。下面教您如何判断是否肥胖的两种方法。

1. 第一种方法　计算体重指数。这是目前被世界卫生组织（WHO）推荐的应用最广泛的衡量超重或肥胖的指标。

体重指数：体重指数的英文缩写是 BMI

体重指数（BMI）＝体重（千克）÷身高^2（米^2）

正常：$20 \sim 24$

超重：$24 \sim 25$

肥胖：> 25

消瘦：$17 \sim 19$

营养不良：< 17

要求测量身高、体重要免冠脱鞋，去掉衣服重量。该方法简单易行，但不能反映局部体脂情况。

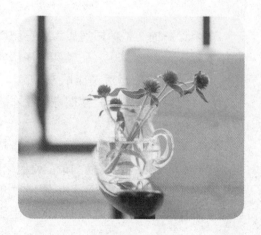

根据腰围诊断肥胖，腰围是常用的衡量腹部肥胖的指标。

腰围和臀围的测量：腰围和臀围均能反应局部体脂的情况，中国男性腰围 >85 厘米，女性 >80 厘米可诊断为中心型肥胖。

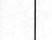

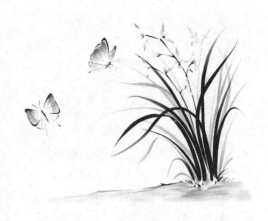

世界卫生组织把腰臀围比值作为肥胖的评估标准。腰臀比：指腰围除以臀围的比值。腰臀围比男性＞0.9，女性＞0.85，为判断肥胖的界限。

腰围：测量腰围时，受试者取站立位，双足分开25～30厘米，在肋骨下缘与髂嵴连线的中点水平测量腹部周径，测量尺应紧贴但不压迫受试者的皮肤。

臀围：是指臀部最大周径。

2. 第二种方法

第一步：计算标准体重。公式：标准体重（千克）＝身高（厘米）－105

第二步：判断自己的体型。公式：您的体重状况＝（实际体重－标准体重）÷标准体重 ×100%。

如果实际体重超过标准体重，但实际体重与标准体重的差值在标准体重的10%以内，体重仍属在正常范围以内。

如果超过标准体重的10%属于超重。

超过标准体重的20%属于肥胖。

超过标准体重的40%属于重度肥胖。

如果低于标准体重的10%属于偏瘦。

低于标准体重的20%属于消瘦。

例如：某人身高170厘米，现在体重为80千克（160斤），其理想体重应该是170－105＝65千克（130斤），但实际体重与理想体重的差值为80－65＝15，差值与理想体重的比值为（15÷65）×100%＝23%，已经超过了理想体重的20%，所以，可以判断此人目前处于肥胖状态。

又如：某人身高1.6米，体重63千克，则其体重指数＝$63 \div 1.6^2 = 24.6$

24.6在24与25之间，属于超重状态。

经过计算以后，不管您的体重是超重还是肥胖，均应积极努力，争取将体重尽可能接近标准体重，使BMI＜25，尽可能＜24或减轻体重的5%～10%。

（七）远离肥胖，就可远离糖尿病

从儿童时期开始就应养成良好的饮食习惯，防止肥胖。另外要加强体育锻炼，避免久坐不动，以增加热量的消耗。肥胖是一种疾病，应及早到肥胖门诊就诊。

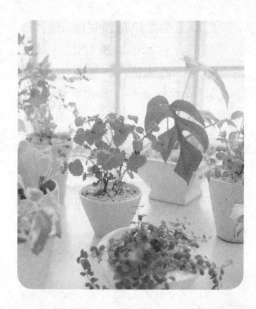

有研究表明，缺乏体力活动和不健康饮食是超重和肥胖的主要危险因素。通过生活方式干预，如饮食控制、体力活动等，能够减少多达 60% 的肥胖者患糖尿病的风险。也就是说，至少一半以上的肥胖者如果在成年时保持正常的体重，就不会患上糖尿病。所以，远离肥胖，就可远离糖尿病。

有一退休干部，女，62 岁，身高 162 厘米，体重 85 千克，在医院组织的查体中发现空腹血糖 6.3 毫摩 / 升，餐后 2 小时血糖 10.2 毫摩 / 升；血压 145/90 毫米汞柱；胆固醇 5.8 毫摩 / 升。

属于糖尿病前期，伴有高血压、血脂紊乱。向其讲解了肥胖的危害及减肥的重要性以后，她就开始了自己的减肥计划，少吃多活动，未使用任何减肥药物，经过半年的不懈努力，再次查体，竟然所有的指标均达到正常：空腹血糖 5.1 毫摩 / 升，餐后 2 小时血糖 7.1 毫摩 / 升；血压 135/85 毫米汞柱；胆固醇 4.1 毫摩 / 升。这一切良好的效果源于有效的减肥。这半年，她的体重下降了 6.3 千克，她非常高兴地说，"幸亏减了这十几斤，不仅感觉全身轻松，最庆幸的是没有患上糖尿病。高血压没有了、血脂也正常了，没有了思想压力，走路轻松了、脑子也比原来清醒了，睡眠好，心情更好。"

例：体重 100 千克的患者减轻 10 千克可能获得的益处

减轻体重可能获得的益处如下。

病死率：总病死率降低 20% ～ 25%

　　　　糖尿病相关的病死率降低 30% ～ 40%

　　　　肥胖相关肿瘤的病死率降低 40% ～ 50%

血压：收缩压 / 舒张压降低约 10 毫米汞柱

糖尿病：发生糖尿病的风险降低超过 50%

　　　　空腹血糖下降 30% ～ 50%

　　　　糖化血红蛋白降低 15%

血脂：低密度脂蛋白胆固醇水平降低 15%

　　　　三酰甘油水平降低 30%

　　　　高密度脂蛋白胆固醇水平升高 8%

糖尿病居家调养宝典

（八）治疗肥胖有哪些方法

1. **科学减肥**　减肥最好的方法是饮食减肥＋运动减肥，并应持之以恒。但要注意避免以下不科学的减肥方法。

（1）饥饿式节食减肥有危险。有的患者想减肥就不吃饭，甚至几顿不吃或吃得极少，这样是不科学的。因为人体每天至少需要1200千卡的热量才能满足基本的生理需要，以保证身体各个脏器安全有效地运转，吃得过少则会导致机体蛋白质的消耗，甚至引发代谢紊乱，严重时可危及生命。

（2）"减肥营养餐单"，营养残缺不全。有的减肥者减肥心切，只吃蔬菜水果，不仅达不到减肥的目的，而且也会因蛋白质、脂肪的缺乏而导致营养不均衡，这种减肥方法也不可取。

（3）快速减肥，反弹也快。减肥应是一个循序渐进的过程，依靠不吃、腹泻、超负荷运动来快速减肥的患者，往往丢失的是水分和蛋白质，并没有很好地消耗脂肪，一旦停止减肥措施，体重很快就会反弹。

（4）减肥减少餐次，弊多利少。有的减肥者减肥时一天只吃一顿饭或减为两顿饭。其实，减肥是减少每天的总热量，是减少饮食的数量不减少饮食的次数。每天仍以3顿饭为宜，避免因减少餐次后而暴饮暴食，这会导致血糖波动明显，饥饿的细胞会超强吸收和储存养分，对减肥非常不利。

2. **饮食减肥治疗**　肥胖2型糖尿病患者的饮食治疗包括调整食物摄入总热量、营养素的合理分配和改善饮食习惯三个方面。

根据每个人的实际情况不同，算出每日的摄入总热量和各种营养素的分配，既要满足身体的需要，又不至于摄入过多。

一般采用低热量饮食，热量通常限制在每日每千克体重20～25千卡，低脂饮食，适量的蛋白质。营养素的分配比例是：糖类占总热量的50%～60%，蛋白质占总热量15%～20%，脂肪占总热量20%～25%。

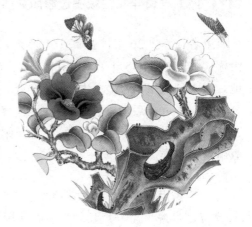

饮食中要清淡少盐，多吃蔬菜和粗粮；抵制奶油、巧克力、干果、碳酸饮料等高热量食品；少吃肥肉、动物内脏等油腻食品；可以适当摄入鸡蛋、牛奶、瘦肉、鱼虾等食物，保证正常所需的蛋白质；少吃或不吃零食；不吃主食是错误的，减少糖类摄入，选择低糖或无糖的健康食品，忌用单

糖、蜜糖等；限制饮酒。

宜采用蒸、煮、烧、凉拌等烹调方法，忌用油煎、炸的方法。

3.运动减肥治疗　肥胖2型糖尿病患者应根据自己的年龄、身体状况、有无伴随疾病来决定自己的运动量、运动时间和运动强度等。提倡轻、中度强度的有氧运动，每天30分钟以上，每周至少3～5次。运动时最大的安全心率＝170－年龄，表明运动是安全有效的。

但病情较重、有并发症的患者，运动应遵从医师的指导，必须保证安全。运动贵在坚持，提倡采取循序渐进的方法，逐渐加大运动量和延长运动时间，使身体有一个逐渐适应的过程。另外，日常生活中，有意增加运动的机会，如能爬楼梯不坐电梯，能步行不乘车等。

（九）药物减肥有风险，慎重使用减肥药

最好的、最安全、最提倡的减肥治疗应首选合理饮食和运动减肥，经过一段时间的饮食控制和运动减肥效果仍不佳时，可以考虑药物减肥。但是，为了您的健康，并不提倡使用药物进行减肥。

社会上，各种减肥药层出不尽，作用机制各不相同，有的是兴奋大脑的饱食中枢；有的是抑制大脑的食欲中枢；有的是减少脂肪在肠道的吸收等。每一种减肥药均有其不同的适应证和禁忌证，而且各有其不同的不良反应，千万不可轻信广告盲目服用，一定要在医师的指导下服用，特别是年轻人更应谨慎。目前，有一种奥利司他胶囊，是唯一一种非中枢神经作用的减肥处方药，可到医院咨询，在医师的指导下，决定是否适合服用。另外，手术减肥如吸脂术等也有相当程度的风险，更应慎重对待。

【病例1】　青年女性减肥过急而突然晕倒在地。

患者，女，20岁，身高168厘米，原来体重95千克，经过半年的减肥治疗，体重减至55千克。某日，患者在家中行走时突然感觉头晕，摔倒在地，家人急将其送到医院。体格检查：患者神志清，面色苍白，脉搏96次/分，血压90/60毫米汞柱；全身消瘦，营养不良，非常虚弱，说话声音微弱，四肢软弱无力。其母告知医师，患者是因自己在外面买减肥药服用所致，药名、服用量均不详。

专家点评：各种减肥药的作用机制不同，每种减肥药均有各自的不良反应，用法用量、疗程均应当在医师的指导下服用。部分减肥药最大的

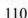

危险是直接抑制或兴奋大脑的某个中枢，有的减肥药对肝、肾功能有很大损害。所以，不提倡药物减肥且减肥不可操之过急，否则，会产生严重的不良后果，甚至危及生命。最安全的减肥方法是控制饮食量，增加活动量。

【病例2】 女中学生为追求完美，患上神经性厌食症。

患者，女，15岁，初中学生，身高158厘米，体重38千克。神志清，精神可，全身消瘦，面容是男是女因过分消瘦不易识别，甚至面部的静脉血管清晰可见，可谓皮包骨头。究其原因，该患者是一个非常优秀的初中学生，学习成绩突出，能歌善舞，因舞姿优美，经常受到他人夸奖。为了追求形体完美，开始节食，并每天坚持跑步1小时，身体越来越瘦，慢慢地只要一见到饭就恶心，没有一点食欲，因临近中考她的父母心急如焚，任凭苦口婆心劝说，仍不思饮食。每天早晨除了吃1个鸡蛋，什么也不吃，包括面食、鱼虾等，吃1个鸡蛋的理由是她认为鸡蛋里面什么营养都有了，没有必要吃别的。

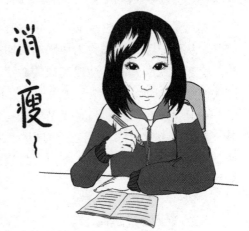

消瘦～

专家点评： 这是典型的神经性厌食症。减肥提倡科学减肥，每日摄入的热量既要满足身体的正常需要，又不能过多储存。此学生本来就不胖，在别人的赞誉声中，迷失了真正美的方向，误认为越瘦越美。认为饭就是自己美的克星，见到饭就恶心、想吐，在减肥的过程中逐渐产生了厌食的情绪。中学生正是身体生长发育的最重要阶段，每天1个鸡蛋根本满足不了身体的生理需要，任何一种食品，它的营养均不可能包含所有的营养素。由于长期节食，严重的营养不良导致其青春期女性特征发育严重迟缓，子宫、卵巢等的发育状况与其年龄很不相符，仍处于儿童时期，甚至可能有终身不能生育的严重后果。这个女孩为了追求所谓的"瘦唯美"付出的代价是惨痛的。出现神经性厌食的患者几乎均为女性，且多见于追求完美的年轻女性，所以，健康的美才是真正的美。

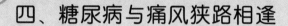

四、糖尿病与痛风狭路相逢

在患有痛风的患者中，糖尿病的患病率为 20% ～ 30%。而且，痛风病史越长，糖尿病的发病率就越高。痛风的发病经历了从罕见到少见再到常见病这样的一个发展过程。有资料显示，1958 年以前，只有 25 例报道，而到 2005 年，我国痛风患者的统计人数已经超过 1200 万人。特别是我国沿海地区及经济发达地区，痛风的发病率已经接近欧美发达国家的水平。

（一）什么是痛风

痛风是一种代谢性疾病。人体内有一种称为嘌呤的物质，由于其代谢发生紊乱，从而导致一种被称为尿酸的代谢产物在体内的合成增加或者排出体外减少，引起血尿酸升高，造成高尿酸血症。这些高浓度的尿酸以钠盐的形式沉积在关节腔、软骨、软组织和肾中，会引起某些组织的炎性反应，称为痛风。

痛风发作时，患者足趾、关节等处疼痛难忍，撕心裂肺，难以名状，痛不欲生，甚至有生不如死之感。痛风之痛堪称"疼痛之首"，患者甚至有割掉足趾以达到缓解疼痛的想法，真可谓"痛疯""发疯"，常有患者自我描述自己有痛疯了的感觉。

（二）什么是嘌呤

嘌呤是存在于细胞内的一种物质。嘌呤在体内经过一系列的代谢变化，最终形成的产物叫尿酸。

（三）什么是尿酸

尿酸是嘌呤经过一系列代谢变化，最终形成的产物。一般可通过抽取空腹静脉血来检测血尿酸的水平。通常采用尿酸氧化酶法，正常男性为 150 ～ 380 微摩 / 升，正常女性为 100 ～ 300 微摩 / 升。一般而言，血尿酸水平越高或持续时间越久，越容易患痛风。

（四）什么是高尿酸血症

高尿酸血症是痛风发病的先决条件，有 5% ～ 12% 的高尿酸血症患者会发展为痛风。国际上将高尿酸血症的诊断标准定义为：男性或绝经后女性血尿酸

糖尿病居家调养宝典

＞ 420 微摩 / 升，女性血尿酸＞ 350 微摩 / 升。这个浓度是尿酸在血液中的饱和浓度，超过此浓度，尿酸盐就会沉积在组织中对人体造成多种损害。

（五）糖尿病患者为什么容易患痛风

高尿酸血症与糖尿病之间有着难以分割的关系，糖尿病容易诱发痛风主要与以下因素有关。

1. 糖尿病好发于中老年人，糖尿病诊断之前，就有接近 50% 的患者已经出现大血管并发症，所以，糖尿病患者多合并动脉粥样硬化和高血压等，肾动脉硬化造成肾小管缺血、缺氧，引起肾功能减退，从而导致肾小管排泄尿酸的能力减退，出现高尿酸血症。

2. 糖尿病早期和胰岛素治疗过程中，往往伴随高胰岛素血症。胰岛素可通过促进肾近端小管对尿酸的重吸收，抑制肾对尿酸的排泄，使血尿酸水平升高。

3. 糖尿病患者发病与多种因素有关，如年龄、饮酒、肥胖等。糖尿病患者以中老年患者，特别是 45 岁以上居多，痛风患者通常也是中年发病。肥胖患者由于摄入的能量大于消耗，使尿酸的生成增多，消耗减少。过多的脂肪沉积于皮下，脂肪分解时，体内的酸性产物增多，从而抑制尿酸的排泄，使血尿酸水平升高。

另外，饮酒也是血尿酸升高的重要因素之一。乙醇本身含有较高的嘌呤，大量饮用可导致嘌呤摄入过多，嘌呤在体内经过代谢最终形成尿酸。而且乙醇在体内的代谢过程中会产生一种叫作乳酸的产物。它会抑制肾对尿酸的排泄，使尿酸水平升高。

4. 糖尿病患者多存在血脂紊乱，高血脂与高脂饮食密切相关。当患者摄入富含脂肪的食物时，因摄入的能量过高，导致嘌呤合成亢进，从而导致尿酸生成增多。同时，脂肪代谢的相关产物会抑制尿酸的排泄，也导致血尿酸水平升高。此外，有报道，高胆固醇血症和高三酰甘油血症均可通过抑制肾对尿酸的排泄，从而诱发或加重高尿酸血症。

5. 前面提到，糖尿病与高血压"狼狈为奸"，高尿酸血症又与高血压的发生和发展密切相关，痛风患者中高血压的发病率高达 50% ～ 60%。主要原因有两方面，一方面，高血

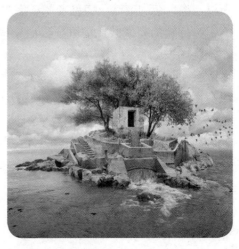

压可造成组织缺氧，抑制尿酸分泌，导致尿酸水平升高。另一方面是高血压引起的高血压性动脉硬化，使肾血管阻力增加，引起肾小管受损，肾的有效血流量减少，从而引起高尿酸血症。另外，高血压引起血尿酸水平增高的原因还有使用利尿类降血压药治疗高血压时，会使肾对尿酸的重吸收增加，抑制了尿酸的排泄。所以，痛风伴有高血压的患者，应尽量避免使用此类降血压药。

（六）糖尿病合并痛风可谓雪上加霜

长期的高尿酸血症可诱发痛风，过高的高尿酸血症也可直接损害胰岛 B 细胞，而诱发糖尿病。痛风又会加重糖尿病的危害，部分糖尿病患者还会同时存在胰岛素抗体，而使糖尿病难以控制。两者互相影响，互为因果，可谓雪上加霜。

1. 痛风性关节炎的受累关节及周围软组织红肿、发热、肿胀明显，疼痛剧烈难忍，若合并糖尿病，高血糖会加重局部肿胀、疼痛，延长痛苦时间，延长病程。

2. 尿酸盐沉积可形成痛风石。痛风石多发生于关节软骨、滑囊、耳郭、腱鞘和关节周围组织、皮下组织和肾间质等，以关节软骨最常见。对于人体来说，痛风石是一种异物，特别是发生于足部的痛风石，随着局部痛风石不断增大，覆盖在痛风石上的皮肤就会不断绷紧而变薄、发亮，一旦外力摩擦和不慎碰撞，很容易破损，溃烂甚至形成瘘管，而诱发糖尿病足，不易愈合，严重者需要截肢治疗。破溃的皮肤是连接外界与骨和关节腔的通道，合并感染会发生骨髓炎，严重时还可能因引发败血症和脓毒血症而导致死亡。

3. 糖尿病肾病是糖尿病较严重的慢性并发症，最终会因出现慢性肾衰竭而进行血液透析治疗。而痛风性肾病由于过量的尿酸盐在肾中沉积，可因肾间质纤维化和肾动脉硬化而发生尿毒症。尿毒症是目前痛风患者死亡的主要原因。所以，痛风会加速糖尿病患者尿毒症的发生和发展。

4. 持续的高尿酸血症可导致糖尿病。有研究显示，血尿酸水平升高，糖代谢紊乱的发病率就明显升高，高尿酸血症会引起胰岛素分泌减少，长期高尿酸血症可导致糖耐量异常和糖尿病发病。有研究显示尿酸盐主要通过两种途径干扰糖代谢。

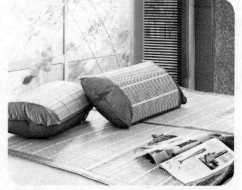

（1）尿酸盐结晶在胰岛沉积，损伤胰岛 B 细胞，减少胰岛素分泌。

（2）尿酸盐结晶会增加外周组织（肌肉组织和脂肪组织）对胰岛素的

抵抗。

5.糖尿病患者与高血压"狼狈为奸"，与高血脂形影相随。高尿酸血症可诱发和加重胰岛素抵抗，促进动脉粥样硬化，引起高血压。持续的高尿酸血症可诱发和加重高血压，使心、脑血管疾病的发生率和病死率明显提高。

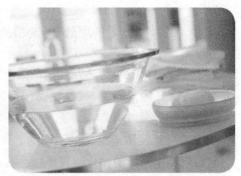

6.糖尿病视网膜病变导致糖尿病患者视力下降，视物模糊。高尿酸血症引起的尿酸盐结晶在角膜、结膜、球后组织、房水等处沉积导致的痛风相关性眼病也会导致视物模糊。

（七）糖尿病合并痛风怎么治

糖尿病和痛风均是可以控制但不能根治的代谢类疾病。两者均要在并发症出现之前，接受专业医师的长期规范治疗。一旦失去治疗良机，出现严重的并发症，治疗相对比较困难，且两者相互影响，互相加重。但是，很多患者没有引起足够重视，或者觉得到医院检查麻烦而延误治疗。其实，检查非常简单且价格也非常低。测指尖血糖只要几秒钟，不到一滴血，仅用10元钱。查血尿酸只需2毫升血，几元钱就能查出。医师会根据您的病情制订合理的治疗方案，包括如何饮食、怎样运动及正确合理的药物治疗。

根据胰岛素制剂和胰岛素促泌药有升高血尿酸的作用；胰岛素增敏药（如匹格列酮）、双胍类（如格华止）和阿卡波糖类（如拜糖平）没有明显的升高血尿酸的作用；胰岛素增敏药（如罗格列酮）尚有明显的降尿酸和保护肾的作用，糖尿病合并痛风患者的治疗原则如下。

1.如果没有禁忌证，首选胰岛素增敏药，次选双胍类，可选α-糖苷酶抑制药，尽量不使用胰岛素或胰岛素促泌药。

2.若必须使用外源性胰岛素治疗，最好与胰岛素增敏药、双胍类或α-糖苷酶抑制药联合使用，以减少胰岛素的用量。

3.若必须使用胰岛素促泌药，可选用格列美脲，最好与双胍类或胰岛素增敏药联合应用。如亚莫利，因其是所有促泌药中胰外作用最强的，能间接降低血尿酸水平，明显改善外周胰岛素抵抗，从而减少胰岛素用量。

总之，单纯依靠饮食控制和单纯药物治疗均不能良好控制病情的发展，必须饮食控制结合药物治疗，方能收到理想治疗效果。

【病例1】 查体发现尿酸高，没有感觉未治疗，痛风发作受不了。

患者，男，43岁，查体发现尿酸高，为515微摩/升，医师建议到痛风科检查、治疗。但患者因自己没有任何不适而未引起重视。某日大量饮酒和进食海鲜后，突然出现痛风急性发作，足部疼痛难忍，不能行走，家人急将其送往医院，医生查体发现其左足大趾外侧、外踝、耳郭等处触及如黄豆、米粒等大小不等的痛风石。泌尿系统超声检查发现尿路有结石。

> **专家点评：** 多数人是在查体中发现血尿酸高，但由于患者没有不适感觉而容易忽视。其实，高尿酸血症虽然开始不会产生症状，但对人体的危害很大，是高血压、高血脂和心血管等疾病的高危因素，如果血尿酸水平长期过高，尿酸盐结晶就会沉积在人体的组织中，悄悄地损害着人体的重要器官。例如沉积到关节腔会引起痛风性关节炎，导致关节变形；沉积在肾，引起痛风性肾病和尿路结石，导致尿毒症；沉积在胰腺，诱发和加重糖尿病；沉积在血管壁，会加重动脉粥样硬化，加重高血压和冠心病等心脑血管疾病。所以，提醒查体发现尿酸高的患者，一定要认识到高尿酸血症的危害，及早治疗。

（八）糖尿病合并痛风的饮食学问

糖尿病患者合并痛风的饮食原则是在糖尿病饮食的基础上，注意避免高嘌呤饮食的摄入。合理饮食不仅利于血糖控制，而且可以预防痛风的发作。

1. 与糖尿病饮食的相同之处

（1）控制总热量。这是饮食的第一大原则，除了控制含热量高、含嘌呤高的饮食外，如海鲜类、肉类，其他食物也要控制，只要满足机体的需要即可。如果大量进食即使含热量或嘌呤相对较少的食物，仍然可以引起血糖和血尿酸水平的升高。

（2）三大营养物质合理搭配。糖尿病与痛风一样，均以糖类为主，占50%～60%，因糖类可以防止脂肪分解而产生酮体，且有利于促进尿酸的排出。蛋白质占15%～20%，过多易增加肾的负担；脂肪占25%～30%，众所周知，脂肪摄入过多，会导致血糖、血脂升高、体重增加；但是，如果过分限制脂肪的摄入，就会导致体内储存的脂肪分解，脂肪在分解过程中产生一种称为酮体的物质（包括乙酰乙酸、β-羟丁酸、丙酮），能够阻碍血尿酸的排泄，使血尿酸水平升高。所以，糖尿病合并痛风的患者应适量摄入脂肪，不可过多也不可过分控制。

（3）定时定量进餐。

（4）宜少食多餐，忌暴饮暴食。

（5）低脂饮食。

（6）适量的维生素和无机盐。

（7）不喝菜汤、肉汤、鱼汤和火锅汤。

2. 与糖尿病饮食的不同之处

（1）主食方面：糖尿病患者提倡每天吃 1 顿粗粮，而痛风患者适合吃细粮。因为粗粮中含有一定的膳食纤维，不升高血糖，不易消化，且有饱腹感，有利于血糖控制。而痛风患者，由于各种谷物的糙皮中嘌呤含量相对较高，所以，糖尿病合并痛风的患者建议选择主食时以细粮为主，注意粗细粮搭配，尽量选择嘌呤含量较低的粗粮，如小米和玉米或一些细粮，如馒头、面条等。

（2）糖尿病饮食严格控制甜食，而痛风患者要严格控制含嘌呤高的饮食。如动物的内脏（心、脑、肾、肝等）、海鲜（沙丁鱼、贝类、鲭鱼、鱼子等）、肉、禽类和酵母等。另外，蔬菜类要注意少食豆类食品（干豆类、豆浆、扁豆、豆腐等）、菠菜、蘑菇、龙须菜等。

（3）糖尿病患者要少喝稀粥，痛风患者要少喝豆浆。因稀粥升高血糖快而明显，所以不建议糖尿病患者喝稀粥。豆浆常作为糖尿病患者的早餐饮品，但是，糖尿病合并痛风的患者，喝豆浆不宜。因为黄豆中富含嘌呤，嘌呤又是亲水物质，黄豆磨成豆浆后，嘌呤的含量会比其他豆制品高出几倍。所以糖尿病合并痛风发作的患者，早餐建议以奶类为主。但在痛风缓解期，有专家建议，血尿酸水平降到 300 微摩 / 升以下，也可适量饮用豆浆。

虽然牛奶是低嘌呤食物，也是痛风患者蛋白质的主要来源，但也不是饮用越多越好，要注意量的控制。因为牛奶中含有丰富的钙质，体内的钙如果过多，很容易与草酸结合，生成草酸钙沉淀。草酸钙是肾结石的主要成分，如果患者存在肝、肾功能问题，很容易伴发肾结石、胆结石等。

（4）糖尿病患者提倡多食蔬菜是因为蔬菜含热量少，痛风患者多食蔬菜是因为蔬菜属于碱性食物。芹菜、黄瓜、白菜、油菜、卷心菜、冬瓜、菠菜等因为含有较低的热量且因含有植物纤维可增加饱腹感，而受到众多

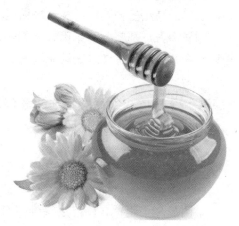

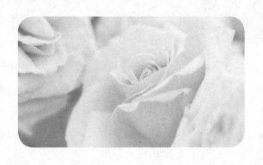

糖尿病患者的青睐。当然，以上多数蔬菜因含有嘌呤的成分少，且含有丰富的维生素甚至有的蔬菜（如芹菜、黄瓜、白菜、油菜、卷心菜、冬瓜等）具有利尿的作用，有利于尿酸的排泄也是痛风患者适宜食用的蔬菜。但是，特别需要提出的是菠菜中含有大量的草酸，容易和体内游离钙结合生成草酸钙，很容易引起痛风发作。更不能将菠菜与豆腐一起烹饪，一定要谨慎，以免引起痛风急性发作。

（5）糖尿病患者蛋白质倡导进食优质蛋白，如鱼虾等，动物蛋白和植物蛋白各占50%；痛风患者以奶类为主，辅以少量肉类及豆类。由于鱼虾等海产品含有较高的嘌呤，易诱发痛风，所以，糖尿病合并痛风的患者，就不能把鱼虾作为蛋白质的主要来源。

（6）水果：糖尿病患者在血糖控制良好且稳定的情况下可以吃水果，但是，要选择含热量低的水果，并将水果产生的热量从每日的总热量中扣除。水果属于碱性食物，某些水果具有排酸、降血压等作用。痛风患者同样可以吃水果，但要吃含嘌呤较低的水果。

糖尿病合并痛风的患者适宜选食哪些水果呢？草莓和苹果含有降尿酸的成分；樱桃可促进血液循环，有助尿酸的排泄，起到消肿和缓解疼痛的作用，能缓解痛风和关节炎引起的不适。还有猕猴桃，有报道称其有治疗痛风作用。

虽然可以吃水果，并不等于可以多吃，也要像糖尿病一样，从总热量中扣除，每天不能吃得过多，以小于500克为宜。水果中含有较高成分的果糖，如果在短时间内大量摄入，在体内分解过程中会产生过量尿酸，导致痛风发作。另外，果糖也属于高热量物质，不利于糖尿病和痛风的控制。

相对而言，那些含有果糖较高的热带水果，如榴梿、荔枝、芒果、椰子等，糖尿病合并痛风的患者最好敬而远之。

【病例2】 吃火锅后体检血尿酸偏高，大学生差点失去就业机会，虚惊一场。

某女，大学毕业后参加某大医院的招聘，理论和面试成绩合格，正在为自己找到一份满意工作而欣喜时，突然接到通知，医院查体结果显示自己的血尿酸结果明显高于正常。惶恐之余询问医师，医师了解了该女生抽血前日晚所进饮食后，提醒该女生注意饮食，再次查体结果正常。

3. 饮水的讲究　水是生命之源，人类生存离不开水的参与。医师常对患者这样说："一定要多饮水，饮水与吃药同样重要。"饮水对于痛风患者来说，更是一种治疗措施。

（1）饮水宜多不宜少：一般医师会告知痛风患者多饮水，每日达 2000 毫升以上，这是因为人体内的尿酸主要通过尿液排泄。特别是急性发作期，要求患者每天的尿量不少于 2000 毫升，对于饮水量的要求就更高，甚至达到 3000 毫升。夏季、进行体力劳动或运动时出汗较多，体内的水分主要通过汗腺排出，导致尿量减少。尿酸主要是从尿中排泄，势必造成血尿酸水平升高。所以，应当及时补充水分，增加小便次数，有利于尿酸的排泄。

（2）低钙宜碱不宜酸：只有在尿液偏碱性时尿酸才易于排出。一般饮用水的 pH 为 6.5 ～ 8.5，纯净水是 6.0 左右，偏酸。所以，糖尿病合并痛风患者选用自来水比较好，不要选用纯净水，也可选用矿泉水。要注意矿泉水中的含钙量不宜过高，以免因长期饮用而形成尿路结石。

4. 糖尿病患者提倡忌烟限酒，而痛风患者要求戒烟戒酒　为提高糖尿病患者的生活质量，在血糖控制良好且稳定的前提下，糖尿病患者可以少量饮酒，但乙醇产生的热量要从总热量中扣除。对于痛风患者，建议戒酒。因为酒是诱发痛风的重要因素之一，乙醇易使体内乳酸堆积，乳酸能够抑制尿酸的排泄；另外，酒中含有较高浓度的嘌呤，嘌呤的最终代谢产物就是尿酸。近年来，发现痛风发病率呈现

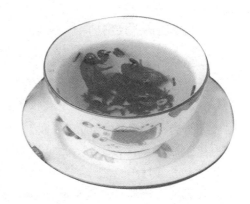

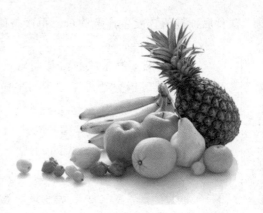

上升趋势，痛风病已经成为青岛等沿海地区的常见病和多发病，这与沿海地区的居民（特别是男性居民）喜欢吃海鲜、喝啤酒有着密切的关系，难怪有专家总结"啤酒加海鲜，痛风到眼前"。据中国台湾的统计资料显示，啤酒对于痛风发病的诱因占60%，海产品占18%，内脏食物占14%。在所有的酒类中，目前发现啤酒和白酒的诱发作用最强，而葡萄酒，特别是干红葡萄酒，相对来说，没有明显的诱发作用。所以，痛风患者最好戒酒，若饮，只能少量饮用干红葡萄酒。

5. 重碱性食物，轻酸性食物　有患者会问，哪些食物属于碱性，哪些食物又属于酸性呢？其实，所谓食物的酸碱性，是指存在于食物中无机盐属于酸性还是碱性。食物中的无机盐又取决于其所含的矿物质种类及含量的比率而定。钾、钠、钙、镁和铁进入人体后呈现的是碱性反应；而磷、氯和硫进入人体后呈现的是酸性反应。

日常生活中，患者要了解酸性食物和碱性食物主要包括哪些种类，摄入时注意以碱性食物为主，酸性食物为辅。

常见的碱性食物：主要存在于一些蔬菜（土豆、干豆类）和水果、奶类、栗子、茶叶等。患者可根据自己的病情适量食用。但要注意，土豆产生的热量要算在糖类当中。

常见的酸性食物：肉、鱼、家禽、坚果类和李子等。

除了酸性和碱性食物以外，还有一类食物如食用油、盐、糖、醋等，因其在代谢中不产生酸碱性，所以属于中性食物。油、盐、糖等因与高热量和高血压有关，也要限制食用。

（九）糖尿病合并痛风的运动知识

与糖尿病一样，运动与饮食治疗同样是痛风治疗的两大基石。所以，运动对于糖尿病合并痛风的患者有诸多益处，但要注意进行合理运动。

1. 运动对于糖尿病合并痛风的患者有很多益处　运动锻炼不仅可提高机体对胰岛素的敏感性，改善胰岛素抵抗，而且可以降低血糖，防治代谢综合征（如高血压、血脂异常、肥胖、冠心病等）。所以，运动对于糖尿病患者是治疗糖尿病的"五驾马车"之一。对于痛风患者，运动不仅可以增强体质，而且对减轻和缓解关节疼痛、防止关节挛缩和肌肉失用性综合征大有益处。运动锻炼还可使肌肉更多地利用脂肪酸，降低低密度脂蛋白胆醇，升高高密度脂蛋白胆固醇，改善高三酰甘油血症，从而改善血尿酸和血脂代谢，有利于预防心脑血管疾病等。

2. 糖尿病合并痛风的患者运动要合理　虽然运动对于糖尿病合并痛风的患者具有很多益处，但是因为运动量过大、运动时间过长、运动强度过高，均有可能引起尿酸的增高。因为运动后出汗，尿量减少。由于汗液中尿酸含量极少，而尿酸主要经过尿液排泄，因此，出汗越多，尿量越少，尿酸排出就越少，血尿酸水平就越高。所以，运动过程中和运动后一定要及时补充水分，保证足量的尿量，以利于尿酸从尿中排泄。

3. 糖尿病合并痛风的患者，仍建议采用有氧运动　如步行、慢跑、跳舞等，但运动时，必须注意各个关节的功能活动，包括颈部、双肩关节、双手腕部、腰部、双膝关节、双踝关节及手足指（趾）间的关节，要注意保护好痛风性关节炎累及的关节，注意保暖，防止关节受累、受寒和损伤。因为关节受累、受伤和受寒均会引起痛风发作。

五、糖尿病是代谢综合征家族的重要成员

（一）什么是代谢综合征

所谓代谢综合征，是一组以肥胖、高血糖（糖尿病或糖调节受损）、血脂异常［指高三酰甘油血症和（或）低 HDL-C 血症］及高血压等聚集发病，严重影响机体健康的临床症候群。

早在 20 世纪 70 年代，研究者们就已经注意到一些腹型肥胖的个体，常伴有糖尿病、高血压或血脂紊乱，而且，这些人发生冠心病甚至导致心血管病死亡的概率明显增加。

1988 年，美国斯坦福大学的 Reaven 教授，将这种在个体内存在多种代谢异常的情况，命名为"X 综合征"。

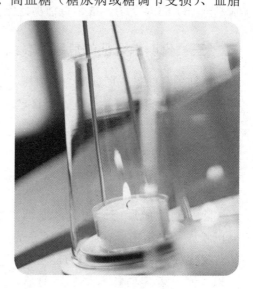

后来，因这些代谢紊乱常存在胰岛素抵抗，又有人称其为"胰岛素抵抗综合征"。

1999 年世界卫生组织建议统一采用代谢综合征的名称。

由此看来，代谢综合征是一个庞大的疾病家族，其家族成员有中心型肥胖、糖代谢异常（糖尿病和糖尿病前期人群）、高血压、血脂异常（高三酰甘油血症和低高密度脂蛋白血症）等。其中，糖尿病是代谢综合征家族的重要成员，临床上经常发现一些患者，并非单纯的血糖高，而且高血压、血脂紊乱、肥胖等多个危险因素并存。

（二）我国代谢综合征有多少

随着生活水平的提高，生活方式的改变，肥胖的患者从青少年开始就如雨后春笋越来越多，糖尿病、高血脂的发病率突飞猛进。随着生活节奏的加快，生活压力的提高，高血压的患者也在向上攀高。

根据中华医学会糖尿病分会的诊断标准，对中国人代谢综合征的患病率在上海、北京、武汉等大中城市进行调查，调查结果显示：中国人的代谢综合征的粗患病率为 14% ～ 16%，标化患病率为 9% ～ 12%。也就是说，每 10 个人当中，就有一个存在代谢综合征。

代谢综合征总体上呈现北方高于南方，城市高于农村的趋势。可能与北方人的饮食习惯如喜食肉类、暴饮暴食有关；农村少于城市可能与农民的生活水平低于城市且农民经常下地劳作，体力活动较多有关。

代谢综合征的患病率随着年龄的增长而增高，而且增长趋势具有一定的性别差异。以 65 岁为界，65 岁以前男性比女性多见；65 岁以后，女性比男性多见。

（三）代谢综合征的危害有多大

单纯的高血糖或糖尿病、高血压、血脂紊乱有哪些危害，代谢综合征就有可能有哪些危害，这并不是单纯将这几种代谢异常状态所造成的危害叠加，而有可能加倍甚至成几倍的翻番，因为这些危害因素之间会相互作用，相互加害。

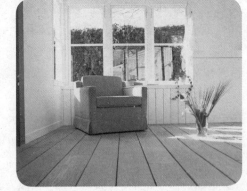

除了腹型肥胖肉眼可见，血糖、血压和血脂异常由于在早期没有明显的自我症状，只有通过检查方能发现，所以，肥胖者定时检查血糖、血压、

血脂等非常有必要。

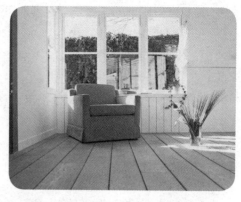

有研究结果显示，代谢综合征患者对人类的危害很大，是发生心脑血管疾病的高危人群，而且发生脑卒中和缺血性脑血管病的机会明显增多，由此而引起的相关死亡快速增长。其死于心脑血管疾病者为正常人的 2 倍，发生心肌梗死和脑卒中者是正常人的 3 倍，发生 2 型糖尿病者为正常人的 5 倍。2002 年世界卫生组织公布的数据显示，冠心病和脑卒中导致的死亡已经分别被排到全世界老年人死亡原因的第一位和第二位。

（四）什么因素与代谢综合征有关

目前，代谢综合征的病因还不清楚，但是发现不少患者不管是高血压还是高血糖以及脂代谢紊乱，多存在家族聚集性，就是一个家庭有两位或两位以上存在多种代谢紊乱，由此说明，代谢综合征与遗传密切相关。另外，与能够导致肥胖、高血糖和血脂紊乱的不健康的生活方式、饮食不合理、运动少都有难以分割的关系。

国外专家 Hales 教授等提出了"节俭基因型"的假说，意思是患者体内存在适应于艰苦条件下（营养不足）生存的保护基因，反而不能耐受营养过剩的状态。

目前，多数学者认为，代谢综合征是遗传和环境的交互作用致病，遗传因素是无法选择的，但环境因素是可以改变的。即使家族中存在遗传易感性，但是只要科学控制饮食、坚持适当运动，保持合理的体重，就可以避免肥胖，延缓或避免代谢综合征的相关疾病。

（五）代谢综合征的诊断标准

代谢综合征的诊断标准在全球尚未完全统一，国外有 3 个版本，分别是国际卫生组织（1999）、美国国家胆固醇纲要成人教育组第 3 次报告（2005）和国际糖尿病联盟（2005）制定。国内有 2 个版本，分别是中华医学会糖尿病分会（2004）和《中国成人血脂异常防治指南》制定联合委员会建议的代谢综合征诊断标准。

目前，我国采用的是中华医学会糖尿病分会 2013 年建议的代谢综合征诊断标准。

具备以下所列的 3 项或全部者即可诊断为代谢综合征。

1. 腹型肥胖：腰围，男性 ≥ 90 厘米，女性 ≥ 85 厘米。

2. 高血糖：空腹血糖 ≥ 6.1 毫摩 / 升，或餐后 2 小时血糖 ≥ 7.8 毫摩 / 升和（或）已经确诊为糖尿病并正在接受治疗的患者。

3. 高血压：血压 ≥ 130/85 毫米汞柱和（或）已经确诊为高血压并正在接受高血压治疗的患者。

4. 血脂紊乱：空腹血浆三酰甘油（TG）≥ 1.7 毫摩 / 升，或空腹高密度脂蛋白胆固醇（HDL-C）< 1.04 毫摩 / 升。

（六）怎样防治代谢综合征

代谢综合征是多种代谢相关疾病在某一位患者身上先后或同时存在的现象，所以，代谢综合征的治疗也应该包括患者所有疾病，既要减轻体重、控制血糖，又要降低血压，还要调节血脂，使各项代谢指标接近或达到正常人的水平。

由于每个患者病情不同，有的四项指标均不正常，有的只有三项异常，或许患者在肥胖的基础上存在高血糖、高血压，而血脂正常；或许在肥胖的基础上血压高，血脂紊乱，而血糖正常；或许在肥胖的基础上存在高血糖、血脂紊乱，而血压尚处于正常；还有可能患者并不胖，甚至体型偏瘦，但患者的血压、血糖、血脂均已经达到诊断代谢综合征的标准。因此，要对每个患者存在哪些项目的异常，每个项目异常达到哪种程度，做出评估，制订个体化防治方案。

1. 对于有代谢综合征家族史（糖尿病、高血压、高血脂等）的高危人群，进行代谢综合征的预防教育。

（1）控制饮食，加强运动，监测体重，防治体重超重或肥胖。

（2）加强宣传，提高预防代谢综合征的知晓率，告知这些高危人群代谢综合征是可以预防的，及发生代谢综合征对健康的危害。

（3）定时检查各项指标，及早发现是否存在异常，及早采取干预措施，达到无病防病，有病及早干预的目的。

干预措施以生活方式干预为主，了解患者的生活方式，发现患者不健康的饮食行为，改变饮食结构，减少热量的摄入，增加运动、加速热量的消耗；戒烟限酒，保持理想的体重水平，保持良好的心理状态等。不仅能减轻胰岛素抵抗和改善高胰岛素血

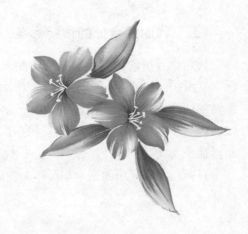

症，也能改善糖耐量，从而预防 2 型糖尿病的发生并减少发生心血管事件的危险性。

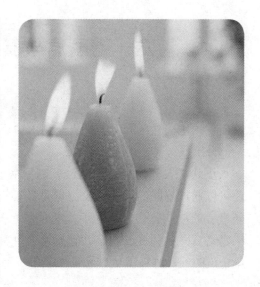

2. 对于已经发现存在代谢异常的患者，针对患者的具体情况，在生活方式干预的基础上，针对各种危险因素进行药物干预。如果存在糖耐量异常，可口服二甲双胍，预防糖尿病；如果存在高血压，则在低盐低脂饮食的基础上，口服降血压药；如果存在血脂异常，给予调节血脂的药物，调整脂代谢异常。争取使各项指标均能达到控制目标。

（七）代谢综合征的控制标准

针对患者存在的代谢综合征的危险因素，如糖尿病、糖调节受损、高血压、血脂紊乱等进行生活方式干预，甚至药物治疗，要达到一种什么目标呢？

中国 2 型糖尿病防治指南（2013 年版）给大家制定了一个明确的目标。

1. 减轻体重：是首要的目标，也是实现其他治疗目标的基础。通过生活方式的干预治疗，最好使体重在 1 年内降低 7% ～ 10%，争取使体重指数和腰围达到正常范围。

2. 血压的控制标准根据是否患有糖尿病而不同。对于没有糖尿病的患者，血压控制在＜ 140/90 毫米汞柱即可；而对于患有糖尿病的患者，血压的控制标准更为严格，应当控制在＜ 130/80 毫米汞柱以下。

3. 低密度脂蛋白胆固醇（LDL-C）＜ 2.6 毫摩 / 升、三酰甘油＜ 1.7 毫摩 / 升、高密度脂蛋白胆固醇＞ 1.04 毫摩 / 升（男）或＞ 1.30 毫摩 / 升（女）。

4. 空腹血糖＜ 6.1 毫摩 / 升、餐后 2 小时血糖＜ 7.8 毫摩 / 升及糖化血红蛋白＜ 7.0%。

六、糖尿病与皮肤病

皮肤覆盖在人体的最外层，直接与外界接触，是人体的最大器官。皮肤的总面积约 1.6 平方米，皮肤从外到内由表皮、真皮、皮下组织和皮下附属器四个部分组成。

皮肤是人体的第一道防线。糖尿病患者的高血糖，除了通过尿液排出外，还可以通过皮肤的毛孔分泌。糖是各种细菌生长繁殖的良好培养基，所以糖尿病患者的皮肤就像一个大而完整的细菌培养基，非常有利于细菌的生长繁殖，很容易合并各种皮肤感染。特别是合并神经病变时，皮肤损伤，打破了皮肤的第一道防线，感染就更容易发生了。

（一）细菌感染

通常有疖、痈、睑腺炎等，多由金黄色葡萄球菌或链球菌感染所引起，表现为局部红、肿、热、痛及脓性肿块，肿块破溃后会流出脓液。这种感染容易扩散，必须严格控制感染并控制血糖。

疖好发于发根及易摩擦的部位；痈好发于颈、项、背部和大腿；睑腺炎则是眼睑的腺体发生感染。

（二）真菌感染

1. 癣症　糖尿病容易发生各种皮肤病，主要由癣菌所致。根据感染的部位不同，可分为以下几种。

（1）手癣、足癣、甲癣（灰指甲）。

（2）体癣：可发生于除手足外的身体任何部位，由皮肤癣菌引起。

（3）股癣：从生殖器到大腿外侧区域的皮肤发红、瘙痒，男性多于女性。

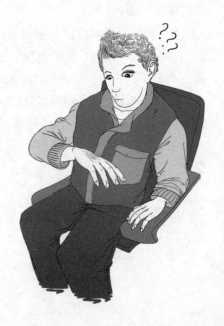

2. 阴道感染　女性糖尿病患者多见，由白色念珠菌引起，最常见的症状是外阴瘙痒，白带明显增多。

（三）糖尿病性大疱病

好发于糖尿病病程长，血糖控制不佳，全身营养状况差的患者，尤其是合并神经病变的患者。多发生于肢体末端，尤其好发于小腿与足部，严重者全身可见数十甚至上百个大疱。表现为多发性水疱，边缘清楚，疱壁紧张，疱内有清亮渗液，疱周围皮肤正常。糖尿病性大疱病患者无明显自觉症状，有的没有任何诱因自发性发生。有的瘙痒，易破溃，容易继发感染，破溃后流出淡黄色渗出液，愈合后可遗留瘢痕。

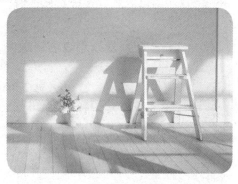

（四）糖尿病性皮肤瘙痒症

糖尿病性皮肤瘙痒症是糖尿病的起病症状之一，许多糖尿病患者就是由于皮肤瘙痒初次就诊而发现糖尿病的。多发生于高龄的糖尿病患者，表现为全身性瘙痒，也可是局限性瘙痒，发病部位、时间和程度患者之间个体差异很大。女性以外阴瘙痒多见，男性多见于阴囊。因皮肤瘙痒抓挠后易感染、结痂。

总之，不管发生哪种细菌或真菌的感染，不管发生在哪个部位的感染，均可导致血糖升高，甚至诱发糖尿病酮症酸中毒。特别是足部皮肤感染，有可能是导致糖尿病足的途径。一定要引起重视，及时就医。

七、糖尿病与感染"臭味相投"

（一）糖尿病患者易发生的感染

糖尿病并发感染会形成一个恶性循环。感染导致难以控制的高血糖，进而诱发酮症酸中毒等急性并发症，高血糖会降低机体的抵抗力从而进一步加重感染。一些年老体弱的患者，有时难以承受感染对身体造成的侵害，这使得感染成为糖尿病患者的重要死因。糖尿病患者可发生全身各部位的感染，除容易发生皮肤感染外，还容易发生以下感染。

1. 泌尿系统感染　较常见，特别是女性患者容易发生感染且迁延不愈，反复发作，有时可导致严重的并发症，如严重的肾盂肾炎、肾及肾周脓肿和败血症。常见的致病菌是大肠埃希菌及克雷伯杆菌。

【病例1】 **超声发现患者右肾缺失，缺失的肾哪去了？**

患者，男，55岁，糖尿病病史10余年，在一次当地医院住院过程中，进行肾超声检查时，医生说了一句，"你只有一个肾？右侧的肾怎么看不到？" "就一个肾？怎么可能！" 患者倏地坐起，心想自己没有做过肾摘除手术，几年前检查时两个肾还好好的，怎么会没有了呢？于是，他来到当地最大的一家医院再次检查。

> **专家点评：** 肾脏被脓液包裹难以辨清，抽出脓液，肾脏再现。经过医生的仔细检查，原来另一个肾已被脓液严密包裹，由于脓液增加使肾脏受压、缩小，不仔细检查或受检查设备条件所限，很难辨清。经穿刺抽出300毫升脓液，并配合抗感染等治疗后好转。可见感染会增加治疗、检查的难度及经济支出。

2. 呼吸道感染　常见的肺炎致病菌包括葡萄球菌、链球菌及革兰阴性菌。糖尿病患者是肺炎球菌感染的菌血症高风险人群。毛霉菌病及曲霉病等呼吸道真菌感染亦多见于糖尿病患者。糖尿病患者发生院内菌血症的风险很高，病死率高达50%。

【病例2】 **青年男性患者因合并毛霉菌感染，烂掉部分脸。**

患者，男，36岁，糖尿病病史五六年，鼻子的一侧出现不明原因的红肿、化脓。经普通消毒液反复处理无效，面积逐渐扩大，波及半张脸，致眼睛无法睁开。分泌物培养确诊为糖尿病合并鼻脑型鼻窦部毛霉菌感染。创面深度逐渐加深，最后导致脸部溃烂，使用大量抗生素治疗未见好转，到上海、北京寻医治疗。感染控制后进行植皮，虽挽回生命，但脸上留下明显瘢疤，花费数十万。

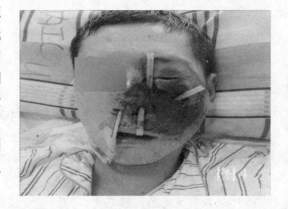

> **专家点评：** 糖尿病患者发生感染容易溃烂，血糖越高感染越重。毛霉菌病是一种感染率较低、病死率极高的系统性真菌感染。正常情况下，毛霉菌对人体无害，但当患者健康状况不良时，如糖尿病患者出现脱水、营养不良、感染、酸中毒时容易合并毛霉菌感染。由于毛霉菌与普通细菌不同，其敏感药物价格昂贵，且即使花钱，也并非所有糖尿病合并毛霉菌感染的患者都能幸免一死。

3. 结核　糖尿病患者抵抗力差，结核的发生率明显高于非糖尿病患者，且影像学检查不典型。对午后发热、消瘦的患者，要避免漏诊。

4. 其他　消化系统感染如胆道感染、肝脓肿、胰腺炎或胰周脓肿、皮肤及软组织感染、外耳炎和口腔感染等。

（二）糖尿病患者发生尿路感染常迁延不愈

糖尿病患者，特别是女性患者很容易发生尿路感染。一旦发生尿路感染，患者非常痛苦，每天的排尿次数明显增多，每次尿量很少，刚排完就又要排，排尿时尿道有烧灼感、刀割样、疼痛难忍，且越来越难以忍受。

人体膀胱类似于一个有弹性的皮球，肾脏产生的尿液经过输尿管进入膀胱，正常的膀胱会随着尿量的增多而增大，当尿液达到一定数量时，会产生尿意促进人主动排尿。但合并膀胱神经病变的糖尿病患者，膀胱内的尿量即使增加到应该产生尿意的数量，患者也不能及时感知，致使膀胱内尿量过度增加，膀胱不断膨胀，膨胀到最大限度时，尿液会从尿道自行流出，由于膀胱过度膨胀，膀胱回缩力下降，膀胱再也不能恢复到无尿状态，总有部分尿液残留在膀胱内不能排出，极易发生细菌增殖，进而发生尿路感染且反复感染，经久不愈。尿路感染也是糖尿病酮症的常见诱因。

（三）糖尿病合并感染的防治

1. 预防

（1）良好的血糖控制，是预防糖尿病合并感染的有效措施。一般情况下，血糖越高，越容易发生感染，感染越严重，甚至使原已痊愈的感染再次复发。

（2）加强自身卫生，经常洗澡，天天洗脚，保持全身皮肤清洁，勤换内衣等。

（3）免疫接种在一定程度上也可有效预防严重感染的发生。必要时，可在医生指导下接种流感疫苗、乙肝疫苗等。

2. 治疗

（1）严格控制血糖为首要措施，及时接受胰岛素治疗，提高降糖效果。

（2）进行有效的抗感染治疗。采集感染部位的分泌物（如脓液等）进行细菌培养，并做药物敏感试验，选择敏感抗生素进行抗感染治疗。

（3）必要时可选择外科手术治疗，如脓肿切开引流等。特别是在糖尿病足的治疗过程中，外科治疗更为重要。

八、糖尿病与手术

糖尿病患者是一个庞大的群体，不同时期的糖尿病患者可能会遇到的手术包括两种情况。一种情况是先有糖尿病，然后因各种原因需要手术；另一种情况是不知道自己有糖尿病，因各种原因需要手术时，发现血糖高。不管是哪种情况，也不管是大手术还是小手术，手术对于糖尿病患者来说，都是一种应激因素，会对患者带来一定的风险和影响。

（一）手术与糖尿病的相互影响

糖尿病患者因其他原因需要进行手术治疗时要特别关注。手术与糖尿病之间存在相互影响。

1. 手术应激可使血糖急剧升高，造成糖尿病急性并发症（如糖尿病酮症酸中毒等）发生率增加，这是造成糖尿病患者术后病死率增高的主要原因。

2. 糖尿病大血管并发症和微血管并发症可显著增加手术的风险。

3. 高血糖可增加患者的手术感染发生率，并可导致伤口愈合缓慢或不易愈合。

（二）糖尿病患者术前的血糖控制

对于择期手术的患者，术前空腹血糖水平应控制在 7.8 毫摩 / 升以下，餐后血糖控制在 10.0 毫摩 / 升以下，方可手术。对于血糖尚未达到以上标准正在等待手术的患者，为保证手术的及时顺利进行，可口服药物降血糖。若口服降血糖药物后血糖控制不佳，应在内分泌专科医生的指导下，及时调整为胰岛素治疗，这样降糖效果会比较快。一般对于口服降血糖药治疗的患者在接受小手术的前一晚和手术当天应停止口服降血糖药；对于接受大中手术的患者，则应在术前 3 天就停止口服降血糖药，而改为胰岛素治疗。

（三）糖尿病患者手术后应注意的问题

1. 饮食方面　传统观念认为，手术流血，术后要补。但对于糖尿病患者来说，补养过度，会造成血糖升高，发生伤口感染，影响愈合，甚至诱发糖尿病酮症酸中毒。所以，糖尿病患者术后仍然应在控制总热量的前提下，少食多餐。根据手术性质，可从流质饮食过渡到半流质饮食，适量增加优质蛋白质（1.5～2克/千克）的摄入。

2. 运动方面　在病情没有严格限制的情况下，鼓励尽早、循序渐进地运动，可从部分肢体运动开始，逐渐过渡到全身运动。既有利于血糖的控制，又可帮助机体恢复功能，提高机体活动耐力。

3. 血糖监测　术前、中、后均要加强对血糖的监测。术前监测血糖是为了选择合理的手术时机；术中监测血糖是为了保证手术的安全和顺利；术后监测血糖是为了确保手术的效果。对于术后需要重症监护或机械通气的患者，如血浆葡萄糖＞10.0毫摩/升，通过持续静脉胰岛素输注将血糖控制在7.8～10.0毫摩/升比较安全。中、小手术后患者的血糖控制目标为空腹血糖＜7.8毫摩/升，随机血糖＜10.0毫摩/升。

4. 药物治疗　对于仅需单纯饮食治疗或小剂量口服降血糖药可使血糖控制达标的2型糖尿病患者，在接受小手术时，术中不需要使用胰岛素。对于使用胰岛素治疗的手术患者，手术后在患者恢复正常饮食前仍需给予胰岛素静脉输注，恢复正常饮食后可改为胰岛素皮下注射。

5. 心理支持　进行手术的糖尿病患者需要自己为自己鼓气，也需要他人的鼓励。告诉自己，手术只是短短的几天，手术后将给自己带来很长一段时间的益处，甚至是一生的益处。调动自己的主观能动性，积极配合治疗。

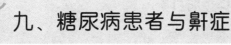

九、糖尿病患者与鼾症

（一）鼾症是一种病

鼾症，临床上称阻塞性睡眠呼吸暂停低通气综合征（OSAHS），常见于2型糖尿病患者，是指在睡眠中因上气道阻塞引起的呼吸暂停，表现为口鼻腔气流停止而胸腹呼吸尚存，引起低氧血症、高碳酸血症、睡眠中断，从而使机体发生一系列病理生理改变的临床综合征。OSAHS是一种累及多系统并造成多器官损害的睡眠呼吸疾病，除肥胖等因素外，胰岛素抵抗、糖耐量异常和 2 型糖尿病均与患者发生打鼾有关。

（二）阻塞性睡眠呼吸暂停低通气综合征对糖尿病的影响

糖尿病患者合并 OSAHS 的患病率显著高于一般人群，研究显示住院 2 型糖尿病患者 OSAHS 的患病率在 60% 以上，肥胖的 2 型糖尿病患者患病率甚至高达 86%。

OSAHS 可导致体内多种与糖代谢有关的激素水平发生变化，增加交感神经系统的活性，增加胰岛素抵抗及罹患糖尿病的风险。糖尿病患者 OSAHS 的程度越严重，患者的平均血糖、HbA1c 水平就越高，血糖波动幅度也越大。对 OSAHS 的治疗有利于改善糖尿病患者的血糖控制，而治疗糖尿病及其并发症也有利于改善 OSAHS 的病情。所以，糖尿病患者合并鼾症时，要积极治疗。如果治疗不及时，病情逐渐发展，会导致肺动脉高压、肺源性心脏病、呼吸衰竭、高血压、心律失常、脑血管意外等严重并发症。

（三）不是所有打鼾都是鼾症

不是所有的打鼾都是 OSAHS。在每晚至少 7 小时的睡眠中，患者呼吸暂停反复发作在 30 次以上，或者睡眠呼吸暂停低通气指数（AHI，平均每小时呼吸暂停及低通气的次数之和）≥ 5 且伴有嗜睡等症状，同时呼吸暂停或低通气事件发生时出现矛盾的胸腹呼吸运动，则属于 OSAHS。其中，呼吸暂停是指口鼻气流中止超过 10 秒以上。低通气是指气流降低超过正常气流强度的 50% 以上且伴动脉氧饱和度（SaO$_2$）下降 4% 以上。如果怀疑自己患有鼾症，可前往医院进行确诊。

（四）糖尿病患者怎样预防打鼾

1. 积极减肥。因肥胖导致患者气道狭窄。
2. 合理体位。睡眠时维持侧卧位，保证头偏向一侧，避免仰卧睡眠。
3. 戒除烟酒。吸烟可引起咽喉炎，增加上呼吸道狭窄；饮酒可加重打鼾和睡眠呼吸暂停，患者睡前 3 ～ 5 小时应避免饮酒。
4. 减少危险因素，如避免服用催眠药等。
5. 加强体育锻炼，增强体质，增加有效通气，防止呼吸道感染。

糖尿病居家调养宝典

十、糖尿病与精神疾病

随着各种压力的增多，糖尿病患者合并精神疾病的情况也在不断增加。因精神疾病患者的自我认知和管理能力差，发生糖尿病的危害会出现得更早，后果也更严重。所以，对于患有精神疾病（如精神分裂症、智力发育不全）的人群，预防糖尿病的发生比预防糖尿病并发症更为重要。这类患者比普通人群罹患代谢综合征的风险更大，因服用抗精神病药物可增加肥胖、2 型糖尿病和血脂异常的风险，而且治疗精神异常的某些药物有诱发或加重糖尿病的不良后果，并且有增加心血管疾病的风险。因此，使用抗精神病药物的患者要定时监测血糖、血脂、血压和体重的变化，发现异常，及早干预。由于缺乏自我控制体重增长的能力，一旦发生糖尿病会进展迅速，后果难以控制。而且，家庭的经济支出会日益突出。可见，家人的监督和管理显得尤为重要。

【病例】 从小弱智体型肥胖，发现糖尿病难以控制。

患者，女，48 岁，2 型糖尿病 10 余年，身高 156 厘米，体重 90 千克，3 岁时因患脑膜炎留下后遗症，从此智商如孩童，喜欢儿童食品，对于爱吃的东西不能控制。家人将其当小孩看养，因担心走丢，不准其自己出门。患者每天在家里与娃娃相伴，自言自语。因吃得多，活动少，以致越来越胖。

> **专家点评：** 对于自控能力较差者，预防比控制更困难。由于患者认知能力差，缺乏自我调控能力，不能理解和配合各项治疗。饮食根本不能控制，更没有主动运动意识，每次测血糖或抽血都需要多人协作才能完成，不爱吃药，更不愿打针，胰岛功能越来越差，预后不良。家人无可奈何，也无能为力。若能从小控制患者的饮食热量，防止肥胖，或许就不会发生糖尿病了。年老后，照护也会简单许多。

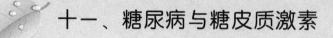

十一、糖尿病与糖皮质激素

（一）使用糖皮质激素的患者要预防糖尿病

糖皮质激素（如泼尼松）具有多种药理作用，患者常因各种疾病而不得不使用糖皮质激素治疗。但是，糖皮质激素也具有很多副作用，如体重增加、血糖升高、消化道出血及股骨头坏死等。所以，没有糖尿病的患者使用糖皮质激素要预防糖尿病；有糖尿病的患者要在医生的指导下慎用糖皮质激素，以免引起血糖升高等不良反应。因为长期使用糖皮质激素治疗的患者，发生糖尿病的风险会增加36%～131%，糖皮质激素使用剂量越大、时间越长，发生糖尿病的风险就越大。

（二）糖皮质激素为什么会引起血糖升高

1. 糖皮质激素能够促进肝脏糖异生和糖原分解，增加肝糖输出。
2. 糖皮质激素会减少骨骼肌和脂肪组织对葡萄糖的利用，降低胰岛素敏感性。
3. 糖皮质激素会直接损害胰岛 B 细胞的功能，出现高血糖。
糖皮质激素所致的高血糖，早期以餐后高血糖为主。随着疾病进展，空腹血糖也会相应增高。长期糖皮质激素增多还可引起血脂紊乱和心血管疾病等多种并发症。一般情况下，使用糖皮质激素的患者，在停用糖皮质激素后，血糖可恢复正常，但也有部分患者出现永久性高血糖。

（三）糖皮质激素所致糖尿病首选胰岛素治疗

由于接受糖皮质激素治疗的患者，多伴有肾脏、肝脏、肺部等疾病，故尤其需注意药物的不良反应。糖皮质激素所致的糖尿病与一般糖尿病不同，不能从干预生活方式开始，而应首选胰岛素治疗。

1. 对于早上一次顿服糖皮质激素的患者，可在早餐前注射中效胰岛素。因中效胰岛素的起效时间和达峰时间正好与糖皮质激素血药浓度变化一致。

2. 一日多次服用糖皮质激素的患者可使用预混胰岛素或一日多次注射短效胰岛素并给予基础胰岛素治疗。

3. 对于血糖轻度或中度升高（随机血糖 12.2 毫摩 / 升以下）的患者，可使用口服降血糖药。

（于宝华 赵丽莉 徐 娟）

糖尿病居家调养宝典

第四篇 糖尿病治疗

学习学习再学习，学会自我管理糖尿病。

患了糖尿病，应当避免两种错误态度。

一种是真正把自己当病人养，一切依靠医师的治疗和家人的照顾，而忽视了自己在整个治疗过程中的重要作用，这样的结果会导致"久病床前无孝子"的后果。

另一种就是认为糖尿病反正也治不好，还治它干什么？现在爱吃啥就吃啥，最后不行了，活着也没啥意思。这是很多糖尿病患者的想法，也是很不明智的。

患了糖尿病，正确的态度是积极学习糖尿病知识和技能，学会自我管理糖尿病。求人不如求自己，只有依靠自己的力量战胜糖尿病才是真正的强者。

第9章　糖尿病的治疗策略与技术

一、治疗糖尿病的"五驾马车"

糖尿病不是一种单一的疾病，常合并高血压、血脂异常、肥胖症等代谢异常的情况。因此，针对2型糖尿病患者应采取降血糖、降血压、调血脂、抗凝、控制体重和改善生活方式等综合治疗措施。血糖、血压、血脂水平越高，体重增加越多，发生2型糖尿病并发症的风险、危害就会越大，发展速度也就越快。

糖尿病的降血糖治疗包括：饮食治疗、血糖监测、运动治疗、糖尿病教育、药物治疗五大方面。这5个方面的治疗被称为驾驭糖尿病的"五驾马车"，任一方面在糖尿病的综合治疗中均缺一不可。

在这"五驾马车"中，健康教育是核心，饮食治疗是根本，药物治疗很关键，血糖监测是依据，运动治疗最经济。

（一）什么是治疗达标

治疗达标是糖尿病自我管理的基本目标，要把空腹和餐后血糖、糖化血红蛋白、血压、血脂等控制于正常范围。糖尿病患者治疗的基本目的就是使自己的各项指标逐渐达标。患者应当了解自己的各项指标并清楚与控制目标之间的差距。我国2型糖尿病的控制目标见下表。

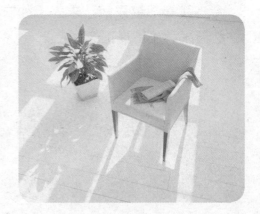

我国 2 型糖尿病的控制目标

检测指标	控制目标值
空腹血糖	4.4 ～ 7.0 毫摩 / 升
非空腹血糖	10.0 毫摩 / 升
糖化血红蛋白（HbA1c）	< 7.0%
血压（BP）	< 140/80 毫米汞柱
总胆固醇	< 4.5 毫摩 / 升
高密度脂蛋白胆固醇（HDL-C） 男性 女性	 > 1.0 毫摩 / 升 > 1.3 毫摩 / 升
三酰甘油（TG）	< 1.7 毫摩 / 升
低密度脂蛋白胆固醇（LDL-C） 未合并冠心病 合并冠心病	 < 2.6 毫摩 / 升 < 1.8 毫摩 / 升
体重指数（BMI）	< 24 千克 / 米 ^{2}
尿蛋白 / 肌酐的比值 男性 女性	 < 2.5 毫克 / 毫摩（22 毫克 / 克） < 3.5 毫克 / 毫摩（31 毫克 / 克）
尿白蛋白排泄率	< 20 微克 / 分钟（30 毫克 /24 小时）
主动有氧活动（分钟 / 周）	≥ 150 分钟 / 周

糖尿病居家调养宝典

　　糖化血红蛋白是反映血糖控制水平的主要指标之一。一般情况下，糖化血红蛋白的控制目标应小于 7%。血糖控制目标应根据个人的年龄、病程、病情等不同而不同。对于病程较短、预期寿命较长、没有并发症、且未合并心血管疾病的 2 型糖尿病患者在不发生低血糖的情况下，糖化血红蛋白越接近正常越好。对于儿童、老年人、有频发低血糖倾向、预期寿命较短、合并心血管疾病或严重的急、慢性疾病等患者血糖控制目标不必过分

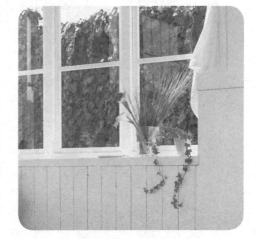

严格，可适当放宽。但要避免因过度放宽控制目标而出现的急性血糖过高等情况。

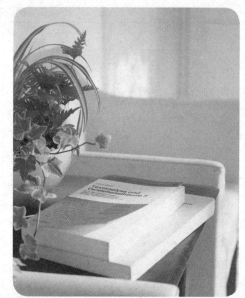

（二）治疗达标的益处

1. 将血糖尽可能地控制在正常范围，减少高血糖的毒性作用。

2. 可以纠正各种代谢紊乱，有效防止糖尿病急性并发症、慢性并发症的发生和发展。

3. 减轻、延缓甚至避免许多因糖尿病慢性并发症而产生的严重问题，如心肌梗死、脑卒中、糖尿病足等。

4. 如果长期保持治疗达标，可以显著提高糖尿病患者的生活质量。

5. 减少经济支出，减轻患者的经济负担。

（三）为使治疗达标，您自己应该怎样做

1. 积极参加糖尿病教育活动，学习糖尿病自我管理的知识和技能。

2. 选择健康饮食，合理搭配、定时定量进餐。

3. 选择合适的运动方式，适度运动，坚持不懈。

4. 遵从医师的建议，口服药物或注射胰岛素，将血糖、血压、血脂控制在目标范围内。

5. 定期监测血糖、血压、血脂，及时到糖尿病门诊复查，调整治疗方案。

6. 进行日常口腔、皮肤、足部的防护，防止发生感染。

糖尿病居家调养宝典

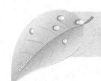

二、2 型糖尿病高血糖的治疗路径

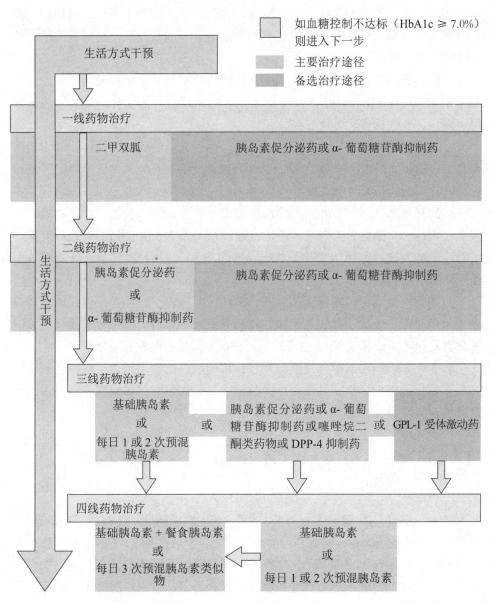

	如血糖控制不达标（HbA1c ≥ 7.0%）则进入下一步
	主要治疗途径
	备选治疗途径

生活方式干预

一线药物治疗

二甲双胍　　　　胰岛素促分泌药或 α- 葡萄糖苷酶抑制药

二线药物治疗

胰岛素促分泌药
或
α- 葡萄糖苷酶抑制药　　　　胰岛素促分泌药或 α- 葡萄糖苷酶抑制药

三线药物治疗

基础胰岛素
或　　　或
每日 1 或 2 次预混胰岛素

胰岛素促分泌药或 α- 葡萄糖苷酶抑制药或噻唑烷二酮类药物或 DPP-4 抑制药　　　或　GPL-1 受体激动药

四线药物治疗

基础胰岛素 + 餐食胰岛素
或
每日 3 次预混胰岛素类似物

基础胰岛素
或
每日 1 或 2 次预混胰岛素

生活方式干预

注：选自《中国 2 型糖尿病防治指南》。HbA1c 即糖化血红蛋白；DPP-4 即二肽基肽酶 -4；GPL-1 即胰高血糖素样肽 -1

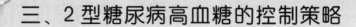

三、2 型糖尿病高血糖的控制策略

2 型糖尿病是一种进展性的疾病，也就是说，随着病程的延长，血糖有逐渐升高的趋势，原有的药物不能发挥良好的药效，病情得不到理想的控制，需要根据血糖的情况逐渐增加药物的种类和剂量。一般情况下，糖尿病的治疗是按照以下流程进行。

1. 糖尿病的治疗首选生活方式干预治疗，包括饮食治疗和运动治疗。这是 2 型糖尿病的基础治疗措施，要贯穿于糖尿病治疗过程的始终。生活方式治疗可使部分患者血糖逐渐达到正常水平。

2. 如果生活方式不能使血糖控制达标，则可开始进行药物治疗。药物治疗首选的一线药物是二甲双胍，不适合二甲双胍治疗者可选用胰岛素促分泌药或 α-葡萄糖苷酶抑制药如阿卡波糖。

3. 如果单独选用二甲双胍治疗而血糖仍不达标，则可加用二线药物胰岛素促分泌药或 α-糖苷酶抑制药。不适合使用胰岛素促分泌药或 α-糖苷酶抑制药者，医师会建议您使用二肽基肽酶 -4（DDP-4）抑制药，这是一种新研制的治疗糖尿病的药物。

4. 如果以上两种口服降糖药物联合治疗，血糖仍不达标者，可开始启动胰岛素治疗 [每日 1 次基础胰岛素如甘精胰岛素（来得时）或每日 1 或 2 次预混胰岛素治疗（如诺和锐 30）；也可采用三种口服降糖药物联合治疗]。

5. 如果基础胰岛素或预混胰岛素与口服药联合控制血糖仍不达标，则应将胰岛素治疗调整为多次胰岛素治疗（基础胰岛素加餐时胰岛素或者每日 3 次预混胰岛素类似物）。

【病例】 糖尿病治疗国际上有统一指南，糖尿病患者要遵医嘱规范治疗。

患者，男，40 岁，身高 170 厘米，体重 90 千克，腹型肥胖，查体发现血糖 9.2 毫摩 / 升，到医院就诊。通过葡萄糖耐量试验，空腹血糖 7.1 毫摩 / 升，服葡萄糖粉后 2 小时血糖 11.5 毫摩 / 升，确诊为糖尿病。医师建议其首先进行饮食控制和运动治疗，暂时不需要口服降糖药治疗。但是，患者以医师不给他开药为由很不满意，遂又到另外一家大医院就诊，该医院的医师也建议他首先进行生活方式干预治疗，并向他详细说明了糖尿病的诊疗流程，患者表示接受和理解。

糖尿病居家调养宝典

专家点评：此患者虽然被诊断为糖尿病，但其血糖刚刚达到诊断糖尿病的标准，并不是很高。两所医院的医师均是按照中国乃至世界的糖尿病诊疗流程，首先进行生活方式干预治疗，因为有一部分患者，经过适当的饮食控制和加强运动，血糖就会达标。一般治疗时间是 3 个月。如果经过 3 个月的生活干预，血糖仍不达标者，才会考虑给予药物治疗。当然，对于初次发现血糖较高的患者，也会及早给予口服降糖药治疗，甚至马上应用胰岛素治疗。

四、治疗 2 型糖尿病的新技术

糖尿病的治疗除了传统的"五驾马车"方法以外，临床上的医务工作者也在不断探索新方法、新技术来攻克糖尿病,给日益壮大的糖尿病队伍带来了希望。近几年，已经取得一定疗效的有干细胞治疗和手术治疗两种方法。

（一）减肥手术治疗糖尿病

1.减肥手术治疗肥胖 2 型糖尿病　肥胖是 2 型糖尿病的常见并发症。肥胖的 2 型糖尿病患者的发病率和心血管疾病的发病风险明显高于非肥胖者。饮食、运动、药物等治疗方法虽然对于糖尿病的血糖控制短期内有一定疗效，但对于有些肥胖患者的治疗效果也不理想，甚至某些降血糖药物（如胰岛素、磺酰脲类等）还有增加体重的可能。为了解决这个问题，近几年诞生了采取减肥手术治疗肥胖伴 2 型糖尿病的方法，相继在北京等大医院开展并取得一定疗效，这种方法已经得到国内、国外专家的承认和共识。

手术治疗以后，可以明显改善肥胖伴 2 型糖尿病患者的血糖控制，甚至可以使一些患者的糖尿病得到"缓解"，而且可使非糖尿病的肥胖者发生糖尿病的可能性明显降低。

2.减肥手术治疗的方式　目前，手术方式有两种，一种是通过腹腔镜手术，另一种是实施胃旁路手术。前者最常用。

（1）腹腔镜下可调节胃束带术：这种手术是将一环形束带固定于胃体上部，形成近端胃小囊，并采取措施防止胃小囊扩张。术后 2 年 2 型糖尿病缓解率达到 60%。

（2）胃旁路术：这一手术旷置了远端胃大部、十二指肠和部分空肠，既限制胃容量又减少营养吸收。术后 5 年，2 型糖尿病缓解率达到 83%。

3. **手术治疗的缓解标准** 术后仍然要坚持生活方式治疗，在不用任何药物治疗的情况下，达到以下标准可视为 2 型糖尿病已经缓解。

（1）空腹血糖 ≤ 7.0 毫摩 / 升。

（2）餐后 2 小时血糖 ≤ 10.0 毫摩 / 升。

（3）糖化血红蛋白 ≤ 6.5%。

4. **手术治疗有风险，是否手术要慎重** 手术治疗能够使多数患者的病情短期内得到缓解，但长期疗效和其安全性还没有得到验证。而且，凡是手术就存在一定的风险，一些术后并发症包括出血、吻合口漏、溃疡、消化道梗阻等在所难免；深静脉血栓形成和肺栓塞也是手术引起死亡的重要原因，术后也存在一定的病死率。

所以，并不是所有的肥胖伴 2 型糖尿病者均适合手术，而是应当尊重医师的建议，慎重选择。

对于年龄 < 60 岁的成年人、身体一般状况较好、手术风险较低，生活方式和药物治疗难以控制病情的肥胖伴 2 型糖尿病患者在医师的建议下，可以考虑手术治疗。

对于已经明确诊断为 1 型糖尿病、胰岛功能已经完全衰竭的 2 型糖尿病、妊娠糖尿病、精神疾病患者禁忌手术治疗。对于药物治疗能够满意控制血糖，体重指数 < 28 千克 / 米^2，也不推荐手术治疗，还应坚持通过生活方式和药物治疗，达到治疗的目的。

5. **手术治疗糖尿病的适应证** 中国 2 型糖尿病指南认为，以下 5 种情况适合进行手术治疗。

（1）体重指数 ≥ 35 千克 / 米^2，有或无并发症的 2 型糖尿病亚裔人群中，可以考虑进行手术治疗。

（2）体重指数 30 ～ 35 千克 / 米^2 且患有糖尿病的亚裔人群中，通过生活方式和药物治疗难以控制血糖和糖尿病并发症，特别是存在心血管风险时。

（3）体重指数 28.0 ～ 29.9 千克 / 米^2 的亚裔人群中，如果合并糖尿病，并有向心性肥胖（女性腰围 > 85 厘米，男性 > 90 厘米），而且至少符合三酰甘油、高血压、低密度脂蛋白胆固醇三条代谢综合征标准中的两条。也可

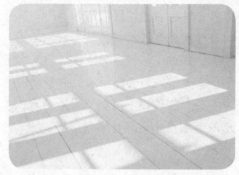

以考虑进行手术治疗。

（4）体重指数≥ 40 千克 / 米 ^{2} 的或≥ 35 千克 / 米 ^{2} 并且伴有严重的并发症，且年龄≥ 15 岁，骨骼发育成熟，按 Tanner 发育分级处于 4 或 5 级的青少年，在患者知情同意的情况下，也可考虑为治疗选择之一。

（5）年龄＜ 60 岁或身体一般状况较好，手术风险较低的 2 型糖尿病患者。

6. 以下患者禁忌手术治疗

（1）对手术的益处、风险、预期后果缺乏理解能力的患者，及饮酒成瘾、滥用药物或患有难以控制的精神疾病的患者。

（2）明确诊断为 1 型糖尿病的患者。

（3）胰岛 B 细胞功能已明显衰竭的 2 型糖尿病患者。

（4）存在外科手术禁忌证者。

（5）体重指数＜ 28 千克 / 米 ^{2} 且通过口服降糖药治疗或使用胰岛素能够满意控制血糖的糖尿病患者。

（6）妊娠糖尿病及特殊类型的糖尿病，禁忌手术治疗。

（二）干细胞治疗糖尿病

干细胞治疗糖尿病是一种新的治疗方法，有自体骨髓干细胞治疗，也有脐带干细胞治疗等，还有将干细胞应用于糖尿病足的治疗。早有报道，干细胞治疗糖尿病具有很多益处且取得了较为满意的治疗效果。但是，由于干细胞治疗糖尿病是一项新的治疗方法，所以，干细胞治疗糖尿病的远期效果尚有待于进一步观察和总结。

（高　洁　朱妹红　卢冬梅）

第10章　糖尿病的饮食管理

一、饮食治疗是糖尿病最基本、极重要、常首选的治疗方法

提起饮食治疗，很多患者会误以为饮食治疗就是控制饮食，其实，这是一种错误的认识。科学的饮食治疗既要达到控制总热量的目的，又要满足身体正常营养的需要。因此，合理的饮食营养治疗可谓糖尿病治疗中既经济又安全，既能降低血糖又能保持健康，不仅适用于所有糖尿病和糖尿病前期患者，而且也适用于正常人群预防糖尿病的治疗方法。离开饮食治疗，其他治疗手段是不可能成功的。所以，饮食治疗是糖尿病患者最基本、极其重要、首选的治疗方法。由于糖尿病是一种终身性疾病，因此，糖尿病患者的自我饮食管理应伴随患者的一生。

（一）国际及国家权威机构为糖尿病的饮食疗法制定的目标

1. 提供均衡营养的膳食，维持正常生活，使成年人能从事劳动、学习等各种日常活动，使儿童正常地生长发育。

2. 维持合理体重，肥胖者要减少热量摄入，使体重在 3 ~ 6 个月下降 5% ~ 10%，以改善胰岛素的敏感性；消瘦者要适当增加热量的摄入，使体重增加到理想体重水平，增强机体抵抗力。

3. 达到并维持理想的血糖水平。

4. 减少心血管疾病的危险因素，包括控制血脂异常和高血压。

5. 减轻胰岛负担，以防止或延缓并发症的发生和发展。

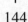

（二）饮食自我管理的原则

患者需要在医务人员的指导下，最好是营养师的帮助下，根据自己的治疗目标，制订适合自己的个体化饮食营养治疗方案。饮食治疗总的原则是合理控制总热量、注意各类食物之间的均衡搭配，并根据体重情况适量减少总能量的摄入，尤其是超重和肥胖者。

（三）饮食营养素的自我管理

1. 合理控制总热量，控制产能物质　人体从食物中摄取的营养素共有7大类，包括糖类、蛋白质、脂肪、维生素、无机盐、膳食纤维和水。其中，只有糖类、蛋白质和脂肪能够产生热量，其余的4种营养素并不能产生热量。所以，控制总热量就是控制能够产生热量的糖类、蛋白质和脂肪的摄入量，对并不能产生热量的水、维生素等不需要严格控制，膳食纤维可适量食用。

2. 保证充足的糖类以多糖为主，少吃单糖和双糖

（1）糖类，也就是我们平时所说的糖，应占每日摄入总热量的50%～60%。它是构成细胞和组织的主要物质，大多数糖类在体内可被氧化分解生成葡萄糖，葡萄糖是体内主要能量来源，除了供给能量外，还具有节约蛋白质、解毒等作用。

（2）糖类分为简单糖和复杂糖。简单糖是指一些小分子糖类，包括单糖和双糖。简单糖除了提供给我们能量以外，基本上不含其他营养物质，应当控制。主要来源于我们日常食物中的蔗糖、蜂蜜、糖果、果汁等，我们吃的点心、蛋糕、巧克力等也都有简单糖的成分。

复杂糖是指一些分子量较大的物质，又称多糖，主要以淀粉的形式存在于我们吃的粮食中，如谷物、小麦、薯类、玉米、面食、南瓜等；水果、蔬菜、豆类、奶制品中也有，但主要以前6种为主。由于复杂糖富含膳食纤维，可以减少糖的吸收，因此，糖尿病患者应尽可能食用复杂糖，而少吃简单糖。

3. 控制脂肪的摄入，提倡以不饱和脂肪酸为主，控制饱和脂肪酸

（1）脂肪，每日饮食中由脂肪提供的热量不超过总热量的30%，是人体的重要组成部分，它以多种形式存在于人体的各种组织中，是体内能量

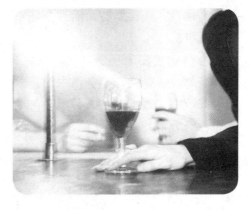

储备及主要供能物质，还具有隔热保暖、维持体温恒定、增加饱腹感、促进脂溶性维生素吸收等作用。

但是，进食脂肪过多是非常有害的，不仅可以导致肥胖成为诱发糖尿病的危险因素，也是引发血脂紊乱的主要原因，与心、脑血管疾病发生有关。因此，糖尿病患者应适量限制脂肪的摄入，对于伴有血脂紊乱的糖尿病患者，应严格限制饱和脂肪酸的摄入。

脂肪＝脂肪酸＋甘油

脂肪酸＝饱和脂肪酸＋不饱和脂肪酸

不饱和脂肪酸＝单不饱和脂肪酸＋多不饱和脂肪酸

（2）饮食中脂肪主要来源分为动物性脂肪和植物性脂肪两大类。

动物性脂肪中，鱼、肉、虾等以不饱和脂肪酸为主。肉、蛋、奶及各种油脂如奶油、黄油等饱和脂肪酸所占的比例比较大。

植物性脂肪主要来源于我们所用的植物油如花生油、菜籽油、豆油及各种坚果等，它们的脂肪成分以多不饱和脂肪酸为主。

（3）脂肪以单不饱和脂肪酸为主，在总脂肪摄入中的供能比宜达到10%～20%。其中，饱和脂肪酸含量应小于10%，不宜摄入反式脂肪酸。可适当提高多不饱和脂肪酸摄入量，但不宜超过10%。

4.适量的蛋白质摄入量　蛋白质摄入不足会导致营养不良，摄入过多对身体有害。

（1）蛋白质，每日应占总热量的15%～20%。是各种动物、植物及一切生命活动的物质基础,具有多种多样的生物学功能,如人体组织的构成和修补作用、维持血液的酸碱平衡等。蛋白质的次要功能是供给机体部分能量，但是，只有当糖类和脂肪供应不足时，才能发挥作用。

（2）蛋白质虽然是身体必不可少的三大营养物质之一，但并不是吃得越多越好，如果蛋白质摄入过多，不仅会升高血糖、增加脂肪，而且会加重肾的负担。

蛋白质主要来源于瘦肉、鱼虾、蛋清、奶类、豆类等。食物中的蛋白质被降解为氨基酸后被人体吸收，动物蛋白吸收利用率高；植物蛋白吸收利用率低。

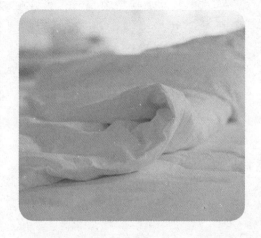

（3）一般蛋白质的需求量是每日每千克体重 0.8～1.2 克，平均 1 克。

孕妇、哺乳期妇女、生长发育的儿童、营养不良者、患消耗性疾病者，可增加到 1.5 ～ 2 克。

但是，有显性蛋白尿的患者、肾病患者或肾功能不良者必须减少蛋白质的摄入量，每日每千克 0.6 ～ 0.8 克，以减轻对肾的损害。

例如：一位 70 千克的患者，没有营养不良，也没有肾功能不良。

其每日的蛋白质总量＝ 65（千克）×0.8 ～ 1.2（克）＝ 52 ～ 78 克，也就是说此患者每天所需的蛋白质在 52 ～ 78 克为宜。

【病例 1】 每天吃海参，过早伤到肾。

患者，男，60 岁，糖尿病病史 20 余年，糖尿病肾病 7 年，病情控制不佳且日益加重，肾功能越来越差，医师询问家属，患者每天吃什么饭，家属回答，吃得很好，1 顿 1 个海参。医师说，就是吃海参吃的才导致患者的肾功能越来越差。家属疑惑不解，老伴的蛋白低，老百姓都知道海参是高蛋白，吃了对身体好，怎么吃海参能越吃越重呢？

专家点评：正常人，每天蛋白质的摄入仅占全天总热量的 15% ～ 20%，每千克体重需要 0.8 ～ 1.2 克，平均 1 克。也就是说，一个 60 千克体重的患者，一天蛋白质的摄入量约 60 克。只有婴幼儿、营养不良、孕妇等可以增加到每千克体重 1.5 ～ 2 克。但是，对于肾功能不良的患者，为了减轻肾的负担，应控制在 0.8 克 /（千克·天），出现氮质血症的患者，为了保护肾，应＜ 0.6 克 /（千克·天）。此时，给予优质蛋白，选用海参是正确的，但是，并不是吃得越多越好，如果摄入过多蛋白质，只能增加肾的负担，加重对肾的损害。所以，糖尿病肾病的患者应当是低优质蛋白饮食，就是蛋白质的摄入必须少而精。

5.膳食纤维对糖尿病的预防和控制均有益处，但并非多多益善　膳食纤维是指富含植物性纤维成分，不能被人体消化和吸收的多糖类物质。豆类、富含纤维的谷物类、全麦食物、水果、蔬菜尤其是蔬菜的茎、叶含膳食纤维较丰富。粮食中的膳食纤维与加工精度有关，粗粮所含的膳食纤维明显多于细粮，加工越细，膳食纤维越少。总的来说，提高纤维摄入量对健康是有益的，但是，膳食纤维摄入过多，有可能影响胃肠道的吸收功能，出现消化不良，所以，膳食纤维的摄入要适度。建议糖尿病患者首先达到普通人群推荐的膳食纤维每日摄入量，即 14 克 / 千卡。如果一个每日总热量为 2000 千卡的患者，其膳食纤维的摄入大约 30 克以内。

膳食纤维通常分为可溶性膳食纤维和不可溶性膳食纤维两大类。

（1）可溶性膳食纤维：主要包括豆胶、果胶、树胶、藻胶和植物性黏胶等。在燕麦、大麦、豆类、海带、紫菜以及果胶含量高的水果如苹果、葡萄、杏等中的含量较多。它在胃肠道遇水后与葡萄糖形成黏胶从而减慢葡萄糖的吸收，使餐后血糖降低和提高胰岛素的敏感性。它同时可以与胆汁酸结合，从而降低胆固醇的水平。另外，还可以延缓胃排空，减慢糖类、脂肪、蛋白质等在小肠中的吸收。

（2）不可溶性膳食纤维：又称粗纤维。包括纤维素、半纤维素和木质素等。在谷类和豆类的外皮、麦麸，全麦面包以及植物的茎、叶部等含量高，如芹菜等。它在肠道内可吸收水分，形成网络状结构，使食物与消化液不能充分接触，故能延缓葡萄糖的吸收，降低餐后血糖。另外不可溶性纤维还可增加肠内的容积，增加饱腹感。

（3）常见食物中每 100 克含膳食纤维量见下表。

常见食物中每 100 克含膳食纤维量

食　物	粗纤维含量（克）	食　物	粗纤维含量（克）
稻米	0.2 ～ 0.4	百叶	0.4
糙米	0.2 ～ 0.4	番薯	0.5 ～ 1.3
糯米	0.2 ～ 0.4	土豆	0.3 ～ 1.0
面粉（全）	1.5 ～ 2.4	芋艿	0.6 ～ 1.0
面粉（精）	0.2 ～ 0.4	白萝卜	0.7 ～ 1.0
面粉（标准）	0.6 ～ 0.8	冬笋	0.8
麦麸	4.9 ～ 6.5	藕粉	0.2 ～ 0.3
燕麦	3.1	白菜	0.1 ～ 1.2
大麦片	4.9 ～ 6.5	青菜	0.5 ～ 1.0
小米	0.8 ～ 1.6	芥菜	0.8 ～ 1.1
玉米	1.2 ～ 1.6	苋菜	0.8 ～ 1.6
黄豆	3.4 ～ 4.8	橙	0.3 ～ 0.6
绿豆	3.2	苹果	0.6 ～ 1.2
豆腐	0.1 ～ 0.3	梨	0.5 ～ 1.2

【病例2】 糖尿病患者没有必要天天吃玉米饼。

住院患者，女，53岁，糖尿病病史3年，因血糖控制不佳入院进行调整血糖治疗。入院当天中午，我看到该患者的主食是一个玉米饼，菜类是一饭盒清炒土豆丝。患者看到我问可不可以吃馒头不吃饼子。我说当然可以，患者非常高兴。原来，患者从查出糖尿病始就从邻居那儿听说，患了糖尿病就不能吃细粮了，只能吃粗粮。所以，半年来，患者天天吃饼子，抱怨真是吃够了。

> **专家点评：** 糖尿病患者的饮食确实是个学问。其实，糖尿病患者提倡饮食多样化，粗细粮搭配。医务人员建议糖尿病患者适量吃点粗粮，就是因为粗粮中含有较高的膳食纤维，并不是天天吃，一天只要吃一顿就足够了。吃得过多，特别是老年人，反而不利于消化。该患者把土豆当作蔬菜吃，也是不科学的。土豆主要成分是糖类，如果当作蔬菜吃，就应减少主食摄入量，否则，就会导致血糖升高。建议糖尿病患者把土豆当作主食吃。

6. 正确认识胆固醇，食盐过多有害健康 胆固醇在蛋黄、鱼子、动物内脏等食物中含量较高。1977年以来，普遍认为胆固醇摄入过多，会加重糖尿病大血管并发症的发生和发展。但是，2015年版的《美国膳食指南》中不再视胆固醇为"过度摄入需要注意的营养成分"，原因是有研究发现胆固醇与心血管疾病的风险，两者之间没有明确的因果关系。所以，很多人误解为胆固醇可以随意吃而不加以限制，这是不科学的。尽管不再把胆固醇作为危险因素，但它仍然是心血管健康潜在的威胁元素之一，对于50岁以上人群，仍然强调过量食用含高饱和脂肪酸食物会损坏健康。含胆固醇丰富的多为高脂饮食，热量高，而控制热量摄入是糖尿病患者的饮食原则之一，所以任何高热量食物均需合理摄入。

少盐多醋自古以来是健康长寿的秘诀之一。盐的化学名称叫氯化钠，含盐或含钠离子量较多的食品有味精、酱油、加工食品、调味酱、

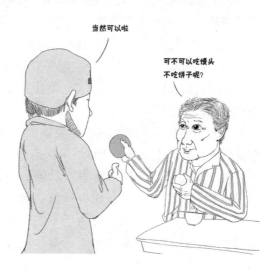

当然可以啦

可不可以吃馒头不吃饼子呢？

腌制品、腊肉、奶酪、色拉酱和快餐食品等。长期摄入过多的盐，会诱发和加重高血压病，加速糖尿病大血管并发症的进展。所以，糖尿病患者饮食宜清淡，每日盐的摄入量在 6 克（约 1 啤酒瓶盖）以下，对于糖尿病伴有高血压的患者，每日盐的摄入量应控制在 5 克以下。对口味较重的患者提倡到大超市购买低钠盐食用。

7. 维生素要丰富、不必限制饮水

（1）维生素：是人体正常生理功能所必需的物质。维生素本身并不产生热量，广泛存在于各种天然的食物中，如果不偏食、不挑食，饮食均衡，一般人是不会缺乏维生素的。如果经过确认确实缺乏某种维生素，可针对性多食含有这种维生素丰富的食物，如缺乏维生素 C 就多食含有维生素 C 丰富的水果、蔬菜等。必要时在医师的指导下，服用维生素的人工合成制品如维生素 C、维生素 A、复合维生素 B 等。

维生素分为脂溶性维生素和水溶性维生素两大类。脂溶性维生素有维生素 A、维生素 D、维生素 E、维生素 K；水溶性维生素有 B 族维生素、维生素 C、叶酸等。其中，B 族维生素、维生素 C 和维生素 A 与糖尿病关系甚为密切。

B 族维生素：与糖尿病周围神经病变有关。缺乏时易并发糖尿病周围神经病变，B 族维生素在荞麦、干豆、绿叶蔬菜、蛋类等含量较多。

维生素 A：与糖尿病眼病有关。缺乏时易加重糖尿病眼病，维生素 A 在动物肝脏、深色蔬菜、禽蛋中含量较高。

维生素 C：与糖尿病微血管并发症有关。缺乏时易加重糖尿病微血管并发症，维生素 C 富含于新鲜蔬菜、水果中。

抗氧化的维生素：糖尿病患者由于体内过氧化的形成，导致氧自由基增加是糖尿病并发症发生率增高的主要原因。氧自由基不仅能损伤动脉内皮细胞，引起动脉粥样硬化；还能损伤肾小球微血管引起糖尿病肾病；并且损伤眼的晶状体引起白内障；甚至损伤神经引起多发性神经炎。因此，应多食用含有抗氧化维生素丰富的食物，如维生素 C、维生素 E 和 β- 胡萝卜素等。含维生素 E 较多的有种子、胚芽等。

（2）水：水是构成人体的主要物质，成年人体内水的重量占体重的 60%，但是水并不能产生热量，所以，糖尿病患者不必限制饮水。

糖尿病患者由于尿中含有大量糖分而带走大量的水分，所以糖尿病患者出现多尿、口渴、多饮。如果体内缺水，会造成血液浓缩，尿量减少，体内的代谢产物，包括一些有毒物质不能及时排出，就会产生严重后果。特别是血糖偏高、糖尿病酮症的患者，要尽可能多饮水，避免糖尿病酮症的发生或加重。但是，对于伴有糖尿病肾病、心脏功能衰竭、水肿的患者，要在医师的指导下适当限制饮水。因为，此时如果不限制饮水，就会加重水肿，增加心、肾的负担。

8. 微量元素和矿物质不能少　人体所需的微量元素有很多种，与糖尿病关系比较密切的有铬、锌、钒、硒、镁等。当糖尿病患者缺乏某种微量元素时，适量补充对糖尿病是有益的。正常饮食并不会缺乏这些微量元素，只是由于糖尿病患者长期饮食控制，有可能造成某些微量元素的摄入减少。但也没有必要盲目补充，最好从天然的食物中加以补充。

（1）锌：锌参与胰岛素的合成与分泌，能稳定胰岛素的结构与功能。人体如果缺锌，血中的胰岛素水平就会下降，经补锌后可增加机体对胰岛素的敏感性，对减轻或延缓糖尿病并发症的发生有益。成年人每日摄入量为15毫克。含锌丰富的食物有贝壳类（如蛤蜊）、瘦肉、麦麸、豆制品等；治疗糖尿病常用的益气健脾的中药如怀山药、太子参等含锌量也较高。

（2）铬：可辅助改善糖耐量，调节血脂和血糖。糖尿病患者每日可补充铬200微克。精制的食品几乎不含铬，含铬较丰富的食物有海带、牛肉、莲子、绿豆、动物肝脏、蘑菇等。

（3）镁：镁对防治糖尿病视网膜病变、高血脂、高血压和动脉粥样硬化有一定作用。糖尿病患者镁缺乏时更易引起骨质疏松，应注意补充。另外，镁作为人体代谢过程中某些酶的激活剂有利于胰岛素的分泌和作用。血糖控制较差者（糖尿病酮症酸中毒）、接受利尿药治疗者、肠道吸收不良者及孕妇等应该适当补镁。含镁较丰富的食物有坚果、粗粮、绿叶蔬菜、干豆、肉类、海产品等。

（4）硒：硒的主要功能是构成含硒酶，如谷胱甘肽过氧化物酶，此酶能将有毒的过氧化物还原为无害的物质，具有抗氧化的作用。硒的每日推荐摄入量为50微克，糖尿病患者可每日补充150～200微克。含硒较丰富的食物有海带、紫菜等海产品，大蒜中含硒也较丰富。

（5）钒：影响胰岛素的分泌，促进脂肪组织中葡萄糖的氧化和运输及肝糖原的合成，抑制肝糖异生，具有保护胰岛的功能。含钒丰富的食物有

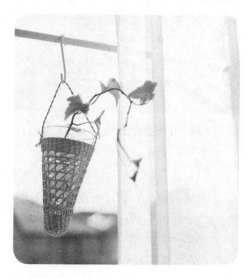

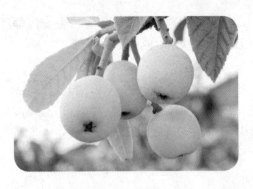

芝麻、苋菜、黑木耳、核桃、莲子、黑枣等。

（6）钙：糖尿病患者易患骨质疏松，这是由于持续性高血糖导致渗透性利尿，使大量的钙从尿中排出，进而引起血钙降低。血钙持续降低，可导致甚至加重骨质疏松。因此，糖尿病患者不但要加强体育锻炼，而且要注意增加钙的摄取。含钙比较丰富的食物有牛奶、海产品、大豆、棒子骨等。

（四）合理饮食行为，自我饮食管理的学问

1. 坚持每日少食多餐，养成定时、定量进餐的习惯 糖尿病患者每日至少三餐，也可以四餐、甚至五餐，但是，不管几餐，一天的总热量是不变的，也就是说餐次越多，每餐的热量分配相对越少，不能因为增加餐次而增加每天食物的摄入数量和热量。提倡少食多餐的目的是既能保证营养充足，又可减轻胰岛负担。不仅可以预防低血糖，又不会使餐后血糖升高。

另外，糖尿病患者应当养成定时、定量进餐的习惯，而不要等到有饥饿感时进餐，饥饿时进餐会增加患者的进餐量，引起血糖波动过大，不利于血糖的良好控制。

经常出现低血糖或注射胰岛素的患者，除一日三次正餐外，提倡有 2 或 3 次加餐。

关于加餐应注意的问题。

（1）加餐的食物热量：必须是糖尿病患者全天饮食计划的总热量中的一部分，而不是在原来的饮食中额外增加的食物。

（2）加餐的比例：仍以正餐为主，加餐只是一小部分，从正餐中匀出 1/4 或 1/5，作为加餐。

（3）加餐的食物成分：可以是主食，也可以是牛奶、鸡蛋等含蛋白质的食物。如 1 个苹果或 1 袋牛奶。

（4）加餐的时间：最好在两餐之间，也可以在晚上临睡前加餐。

2. 饮酒弊多利少，要限制饮酒，因人而异，但不必忌酒

（1）糖尿病患者饮酒弊多利少。

①酒中的乙醇会产生很高的热量而且不含有其他营养素。1 克乙醇能产生 7 千卡的热量，是相同含量的糖类和蛋白质产生热量（1 克糖类或蛋白质产生 4

千卡的热量）的近两倍，不利于血糖的控制。

②长期饮酒会引起血脂增高、脂肪肝、肝功能的损害，降低脂肪在体内的消耗率。

③酒的种类很多，但是主要成分都是乙醇。乙醇在肠道不经分解迅速吸收，进入血液循环到达肝分解氧化成乙醛。乙醛在体内排出很慢，容易在体内蓄积，引起乙醇中毒症状，如恶心、呕吐、头痛、头晕等。

④空腹饮酒容易发生低血糖。乙醇可以抑制肝的糖原异生（指由脂肪等非糖物质转化为糖），及糖原分解（指作为能量储备的肝糖原分解为葡萄糖）反应，使血糖自动调节机制受损，从而导致严重的低血糖。因此，糖尿病患者喝酒时一定要吃主食，切忌晚餐空腹大量饮酒，尤其是注射胰岛素或口服磺酰脲类降血糖药的患者，以免夜间发生严重的低血糖。

⑤糖尿病患者常伴有高尿酸血症，饮酒可使血尿酸进一步升高，容易诱发或加重痛风。

⑥乙醇能直接损坏胰腺，使原本受损的胰岛功能再遭重创，雪上加霜。

⑦糖尿病患者饮酒容易使血中三酰甘油浓度升高，加快肝中的脂肪合成和堆积，导致脂肪肝甚至肝硬化。另外，血脂升高，还能促使血管壁发生动脉硬化。

（2）糖尿病患者饮酒的注意事项：平时不饮酒者，不鼓励饮酒；血糖控制良好（空腹血糖＜7.0毫摩／升，餐后血糖＜10.0毫摩／升，且血糖控制稳定）的患者，如果没有糖尿病严重并发症或其他严重疾病，肝功能正常的非肥胖者，征得医师的同意后，可以饮酒，但少饮为佳，不强调戒酒，特别是一些喜好饮酒的男性患者，如果禁酒，会感觉降低生活质量，心情不悦。在节假日、生日、聚会时可以适量饮酒，但应将饮酒量严格列入饮食计划的总热量当中。每周1～2次，不饮烈性酒，不空腹饮酒。每次饮啤酒200～400毫升，相当于普通玻璃杯1杯或易拉罐装的1罐；葡萄酒100毫升，相当于普通玻璃杯半杯。例如25毫升白酒＝350毫升啤酒＝100毫升红酒＝25克主食。如果某患者在晚餐上喝了1罐啤酒，就要减去当晚的主食半两。

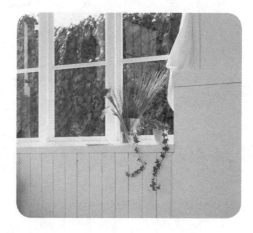

但是，对于血糖控制不佳的糖尿病患者应禁止饮酒，因为饮酒可能打乱和干扰饮食控制计划，使血糖难以控制。血糖控制不稳定，经常发生低血糖的患

者及糖尿病酮症甚至酮症酸中毒等急性并发症时，要绝对禁止饮酒。

3.吸烟有害无利，糖尿病患者应当戒烟

（1）吸烟的危害

①香烟中的某些成分能够刺激肾上腺素分泌，肾上腺素是一种能兴奋交感神经并升高血糖的激素，可造成吸烟者心动过速、血压升高、血糖波动。

②香烟中的尼古丁可使血管收缩，易形成大大小小的血栓阻塞血管。如果阻塞了脑血管就发生脑血栓或腔隙性脑梗死；阻塞了心脏血管就会引起心绞痛或心肌梗死；阻塞了下肢血管就能造成下肢缺血甚至坏死；阻塞了肾或眼底血管，就会加重糖尿病肾病或者严重影响视力，后果不堪设想。

③吸烟能使糖尿病患者的肾病情迅速恶化。有研究发现，吸烟的糖尿病患者，其肾衰竭比不吸烟的患者要严重得多；不吸烟的患者肾功能虽也在下降，但相对要轻微得多。

（2）戒烟的建议：吸烟有害健康，人人皆知。吸烟与肿瘤、心血管疾病等多种疾病发生的风险增高有关。对于糖尿病患者，吸烟的危害更大，因此，劝告糖尿病患者，为了自己的身体健康，要停止吸烟，越早越好，这也是生活方式干预的重要内容之一。

世界卫生组织提出的十大戒烟建议如下。

①自己确定一个停止吸烟的日期，并严格遵守。

②停止吸烟者，有时会暂时出现头晕眼花、烦躁不安、咽喉疼痛等症状，不必担心，这些症状会在 1～2 周内消失。

③扔掉您所有的香烟、烟缸、打火机等。

④多喝水，随时备上一杯茶水。

⑤加强体育运动。

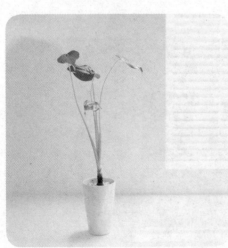

⑥利用节约的钱去买特别想要的东西。

⑦改变习惯，避免经过平时买烟的商店。

⑧别把不愉快的事情或喜事作为开戒的借口，因为吸了第 1 支，就会有第 2 支、第 3 支。

⑨如担心发胖，请您特别注意控制饮食或增加运动。

⑩不要为未来担心，坚信不吸烟对您有好处。

4. 忌食容易吸收的糖，少量食用甜味剂　糖尿病患者应当忌食蔗糖、蜜糖、各种糖果、甜点心、饼干、冰激凌、饮料等，因为这些糖吸收非常快，容易使血糖短时间内达到高峰，对血糖控制非常不利，应当忌食。但是为了提高糖尿病患者的生活质量，让患者感受到生活中的甜蜜，可以少量使用甜味剂。

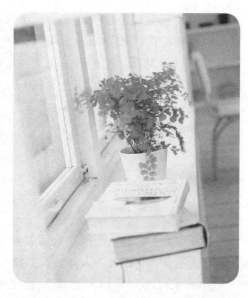

甜味剂是糖的替代品，一般分为两种，一种是含有热量的，称为营养性甜味剂；另一种是不含有热量的，称为非营养性甜味剂。

（1）含有热量的甜味剂有葡萄糖、蔗糖、果糖、木糖醇、蜂蜜糖浆等。

①蔗糖由 1 分子葡萄糖和 1 分子果糖构成。过去普遍认为应避免增加蔗糖，严格限制蔗糖，但是有证据表明，膳食蔗糖并不比等热卡的淀粉增加血糖，所以糖尿病患者可把所摄入的蔗糖算入到全天的饮食计划中，与其他糖类代换。

②果糖是一种普通的单糖，果糖可作为糖尿病饮食中的一个甜味剂但纯粹是满足口味，不推荐食用额外的果糖甜味剂。

③木糖醇：木糖醇是用玉米芯、甘蔗渣等农业作物经过深加工而成，是一种天然健康的甜味剂。美国 FDA 指出，木糖醇作为食品添加剂使用是安全的，但没有说明可接受的摄入量。1 克木糖醇产生的热量为 2.4 千卡，远远低于蔗糖，木糖醇的甜度与蔗糖基本相同，能 1 ∶ 1 替代蔗糖，但是它的代谢不需要胰岛素，在肠道吸收较慢，在血液和细胞中代谢较快。因此，木糖醇可以在零食、糕点等各种食品及烹调中使用。目前，含有木糖醇的食品较受糖尿病患者欢迎。经研究显示，木糖醇每日用量超过 50 克，容易引起腹泻，故也不宜过量食用。

（2）非营养性甜味剂：不含热量的甜味剂有糖精、阿斯巴甜、甜味菊苷，它们的甜度一般是蔗糖的 300 ～ 400 倍，用量很少，不吸收入血，由肠道排泄。对于所有的食品添加剂，国家食品药品监督管理局确定了一个可接受的每日摄入量，糖尿病患者摄入非营养性甜味剂在规定的范围内是安全的。有报道，非营养性甜味剂对健康有益。但是，是否食用非营养性甜味剂有利于长期血糖控制或坚持减重尚不明确。

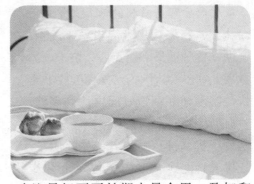

①阿斯巴甜：其甜度远高于蔗糖，含热量与蔗糖相似，较少用量即可满足口感需要。这种产品在长时间高热下易分解，所以应在烹饪后加入。

②糖精：糖精本身不含热量，甜度更高。目前多数学者认为，若按规定用量使用，一般无害，但对人体是否有远期影响暂未排除。建议最好不要长期大量食用，孕妇和婴儿要禁用。

③甜菊糖：它是从天然植物甜叶菊中提炼出来的甜味剂，因其有甜味而故又简称为甜菊。它不参与人体内的新陈代谢，甜菊糖以原形经尿排出体外。

5. 糖尿病患者可以吃水果，但吃水果要有讲究　糖尿病患者可以吃水果，但并不是想吃就吃，而是要把握好吃水果的时机、时间、数量和水果的种类等。

水果的含糖量一般在 6% ～ 25% 之间，它们所含的糖大部分是单糖或者双糖。糖尿病患者选择水果应注意以下几点。

（1）吃水果的时机：也就是在什么情况下可以吃水果呢？糖尿病患者血糖偏高时，不要吃水果，以免使血糖升高更明显。但在血糖控制良好的情况下可以吃水果，血糖控制良好是指空腹血糖 ≤ 7 毫摩 / 升，餐后 2 小时血糖控制在 8 ～ 10 毫摩 / 升以下，且血糖控制稳定。

（2）水果所产生的热量应计算在全天总热量之内，因为水果的主要成分是糖类，所以吃水果的同时应该减掉相应量的主食。减主食时要根据水果的含糖量不同而有所不同。例如，一般的水果如苹果、梨、橘子等 200 克水果替换 25 克主食；但西瓜的含糖量少，则吃 500 ～ 750 克减 25 克主食。

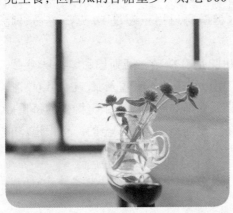

（3）吃水果的时间：在两餐之间或晚上临睡前。例如早晨 7 点吃早餐，12 时吃午餐，晚上 6 时吃晚餐，吃水果的时间则可以安排在上午 9—10 时、下午 3—4 时。

（4）吃水果的种类：了解各种水果的含糖量，选择含糖量低的水果，尽量不吃含糖量高的水果。常见水果含糖量见下表。

每100克常见水果中的含糖量

分类	含糖量（克）	分类	含糖量（克）
仁果类		柑橘类	
莱阳梨	14.1	柑橘	11.9
黄香蕉苹果	13.7	橙	11.1
京白梨	13.7	芦柑	10.3
苹果	13.5	蜜橘	10.3
国光苹果	13.3	柚	9.5
梨	13.3	葡萄柚	7.8
红香蕉苹果	12.3	柠檬	6.2
红富士苹果	11.7		
鸭梨	11.1	核果类	
雪花梨	10.6	枣	30.5
		冬枣	27.8
浆果类		桃	12.2
石榴	18.7	樱桃	10.2
柿子	18.5	杏	9.1
无花果	16	李子	8.7
猕猴桃	14.5		
红提子葡萄	13.1	热带、亚热带水果类	
玫瑰香葡萄	12.1	椰子	31.3
巨峰葡萄	12	芭蕉	28.9
葡萄	10.3	榴梿	28.3
草莓	7.1	菠萝蜜	25.7
人参果	21.2	香蕉	22
山竹	18	阳桃	7.4
红毛丹	17.5	木瓜	7.2
桂圆	16.6	杨梅	6.7
荔枝	16.6		
橄榄	15.1	瓜果类	
火龙果	13.3	哈密瓜	7.9
菠萝	10.8	香瓜	6.2
枇杷	9.3	西瓜	5.8
芒果	8.3	白兰瓜	5.3

糖尿病居家调养宝典

157

（5）吃水果的选择：最好选择瓜果类蔬菜替代水果，以黄瓜、西红柿为上选。因西红柿、黄瓜含糖量极少，患者多吃一些对血糖影响不大，且西红柿和黄瓜四季皆有，购买和食用方便。

其次，选用西瓜、柚子、柠檬等。常有患者问："西瓜那么甜，可以吃吗？我已经好几年不敢吃西瓜了。"其实，西瓜是除西红柿、黄瓜以外，对血糖影响最小的水果。

推荐糖尿病患者可选食：橙子、桃子、李子、杏、枇杷、菠萝、草莓、樱桃等。

慎重选择：石榴、甜瓜、荔枝、芒果等。

含糖量最高的水果是大枣、山楂、香蕉、黄柿子。对此类水果，升高血糖很快且明显，最好能克制自己，尤其是用高浓度糖水加工制成的蜜枣、杏干、桃干等果脯或柿饼、葡萄干等，最好不食。

6. 乳制品　喝脱脂或低脂奶，不要喝特浓奶。乳制品包括奶及奶制品，乳制品提供的能量主要是蛋白质、脂肪和钙等微量元素。蛋白质含量丰富，并且易于吸收；脂肪含量中饱和脂肪酸占了一定比例，应该限量食用，对于伴有血脂紊乱的糖尿病患者，应该选用低脂奶或脱脂奶，酸奶也要低脂或无脂的；不要喝特浓奶，因为浓的是脂肪。

7. 烹调用油哪种好，优先选用橄榄油　烹调用油提供的营养成分主要是脂肪，所以也应算在总热量中三大物质之一的脂肪含量中。

（1）优先选用：茶油、橄榄油较理想，含单不饱和脂肪酸丰富，但价格偏高。

（2）尽量选用：花生油、豆油、菜籽油，含多不饱和脂肪酸丰富。

（3）不适合用：棕榈油、椰子油、黄油、奶油及猪油、牛油等动物油，富含饱和脂肪酸多，有升高血脂的作用。

（五）糖尿病患者饮食自我管理的诀窍

1. 肉类的选择　鸡肉、鸭肉等禽类相对于猪、牛、羊等牲畜类的肉在蛋白质、脂肪、胆固醇的含量等方面，其所含有的对人体有利的蛋白质高，而对人体不利的脂肪、饱和脂肪酸低。鱼类在这些方面的优势更明显。

下面是几种肉的营养价值比较。

蛋白质含量比较：牛＞羊＞鸡＞鸭＞猪。

脂肪含量比较：猪＞牛＞羊＞鸭＞鸡。

饱和脂肪酸含量比较：猪＞牛＞

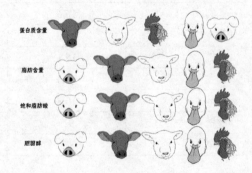

羊＞鸭＞鸡。

含胆固醇高的食品：肾、肝、肚、脑等动物内脏。

胆固醇含量的比较：猪肉＞牛肉＞羊肉＞鸭肉＞鸡肉。

2.提倡多食血糖生成指数低的食物，少吃血糖生成指数高的食物　糖尿病患者饮食最需要注意的一是食物的热量，二是食物的血糖生成指数。食物的血糖生成指数，是指食用某种食物后，它能够使血糖升高的能力。

一般情况下，进入胃肠道后消化快，吸收率高，葡萄糖释放快，能使血糖很快升高的食物，为高血糖生成指数食物，血糖的生成指数＞70；血糖生成指数＜55的为低血糖生成指数食物，它们在胃肠道中停留时间长，吸收率低，葡萄糖释放缓慢，相对而言，对餐后血糖升高影响较小。

食物的种类是影响血糖生成指数的主要因素之一。例如，豆类食品的血糖生成指数一般比谷、薯类食品要低；谷类食品中，大麦、荞麦、黑米等比小麦要低；而膳食纤维含量多的食物，其血糖生成指数更低，如全麦面包、黑面包比白面包要低。提倡糖尿病患者多吃血糖生成指数低的粗粮。

影响血糖生成指数的因素除了食物的种类不同，所含的糖的类型（如葡萄糖、蔗糖、果糖、乳糖等）也不同以外，食物淀粉的种类、烹调加工的方法、食物颗粒所占的比例等也影响食物的血糖生成指数。一般而言，淀粉颗粒越大，血糖生成指数就越低；食物中颗粒所占比例越高，血糖生成指数也越低。例如，蛋炒饭与米饭相比，蛋炒饭的血糖生成指数比蒸米饭的血糖生成指数低就是这个道理。但是，尽管蛋炒饭的血糖生成指数比蒸米饭低，由于蛋炒饭中的油增加了其热量，并不建议食用蛋炒饭。食物的血糖生成指数见下表。

食物的血糖生成指数

低血糖指数（GI＜55）	中等血糖指数（GI 55～70）	高血糖指数（GI＞70）
扁豆类	粗面包	葡萄糖
多数蔬菜/水果	部分米（大麦）	磨碎/烘烤土豆
酸奶	香蕉	精细加工的早餐谷物
牛奶	米粉	白面包
燕麦	葡萄	白米饭

3.了解各种食物含糖量，吃含糖量相对低的食物　见下表。

食物的含糖量

含糖量	食物	含糖量	食物
1%	南瓜、紫菜、生菜	2%	菠菜、芹菜、小白菜、小青菜、西红柿、冬瓜、黄瓜、番茄
3%	大白菜、青菜心、韭黄、豌豆苗、茄子、酸菜、豆腐	4%	绿豆芽、油菜、韭菜、春笋、茭白、花菜、空心菜、西瓜、扁豆
5%	小葱、青蒜、辣椒、丝瓜、韭菜花、酱豆腐	6%	白萝卜、冬笋、黄豆芽、豆腐干、桃子、枇杷、豆芽
7%～8%	香菜、毛豆、胡萝卜、葱头、樱桃、柠檬	9%～10%	榨菜、蒜苗、杏子、葡萄、柚子、豆腐皮
11%～12%	柿子、沙果、梨、橄榄、豌豆	14%～17%	荔枝、山药、苹果、土豆、石榴、西瓜子
18%～20%	香蕉、山楂、甘蔗、哈密瓜	50%～60%	切面、烙饼、油饼、巧克力、柿饼
70%～80%	米、面、玉米面、蜜枣	85%	粉条、粉丝

4. 每天的食物种类丰富多彩，营养达到均衡全面　每天的食物最好包括六大类，品种花样越多，营养越全面。但不能超过自己理想体重的总热量需求。

5. 粗细粮搭配，荤素食搭配　不能因为粗粮含膳食纤维较多而只吃粗粮不吃细粮，也不能因为荤食热量高而只吃素食。这些饮食方法都是不正确的，不能保证身体的正常生理需要。糖尿病患者应当了解各种主食、副食的成分，合理搭配。常用主、副食物成分见下面 2 个表。

6. 菜汤中的油、盐多，尽量不要喝菜汤　菜汤中含有较多的油脂、盐、酱油等成分，不利于糖尿病患者血脂、血压、血糖的控制。

7. 实用的建议

（1）多吃水果、蔬菜、粗粮，多喝低脂牛奶。

（2）每餐一种低升糖指数食物。

（3）混合高和低升糖指数＝中等升糖指数食物。

（4）以低升糖指数面包、谷物、米饭代替高升糖指数面包、谷物和米饭。

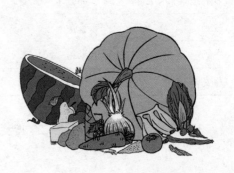

（5）吃低升糖指数零食而不是高升糖指数零食，记住选择低脂零食。

常用主食成分表

食物种类	重量（克）	糖类（克）	蛋白质（克）	脂肪（克）
大米	100	76.8	7.7	0.6
糯米	100	77.5	7.3	1.0
富强粉	100	74.6	10.3	1.1
标准粉	100	71.5	11.2	1.5
小米	100	73.5	9.0	3.1
玉米面	100	69.6	8.1	3.3
黄豆	100	18.6	35.1	16.0
馒头	100	48.3	7.8	1.0
米饭	100	26.0	2.6	0.3
油条	100	50.1	6.9	17.6

常用副食成分表

蔬菜种类	重量（克）	水（克）	糖类（克）	蛋白质（克）	脂肪（克）	粗纤维（克）
豆腐	100	82.8	3.8	8.1	3.7	0.4
腐竹	100	7.9	21.3	44.6	21.7	1.0
粉条	100	14.3	83.6	0.5	0.1	0.6
土豆	100	79.8	16.5	2.0	0.2	0.7
山药	100	84.8	11.6	1.9	0.2	0.8
胡萝卜	100	89.2	7.7	1.0	1.2	1.1
白萝卜	100	93.4	4.0	0.9	0.1	1.0
大白菜	100	95.2	4.0	1.3	0.1	0.9
圆白菜	100	93.2	3.6	1.5	0.2	1.0
油菜	100	92.9	2.7	1.8	0.5	1.1
黄豆芽	100	88.8	4.5	1.6	1.5	1.5

糖尿病居家调养宝典

蔬菜种类	重量（克）	水（克）	糖类（克）	蛋白质（克）	脂肪（克）	粗纤维（克）
绿豆芽	100	94.6	2.1	2.1	0.1	0.8
菠菜	100	91.2	2.8	2.6	0.3	1.7
韭菜	100	91.8	3.2	2.4	0.4	1.4
芹菜	100	93.1	3.3	1.2	0.2	1.2
黄瓜	100	95.8	2.4	0.8	0.2	0.5
茄子	100	93.4	3.6	1.1	0.2	1.3
冬瓜	100	96.6	2.4	0.4	0.2	0.5
菜椒	100	93.0	4.0	1.0	0.2	1.4
猪肉	100	71.0	1.5	20.3	6.2	0.0
鸡肉	100	69.0	1.3	12.8	11.1	0.0
鲤鱼	100	76.7	0.5	17.6	4.1	0.0
鸡蛋	100	73.8	1.3	12.8	11.1	0.0
海虾	100	79.3	1.5	16.8	0.6	0.0
水发海参	100	93.5	0.0	6.0	0.1	0.0

（六）制作糖尿病饮食的烹调方法

1. 提倡清蒸、煮、炖、凉拌、熬等烹饪方法，少用煎、炒、炸等方法。

2. 炒菜或做汤时不勾芡，不放芡粉。

3. 调料尽量简单，不放酒、不加糖。

4. 使用不粘锅炒菜，可以减少油脂的摄入量。

5. 食物的制作：宜粗不宜细，越是精细的食物消化吸收越快，越容易升高血糖。

6. 食物的种类越多，食物的颜色越丰富，越符合营养均衡的原则，但食物的数量必须在总热量的范围之内。

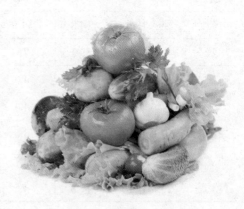

糖尿病居家调养宝典

二、学会为自己设计糖尿病饮食计划

学会一种或多种糖尿病饮食计划设计方法，为自己设计一个科学合理的饮食计划，不管采取哪种方法，只要自己感觉简单、方便，且相对准确为原则。

（一）传统的糖尿病饮食计划分六步

1. 第一步：根据自己的实际身高计算出自己的标准体重应该是多少。

公式：标准体重（千克）＝身高（厘米）－105

2. 第二步：判断自己的体重状况是在正常范围，还是肥胖或消瘦。

（1）方法一：您的体重状况＝（实际体重－标准体重）÷标准体重×100%。

如果实际体重超过标准体重，但实际体重与标准体重的差值在标准体重的10%以内，那么，体重在正常范围以内。

如果超过标准体重的10%属于超重；超过20%属于肥胖；超过40%属于重度肥胖。如果低于标准体重的10%属于偏瘦；低于20%属于消瘦。

（2）方法二：计算体重指数。

公式：体重指数（BMI）＝体重（千克）÷身高^2（米^2）。

正常：20～24；超重：24～25；肥胖：＞25；消瘦：17～19；营养不良：＜17

3. 第三步：根据工作强度和体重情况确定每日每千克体重所需要的热量。不同体力劳动的热量需要量见下表。

不同体力劳动的热量需要量［千卡／（千克·天）］

体型	卧床或休息（千卡）	轻体力（千卡）	中体力（千卡）	重体力（千卡）
消瘦	25～30	35	40	40～45
正常	20～25	25～30	35	40
超重或肥胖	15～20	20～25	30	35

劳动强度的划分参考如下。

卧床或休息：如住院患者。

轻体力劳动：办公室职员、钟表修理工、银行工作人员、教师、售货员等。

中体力劳动：学生、司机、外科医师、各种机械工等。

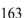

重体力劳动：农民、建筑工、搬运工、舞蹈者等。

4. 第四步：计算出每日所需要的总热量。

公式：每日总热量＝体重×每日每千克需要的热量。

5. 第五步：算出三大营养物质的量（得出的是克数）。

糖类＝每日总热量×（50%～60%）÷4（除以4是因为1克糖类能产生4千卡的热量）

蛋白质＝每日总热量×（15%～20%）÷4（除以4是因为1克蛋白质能产生4千卡的热量）

脂肪＝每日总热量×（20%～25%）÷9（除以9是因为1克脂肪能产生9千卡的热量）

6. 第六步：对三大物质进行合理分配。

一般将三大物质根据自己的生活习惯按照早餐1/3、午餐1/3、晚餐1/3分配。或者将三大物质按照早餐1/5、午餐2/5、晚餐2/5分配。

【病例1】 学习如何制订一份饮食计划。

万先生，45岁，银行职员（属轻体力强度工作者），身高1.75米，体重85千克（公斤），最近被确诊为2型糖尿病，无糖尿病急慢性并发症，下面帮助万先生制订一份饮食计划。

第一步：根据公式，标准体重（千克）＝实际身高（厘米）－105

万先生的标准体重＝175（厘米）－105＝70千克

第二步：判断万先生目前体重状况（%），判断万先生的体型是属于正常、肥胖还是消瘦。

根据公式，目前体重状况＝[（实际体重－标准体重）÷标准体重]×100%

万先生的体重状况＝[（85－70）]÷70×100%＝21.4%，超过理想体重的20%，属于肥胖。

第三步：根据万先生的劳动强度，确定其每日每千克体重所需要的热能。

查表：不同劳动强度的热能需要量得知：超重的轻体力强度工作者每

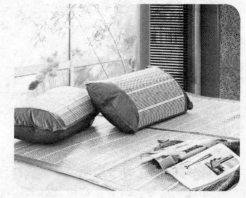

糖尿病居家调养宝典

天每千克体重需要的热量为 20 ～ 25 千卡，取平均值约为 23 千卡。

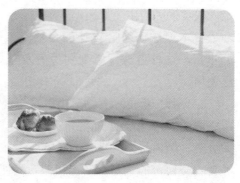

第四步：计算出万先生标准体重下每天所需的总热量。

根据公式，每日总热量＝标准体重×每日每千克所需要的总热量。万先生一天的总热量＝ 23（千卡）×70 千克＝ 1610 千卡。

第五步：计算万先生三大营养物质的数量。

根据公式，糖类＝每日总热量×（50% ～ 60%）÷4，得出万先生每日所需要糖类的量＝每日总热量 1610 千卡×（50% ～ 60%）÷4 ＝ 201 ～ 241（克）。

根据公式，蛋白质＝每日总热量×（15% ～ 20%）÷4，得出万先生每日所需要蛋白质的量＝每日总热量 1610 千卡×（15% ～ 20%）÷4 ＝ 60 ～ 81（克）。（除以 4 是因为 1 克糖类或 1 克蛋白质能产生 4 千卡的热量）

根据公式，脂肪＝每日总热量×（20% ～ 25%）÷9（除以 9 是因为 1 克脂肪能产生 9 千卡的热量），得出万先生每日所需要脂肪的量＝每日总热量 1610 千卡×（20% ～ 25%）÷9 ＝ 36 ～ 37（克）

由于 1 市斤＝ 500 克，所以万先生每天所需要的三大物质的量如下。

糖类＝ 201 ～ 241 克，4 两多，不到 5 两（半斤）。

蛋白质＝ 60 ～ 81 克，1.5 两左右。

脂肪＝ 36 ～ 37 克，0.5 两多。

第六步：三餐分配三大物质的量。

1 天的糖类可分为早餐 1 两，午餐 2 两，晚餐 1.5 两，共 4.5 两。

1 天的蛋白质可分为早餐、午餐、晚餐各 0.5 两。

1 天的脂肪不需要刻意去吃，在炒菜的油、所吃的蛋白质中、其他食物中基本能满足机体的需要。

看看自己学会了吗？不要急躁，静下心来，一步一步往公式里套。下面还有更好的方法。

（二）食品交换法：来自日本，简便、快捷、通俗易懂的好方法

上述饮食计算方法，对于一般人来说，非常抽象，患者只能对自己每天的饮食量有个大概的了解，具体应该怎么吃，吃什么，吃多少，其实，很难有一个明确的答案，这也是很多年以来困扰患者和家属，甚至导致不少糖尿病患者

糖尿病居家调养宝典

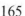

走入饮食误区的主要原因。

日本糖尿病协会设计的食物交换份法帮助糖尿病患者解决了这一难题，近年来，这种方法逐渐受到患者及家属的欢迎和普遍接受，已经在国内外广泛使用。

1. 食物交换份　食物交换份是将食物按照来源、性质分成四大类或八小类，即谷薯类、苹果类、肉蛋类、油脂类，或谷薯类、蔬菜类、水果类、肉蛋类、大豆类、奶制品、油脂类、坚果类，每个食物交换份可产生90千卡的热量。同类食物交换份的类型、结构相似。为便于患者灵活掌握，下面是各类食物所包括的常见食品。

（1）主食类：面粉、玉米面、小米面、荞麦面、大米、小米、糯米、高粱米等。

（2）蔬菜类：白菜、菠菜、油菜、芹菜、韭菜、黄瓜、苦瓜、冬瓜、丝瓜等。

（3）水果类：苹果、橘子、梨、橙子、柚子、李子、杏、桃、西瓜、草莓、葡萄、火龙果等。

（4）肉蛋类：猪肉、牛肉、羊肉、鸡肉、鸡蛋、鸭蛋、鹌鹑蛋等。

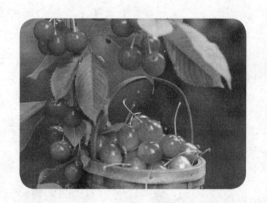

（5）大豆类：大豆、豆腐、豆浆、豆腐干、腐竹等。

（6）奶类：牛奶、羊奶、奶粉、酸奶、奶酪等。

（7）油脂类：花生油、豆油、玉米油、菜籽油、麻油、猪油等。

（8）坚果类：花生、核桃、杏仁、葵花子等。

2. 食物交换份的特点

（1）易于达到营养平衡。只要每日的膳食包括四大类（八小类）食品，即可构成平衡膳食。

（2）在患者总热量不变的情况下，患者可灵活选择自己喜爱的食物，提高自己的生活质量。

每份食物所含的热量均是90千卡，可以把重量不同但产生相同热量（均产生90千卡的热量）的同类食物进行等值交换，例如1片面包可以与1/3杯大米交换。不同类的食物当营养素结构相似时，也可以交换，如25克燕麦片可以和200克橘子交换。但是，不同类食物结构不同，由于营养成分差别较大，不适宜进行交换，如1片面包不能与50克羊肉交换。

（3）简单易懂，便于掌握，只要知道自己所需的每日总热量，同类食物间可以随意相互交换，使自己的饮食种类丰富多彩，避免选食单调。

（4）便于了解和控制总热量，使每日的总热量不会过多也不会过少。因为每个食品交换份均产生90千卡的热量，只要知道摄取了几个食品交换份，就可以估算出摄入了多少总热量。每天的总热量达到身体需要的标准，就要控制热量的进一步摄入。

3.四大类（八小类）食物每1个交换份的食物含量　一般情况下，谷类25克、蔬菜500克、水果200克、瘦肉25～50克、牛奶160克、油脂10克、坚果15克均各看作1个食物交换份（详见下面8个表），因为尽管它们的种类不同、重量不同，但它们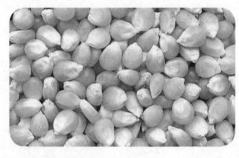均产生90千卡的热量。特殊情况下，根据各类食物升糖指数的差异，相对食物的含量有所不同。但是，所有食物均指可以食用的部分，并不包括果皮、果核、骨头等不能食用的部分。

等值谷薯类食品交换

食品	重量（克）	食品	重量（克）
大米、小米、糯米、薏苡仁	25	绿豆、红豆、芸豆、干豌豆	25
高粱米、玉米碴	25	干粉条、干莲子	25
面粉、米粉、玉米面	25	油条、油饼、苏打饼干	25
混合面	25	烧饼、烙饼、馒头	35
燕麦片、莜麦面	25	咸面包、窝窝头	35
荞麦面、苦荞面	25	生面条、魔芋生面条	35
各种挂面、龙须面	25	马铃薯	100
通心粉	25	湿粉皮	150
	25	鲜玉米（中等大小带棒芯）	200

注：1个谷薯类交换份可产生90千卡的热量，其中含有糖类20克，蛋白质2克，脂肪0.5克。

等值蔬菜类食品交换表

食品	重量（克）	食品	重量（克）
大白菜、圆白菜、油菜、菠菜	500	白萝卜、青椒、茭白、冬笋	400
韭菜、茴香、茼蒿	500	倭瓜、南瓜、菜花	350
芹菜、莴苣笋、油菜薹	500	扁豆、洋葱、蒜苗	250
西葫芦、西红柿、冬瓜、苦瓜	500	胡萝卜	200
黄瓜、番茄、茄子、丝瓜	500	山药、荸荠、藕	150
芥蓝菜、瓢儿菜、塌棵菜	500	百合、芋头、慈菇	100
菠菜、苋菜、龙须菜	500	毛豆、鲜豌豆	70
绿豆芽、鲜蘑菇、鲜海带	500		

注：1个蔬菜类交换份可产生90千卡的热量，其中含有糖类17克，蛋白质5克。

等值肉蛋类食品交换份

食品	重量（克）	食品	重量（克）
熟火腿、香肠	20	鸡蛋粉	15
肥瘦猪肉	25	鸡蛋（1大个带壳）	60
熟叉烧肉（无糖）、午餐肉	35	鸭蛋、松花蛋（1大个带壳）	60
熟酱牛肉、熟酱鸭、大肉肠	35	鹌鹑蛋（6个带壳）	60
瘦猪、牛、羊肉	50	鸡蛋清	150
带骨排骨	50	带鱼	80
鸭肉	50	草鱼、鲤鱼、甲鱼、比目鱼	80
鹅肉	50	大黄鱼、鳝鱼、黑鲢、鲫鱼	80
兔肉	100	对虾、青虾、鲜贝、蛤蜊肉、牡蛎	100
		蟹肉、水浸鱿鱼	100
		水浸海参	350

注：1个肉蛋类食品交换份可产生90千卡的热量，其中含有蛋白质9克，脂肪6克。

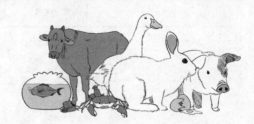

等值大豆类食品交换表

食品	重量（克）	食品	重量（克）
腐竹	20	北豆腐	100
大豆	25	南豆腐（嫩豆腐）	150
大豆粉	25	豆浆（黄豆重量1份加水重量8份磨浆）	400
豆腐丝、豆腐干、油豆腐	50		

注：每份大豆类可产生90千卡的热量，其中含有蛋白质9克，脂肪4克，糖类4克。

等值奶类食品交换表

食品	重量（克）	食品	重量（克）
奶粉	20	牛奶	160
脱脂奶粉	25	羊奶	160
乳酪	50	无糖酸奶	130

注：每份奶类可产生90千卡的热量，其中含有蛋白质5克，脂肪5克，糖类6克。

等值水果类食品交换表

食品	重量（克）	食品	重量（克）
柿子、香蕉、鲜荔枝	150	李子、杏	200
梨、桃、苹果	200	葡萄	200
橘子、橙子、柚子	200	草莓	300
猕猴桃	200	西瓜	500

注：每份水果类可产生90千卡的热量，其中含有蛋白质1克，糖类21克。

等值油脂类食品交换表

食品	重量（克）	食品	重量（克）
花生油、香油（1汤匙）	10	猪油	10
玉米油、菜籽油（1汤匙）	10	牛油	10
豆油（1汤匙）	10	羊油	10
红花油（1汤匙）	10	黄油	10

注：每份油脂类可产生90千卡的热量，其中含有脂肪10克。

食品	重量（克）	食品	重量（克）
核桃	25	西瓜籽（带壳）	40
葵花籽（带壳）	25	花生	25
杏仁	25		

4.常用食物成分等量交换　见下表。

常用食物成分交换表

◆ 等量主食（谷类、米面类）交换表

| 25 克大米 | 25 克小米 | 25 克挂面 | 25 克玉米 |

| 25 克绿豆 | 25 克赤豆 | 25 克粉条 | 25 克藕粉 |

 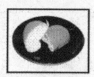

| 35 克馒头 | 37.5 克面包 | 25 克苏打饼干 |

| 125 克土豆 | 150 克荸荠 | 25 克银耳 |

◆ 等量蔬菜类食物交换表

500 克白菜

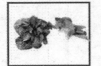

500 克青菜

500 克菠菜

500 克冬瓜

500 克芹菜

500 克西葫芦

500 克韭菜

500 克鲜蘑菇

500 克黄瓜

500 克茄子

500 克花菜

500 克番茄

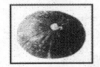

350 克南瓜

350 克白萝卜

350 克甜椒

350 克丝瓜

350 克苦瓜

250 克荷兰豆

250 克豇豆

200 克蒜苗

200 克胡萝卜

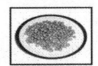

100 克豌豆

糖尿病居家调养宝典

◆ 等量水果类食物交换表

750 克西瓜（带皮）

300 克草莓

250 克梨

250 克橘子

200 克橙子

200 克菠萝

200 克苹果

200 克猕猴桃
（带皮）

200 克李子

200 克桃子

200 克葡萄
（带皮）

100 克香蕉

糖尿病居家调养宝典

◆ 等量鱼、肉、蛋、豆制品类食物交换表

 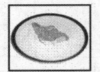

25 克猪瘦肉　　　　25 克猪大排　　　　25 克猪肝

25 克牛瘦肉　　　25 克羊瘦肉　　　75 克鱼肉　　　100 克虾仁

◆ 等量豆浆、乳类食物交换表

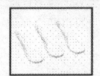

25 克低脂或脱脂　　110 毫升酸牛奶　　110 毫升牛奶
奶粉，3 汤匙

220 毫升脱脂牛奶　　200 毫升淡豆浆　　25 克奶酪

糖尿病居家调养宝典

173

◆ 等量油脂类食物交换表

9 克花生油、豆油、
菜油或芝麻油

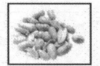

15 克花生米
（约 30 粒）

12.5 克核桃仁

15 克杏仁

30 克葵花子

30 克南瓜子

15 克芝麻酱
（2 汤匙）

注：引自 http：//www.familycloctor.com.cn

利用食物交换份的方法，可以为自己制订一份饮食计划。

食品交换法与传统的糖尿病饮食计算相比，要简单得多。但是第一次为自己制订饮食计划，最好能在医师的指导下或营养师的帮助下完成。具体可参考下表。

不同热量饮食方案的基本框架（参考）

总热量	总交换份	主食类		蔬菜类		鱼肉类		乳类		水果类		油脂类	
（千卡）	份	份	约重（克）	份	约重（克）	份	约重（克）	份	约重（克）	份	约重（克）	份	植物油（汤匙）
1000	12	6	150	1	500	2	100	2	220	0	0	1	1
1200	14.5	7	200	1	500	3	100	2	220	0	0	1.5	1.5
1400	16.5	9	225	1	500	3	150	2	220	0	0	1.5	1.5
1600	18.5	11	250	1	500	4	200	2	220	1	200	1.5	1.5
1800	21	11	300	1	500	4	200	2	220	1	200	2	2
2000	23.5	13	350	1	500	4.5	250	2	220	1	200	2	2
2200	25.5	15	400	1	500	4.5	250	2	220	1	200	2	2
2400	28	17	400	1	500	5	250	2	220	1	200	2	2

糖尿病居家调养宝典

第一步，根据自己的实际身高计算出自己的标准体重应该是多少。

第二步，判断自己目前的体重状况。

第三步，计算每日所需要的总热量。

第四步，查表，确定六大食物交换份的基本框架。

第五步，根据饮食习惯，选择并交换食物。

第六步，根据分配原则，制定平衡膳食。

第七步，根据自己的特殊情况，进行适当调整，并合理分配。

【病例2】 遵医嘱开展饮食治疗并配合运动疗法。

王先生，42岁，男性，建筑工人（属于重度体力劳动），身高160厘米，体重60千克，患糖尿病2年，空腹血糖6.5毫摩/升，餐后2小时血糖9.8毫摩/升，未出现并发症，平时不喜欢喝牛奶，喜欢喝豆浆。医师建议继续饮食治疗，配合运动疗法。

第一步：计算王先生的标准体重。

根据公式标准体重＝身高（厘米）－105，王先生的标准体重应该为：160－105＝55千克。

第二步：判断目前体重状况。

根据公式：目前体重状况（%）＝[（实际体重－标准体重）÷标准体重]×100%

超过标准体重的10%属于超重；超过20%属于肥胖；超过40%属于重度肥胖；低于标准体重10%属于偏瘦；低于20%属于消瘦。

王先生的实际体重是60千克，王先生目前体重状况为：[（60－55）÷60]×100%＝8%，属于正常体重范围。

第三步：根据工作强度和体重，确定每日所需要的总热量。

王先生是建筑工人，属于重体力劳动者。根据第二步计算结果，王先生属于正常体重范围。

查表不同体力劳动的热量需要量[千卡/（千克·天）]。正常体重的重体力工作者每日每千克体重所需要的热量是40千卡。

根据公式：总热量＝标准体重×每日每千克体重需要的热量，王先生全天所需要的总热量为：40（千卡）×55（千克）＝2200千卡。

第四步：查表，确定六大食物交换份的基本框架。王先生需要的总热量为2200千卡，含有25.5个食物交换份，其中，全天主食类约重400克（相当于8两），蔬菜500克（1斤），鱼肉类250克（半斤），奶类220毫升，水果200克，油脂2汤匙。

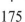

第五步：根据饮食习惯，选择并交换食物。

由于王先生不喜欢喝牛奶，喜欢喝豆浆，故将奶类 220 毫升改为 200 毫升豆浆。

第六步：将以上食物安排到各餐次中，制定平衡膳食。

将 25.5 个食物交换份按照早餐 1/5、午餐 2/5、晚餐 2/5 的分配方法可以分为早餐 5 份、午餐 10 份、晚餐 10 份来分配。

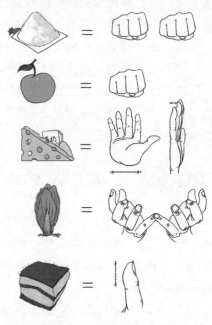

早餐 5 份：鸡蛋 1 份（1 个）、豆浆 1 份（200 毫升）、主食 3 份（如馒头 105 克）。

午餐 10 份：主食 6 份（如大米 150 克）、瘦肉 2 份（如猪肉 25 克加鱼肉 75 克）、蔬菜 1 份（如芹菜 500 克）、植物油 1 份 [如花生油 1 汤匙（9 克）]。

晚餐 9 份：主食 6 份（如面条 150 克）、瘦肉 2 份（如鸡肉 25 克加牛肉 25 克）、蔬菜 1 份（如大头菜 500 克）、植物油 1 份 [如花生油 1 汤匙（9 克）]。

另外，上午 9 时和下午 3 时左右，可吃 100 克水果。

根据以上分配情况，可以根据自己的口味，再进一步细化自己的饮食食谱。

例如，早餐的煮鸡蛋可以更换为茶叶蛋，豆浆可以更换为鲜奶，105 克馒头可以更换为花卷。

午餐的大米可以更换为火烧，猪肉可以更换为羊肉，鱼肉可以更换为蛤蜊，蔬菜 500 克可以分为两种各 250 克的其他青菜。例如可用 250 克萝卜炖羊肉、250 克冬瓜炒蛤蜊。

晚餐的面条可以更换为烙饼，鸡肉可以用豆腐代替，牛肉可以更换为海虾，500 克大头菜可以改为 250 克菠菜炖豆腐、250 克萝卜丝炖海虾。

只要不超过总热量，可以根据自己的口味，变着花样吃。

（三）手掌法则：津巴布韦手势——简单易学的饮食法则

为了使所有的糖尿病患者能够在较短的时间内以最快的速度掌握饮食法则，研究者们可谓绞尽脑汁，特别是对于刚诊断为糖尿病的患者，较难理解糖尿病的饮食计算方法，不用着急，可以先这样吃。

1. 糖类（淀粉和水果）　可以选用相当于自己 2 个拳头大小的糖类，水果则相当于 1 个拳头大小。

2. 蛋白质　选择 1 块相当于掌心大小的，厚度相当于小指的厚度，即 50 ～ 100 克。

3. 蔬菜　选择您两只手合抱能够拿到的菜量，当然这些蔬菜都是低糖类蔬菜，如绿豆芽或黄豆芽、卷心菜等，即 500 ～ 1000 克。

4. 脂肪　限制脂肪仅如拇指的尖端(第 1 指节)。每餐不超过 250 毫升低脂奶。以上所说的是 1 天的量而不是每餐的量。

三、特殊情况的饮食

（一）糖尿病素食患者的饮食指导

糖尿病患者终生不吃肉类食品者,称为糖尿病素食者。其蛋白质来源以鸡蛋、牛奶、豆制品和海产品为主。

1. 长期素食容易缺乏铁、钙、锌、维生素 B_{12} 等营养素，营养素不足与糖尿病慢性并发症的发生和发展有关，所以，糖尿病素食者，应当补充适当的维生素制剂。尽管不吃肉食，食物种类要保证全面、多样化。

2. 糖尿病素食者的饮食与一般患者在糖类的摄入等方面没有明显差异，只是在蛋白质和脂肪的摄入方面局限于牛奶、鸡蛋、海产品和豆制品等。所以，糖尿病素食患者应当学会通过食用奶制品、豆制品和蛋类等来补充优质蛋白，防止因长期素食造成的营养不良。

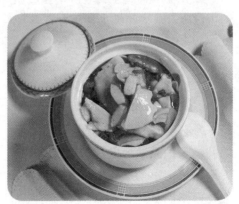

3. 豆类、全麦食品、绿叶蔬菜、蛋类等也有丰富的铁、锌元素，但是不容易吸收，应当选择有利于营养素吸收的烹饪方法。

4. 糖尿病素食者，应定期到医院检查血生化，可及早发现营养不良，及时采取措施，纠正因长期素食造成的营养不良。

【病例】　**以素食为生，容易发生营养不良。**

患者，女，82 岁，从小吃素不吃肉，身高 156 厘米，体重 43 千克。某日，因上呼吸道感染伴意识模糊入院治疗，血生化检查结果显示血中蛋白明显低于正常。一名老医师看过化验单后，大为吃惊，说从没见过蛋白这么低的，这是严重的营养不良。

> **专家点评**：蛋白质是身体正常生命活动必需的一种物质，具有多种多样的生物学功能，如人体组织的构成和身体的修补作用，以及能够维持血液的酸碱平衡等。当糖类和脂肪供应不足时，还能供给机体部分能量。

虽然蛋白质摄入过多，会增加肾的负担。但是，如果摄入不足，患者就会感觉浑身无力，抵抗力下降。一旦有个小毛病，就有可能变成大病。

（二）糖尿病骨质疏松患者的饮食指导

中老年女性糖尿病患者，特别是绝经后的妇女，很容易伴发骨质疏松而增加骨折风险。

1. 饮食和运动治疗是糖尿病患者的基本治疗措施。如果糖尿病患者伴有骨质疏松，运动时则会增加运动的风险，患者就会有不慎发生骨折的可能，因此，糖尿病患者要防止发生骨质疏松。

2. 多食含钙丰富的饮食，增加钙的摄入量。例如，喝骨头汤、吃虾皮等含有较多钙的食物。新炖的骨头汤含有较多的脂肪，热量高，而汤中钙的含量并不多，不适宜糖尿病患者饮用。连续炖几次以后的骨头汤，脂肪明显减少，钙质丰富，可以饮用。

3. 多食用有利于钙吸收的蛋白质和维生素，肉、蛋、鱼、虾等含有较丰富的蛋白质，水果和维生素等含有丰富的维生素。

4. 多晒太阳、补充维生素 D 和维生素 A，有利于钙的吸收。

5. 避免过量饮酒而影响钙的吸收。

6. 科学的烹饪方法，防止钙的破坏。如炖棒子骨时加入适量的醋或放几个山楂，有利于钙的游离。

7. 必要时，遵照医师的建议，服用补钙保健品。但是，一些糖尿病患者服用钙剂不当，会发生便秘或加重便秘而不能坚持长期服用钙剂。生活中，各种补钙产品琳琅满目，患者不要盲目试用，应当在医师的建议下选择适宜糖尿病患者的钙剂。

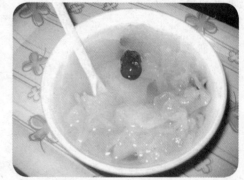

（三）糖尿病伴高脂血症的饮食指导

很多糖尿病患者同时伴有高血脂、高血压等，甚至在糖尿病被确诊之前，已经存在高血压、高脂血症等。

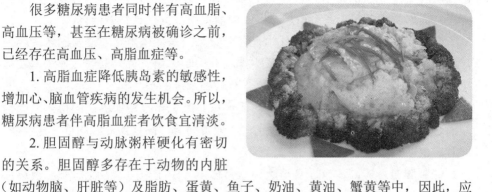

1. 高脂血症降低胰岛素的敏感性，增加心、脑血管疾病的发生机会。所以，糖尿病患者伴高脂血症者饮食宜清淡。

2. 胆固醇与动脉粥样硬化有密切的关系。胆固醇多存在于动物的内脏（如动物脑、肝脏等）及脂肪、蛋黄、鱼子、奶油、黄油、蟹黄等中，因此，应适当限制含胆固醇丰富的食物摄入，防止高胆固醇血症。

3. 植物油虽然含不饱和脂肪酸较多，但也不能随意使用，应当少用。并选择使用植物油较少的烹饪方式，如清蒸、凉拌、炖煮等。

4. 用海鱼、豆类制品代替部分动物蛋白质有利于降低胆固醇，最好1周吃2次鱼。但是，豆类制品最多只能占每日蛋白质应摄入量的50%。

5. 糖尿病高脂血症的患者，应当增加膳食纤维的摄入量，如经常吃点粗粮，可每天吃1顿粗粮。并吃含维生素C丰富的食物。一般新鲜水果和蔬菜的维生素C含量较多。

6. 有一些食物具有一定的降血脂作用，如洋葱、大蒜、海带、木耳、紫菜等，建议糖尿病并高脂血症者适量食用。特别是海带、木耳既不升高血糖，还可降低血脂，且有通便的作用，非常适合老年糖尿病患者食用。

（四）糖尿病伴痛风患者的饮食指导

沿海地区吃海鲜、喝啤酒，大大增加了痛风的发病率，青岛市是痛风的高发地区，有时痛风和糖尿病就像一对孪生姐妹，同时存在。

1. 多饮水，少喝汤。每日喝水保持在2000～3000毫升，少喝肉汤、鱼汤和鸡汤等，少吃火锅。因为白开水的渗透压最易于溶解体内各种有害物质。多喝白开水可以稀释尿酸，加速尿酸的排泄，使尿酸水平下降。

2. 多吃碱性食物，少吃酸性食物。痛风患者本身存在尿酸异常，如果吃过多的酸性食物，会使病情加重。而多吃碱性食品，能帮助补充钾、钠、氯离子，维持酸碱平衡。

碱性食物包括奶制品、水果、蔬菜、茶、谷类、蛋类等。

酸性食物包括动物内脏、沙丁鱼、鱼子、肉汤等。

3. 多吃蔬菜，少吃饭。多吃菜，有利于减少嘌呤的摄入量，增加维生素、矿物质和微量元素的摄入，且有利于控制每天总热量的摄入，限制体重，减肥降脂。提倡少食多餐，在不增加总热量的前提下，提倡饮食多样化。

4. 不吸烟、不饮酒。烟对身体有害无益。酒是痛风重要的诱发因素，因为乙醇易使体内乳酸堆积，乳酸对尿酸排泄有抑制作用。目前发现，啤酒诱发痛风的作用最强，因为除乙醇外，它还含有较高浓度的嘌呤。

5. 低盐、清淡饮食，减少油脂，适当补充维生素，增加糖类的摄入。因糖尿病合并痛风的患者，常合并高血压、心血管病等，高盐饮食可加重这些疾病，同时，也影响尿酸的排出。

6. 肥胖患者应减体重，直至达到正常体重，防止酮症的发生。肥胖及糖尿病是痛风的诱因，调节饮食、控制总热量摄入、避免肥胖是防止痛风的重要环节。肥胖患者总热量摄入以 25 ～ 30 千卡 / 千克体重为宜。脂肪可减少尿酸的排出，因此，限制脂肪的摄入对防止痛风有益。

（五）糖尿病便秘患者的饮食指导

1. 多饮水。增加体内水分的摄入可防止大便干结。如果不存在心、肾等疾病，1 天饮水 2000 毫升左右。

2. 增加饮食中膳食纤维的数量。水果、豆类、藻类、新鲜蔬菜含有较高的膳食纤维。如芹菜、菠菜、白菜等，多食可起到一定的通便作用。

3. 适当食用富含维生素 B_1 的食物，如粗粮、麦麸、瘦肉、豆类等。

4. 适当食用产气多的食物，如萝卜、豆类、莴笋等，有利于增加肠道的运动。

5. 适当增加运动，尤其是腹部运动，可以根据结肠走行的方向，以顺时针方向做环形按摩，促进肠蠕动。

6. 必要时，遵照医师的建议服用通便的药物，如麻仁丸、通泰胶囊等。有的通便药如通泰胶囊要求在两餐间服用，而且服用时必须大量饮水，才能达到良好的通便效果。所以，患者服用前要认真阅读药品说明书。

（六）糖尿病腹泻患者的饮食指导

1. 糖尿病患者发生腹泻时，要进食清淡、少渣、容易消化的饮食，如面条、

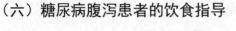

烤面包、芋头、山药等。特别强调一定要少渣，少渣其实就是少纤维素，以免不易消化，增加腹泻次数。

2. 要少食多餐，避免进食刺激性的食物，如辛辣、坚硬的食物和刺激性的调味品等。

3. 不要食用含粗纤维的食物，以免加重腹泻，如韭菜、芹菜、豆芽、果皮等。

4. 少吃高蛋白、高脂肪等不易消化的食物，如肉类、鱼类、蛋类、牛奶等。

5. 腹泻期间，还应当注意补充营养，防止脱水和营养不良。

6. 及早应用小檗碱等治疗急性胃肠炎的药物，若腹泻不止或逐渐加重，应当及时到医院检查治疗，防止因严重腹泻导致低血容量休克，甚至危及生命。

（七）糖尿病患者外出就餐的饮食指导

糖尿病患者也是一个社会人，难免要参加同学聚会、亲朋好友的婚宴及工作方面的应酬等。由于外出就餐可能导致糖尿病患者饮食数量增加，过多摄入高脂肪、高热量、高蛋白质、高糖、高盐等不利于糖尿病饮食计划实施的饮食，所以，糖尿病患者外出就餐非常不利于血糖控制，因此，应注意以下几方面。

1. 尽量减少外出就餐的次数。能不出去吃就不出去，因为，外出就餐，这种尝尝，那种试试，很容易就吃多了，超过机体的需要，不利于血糖的控制。

2. 食物品种很多，可选择性品尝，但要少吃，可将食物先夹到自己的盘中，做到心中有数，尽量不要超过自己平时的饮食量。热量够了，就不要继续增加了。一旦吃多了，则要增加运动量，如步行一段距离，把多摄入的热量消耗掉，以免升高血糖。

3. 多选择凉拌、蒸煮、烧烤等制作的食品，避免油炸、沙拉、黄油、糖醋等食品。对于油多，味重的食品可先在水中蘸决后再食用。

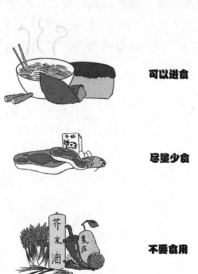

可以进食

尽量少食

不要食用

4. 适量饮酒，最好以茶代酒。酒的热量很高，如果饮酒，必须减少主食的摄入量。

5. 限制水果、饮料和甜点的量。这些食物产生的热量也要计算在自己所摄入的总热量之中。

6. 服用降血糖药的患者，仍要按时服用，如该饭前服的还是饭前服，该饭后服的还是饭后服。不可漏服或延迟服用时间，以免引起血糖波动。

7. 使用胰岛素的患者，携带胰岛素注射工具到酒店，进餐前先注射胰岛素。不要在家注射胰岛素后再赴宴，以免注射胰岛素后，在饭店等候时间过长而发生低血糖。

（八）糖尿病患者饮食治疗中应对饥饿的技巧

饥饿是糖尿病的一种症状，在糖尿病患者刚刚开始进行饮食控制的过程中，这种饥饿感更加突出，患者常会有一种吃不饱的感觉，有时饥饿难忍而中断饮食治疗，这也是很多患者不能坚持饮食控制的一个常见原因。过度饥饿容易发生低血糖，而且患者在过度饥饿状态下会进食更多，使血糖波动，不利于血糖控制。下面介绍几种应对饥饿的技巧。

1. 饮食控制需要一个逐步适应的过程，不要急于求成，刚开始制订的饮食计划不要过于严格，适应一段时间后，再做调整。这样，逐步过渡，才有希望达到合理的饮食控制目标。

2. 准备足够的低糖类、纤维素丰富的食物，如西红柿、黄瓜等，每当饥饿时，进食可以减轻饥饿感，而且不升高血糖。也可以准备一些麦麸饼干、苦瓜、南瓜、山药等，以备饥饿难忍时少量进食，防止低血糖的发生。

3. 多吃粗粮、杂粮、蔬菜等，少量吃一些含膳食纤维丰富的食物，可以延缓食物的吸收，增加饱腹感。也可选择蛋白质类食物进行加餐，如牛奶或鸡蛋。

4. 少食多餐，既可以预防低血糖，又可以防止餐后血糖升高。可在两餐间，也可在睡前加餐，但加餐食物的热量要从每日的总热量当中扣除。加餐也要定时定量，一般上午 10 时左右或下午 3—4 时加餐，不要等有明显饥饿感时再加餐。

5. 可将每餐中的主食省出 1/5，作为饥饿时的加餐。

（石秀娟　何卫东　白　妍）

糖尿病居家调养宝典

第11章 2型糖尿病的运动治疗

生命在于运动，运动有益健康，对糖尿病患者尤为重要。运动治疗作为糖尿病治疗的一种方法同饮食治疗、药物治疗一样，应当受到患者的高度重视。因为在所有治疗中，它是唯一不需要经济支出，而且没有药物所致不良反应的治疗。试想，这样的好事，糖尿病患者何乐而不为呢？运动治疗和饮食营养治疗构成了糖尿病治疗的两大基石。没有两者的配合，任何药物的使用是不可能取得满意效果的。如果将饮食营养治疗和运动治疗达到最佳水平，则可以减少药物治疗的剂量，可谓是既省钱又安全的好方法。

一、运动是最好的降糖药

（一）运动治疗对糖尿病患者的益处

运动对所有人均有益处，不仅包括糖尿病患者，也包括非糖尿病患者。运动的益处如下。

1. 改善葡萄糖的代谢，降低血糖；提高身体对胰岛素的敏感性，减轻胰岛素抵抗，降低糖化血红蛋白的水平。

2. 改善血液循环，改善心肺功能，保护心血管系统，有效预防和治疗高血压、冠心病和高血脂。

3. 增加能量消耗，减少体内脂肪，控制肥胖患者的体重，维持正常体重者的体形；增加消瘦者的体重。

4. 强壮肌肉，降低关节疼痛和骨关节硬度，增强体质和身体灵活性，提高机体免疫力。

5. 运动可以改善神经功能，调整

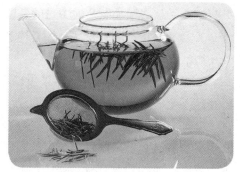

大脑皮质的活动状态，使人精力充沛，精神饱满，缓解压力，提高记忆力和工作效率。

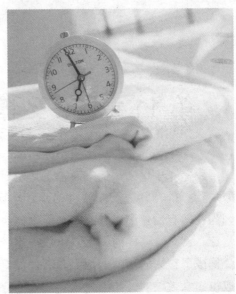

6. 提高饮食控制和降糖药物的治疗效果，减少降血糖药物的剂量。

7. 运动改善心情，增强自信。经常参加集体运动可以增加人与人之间，患者与患者之间的交流，相互取经，使心情愉悦，增强战胜疾病的信心。

8. 运动可以提高抗凝血因子的活性，防止血栓形成，从而减少心脑血管疾病的风险。

综合以上运动的益处，运动无疑有利于预防糖尿病慢性并发症的发生和发展。

（二）运动的前提要保证自身的安全

运动治疗虽然有很多好处，但是，运动必须在保证安全的前提下才能进行。糖尿病患者的运动应当在医师的指导下，根据年龄、病情、心肺功能、体力等情况，因人而异地制定合适的运动计划，合理安排运动量、运动强度和运动时间，方能达到满意的效果。

虽然运动有益，并非人人皆宜。运动的前提还是安全第一。下列人群，不适宜进行运动。

1. 发热伴有各种急性感染的糖尿病患者，如上呼吸道感染等。

2. 自身胰岛素严重分泌不足的 1 型糖尿病患者、血糖波动较大或血糖极不稳定的"脆性糖尿病患者"。"脆性糖尿病患者"，由于胰岛功能几乎完全丧失，胰岛素严重缺乏，运动会使脂肪分解增加，在缺乏胰岛素的情况下，不能氧化分解酮体，从而增加酮症酸中毒的危险。

3. 合并严重的心脏疾病，如心律失常、心功能不全、心绞痛、心肌梗死等，或稍微活动就感到胸闷、气喘者。

4. 合并严重的肾并发症，尿蛋白呈阳性的患者；以及严重呼吸系统疾病和肝功能不全者。

5. 经常有脑供血不足或新近有脑血栓形成者。

6. 合并严重糖尿病足或严重的眼底病变如眼底出血、视网膜剥离、青光眼、视物模糊者。

7. 血糖、血压控制不佳，血糖＞16.7毫摩／升，或明显的低血糖症，血糖＜4毫摩／升，血压＞180/110毫米汞柱者。

8. 有明显酮症或酮症酸中毒等急性并发症，尿酮体呈阳性者。

9. 有明显的糖尿病神经病变，下肢感觉迟钝、麻木者。

（三）糖尿病患者制订运动计划应遵循的原则

1. 提倡糖尿病患者多参加有氧运动，不适宜做无氧运动。

2. 制订运动计划以前，要做全面的健康检查。

3. 运动时间、运动方式、运动强度等要因人而异，量力而行，不可盲目统一。

4. 运动贵在坚持，循序渐进，持之以恒。

（四）糖尿病患者运动治疗的注意事项

安全适宜的运动治疗可以达到降低血糖的目的，但是，如果运动不当，也有可能产生一些不良反应，如低血糖，因此，运动前后要注意以下几点。

1. 运动前要做好准备

（1）运动前，应到医院做有关检查，征求医师的意见，自己的病情目前是否适合运动，应选择何种运动方式、运动量的大小，运动的时间等。血糖不稳定时不宜运动。

（2）运动环境：选择宽敞、平坦的、无危险物品的场地，如公园、草坪等，不要选择离家太远或比较偏僻的地方运动，天气过冷、过热、大雾或气候恶劣时不宜室外运动。

（3）穿着轻便、透气、吸汗、舒适的鞋袜，避免赤足运动。

（4）随身携带糖果、手机，携带血糖仪更佳，便于低血糖时急用。运动时间较长时，要适当加餐。

（5）随身携带瓶装水，以备运动过程中或运动后及时补充水分。

（6）随身携带糖尿病救助卡，注明姓名、住址、家人联系电话，所患疾病，一定要放在醒目、别人易于看到的位置。

（7）最好结伴运动，避免单独运动，

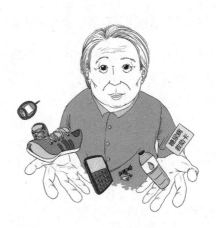

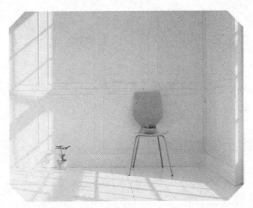

可以相互照应、互相鼓励。

2. 运动前后监测血糖，血糖过低或过高应暂停运动，并可了解自己对不同运动方式后的效果，选择适合自己的运动。

3. 应避免在口服降血糖药或胰岛素作用最强时运动，运动前一次的胰岛素注射部位也尽量不要选择大腿等运动时剧烈活动的部位注射，以免注射部位的血液循环加快，胰岛素吸收过快而诱发低血糖。

4. 运动后，检查皮肤、足部及关节有无损伤。较大的运动量结束后，如游泳、爬山等，其降糖作用持续时间较长，运动后 12 小时还有发生迟发性低血糖的可能，因此，当天睡觉前最好再测一次血糖，必要时加餐。

（五）制订运动计划前，应检查的一些内容

有效的运动，来自于运动计划的科学性和合理性，因此,制订运动计划以前,有必要做一些相关检查，为制订适宜的运动计划提供依据。

1. 要分别监测运动前、后的血糖变化。
2. 做心电图，了解心脏功能情况。
3. 做眼底检查，了解眼底病变及视力的情况。
4. 做足部检查，了解有无糖尿病足，足部病变能否保证运动安全。
5. 做关节检查，了解关节活动度等有无异常。
6. 做肾脏功能检查，了解是否存在严重的肾并发症。

（六）出现以下情况时，应立即中止运动

运动过程中，有可能出现不良反应，如低血糖、并发症加重等。因此，为保证运动的安全性和有效性，出现以下情况，应立即停止运动，症状严重时，立即就医。

1. 出现心脏不适的症状：如心慌、心率过快或过慢、心绞痛、心律不规则，快慢不一。特别是老年人或伴有心脏病的患者出现胸闷、气短，上臂、咽喉不适时，提示心肌供血不足，甚至是心肌梗死的先兆，必须重视。

2. 出现头痛、头晕或身体任何一部分突然疼痛或麻木，一过性失语或失明等情况应预防脑卒中的发生。

3. 出现面色苍白、心慌、手抖、出冷汗等，应警惕低血糖的发生，必要时吃糖块等。

4. 出现关节疼痛或并发症有加重倾向等。

二、糖尿病患者适宜做有氧运动

运动可分为有氧运动、无氧运动、屈曲和伸展运动等，糖尿病患者最适宜做有氧运动。

（一）何谓有氧运动

有氧运动是指人体在氧气充分供应的情况下进行的运动，也就是说在运动过程中，人体吸入的氧气与运动消耗的氧气相等，达到生理上的平衡状态。

有氧运动是运动强度小，节奏慢，运动后心脏跳动不过快，呼吸平缓的一般运动。如：慢跑、散步、快走、打羽毛球、爬楼梯、打太极拳、骑自行车、跳舞、跳绳、游泳、滑冰、做操等。

有氧运动过程中，没有缺氧的存在，有人做过测试，散步时吸氧量约为静坐时吸氧量的 3 倍。有氧运动可起到增加心、脑的供氧量，消耗体内脂肪的良性作用。患者运动后自我感觉舒适，精力充沛。所以，有氧运动非常适宜糖尿病患者，尤其是心功能不全的老年患者，保证了运动的安全、有效。建议在病情允许的情况下，糖尿病患者要每天坚持做有氧运动。

（二）何谓无氧运动

无氧运动是指人体骨骼肌在"缺氧"状态下进行的运动。利用大的肌肉群，短时间运动，肌肉在缺氧的状态下高速剧烈的运动。

无氧运动强度大，节奏快，运动后心率、呼吸次数明显增加。心率每分钟可达 150 次左右，呼吸急促，可消耗很多能量。如踢足球、快跑、拳击、举重、跳高、跳远、拔河、投掷等。

无氧运动由于运动过程中，没有

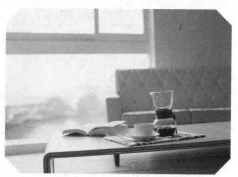

足够的氧供应，不能起到改善心脑氧供应，消耗体内脂肪等良性作用。由于氧气不足，使乳酸生成增加，患者运动后感觉很疲惫不适，肌肉酸痛，而且，会给老年糖尿病患者带来一定的危险，因此，糖尿病患者应避免做剧烈的无氧运动。少数心肺功能良好的年轻人例外。

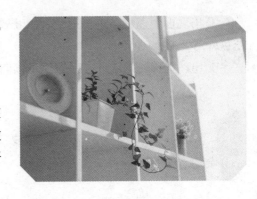

（三）屈曲和伸展运动

屈曲和伸展运动，即准备和放松运动。运动缓慢、柔和有节奏，适合做运动前后的准备和整理运动。提高肌肉的柔软性，防止肌肉和关节在运动中损伤。

（四）完整运动过程

一次完整的运动过程包括：运动前的准备、运动和运动后的整理三部分。

1. 运动前的准备　指运动前的热身运动，如伸展肢体，可以增加肌肉和关节的弹性和灵活度。一般 5 ～ 10 分钟。

2. 运动　根据自身情况，选择运动方式和运动强度。一般中等强度的运动 20 ～ 30 分钟。

3. 运动后的整理活动　防止运动过程突然停止对身体如肌肉、骨骼等的损伤。可逐渐减轻运动强度和幅度，使心率慢慢恢复到每分钟比静息时快 10 余次的水平，进行诸如踢踢腿、弯弯腰的整理活动，再坐下休息片刻，一般 5 ～ 10 分钟。

三、为自己开一张合理的运动处方

（一）运动的时间

1. 运动时机的选择　应根据患者的具体情况而定，一般不上班的患者，运动时间灵活，上午、午后或晚餐后均可。上班的患者，根据工作情况，可选择早晨或晚上下班后运动。也可穿插在工作、生活的任一时间段。

饭后 1 小时（从吃第 1 口饭算起的 1 小时）运动较安全，因为此时血糖较高，运动时不容易发生低血糖。但应避免空腹或饱餐后运动，以免出现低血糖或胃肠系统不适。

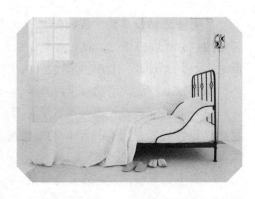

2. 每次运动持续多久最适宜　一般每天 30 分钟以上为宜。可以分两三次进行，每天的运动时间也可以累计计算。不在时间长短，关键是能坚持天天运动。刚开始运动时可从每天 10 分钟逐渐增加到 30 分钟。

3. 不宜运动的时间

（1）空腹时不宜运动：空腹时血糖相对较低，运动后会加速低血糖的发生，所以，糖尿病患者应在饭后运动。

（2）降血糖药物作用高峰时，不宜运动：运动要避开药物（口服降血糖药或胰岛素）的作用高峰，也是防止运动和药物同时降低血糖，预防低血糖发生。

（3）上午 9 时以前不宜运动：糖尿病患者多伴有心脑血管并发症，静卧一夜后，血液黏稠度较高，此时运动很容易发生心脑血管意外，所以，传统的晨练不适宜糖尿病患者，最好在下午或晚饭后。如果上午运动，至少在上午 9 时以后，特别是并发心脑血管疾病者。

（二）运动的频率

每天运动 30 分钟，每周运动 5 天，每周运动 150 分钟。对于初始运动的患者，可从每周 2～3 次，逐渐增加到每周 3～5 次，直至 5～7 次。形成规律，达到一种运动频率和运动时间相对稳定的状态。至少每周 3 次以上，如果运动锻炼间断超过 3～4 天，将影响运动锻炼的效果。因此，运动锻炼不应间断时间过长。如果患者觉得达到所推荐的运动时间有困难，也应尽可能进行适当的运动，因为研究发现，即使进行少量的体育运动（如平均每天 10 分钟）也是有益的。

（三）运动的强度

运动强度判断的主要依据是根据一个人在运动时的心率（脉搏），并和他所能达到的最大心率（脉搏）进行比较来判断的。另外，一个人在运动时自觉疲劳的程度也可作为判断运动强度的间接指标。在日常运动中，采用上述两种方法进行判断比较简便易行。

1. 衡量运动强度的重要指标之一是最大耗氧量　最大耗氧量与患者的自我感觉的疲劳程度成正比。最大耗氧量大，患者感觉运动很吃力，运动强度就大，反之，则小。例如，100% 为最大，依次为 80%、60%、40%、20% 等逐渐递减。

根据以上方法，运动强度可判断为以下几种。

（1）低强度运动：最大耗氧量只有 20%，运动后无出汗、脉搏无增快，自我感觉比较轻松，没有运动后的疲劳感或只有轻微的疲劳感。如购物、散步、做操、太极拳、气功等。

（2）中等强度运动：最大耗氧量 40% ～ 60%，运动后有适度出汗，肌肉有略微酸胀的感觉，自我感觉有点累或稍微有点累。这种运动强度能达到运动治疗的效果，应该逐渐达到并保持这种运动强度。如快走、骑车、爬楼梯、健身操、打太极拳、打高尔夫球和园艺活动等。

（3）高强度运动：最大耗氧量达 80%。运动后自我感觉较累，但尚能坚持到运动结束。如游泳、跳绳、球类、舞蹈、有氧健身、慢跑、骑车上坡等。

（4）极高强度运动：最大耗氧量达 100%。运动后自我感觉很累，难以坚持到运动结束。

从医学角度上说，低强度和中等强度的运动是属于有氧运动，而高强度和极高强度的运动是属于耗氧量大的无氧运动。因此，在糖尿病患者的治疗中，低强度和中等强度的有氧运动应该是最常用的运动强度的选择。

2. 用心率（每分钟心脏搏动的次数）来判断运动的强度

（1）查下表以了解各年龄段不同运动的每分钟心脏搏动次数情况。

各年龄段不同运动强度的心率次数情况（每分钟）

年龄	运动强度				
岁	100%	80%	60%	40%	20%
10—19	193	166	140	113	87
20—29	186	161	136	110	85
30—39	179	155	131	108	84
40—49	172	150	127	105	82
50—59	165	144	123	102	81
60—69	158	138	119	99	80
70—	151	133	115	96	78

（2）用最大运动心率来判断运动强度。

公式：最大运动心率＝220－年龄（岁）。

一般将运动心率对最大运动心率的百分比，将运动强度分为3级。

大强度：最大心率的80%以上；

中等强度：最大心率的60%～80%；

低强度：最大心率的60%以下。

例如：一个年龄70岁的老人，其最大运动心率为：220－70＝150次/分

大强度时心率为：150×80%＝120次/分；

中等强度时心率为：150×60%＝90次/分；

低强度时心率为：90次/分以下。

也就是说，对于年龄70岁的糖尿病患者，运动时的心率在90～120次/分最合适；高于120次/分不安全，会加重心肺负担；低于90次/分可能达不到理想的效果。当然，年龄越大越要结合自己的身体状况，不能生搬硬套。

（3）计算最大心率，必须学会自己测脉搏：脉搏是指人体动脉的搏动，最简便的方法是测桡动脉的搏动。一般情况下，脉搏频率与心率相同。正常人是60～100次/分，多在70次/分左右，经常参加体育运动者相对慢一点，在50～60次/分。运动脉搏要在运动结束后的最初15秒进行测量，因为此刻的心率可以代表运动中的最高心率。

正确测量脉搏的方法：测量者以示指、中指、环指的指端按住被测者腕部的桡动脉，测15秒乘以6就是每分钟的心率。注意，测脉搏时不能用拇指。

3.运动强度的选择　运动强度的选择应根据患者的年龄大小、病情轻重和并发症情况以及身体承受能力有所不同。一般对于年轻、病情轻、无并发症的糖尿病患者，可以进行中等强度的运动。相反，对于老年人等患者，应以低强度运动为主。因为剧烈的运动能使血糖升高，加重眼底出血，增加尿蛋白，诱发酮症（多发生在胰岛素依赖型糖尿病病情不稳定时），甚至诱发心肌梗死，所以，运动治疗的强度如果掌握不当，非但无益，反而有害。

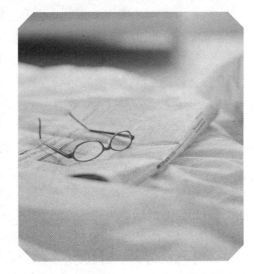

4.判断是中等强度的运动标准　根据自己在运动中的感受，找出适合自己的中等强度的有氧运动。

标准的有氧运动的中等强度是呼

吸、心脏搏动略有加快、微微出汗、略有气喘，能与同伴正常交谈不能唱歌，并有一定的疲劳感和稍感乏力，但可在较短的时间内得以恢复，次日感觉精力充沛。

如果运动后无汗、一点都不喘、心脏搏动不加快，说明运动量不足，运动强度不够。

如果运动后大汗淋漓、气喘吁吁，说明运动强度过大。

（四）运动的方式

轻快的步行是最常用的有氧运动方式。

1. 步行是最简单易行、最容易坚持的一项运动方式，是最好、最安全、最容易被众多人接受的运动方式。可在任何时间、任何地点进行；可单独行走，也可结伴而行；简单易行，人人皆宜。疾步行走，效果更好。

（1）慢步走：每分钟行走 50～80 步，俗称散步，行走缓慢、稳健，适合年老体弱者。

（2）中速走：每分钟行走 80～120 步，不急不慢，中速前进。

（3）快步走：每分钟行走 120 步以上，走路速度快，消耗能量也大。

（4）击掌走：边走边击掌，有利于上肢肌肉的收缩与运动，上下肢协调运动，更能增加能量的消耗。

2. 选择自己喜欢的运动方式，易于坚持，应该根据自己的年龄、病情、选择适合自己并且自己喜欢的运动方式，才能乐于其中，长期坚持。

一般中老年人可以选择散步、打太极拳、打桌球、跳交谊舞、下楼梯、开车购物、平地骑车、养花园艺等。

一般年轻人可选择平地慢跑、打羽毛球、游泳、划船、溜冰、上楼梯、做广播操等。对于体力较好，病情允许的年轻患者，还可以配合一些增加肌肉力量和提高身体素质的练习。如哑铃操、篮球、跳绳、游泳等。

对于合并周围神经病变，感觉手足麻木者，或因末梢循环差，感觉手足发凉者，可以多做一些活动肢体的运动，例如按摩、步行、甩臂动作等。

对于糖尿病合并视网膜病变者，应避免接触性运动、屏气和升高血压的运动（例如举重、拳击等），以防眼底出血或视网膜脱离。

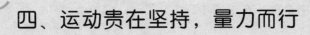

四、运动贵在坚持，量力而行

（一）能使您坚持运动的一些建议

1. 目标不要定得太高，逐渐增加持续时间和强度　目标定得太高，每次强烈或较长时间的运动后会感觉非常劳累而难以实现既定的目标。如果目标定得低一点，就不会望而却步而有信心坚持运动计划。例如，开始的目标就是步行10分钟或者上下楼梯1次。那么，2～3周后，自己感觉可以轻而易举地达到这个目标后，可以考虑再更换一个略高的目标，例如步行15分钟或上下楼梯2次。

2. 选择适合自己且喜欢的运动方式　有的患者喜欢跳舞，就可把跳舞作为自己的运动方式；有的患者喜欢球类，则可选择打羽毛球、乒乓球等。这样的运动方式，乐在其中，自己喜爱并且容易坚持。当对某种运动方式厌倦时，可更换另一种方式，或者多种运动方式交替进行。

3. 监测体重　了解运动前后体重的变化，对于超重的患者，体重减轻可成为患者坚持运动的激励因素。

4. 监测血糖　了解运动前后血糖的变化，可亲身体验运动对于控制血糖的良好作用。

5. 养成记录运动日记的习惯　可以发现哪种运动对降低自己的血糖作用理想，运动多长时间、多大的运动量能达到降血糖的目标，找出适合自己的运动规律。

6. 其他　选择自己喜欢的邻居、同事、朋友作为运动伙伴，既能互相勉励，还可以互相交流，运动时不感到孤独，忘却疾病，享受运动给自己带来的快乐。

（二）给上班族糖尿病患者坚持运动的几点建议

上班族的时间紧张，每天难以固定运动方式、时间等。但是，运动作为糖尿病治疗的重要措施之一，仍要争取努力坚持，使运动可贯穿于每天生活的始终。

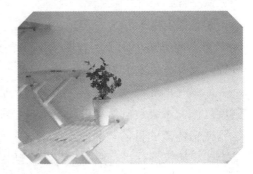

1. 增加步行时间，减少乘车时间路途近的可步行上班，路途远的可提

前下车步行上班或回家。

2. 增加上楼梯时间，减少坐电梯时间 多层楼梯可步行上下楼梯，高层楼梯可提前出电梯，有意识步行上下几层楼梯。

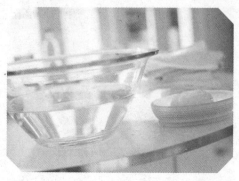

3. 增加活动时间，减少静坐时间 上班静坐时间久了，可利用工间做操、哑铃、走动等方式，进行运动。

4. 增加散步时间，减少看电视时间 晚上散散步，周末减少在家玩电脑、看电视的时间，多与家人一起到超市购物、市场买菜、散步旅游。

5. 其他 家中有条件，可购置健身器材，如跑步机、健身车等。身体状况允许，还可骑自行车上下班。睡前可做床上运动，如仰卧起坐等。

（三）介绍几种针对性的运动方法

1. 糖尿病足患者的运动选择 在糖尿病足的不同阶段，患者可选择不同的运动方式，延缓病情的发展。

（1）0 级：此阶段患者的足部皮肤完整，尚未发生糖尿病足，仅有发生糖尿病足的潜在危险，所以，运动与普通糖尿病患者无明显差异。但是，为防止糖尿病足的发生，应适当减少运动的时间和强度，尤其在运动前，一定仔细检查鞋中是否有异物，保证鞋袜合适。

（2）Ⅰ级：要比 0 级的运动强度更轻、时间更短。尽量避免患侧肢体受力，要倍加小心，防止皮肤水疱擦破，或病变处皮肤损伤。

（3）Ⅱ级：可轻度活动，以健侧肢体活动为主，患侧肢体不能承重，以免患处受到挤压，加重感染。

（4）Ⅲ级、Ⅳ级、Ⅴ级：由于病灶较深、较重，一只足站立不稳不能保证运动安全。所以，不宜站立运动，患者应以坐位或床上运动为主。可参照下面的方法进行练习。

①患者坐在床边，双下肢垂直放在床沿边，双足晃动 1 分钟，反复进行 5～10 次。

②患者平躺于床上，舒展双下肢，抬高双足至与床面平行的位置，保持 1 分钟，反复进行 5～10 次。

2. 肥胖患者的减重运动方法 运动强度是决定运动效果的重要因素。运动强度过低，不会达到运动的治疗效果；只有当运动强度达到 40%～60%，才能达到减轻体重的目的。因此，应选择中等强度、较长时间的有氧运动为主要运动方式。如快步行走、慢跑、游泳、打乒乓球、打篮球、打网球、做操、骑车、爬坡等。

3.下肢不能下床活动的患者的运动方法　有的患者，由于单侧或双侧下肢活动受限，不能下床活动，可以采取床上活动上肢的方法如两臂上举，一侧下肢活动受限时，可平卧床上，采取健侧下肢抬高或伸屈活动。

【病例】　不能下床的患者可做床上运动。

老年女性，肥胖，因一侧糖尿病足（Ⅲ级）不能下床活动，每天三餐前注射胰岛素，进食后卧床不动，血糖控制不佳，加强控制饮食后，血糖仍然居高不下，究其原因，患者每天除了吃饭、上厕所几乎不活动，建议患者每天饭后1小时在床上做双上肢运动和单侧下肢运动，几天后，血糖逐渐控制到理想水平，糖尿病足也日渐好转。

专家点评：过度肥胖的糖尿病足患者，胰岛素抵抗更加突出，即使控制饮食、注射胰岛素，有时仍然难以达到理想的血糖目标。而高血糖状态不利于糖尿病足的治疗，甚至加重其发展。已经发生糖尿病足的患者，绝大多数在使用胰岛素治疗，如果一点不活动，摄入的能量堆积，又可使体重进一步增加，形成恶性循环。因此，糖尿病足患者的治疗必须采取饮食控制、运动治疗、药物治疗相结合的治疗方案，通过运动，可提高糖尿病患者对胰岛素的敏感性，才能达到良好的治疗效果。

（谢红卫　王　慧　付　尧）

第 12 章　非胰岛素药物治疗

非胰岛素治疗是糖尿病治疗的重要方法之一，初发的 2 型糖尿病患者只有 15% 可经过饮食营养治疗和运动治疗使血糖达标，即使这 15% 也会随着病程的延长而必须加用口服降血糖药治疗。但是，必须在坚持饮食营养治疗和运动治疗的基础上，才能发挥应有的效果。目前，降血糖药的品种繁多，新的降血糖药层出不穷，不管口服何种降血糖药，必须遵从医嘱，才能保证安全、有效。

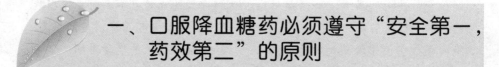

一、口服降血糖药必须遵守"安全第一，药效第二"的原则

安全是口服降血糖药的首要原则，不管服用何种口服药必须在保证安全（肝、肾不良反应小、低血糖发生率低）的前提下，才能考虑第二位的药效问题。第三位是因人而异，使用适合自己病情的药物。临床上有很多患者颠倒了降糖药的原则，加上广告的夸大宣传，把药效当作第一首选，有的不仅没有取得理想的药效，甚至产生了严重的后果。

【病例】 迷信偏方，盲目服用酿恶果。

某女，47 岁，糖尿病病史只有 2 年，胰岛功能良好。听说山东某郊区有一种偏方，服用以后，药效非常明显，可以根治糖尿病，于是，前往治疗。经过一个阶段的治疗后，化验血糖非常满意，则继续坚持服药。一段时间以后，出现严重急性肾衰竭，不得不进行肾移植手术。

专家点评： 此患者出现这种后果的原因是患者相信有根除糖尿病的灵丹妙药。某些所谓中药中掺和了许多西药，为了吸引病人治疗，达到牟

糖尿病居家调养宝典

利的目的，加入高于正常剂量的一种或多种降血糖药成分，这些药物的剂量远远超过人体的正常代谢功能，虽然血糖表面上暂时降下来了，但是付出了造成急性肾衰竭而不得不进行肾移植来挽回生命的惨重代价。所以，糖尿病患者服用降血糖药一定要了解其来源、成分及不良反应，不能仅看其暂时的药效，而盲目服用。

二、口服降血糖药的种类及特点

目前，国内、外市场上的降血糖药大致分为四大类：胰岛素促泌药（包括磺酰脲类和非磺酰脲类）、双胍类、α-葡萄糖苷酶抑制药和胰岛素增敏药。也有专家将降血糖药分为胰岛素促泌药和抗高血糖药物（双胍类、胰岛素增敏药和糖苷酶抑制药）两大类。当医师给您开降血糖药时，您要仔细阅读药品说明书，了解您服用的是哪一类，服用该药物应注意什么，什么时间服用等，这些信息很重要。

各种口服降血糖药的特点如下。

（一）胰岛素促泌药

◎磺酰脲类药物

1. 磺酰脲类药物的作用机制与特点

磺酰脲类药物属于促胰岛素分泌药，主要药理作用是通过刺激胰岛 B 细胞分泌胰岛素，增加体内胰岛素水平而发挥降血糖作用，是目前控制 2 型糖尿病患者高血糖的主要用药。

磺酰脲类根据其半衰期长短可分为以下两类。

（1）短效作用的药物有格列喹酮（糖适平）、格列吡嗪（美吡达）。其作用特点以降低餐后血糖为主，适用于空腹血糖尚好，餐后血糖高的患者。

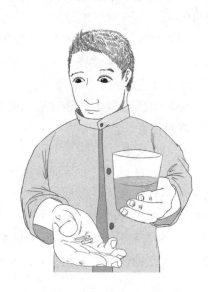

其优点为仅降低餐后血糖，不容易发生低血糖。

格列喹酮（糖适平）：尤其适用于糖尿病肾病患者，因经肾排泄仅5%，但降血糖作用相对较缓和。

（2）中、长效作用的药物有格列本脲（优降糖）、格列齐特（达美康）、格列吡嗪控释片（瑞易宁）、格列美脲（亚莫利）等。其作用特点为作用时间长，降空腹血糖好，宜用于病程较长、空腹血糖较高的患者。

格列本脲（优降糖）：价格便宜，作用强，但严重低血糖发生多，老年人要慎用，因为主要经肾排泄，肾病当要慎用。

格列齐特（达美康）：作用强，严重低血糖比优降糖少，可能有降血糖以外的防治糖尿病微血管并发症的作用。

格列美脲（亚莫利）：除刺激胰岛素分泌外，还能明显提高外周组织对胰岛素的敏感性，对胰岛素分泌不足兼有胰岛功能抵抗者效果好。最新的磺酰脲类长效降血糖药，每天只需服用1次。

格列吡嗪（瑞易宁）：降血糖效果好，餐后血糖下降的同时不容易发生餐前低血糖。每天只需服用1次。

2. 适应证

（1）2型糖尿病患者，单纯饮食治疗和运动治疗不能达到理想治疗效果者。

（2）适用于胰岛功能尚未完全破坏的非肥胖2型糖尿病患者等。

3. 禁忌证　胰岛功能已经破坏的患者不适宜应用该类药物。

（1）1型糖尿病患者。

（2）胰岛功能已经完全破坏的2型糖尿病患者。

（3）妊娠糖尿病或哺乳期糖尿病患者。

（4）2型糖尿病合并严重感染、酮症酸中毒、高渗性昏迷及伴有肝肾功能不全或进行大手术的患者。

（5）对磺酰脲类药物过敏或有严重不良反应者。

4. 不良反应

（1）低血糖反应：是磺酰脲类最常见的不良反应。低血糖早期往往不易察觉且持续时间长（数小时甚至数日），容易延误诊治而产生严重后果，导致永久性神经损害甚至死亡。低血

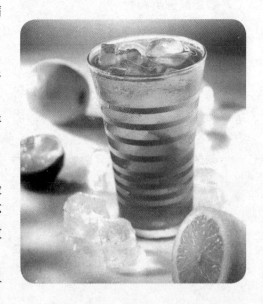

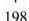

糖
尿
病
居
家
调
养
宝
典

糖的发生主要与药物剂量过大、服药后未及时进餐或进餐量不足、同时服用增加胰岛素功效的药物如普萘洛尔（心得安）等。使用长效制剂也容易发生低血糖。

（2）消化系统症状：极少数患者可有腹部不适、恶心、呕吐、食欲下降、腹泻等。个别患者可出现肝功能异常。

（3）其他：如体重增加、皮肤瘙痒、粒细胞缺乏等，停药或减药后可恢复。

5. **注意事项**　患者要按照医嘱服药，预防或避免各种不良反应。

（1）从小剂量开始服用，并根据血糖情况及时调整药物剂量。

（2）磺酰脲类降糖药均应饭前30分钟服用。因磺酰脲类药物饭后1小时药效最强，而饭后1小时血糖最高，故饭前30分钟服用可取得最佳药效。

（3）磺酰脲类药物可与双胍类、噻唑烷二酮类、α-糖苷酶抑制药等联合应用，但不能两种磺酰脲类药物同时服用。如果患者服用格列齐特又服用格列美脲，这是很危险的，容易发生严重的低血糖。

（4）某些中药、广告药的明显降低血糖的作用往往是里面掺杂了具有显著降糖作用且价格低廉的格列本脲，存在发生严重低血糖的风险，一定不要盲目上当。曾有报道，糖尿病患者服用某种广告推销的降血糖药而死亡的病例，多是与里面含有过量的格列本脲（优降糖）有关。

（5）肾功能不好的患者建议遵照医师要求及早使用胰岛素治疗或服用主要从肠道排泄的格列喹酮，以保护肾功能，避免进一步损害。

◎**非磺酰脲类药物**

1. **作用机制与特点**　非磺酰脲类药物即格列奈类，与磺酰脲类药物作用相似，是一种新型、短效的非磺酰脲类胰岛素促分泌药。包括瑞格列奈（商品名：诺和龙）和那格列奈（商品名：唐力）。

（1）瑞格列奈（商品名：诺和龙）：口服吸收迅速，其促进胰岛素分泌的效应在服用后30分钟内出现，血药浓度达到高峰的时间是1小时，然后迅速下降，代谢迅速，4～6小时被清除。因此，必须于进餐时或餐前即刻服用，最佳服用时间是餐前15分钟。可使餐后血糖迅速下降，餐前低血糖少，对于老年患者更安全。

其与血浆蛋白的结合率高达98%，主要在肝代谢，其代谢产物90%经胆汁排泄，很少部分（不超过8%）随尿排出，所以，轻到中度肾功能不全的患者也可使用。

（2）那格列奈（商品名：唐力）：口服吸收迅速，餐前10分钟服用，平均0.92

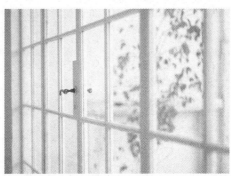

小时可达血浆高峰时间。药物及其代谢产物85%经过肾排泄，24小时内可完全排出。应从小剂量开始，根据血糖监测情况逐步加至所需剂量。一般餐前 1 ～ 15 分钟服用。

2. 适应证　普遍适用于 2 型糖尿病患者，特别是新诊断的和老年糖尿病患者。

3. 禁忌证

（1）1 型糖尿病患者。

（2）胰岛功能衰竭的 2 型糖尿病患者。

（3）发生糖尿病急性并发症者，如酮症酸中毒、高渗性非酮症昏迷及乳酸性酸中毒等。

（4）严重肝肾功能不全的患者。

（5）发生感染、发热、外伤、手术等应激状态时。

（6）12 岁以下的儿童糖尿病患者。

4. 不良反应　相对磺酰脲类药物，该类药物耐受性较好，发生不良反应也较少。不良反应主要有以下几种情况。

（1）低血糖：非磺酰脲类降血糖药与磺酰脲类降血糖药相比，发生低血糖的频率和反应程度均较低。

（2）胃肠道反应：如恶心、呕吐、腹痛、腹泻等，但不多见。极个别患者出现轻微的肝脏转氨酶升高的情况。

（3）其他：如皮肤瘙痒、视觉异常等。

5. 注意事项

（1）监测血糖，预防低血糖：服用药物治疗过程中，按照医师的要求，定时监测血糖，根据血糖情况调整药物的剂量。如果患者同时服用双胍类药物，会使患者发生低血糖的风险增高，更要注意低血糖的发生。如果治疗过程中，患者出现心慌、手抖等低血糖症状，应立即测血糖，及时进食糖类。

（2）注意肝功能的变化，因此类药物主要通过肝代谢。

（二）双胍类药物

目前临床上使用的双胍类药物主要是盐酸二甲双胍，有国产的二甲双胍片、二甲双胍缓释片（麦特美）和国外生产的格华止等。

1. 作用机制与特点　双胍类药物不直接刺激胰岛素分泌，其降糖作用主要通过以下途径完成。

（1）提高胰岛素敏感性：双胍类

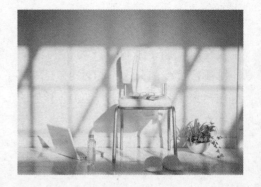

药物能增加外周组织胰岛素受体与胰岛素的亲和力，促进外周组织摄取葡萄糖，并加速葡萄糖的无氧酵解，从而达到降低血糖的效果。

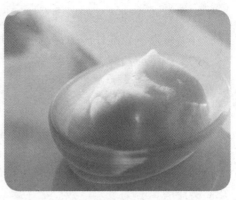

（2）改善胰岛素抵抗：双胍类药物可通过抑制糖异生、减少肝糖原输出而起到改善肝胰岛素抵抗的作用。

（3）抑制葡萄糖的吸收：双胍类药物可抑制胃肠道对葡萄糖的吸收，延缓胃排空，延迟小肠吸收，减少能量的摄入。

（4）双胍类药物除了具有降血糖的作用以外，还有减轻体重和高胰岛素血症的效果。可能与抑制食欲、减少能量摄取有关。肥胖者服用有利于体重下降，一般在服药 1 个月后减轻。

（5）双胍类药物还可抑制脂肪分解、降低血游离脂肪酸，降低血脂水平，改善血凝状态。

（6）二甲双胍不刺激胰岛素的分泌，所以单独使用不会产生低血糖；对正常人无降血糖作用，故也有人称其为"抗高血糖药物"。

2. 适应证

（1）二甲双胍是目前被推荐为 2 型糖尿病，特别是肥胖型糖尿病控制高血糖的首选药物。新诊断糖尿病或糖尿病前期人群多首选该类药物，在 2 型糖尿病的长期治疗中，二甲双胍也是极其常用的药物，所以，二甲双胍是临床上糖尿病治疗非常普遍的药物。

（2）对于与单用磺酰脲类降血糖药或单用双胍类药物治疗效果不佳时可两者联合使用，提高降血糖效果；对于使用胰岛素治疗的患者，合用二甲双胍可增加胰岛素敏感性，改善血糖控制，从而减少胰岛素用量。

3. 禁忌证　虽然双胍类药物在临床上使用比较普遍，但是，为保证安全，必须在医师的建议下方可服用，以下情况应禁用或谨慎使用。

（1）胰岛素依赖型糖尿病患者不能单独使用双胍类降血糖药。

（2）二甲双胍有一个比较罕见但很严重的不良反应是诱发乳酸性酸中毒，因此，肾功能不全（血肌酐水平男性＞ 1.5 毫克 / 分升，女性＞ 1.4 毫克 / 分升或肾小球滤过率＜ 60 毫升 / 分钟）是二甲双胍的绝对禁忌证。

（3）严重感染、缺氧或接受大手术的患者、对容易缺氧的呼吸系统疾病患者及肝功能不全者不宜使用。

（4）在做造影检查使用碘化造影剂时，也应暂时停用二甲双胍。

（5）妊娠期和哺乳期患者。

（6）曾发生乳酸性酸中毒及糖尿病酮症酸中毒的患者。

（7）酗酒或乙醇中毒的患者。

4. 不良反应　双胍类药物患者服用后耐受性较好，不良反应较少，常见的有以下几种。

（1）胃肠道反应：是双胍类药物最常见的不良反应，其主要不良反应是引起胃肠道不适症状，如恶心、呕吐、口内有金属味、腹胀、腹泻、腹部不适、食欲下降等。

（2）乳酸性酸中毒是双胍类药物最严重的不良反应。此类反应并不多见，在高龄患者、心力衰竭、接受大手术和肾功不全、低血容量休克等身体缺氧情况下偶可诱发。但预后差，严重者可导致患者死亡，要加强防范意识，重在预防。

（3）血液系统：可减少肠道吸收维生素 B_{12}，影响血红蛋白的合成，导致巨幼红细胞性贫血。

（4）过敏反应：偶可引起荨麻疹、皮肤红斑等过敏反应。

（5）虽然单用不会引起低血糖，但与胰岛素或磺酰脲类降血糖药合用时，或服药后未及时进食或进食不足，会增加发生低血糖的风险。

5. 注意事项

（1）使用任何降血糖药物均应遵照医嘱，合理使用。每天几次，每次几片都要在医师的建议下使用。

（2）服药时从小剂量开始，逐渐加量，并于饭中或饭后即刻服，是减少胃肠道不良反应的有效方法。

（3）定时监测血糖，定时复查，为医师及时调整治疗方案和药物剂量提供依据。与胰岛素或磺酰脲类降血糖药联合使用时，应注意预防低血糖。出现心慌、无力、出汗等低血糖症状时要及时检测血糖，进食糖类。

（4）肝肾功能不良的患者要特别注意。如果肝功能不良，双胍类药物可影响肝糖脂代谢，诱发乳酸性酸中毒和酮症酸中毒等急性严重并发症。因其主要从肾排泄，如果肾功能不良，可导致药物蓄积，增加发生各种不良反应的可能性。

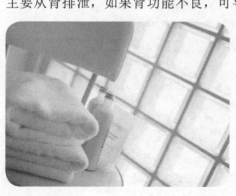

（5）特殊人群：孕妇、哺乳期妇女、10 岁以下儿童不推荐使用。

（6）如果使用过程中，患者出现发热、感染或需要进行外科手术治疗等应激状态时，要及时就医或与医师联系，暂时停用该药或改为胰岛素治疗。待应激状态解除后，再根据医嘱

糖尿病居家调养宝典

使用。

（三）α- 葡萄糖苷酶抑制药

1.作用机制与特点　临床上常用的α-葡萄糖苷酶抑制药主要有阿卡波糖（商品名：拜糖苹）、伏格列波糖（商品名：倍欣）。

（1）与其他降血糖药物不同的是在糖类尚未吸收入血前发挥作用。可抑制小肠 α- 葡萄糖苷酶，导致食物中的糖类不能在此段肠腔全部分解成单个葡萄糖，延缓葡萄糖的吸收，达到降低餐后血糖的目的，对 1 型和 2 型糖尿病均有降低血糖的作用。

（2）不刺激胰岛素分泌，单独使用不会引起低血糖，不增加胰岛负担。

（3）该类药物主要通过影响糖类消化、吸收而发挥降血糖作用，所以，不进食或食物中没有糖类时服用无效。当然，也只影响糖类的吸收，不影响蛋白质和脂肪的消化、吸收，不会导致营养的消化、吸收障碍。

（4）不良反应小：主要作用于肠道并经肠道吸收，不经肝脏代谢和肾脏排泄，对肝、肾几乎没有损害，肾功能不良者也可服用。

2.适应证

（1）2 型糖尿病患者：2 型糖尿病患者在饮食、运动治疗达不到理想降血糖效果时，可单独使用。也可与其他降血糖药或胰岛素联合使用，提高降血糖效果。

（2）1 型糖尿病患者：在胰岛素治疗的同时，联合使用 α - 葡萄糖苷酶抑制药，可降低餐后血糖，减少胰岛素用量，改善血糖控制。

（3）糖耐量异常者：糖耐量异常是糖尿病前期人群，主要表现为空腹血糖受损和餐后血糖升高，餐后血糖升高可加重胰岛素抵抗和胰岛功能负担，从而加速糖耐量异常发展为 2 型糖尿病。α- 葡萄糖苷酶抑制药可降低餐后血糖，降低发展为 2 型糖尿病的风险。

3.禁忌证

（1）肠道疾病者：肠道炎症、肠道疾病影响消化吸收，结肠溃疡、肠梗阻、疝气等。

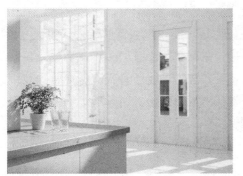

（2）严重的糖尿病急性并发症：如严重的糖尿病酮症酸中毒、低血糖昏迷、糖尿病高渗性非酮症糖尿病昏迷的患者，这些患者病情重，不能正常规律进食。

（3）严重的肝、肾功能异常者、手术前后、严重的感染及严重创伤的

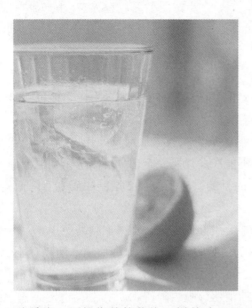

患者，应及早给予胰岛素治疗，以免耽误病情。

（4）孕妇、哺乳期妇女、儿童及18岁以下青少年不宜使用。

4. 不良反应 α-葡萄糖苷酶抑制药在临床上使用非常普遍，不良反应不多见，最常见的不良反应是服药早期有些患者可出现腹泻、腹胀、肠胀气等，表现为比较频繁的肛门排气等不适反应，一些患者感觉在公共场合略有不自在。

5. 注意事项

（1）服药时间：必须吃第1口饭时嚼碎，不能像其他药物一样整片吞服，达不到理想的效果。

（2）只有进食糖类食物如馒头、米饭、面条等主食时服用有效，若进食牛奶、鸡蛋等主要以蛋白质和脂肪为主要成分时，作用有限。

（3）服用时从小剂量开始，逐渐加量，可克服腹胀、排气等不适，2或3周后，症状可好转或消失。

（4）α-葡萄糖苷酶抑制药单用时很少引起低血糖，但与胰岛素、双胍类、胰岛素促泌药等联合应用时，会使发生低血糖的风险增加。需要特别注意的是，因为 α-葡萄糖苷酶抑制药主要是延缓糖类在肠道的吸收，凡是服用 α-葡萄糖苷酶抑制药患者发生低血糖时，不能像一般患者吃点甜食、蔗糖等会很快缓解，必须口服葡萄糖或静脉注射葡萄糖方可有效。

（四）胰岛素增敏药

噻唑烷二酮类化合物包括罗格列酮（商品名：文迪雅）和匹格列酮（商品名：艾汀）等，又称格列酮类药物。

1. 作用机制与特点 噻唑烷二酮类药物是一类作用独特的新药，可改善2型糖尿病患者的胰岛素抵抗，尤其是伴有代谢综合征患者的多种代谢异常，降低血糖、三酰甘油，可降低血压、改善高凝状态，可能还具有改善血管内皮细胞功能和抗动脉粥样硬化作用。因不刺激胰岛素的分泌，但能增加周围组织对胰岛素的敏感性，故又名为胰岛素增敏药。

2. 适应证

（1）2型糖尿病患者。

（2）糖耐量异常人群，单纯饮食控制和运动疗法不能达到满意效果的糖代谢异常人群，尤其是以餐后血糖升高为主者。

3. 禁忌证

（1）1型糖尿病患者：噻唑烷二酮类药物只有在体内胰岛素存在的情况下才可发挥作用，对体内缺乏胰岛素者，除非注射胰岛素，否则本类药物的效果不佳。所以，不宜单独用于1型糖尿病或糖尿病酮症酸中毒患者。

（2）心功能不全的患者：噻唑烷二酮类药物可引起体内钠水潴留，有加重充血性心力衰竭的不良反应，所以，心功能Ⅲ～Ⅳ级禁忌使用。

（3）肝、肾功能不全、重度水肿的患者。

（4）合并感染及发生严重的糖尿病急性并发症的患者，如糖尿病酮症酸中毒等。

（5）孕妇、哺乳期妇女、儿童及18岁以下青少年不宜使用。

（6）服用此类药物出现过敏反应的患者。

4. 不良反应

（1）水肿：因可导致体内液体潴留，服用后有发生水肿的不良反应。主要表现为下肢水肿。

（2）体重增加。

（3）少数患者可出现贫血，特别是与二甲双胍合用时，发生贫血的情况增加。

（4）有可能引起转氨酶升高，引起肝功能异常。

（5）过敏反应，较少见，主要表现为皮疹、皮肤瘙痒等。

5. 注意事项

（1）单独使用本类药物不会引起低血糖，与胰岛素、胰岛素促泌药、双胍类合用时有可能发生低血糖。所以，也应定时监测血糖，防止发生低血糖。

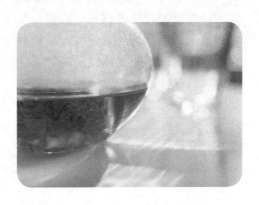

（2）服药期间必须定期检查肝功能、肾功能和心功能。注意其对肝、肾等有否不良影响。当患者出现胸闷、憋气等不适时，及时就医。

三、磺酰脲失效与磺酰脲类降血糖药继发性失效

（一）磺酰脲药失效

磺酰脲药失效有磺酰脲药物原发性失效和磺酰脲药物继发性失效。

磺酰脲药物原发性失效：5% ～ 10% 的糖尿病患者在开始使用磺酰脲药物治疗时，经过正规足量的服用磺酰脲类降糖药治疗 1 个月以上，血糖不能得到满意控制（FPG ＞ 13.9 毫摩 / 升，或 FPG 下降＜ 1.1 毫摩 / 升），称为磺酰脲药物原发性失效。多见于发现时已经处于糖尿病晚期，胰岛功能严重衰竭的患者。

磺酰脲药物继发性失效：指开始治疗时有效，血糖能够得到满意控制，但经过数月或数年后疗效却逐渐减弱或甚至消失，每年发生率为 5% ～ 7%。继发性失效的主要原因是胰岛 B 细胞功能逐渐减退和外周组织对胰岛素抵抗不能缓解所致，应用磺酰脲类药物的患者应警惕这种现象的发生。一般情况下，应用磺酰脲类药物治疗 5 年，将会有 1/3 左右的患者发生继发性失效。

（二）磺酰脲药继发性失效后怎么办

一旦发现服用多年的磺酰脲药没有效果了或效果明显减弱了，不必紧张，只要及时与医师联系，医师会及时调整您的治疗方案。例如，采取联合治疗方案，即在维持磺酰脲类药物足够剂量基础上加用其他作用原理不同的药物，如：磺酰脲药＋胰岛素增敏

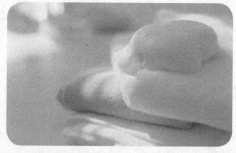

药，磺酰脲药＋二甲双胍，或应用胰岛素＋磺酰脲药物联合治疗；于睡前加中效胰岛素或基础胰岛素。另外，也可以完全用胰岛素替代治疗一段时间，使患者自身胰岛 B 细胞休养一段时间，待其功能恢复后依然有换用口服降血糖药的可能。

（三）怎样选择和联合应用口服降血糖药

2 型糖尿病是一种进展性疾病，在 2 型糖尿病的自然病程中，胰岛 B 细胞功能随着病程的延长而逐渐下降。因此，随着 2 型糖尿病病程的进展，临床上常需要联合药物治疗。一般情况下，当一种药物不能使血糖控制达标时，采用

不同作用机制的两种以上的降血糖药物治疗，称为联合治疗。

例如当您经过长时间的单一降糖药物格华止治疗不能达到满意降糖效果时，医师会给您增加另一种降糖药如拜糖苹，这就称为联合药物治疗。您千万不可自行增加原有药物的剂量，而违反安全第一的用药原则。那么，联合用药有什么好处呢？

1.通过联合用药，可以及时降低血糖，提高降血糖效果。

2.避免单一药物剂量过大所造成的不良反应，如对肝、肾功能的损害。

3.保护胰岛功能，延迟胰岛功能的衰竭，从而，减少或延缓糖尿病并发症的发生。

4.减少胰岛素和胰岛素促泌药的剂量。但是,联合用药必须在医师的指导下，最好是内分泌科专职的医师指导下使用。因为并不是任意两种降血糖药都可以随意联合使用,哪类药物能与哪类药物联合,哪种药物不能与哪种药物联合使用,必须遵从医师的建议。

常用的联合方案有磺酰脲／格列奈类＋双胍类，或磺酰脲／格列奈类＋噻唑烷二酮类，或双胍类＋噻唑烷二酮类，或双胍类＋阿卡波糖，或磺酰脲／格列奈类＋阿卡波糖，等等。更具体地说，二甲双胍（格华止）＋阿卡波糖，或二甲双胍（格华止）＋格列吡嗪（瑞易宁）。但是，不可以格列吡嗪（瑞易宁）＋格列齐特（达美康），因为两者作用机制相同，均为磺酰脲类，同类降糖药不能联合使用。

【病例】　学着别人买药吃，后患无穷。

王大妈，67岁，因发现糖尿病5年，一直服用二甲双胍500毫克，每日2次；格列齐特（达美康）80毫克，每日2次。近来，发现血糖居高不下，空腹血糖9毫摩／升，餐后2小时血糖12毫摩／升。听说，邻居刘大妈服用一种新药（格列美脲，即亚莫利），效果比较好，于是，拿着亚莫利的药盒到药店也买回1盒吃，吃了以后，血糖就有所下降，不料，也很快发生了严重的低血糖反应，王大妈突然感觉头晕无力、心慌、手抖等低血糖症状，幸亏及时进食，转危为安。

专家点评：每名患者的病情、病程有所不同，适合别人的药物不一定适合你；别人吃了好不等于人人吃了都能见效。不同的病情阶段需要不同的药物治疗。格列齐特本身就是一种第三代的磺酰脲类胰岛素促泌药，而亚莫利是第四代的磺酰脲类胰岛素促泌药，而且是一种长效制剂，降血糖作用可维持24小时。此两种降血糖药不能同时使用，只能选一种。王大妈发生严重低血糖就是同时服用了两种作用机制相同的药物所致。

四、口服降血糖药的注意事项

（一）口服降血糖药的安全守则

1. 必须保证所选用的口服降血糖药对自己是安全而且有效的。肾功能不良的患者要选用不会加重肾功能损坏的降血糖药，如格列喹酮（糖适平）因几乎不经肾排泄而较多地应用于糖尿病肾病的患者。

2. 选用不良反应少，尤其是对肝、肾功能没有损害的药物。

3. 选用在降低空腹血糖的同时又能降低餐后血糖的药物。

4. 选用的药物能够降低糖化血红蛋白。

5. 选用不容易发生严重低血糖的药物，尤其是老年糖尿病患者。

6. 必须到正规医院或药房购买质量可靠的药物，避免购买假药及虚假宣传的药物。

【病例】 不遵医嘱滥用药，聪明反被聪明误。

患者，女，33 岁，糖尿病 5 年，空腹血糖 9 毫摩／升，餐后血糖 13 毫摩／升，医嘱其口服格列齐特（达美康）80 毫克，每日 3 次，三餐前口服；二甲双胍 250 毫克，每日三餐后服用；阿卡波糖 50 毫克，每日 3 次进餐第一口饭时嚼服。时逢盛夏，此患者口渴严重，非常喜欢吃冰糕，不能控制。患者知道不能吃冰糕，因为吃冰糕以后血糖会升高。于是，想了一个自以为聪明的办法，为了避免吃冰糕以后血糖升高，又不至于使自己太痛苦，吃一支冰糕，就吃一片格列齐特，有时一天吃几支冰糕，就吃几片格列齐特，一段时间以后，此患者就因为糖尿病并发肾功能损害而住院治疗。

专家点评：每一种药物均有其一定的不良反应，而且，进入体内的所有药物均要经过肝的解毒和肾的排泄。肝解毒和肾排泄的能力是有限的，如果超过了它们的最大能力界限，就会造成肝功能或肾功能的损害。每种药物的最大用量是有标准的，例如，二甲双胍的每日推荐剂量是 1.5～2.0 克／日；阿卡波糖是 50～100 毫克，每日 3 次；格列奈类是 0.5～4 毫克／日；吡格列酮最大剂量是 45 毫克／日。医师开药时会严格按照安全标准确定药物剂量，这些标准都是经过无数次临床试验得出的科学依据，所以，患者一定要按医嘱用药，切不可自作主张，随意增减药物的剂量，以免酿成不良后果。

（二）口服降血糖药的注意事项

1. 糖尿病患者要遵照医嘱服药，不可根据自我症状随意增减药物种类和剂量。

2. 糖尿病患者要定时、定量，规律用药，不可漏服或重复服用。

3. 老年糖尿病患者记忆力差，万一漏服药物，不可将错就错，应当及时补救。

4. 不能把漏服的药物与下一次用药一起服用。例如，直到下一次进餐前才发现，上一餐的药物已经漏服，就不能将漏服的药物与本次进餐前的药物一起服用，以免产生不良后果，只能服用本次餐前药。

5. 如果连续多次漏服药物，要监测血糖并及时就医，寻求医师的指导和帮助。

（三）漏服降糖药的补救方法

常年服用口服降血糖药的患者，时常有忘记服用或漏服药物的情况发生。那么，万一忘记或漏服了应该怎么办呢？

一旦忘记或漏服，应当根据药物特点和自己的血糖情况、药物种类、服药次数、服药时间等，采取措施，及时补救，将忘记服药或漏服药物的不良影响降低到最低程度。

1. 漏服短效磺酰脲类降糖药如格列齐特（达美康），本来应该在饭前30分钟服用，如果吃饭前突然想起尚未吃药，可先吃药，再将吃饭时间延迟30分钟，这样不会产生任何不良影响；如果是在两餐之间发现已经漏服饭前的药，最好检测血糖后再决定，如果血糖仅有轻微升高，可以不补服，只在饭后增加运动即可；如果血糖明显升高，则必须立即补服。

2. 漏服磺酰脲类的中长效降糖药如亚莫利、瑞易宁等，一般是每天早晨服用1次。如果中午前发现漏服，可以根据血糖情况原剂量补服，但是，如果午餐后或更晚才发现漏服，则要根据情况半量补服或者不用补服。

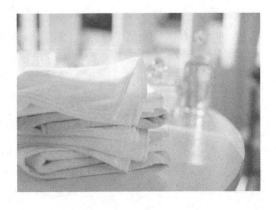

3. 如果漏服 α- 葡萄糖苷酶抑制药如阿卡波糖，因为阿卡波糖的

作用是延缓葡萄糖在肠道的吸收，达到降低血糖的目的，其本身的降糖作用比较弱，所以，如果漏服，只要不吃主食，不需要补服。

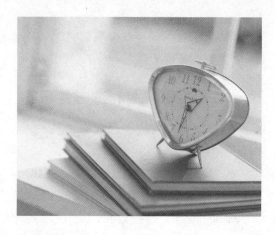

4.漏服双胍类，因双胍类药物不刺激胰岛素分泌，可以不补，可增加运动增加葡萄糖的消耗。

5.胰岛素增敏药即噻唑烷二酮类药物如文迪雅等，这种药物与饮食无关，漏服后可当日补服。

6.如果漏服非磺酰脲类降糖药如唐力或诺和龙，发现后餐后可立即补服；如果进餐后2小时才发现漏服，为预防低血糖，不必补服。

7.漏服二肽基肽酶Ⅳ抑制药，漏服后可以补服。因其每日只有1次，与饮食关系不大。

（四）一些影响血糖的药物

糖尿病患者，除了血糖高以外，多合并一些其他情况，如血脂紊乱、血压高、心脏病等，往往服用多种药物。但是，有些药物有升高血糖的作用，有些药物有降低血糖的作用，患者要做到心中有数。

1.升高血糖的药物

（1）糖皮质激素：被广泛应用于各种急慢性疾病，如泼尼松、地塞米松、甲泼尼松等激素类药物本身具有升高血糖的作用，对于没有患糖尿病的患者，还有引起继发性糖尿病的可能。这类药物，禁用于糖尿病患者。

糖皮质激素是对糖代谢影响很大的药物，血糖升高是糖皮质激素治疗的常见并发症。长期应用或单次使用均可诱发和加重糖尿病，如果停用糖皮质激素，糖代谢通常会恢复到用药前的状态。但是，如果应用时间过长，就可能导致永久性血糖增高。因此，医师不会轻易给患者使用此类药物，若病情必须使用，医师一定会向患者说明，征得同意签字后，才会使用。

（2）利尿降压药：糖尿病患者多合并高血压，需要服用降压药治疗。如氢氯噻嗪等利尿降压药，因具有抑制胰岛素分泌而使血糖升高的作用，所以，有高血压的糖尿病患者不宜服用氢氯噻嗪等利尿降压药。

（3）降低降血糖药效果的药物：如利福平、异烟肼等抗结核药物、黄体酮及口服避孕药等因具有拮抗降血糖的作用，会降低降血糖药的效果，而导致血糖升高。如果您在糖尿病治疗过程中，因其他疾病而服用此类

糖尿病居家调养宝典

药物，要了解这些药物对血糖带来的影响。

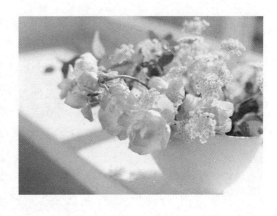

（4）治疗精神异常和人类免疫缺陷性疾病的药物有诱发和加重糖尿病的不良后果；抗精神病药物可增加发生肥胖、2型糖尿病和血脂异常的危险。治疗人类免疫缺陷性疾病的药物可导致血脂异常和胰岛素抵抗，引起血糖升高和加重血脂异常。

2. 降低血糖的药物　除了一些升高血糖的药物以外，还有一些药物作用正好相反，反而会降低血糖，诱发低血糖，应该引起警惕。因为药物引起的低血糖往往作用持久，不易短时间内得到纠正。

（1）某些解热镇痛药：如常用的阿司匹林与磺酰脲类降糖药合用时，会延缓降血糖药的代谢和排泄，提高血液中降血糖药的药物浓度，使血糖降低而发生低血糖反应，严重者可发生低血糖昏迷。因此，糖尿病患者服用此类药物时要倍加注意预防低血糖。

（2）受体阻滞药：如普萘洛尔、酒石酸美托洛尔等药物，因具有抗心律失常、降血压、治疗心绞痛等多种作用，服用该类药物的患者比较多见。若此类药物与格列本脲（优降糖）合用，则会因其抑制糖原的分解和胰高血糖素的分泌而使降糖药的作用增强，发生严重而持久的低血糖，甚至威胁患者的生命安全。

（五）使用降糖药应该注意的10个"一定"

目前，在各级医院使用的降糖药有数十种，每一种降糖药具有其不同的特点，不能一概而论，一定要因人而异。药能治病，也能致病。所以患者使用降糖药时，一定要注意以下几个"一定"。

1. 一定要阅读药品说明书　每一种降血糖药具有不同的作用机制、作用和不良反应，适应证和禁忌证等。虽然医师开药前会根据您的病情选择适宜的药物，但您对自己的情况最了解，要为自己的安全用药把好最后一道关。即使同一种降血糖药，药品说明书的内容也有不同之处。所以，养成阅读药品说明书的习惯，将会对您带来很大的益处。

2. 一定要知道药物中的主要成分　每种药至少有2个名字，通用名和商品名，有的还有一个化学名。通用名只有一个，是世界统一的，一般用拉丁文或英文命名。中文翻译的命名也只有一个，但不同厂家生产同一种药可起不同的商品名。比如，国际上命名的 Glipizide，中文翻译命名为"格列吡嗪"，各厂家生产的格列吡嗪的商品名有：格列吡嗪、美吡哒、瑞易宁等。也就是说，您所见到的许多商品名不同的药，很可能是含有同一种成分的药。原则上，同一种药不能同时吃 2 种。例如，吃着美吡哒就不能吃瑞易宁。吃着格华止就不能吃麦特美等。

3. 一定要按时服药　不同的降血糖药由于作用特点不同，服药的时间也不同。有饭前 30 分钟服药的；有饭前 15 分钟服药的；有吃第一口饭嚼碎后服用的；有饭后服用的。所以，一定要按照医嘱服用，例如，格列齐特（达美康）是胰岛素促泌药，应当在饭前 30 分钟服用，如果进食后服用，就达不到促进胰岛素分泌的效果。还有，阿卡波糖是延缓和减少葡萄糖在肠道的吸收，所以，进餐时就着第一口饭嚼碎吃，如果吃完饭再吃，就达不到延缓葡萄糖吸收的目的。

4. 吃降血糖药一定要吃饭　降血糖药与饮食有着密切的关系。降血糖药与其他药物不同。例如，一个人发生上呼吸道感染了，不管吃不吃饭，都应按照医嘱定时定量服用消炎药。以比较常用的消炎药阿莫西林为例，根据药物的半衰期，一般每天 4 次，每次 2 粒。即使患者感觉哪顿饭不想吃或少吃，也不能不吃药，因为有一顿不吃，药效就不能维持。而降血糖药不同，不吃饭就不需要吃药。否则，就会发生低血糖。如果食欲不好、食欲下降、想少吃饭，也应减少药量。但饭量恢复到正常，药量也相应恢复。

5. 一定要知道每一种降血糖药的主要作用　目前，降血糖药有五大类，数十种。每一种降血糖药，通过不同的途径达到降血糖的目的。磺酰脲类是通过刺激胰岛 B 细胞促进胰岛素分泌的；双胍类药物能促进外周组织摄取葡萄糖，并能减少肝糖原输出而起到改善胰岛素抵抗的作用；α- 葡萄糖苷酶抑制药可抑制小肠 α- 葡萄糖苷酶，导致食物中的糖类不能在此段肠腔全部分解成单个葡萄糖，延缓葡萄糖的

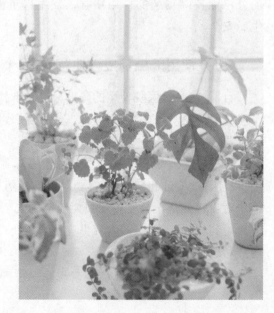

吸收，达到降低餐后血糖的作用；噻唑烷二酮类能增加周围组织对胰岛素的敏感性。了解每一种降血糖药的主要作用，有利于积极合理配合医嘱治疗，避免误服。

6. 一定要了解药物的排泄途径　每一种药的排泄途径不同。有些药只能通过肾排泄；有些药只能通过肝分泌的胆汁排泄；有些药从肾和胆汁都可以排泄；还有的药是通过肠道排泄。如果排泄某种药物的脏器有障碍，这种药就不能用。例如肾功能不全者用苯乙双胍（降糖灵）产生的乳酸排不出去会引起乳酸性酸中毒。所以，当医师建议您检查肝功能和肾功能时，是为了保证用药的安全。

7. 一定要了解药物的禁忌证　并不是所有的降糖药适用于所有的患者。例如，胰岛素促泌药是刺激胰岛 B 细胞促进胰岛素分泌的，所以，只适用于胰岛功能部分受损的患者，而 1 型糖尿病患者由于胰岛功能已经完全破坏，所以禁用。对于肾功能不全的患者，二甲双胍禁止使用，因可诱发乳酸性酸中毒。一些肠道疾病，α- 葡萄糖苷酶抑制药就不能使用。

8. 一定要正确认识降血糖药的不良反应　任何药物均有其不同的不良反应。所谓不良反应就是在治疗剂量下出现与治疗目的无关的作用，对于患者可能带来不适或痛苦，一般都比较轻微，可以忍受，多是可以恢复的功能性变化。有的药物说明书上"药物不良反应"一栏中会写出许许多多的不良反应，有的看起来挺严重，患者很担心。其实，所有能够在临床上使用的药物均已经过反复药物试验，国家才允许上市，相对来说按照医嘱服用应该是安全的。药物说明书上所罗列的不良反应是有可能发生，但并非人人都能发生，只在极少数人可能出现，且症状较轻。这是实事求是的做法，告诉大家要细心观察，发现不适或有问题及早找医师诊治。如果是一些厂家为了达到牟利目的而宣称没有任何不良反应的药物，反而一定要小心。

9. 一定不要频繁换药　有的患者听说这种药效果好就吃这种药，过几天，又听说那种药疗效好又吃那种药。换来换去，对哪种药都不满意。其实，医师第一次为您开的降血糖药并不是最大的剂量，为了减少药物的不良反应，多从小剂量开始。然后根据血糖的变化，逐渐增加药物的剂量，或增加降血糖药的种类，直至血糖达到理想的水平。根据临床观察，发现这样一种规律：一种

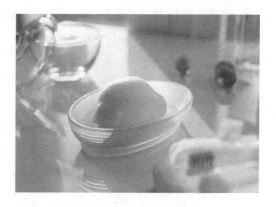

糖尿病居家调养宝典

降血糖药起初使用的第1周，血糖下降并不明显；第2周则出现较明显的下降；到第3周相对稳定。所以，要看到真正的效果或调节剂量，一般在使用后3～4周比较适宜。

10. 一定要记录糖尿病日记　糖尿病患者一定要养成记录糖尿病日记的习惯。因为血糖与很多因素有关，包括吃饭的时间、摄入量、食物种类，进餐次数，运动的时间、方式、程度、降血糖药的种类，联合用药的搭配、药物剂量、近期的特殊情况是否对血糖有影响等多种因素。正确的治疗方案可依据糖尿病日记而定。偶尔到医院检查或偶尔测测血糖是对自己不负责任的表现。每当血糖有较明显的变化时，首先自己寻找一下原因，是饮食的因素还是药物的因素。例如，突然发现午餐后2小时血糖明显升高，先要回想一下自己吃的什么食物，吃的量是多少。然后回想一下，是否按时服药，服药的剂量是否正确，并做好记录。这些记录，复诊时为医师调整治疗方案提供很重要的参考资料。

五、糖尿病的新药物治疗

多少年来，医学科学工作者不断探索，研制出作用更为全面，疗效更为显著的新药。目前，主要有两大类，一类是胰高血糖素样肽-1类似物，另一类是二肽基肽酶Ⅳ抑制药。这些新药给部分患者带来了良好的治疗效果，但因为价格较高，尚未在临床上普及。所有的新药并非适合所有的患者，建议大家不要盲目试用，最好到医院咨询医师，在医师的指导下决定是否服用。

（一）胰高血糖素样肽-1类似物

临床上应用的胰高血糖素样肽-1类似物包括利拉鲁肽和艾塞那肽两种，两者不仅生产厂家不同，且来源、分子结构、药动学及价格等均有所不同。利拉鲁肽的商品名是百泌达；艾塞那肽的商品名是诺和力。以艾塞那肽为例。

1. 作用机制　是通过基因重组技术利用酵母生产的人胰高血糖素样肽-1（GLP-1）类似物，是一种无色透明的注射液。

肠降血糖素，如胰高血糖素样肽-1（GLP-1），从肠内释放入循环中后可以增强葡萄糖依赖性胰岛素分泌，并显示出其他抗高血糖药作用。艾塞那肽是拟肠降血糖素药，可以模拟葡萄糖依赖性胰岛素分泌增强作用和肠降血糖素其他抗高血糖药作用。

艾塞那肽的氨基酸序列与人类GLP-1部分重叠。艾塞那肽在体外显示可以结合并活化已知的人类GLP-1受体。这就意味着通过包括cAMP和/或其他细胞内信号传导机制使葡萄糖依赖性胰岛素合成及胰岛B细胞在体内分泌胰岛素增加。在葡萄糖浓度升高的情况下，艾塞那肽可促进胰岛素从B细胞中释放。体内给药后艾塞那肽模拟GLP-1的某种抗高血糖药作用。

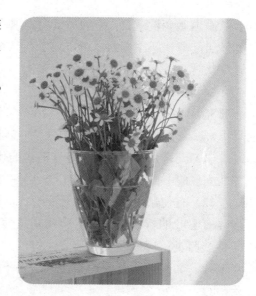

艾塞那肽注射液通过下列作用减少2型糖尿病患者空腹和餐后血糖浓度，从而改善血糖控制。葡萄糖依赖性胰岛素分泌：艾塞那肽注射液对胰岛B细胞对葡萄糖的应答性有急性效应，仅在葡萄糖浓度升高的情况下引起胰岛素释放。当血糖浓度下降并接近正常水平时，胰岛素分泌下降。

对于2型糖尿病患者，艾塞那肽能减少高血糖期间胰高血糖素分泌，降低血清胰高血糖素浓度，使肝葡萄糖输出量降低，减少胰岛素需求。

艾塞那肽注射液可以减慢胃排空，从而减慢食物中的葡萄糖进入循环中的速率。给予艾塞那肽可以减少食物摄取。

2. 适应证　适用于服用二甲双胍、磺酰脲类、噻唑烷二酮类、二甲双胍和磺酰脲类联用、二甲双胍和噻唑烷二酮类联用不能有效控制血糖的2型糖尿病患者的辅助治疗以改善血糖控制。

3. 禁忌证　禁用于已知对艾塞那肽高度敏感的患者。

4. 不良反应

（1）艾塞那肽同胰岛素一样，仅用于皮下注射，禁止肌内和静脉注射。每日2次，于早餐和晚餐（或每日2次正餐前，约间隔6小时或更长时间）前60分钟内给药。餐后不可给药。患者应全面了解自我管理的方法，包括正确储存艾塞那肽注射液的重要性、注射技术、定时用药（艾塞那肽注射液和联用的口服药物）、坚持饮食治疗计划、有规律的体力活动、定期监测血糖和HbA1c、识别和处理低血糖与高血糖、评估糖尿病并发症。

（2）增加低血糖的风险：与磺酰脲类联用时，为降低低血糖的风险可考虑减少磺酰脲类的剂量。应告知患者艾塞那肽注射液的潜在风险。

（3）使用艾塞那肽注射液治疗最常见的不良反应是胃肠道不适，表现为恶心、食欲减退，食量减少。有的患者会出现腹胀、腹泻、腹痛、呕吐等。曾有艾塞那肽引起急性胰腺炎的报道，当患者出现严重腹痛、呕吐等急性胰腺炎的标志性症状时，应及时与医师联系。

（4）如果患者怀孕或计划怀孕，应向他们的医师咨询。尚未在儿童患者进行研究。

5.注意事项

（1）艾塞那肽注射液不是胰岛素的代替物，不应用于1型糖尿病患者或糖尿病酮症酸中毒的治疗。

（2）有使用艾塞那肽注射液治疗的患者发生急性胰腺炎的报道。如果患者伴有呕吐的持续性、严重腹痛是急性胰腺炎的标志性症状。如果怀疑发生急性胰腺炎，应停用艾塞那肽注射液和其他可疑药物，并进行确诊检查和适当治疗。如果证实是胰腺炎，但病因不明时，不推荐继续用艾塞那肽注射液治疗。

（3）给予艾塞那肽注射液治疗后患者可能会产生抗艾塞那肽抗体，这与蛋白质和肽类药物的潜在免疫原性特点有关。接受艾塞那肽注射液治疗的患者应注意观察是否有发生过敏性反应的症状和体征。少部分患者由于产生的抗艾塞那肽抗体效价高可能会导致不能改善血糖控制。如果血糖控制情况恶化或不能达到血糖控制目标，应考虑选择其他抗糖尿病疗法。

（4）尚未进行艾塞那肽注射液与胰岛素、D-苯丙氨酸衍生物、氯茴苯酸类或α-葡萄糖苷酶抑制药联用的研究。

（5）不推荐肾终末期疾病患者或严重肾功能损伤（肌酐清除率＜30毫升/分钟）患者使用艾塞那肽注射液。

（6）尚未在严重胃肠疾病包括胃轻瘫患者中进行艾塞那肽注射液研究。由于艾塞那肽注射液使用时通常伴有胃肠道不良反应，包括恶心、呕吐和腹泻，故不推荐严重胃肠疾病患者使用。

（7）在艾塞那肽注射液的30周对照临床试验中，当艾塞那肽注射液与二甲双胍联用时未观察到低血糖发生率较安慰剂与二甲双胍联用组有增加。但艾塞那肽注射液与磺酰脲类联用时低血糖发生率较安慰剂与磺酰脲类联用组有增加。因此为了降低与磺酰脲类联用时发生低血糖的风险，可考虑减少磺酰脲类的剂量。当艾塞那

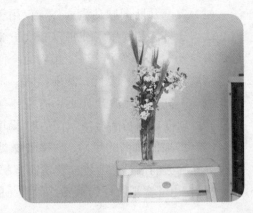

糖尿病居家调养宝典

肽注射液与噻唑烷二酮类联用时，无论是否同时给予二甲双胍，轻、中度低血糖症状发生率为 11％，安慰剂组为 7％。

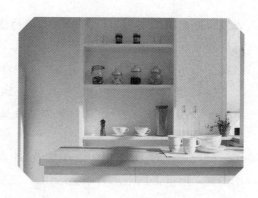

大多数低血糖发作是轻、中度的，口服糖类均能解决。

（二）二肽基肽酶Ⅳ抑制药

临床上可以看到的主要有两种，一种是磷酸西他列汀（商品名：捷诺维）；一种是沙格列汀（商品名：安立泽）。现以西他列汀为例介绍如下。

1. 作用机制　捷诺维是一款强效、高选择性的 DPP-4 抑制药。DPP-4 抑制药能够提高一种被称为"肠促胰岛激素"的生理作用。当血糖升高时，肠促胰岛激素通过刺激胰腺增加对胰岛素的释放，同时肝停止产生葡萄糖的信号这两种途径促进机体调节高血糖水平。临床试验证明，它的降糖疗效肯定，同时不增加体重，单用不增加低血糖风险。更主要的是，它具有长期保护人体 B 细胞的作用，可延缓疾病进程。

2. 适应证　配合饮食和运动治疗，改善 2 型糖尿病的血糖控制。

3. 禁忌证　对捷诺维任何成分过敏者。

4. 不良反应

（1）捷诺维与格列美脲联合应用时，低血糖发生率较高。

（2）胃肠道不良反应：如腹痛、恶心等不适。

（3）实验室检查：患者的白细胞计数升高，中度肾功能不全患者血清肌酐水平升高。

（4）超敏反应包括过敏反应、血管性水肿、皮疹、荨麻疹、皮肤血管炎及剥脱性皮肤损害，包括 Stevens-Johnson 综合征等。

（5）肝转氨酶升高、上呼吸道感染、鼻咽炎、胰腺炎等。

5. 注意事项

（1）捷诺维不得用于 1 型糖尿病患者或治疗糖尿病酮症酸中毒。

（2）肾功能不全患者慎重用药：捷诺维可通过肾排泄，在中度和重度肾功能不全患者以及需要血液透析或腹膜透析的终末期肾病患者中，建议减少捷诺维的剂量。

（3）与磺酰脲类药物联合使用时预防发生低血糖：在捷诺维单药治疗或与已知不导致低血糖的药物(即二甲双胍或吡格列酮)进行联合治疗的临床试验中，

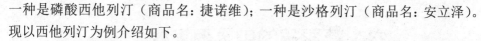

糖尿病居家调养宝典

217

未发现低血糖增多现象。与磺酰脲类药物联用的低血糖发生率增高。因此为了降低磺酰脲类药物诱导发生低血糖的风险，可以考虑减少磺酰脲类药物的剂量。目前尚未充分研究捷诺维与胰岛素的联合使用。

（4）超敏反应：包括过敏反应、血管性水肿和剥脱性皮肤损害，包括Stevens-Johnson综合征。如怀疑发生超敏反应，应停止使用捷诺维，采用其他方案治疗糖尿病。

（5）尚未对18岁以下、孕妇及65岁以上的患者进行药物安全性和有效性的研究，所以，以上患者不宜服用。

六、糖尿病的中医药治疗

中医治疗糖尿病，有文字记载的已经有数千余年的历史。"消渴症"为中医对糖尿病的诊断，中医治疗涉及糖尿病的全过程，中医治疗糖尿病有其独特的效能。

单纯中药、中成药、中药方降血糖作用不明显，单用难以使血糖达标，但总体协调效果良好。

有些中药并不能降血糖，但在改善症状、延缓并发症的出现等方面有一定作用。

中医和西医是两种完全不同的医疗体系。西医主张对因、对症治疗，其降血糖药物具有降糖快、力度强、疗效明显等优点。对于胰岛素的作用机制、作用环节、适应证、禁忌证及临床用量方面，西医都有十分科学的研究，所以，西医在降血糖方面的优势是不容置疑的。而且对糖尿病的急性并发症，如酮症酸中毒、酮症等，使用胰岛素可以迅速、有效地控制血糖。而中医难以达到这种治疗效果。

但是，中药治疗降血糖效果缓慢却比较持久。在糖尿病早期和中期，通过中药的干预治疗，可能起到一定的降血糖作用，而且在稳定血糖方面，中医药还是有其特色的。但如果血糖很高，单纯靠中药治疗，就达不到降血糖效果，这时应合理应用西药来控制血糖。切不可过度相信中药而拒绝

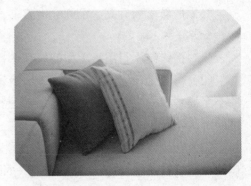

西药治疗，耽误病情。

（一）中药治疗糖尿病的作用机制

中药治疗糖尿病，主要是通过调节作用，补五脏、益精气、祛瘀血、化湿毒，标本同治，使体内的阴阳失调、气血紊乱、脏腑功能虚弱等情况得到改善；中药治疗糖尿病的作用机制还包括调整内源性胰岛素分泌，减轻胰岛素抵抗，改善微循环，提高机体清除自由基的能力。

部分中药有一定的降血糖、降血脂、降血压作用，如黄芪、人参、生地黄、葛根、玉米须、天花粉等。

中西医各有优缺点，将两者结合起来有利于优势互补、扬长避短，既可发挥西药降血糖起效快、效果明显的优点，又可发挥中药标本兼治、综合调理、防止并发症的优势，两者联合应用可谓相得益彰。

以中药为主，西药为辅并不适合于每一个糖尿病患者。必须按照医师的治疗方案，方可保证自己得到及时、合理的治疗。无论何种治疗模式，均要确保糖尿病治疗的各项标准综合达标，才是糖尿病治疗的目的。

（二）中医药治疗糖尿病的注意事项

1. 一定要选择正规的中医药治疗单位就诊，不可随意相信偏方、游医、个体诊所等，自己首先要对自己的生命负责。

2. 提倡中西医结合，按医师的要求正规服药。不能因为服用中药而突然停用所有的西药而产生严重后果。

3. 服用中药治疗期间，必须坚持糖尿病的基础治疗，包括饮食控制、运动治疗和自我检测血糖等，否则不仅达不到控制血糖的目的，甚至会使病情恶化。

4. 在服用中药治疗期间，要定期检查相关代谢指标及糖化血红蛋白，以评估疗效，及时调整治疗方案。

（三）中医药治疗糖尿病存在的问题

1. 中医的辨证施治方略应因人而异。有的糖尿病患者得知某患者服用某种中药治疗糖尿病效果好，盲目到药店购买效仿使用，是非常危险的。

2. 目前，我国对中药治疗的疗效判定缺乏统一标准。缺乏有辨证医学证据的临床研究，相似的中药配方对每个患者所起的疗效参差不齐。其有效剂量是多少，安全性是否有保证，缺乏有辨证医学证据的临床研究。

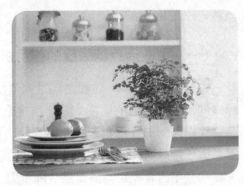

3.中药的药物说明书中注重疗效和注意事项的介绍，几乎没有不良反应的提醒。

4.我国尚缺乏严格的医药广告管理法规，社会上不乏利欲熏心之徒，不惜以危害糖尿病患者的身体健康，增加糖尿病患者的经济负担为代价，抓住糖尿病患者求医心切的心理，夸大其中成药的药效，骗取众多糖尿病患者的信任，蛊惑人心，损人利己。

【病例】 偏信中医，排斥西医，错失治疗良机。

患者，男，53岁，教授，糖尿病病史10余年，不遵照医嘱服用降糖药和注射胰岛素治疗，过度相信中医中药治疗，自己参照书本给自己治疗，几年后出现严重的糖尿病神经病变、双目近乎失明、严重肾衰竭，1年中需要多次住院治疗，方能维持生命。

> **专家点评：**这名患者是典型的"聪明反被聪明误"，因为他是高级知识分子，平时喜欢看点医学保健书，一般的医学书籍基本能看明白。由于内心偏信中医的神奇功效，排斥西医治疗。在确诊患有糖尿病的早期，自己治疗也曾有一阶段血糖得到了良好的控制，更加坚定了其自己能治好疾病的信心。但是，随着糖尿病病程的进展，中药治疗的效果已经不尽如人意，但是，此患者不断调整自己的中医治疗方案，却始终坚持拒绝西医治疗，最终出现多种严重的并发症。无奈之时，接受了中西医结合治疗，却已错过糖尿病治疗的最佳时期，非常可惜。

（四）怎样远离假药，防止上当

治疗糖尿病的药物层出不尽，良莠不齐，患者要学会识别，以免上当。假药总是披着各种各样的外衣，让糖尿病患者防不胜防。现在，介绍几种远离假药的方法。

1.认准"药"字号，拒绝"食"字号 "药"字号是国家药品批准文号，是药品生产合法性的标志。日常生活中，很多"食"字号和"食健"字号的食品或保健品冒充是药，蛊惑众多糖尿病患者，这也是许多不法厂家赖以欺骗的常

糖尿病居家调养宝典

用手段。"食"字号又分为"食"字号
和"食健"字号两种，"食"字号用于
不以治疗为目的的食品，通常标示为
"卫食准字［年号］第×号"。"食健"
字号用于保健食品。国家规定，"食"
字号和"食健"字号的产品都不能有
治疗功效的宣传，因为它们本身不具
有治疗作用。

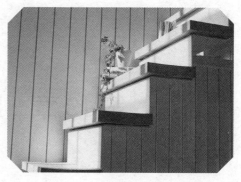

2. 到正规医院和药店买药　这是避免非法降血糖药危害的最有效的方法。
在网上买降血糖药很不安全，这是因为糖尿病治疗个体性差异很大，从没见过
对每个人都合适的药物。另外，网络欺诈时有发生，出现不良反应，难以处理。

3. 宣称能够根治糖尿病的药是假药　目前在全世界，还没有任何一种药能
根治糖尿病。凡是宣称能根治的，千万不要尝试。

4. 宣传降血糖效果非常明显的不要相信　有些中药虽然具备降血糖的效果，
但其有效剂量到底应该是多少，其安全性是否有保证，这些都没有经过严格临
床验证。有的是在中药里添加西药成分，如格列本脲、苯乙双胍等价格较为便
宜的西药，但在说明上却避而不谈，患者服用后血糖明显下降，极易引起低血糖。
曾有报道患者服用假药后发生死亡的病例，估计与严重低血糖有关。

5. 价格昂贵的降血糖药不要买　利欲熏心的不法分子利用众多糖尿病患者
求医心切的心理，故意夸大药物的神奇功效，宣传药物的成分如何珍贵，以骗
取患者的信任，达到牟取暴利的目的。事实上，只要选择合理，许多价格便宜
的药在控制血糖方面效果一样很好。

6. 不要迷信报纸上的广告　晚报、早报常年刊登治疗糖尿病的各种药物广
告，很多患者看到是正式出版的报刊上的广告宣传，特别是加上某某的名人介绍，
信以为真，纷纷上当。

（王　进　马景芹　李晓莉）

糖尿病居家调养宝典

第 13 章　胰岛素治疗

一、正确认识胰岛素

胰岛素发明之前，再高明的医师也对糖尿病束手无策，糖尿病患者只能听天由命，很多糖尿病患者过早地离开了人世。自从 20 世纪 20 年代诺贝尔奖获得者伟大的 Banting 先生领导的团队研制出胰岛素，从此，改变了糖尿病患者的命运，胰岛素的应用挽救了无数糖尿病患者的生命。迄今为止，任何药物都不能替代胰岛素对糖尿病的治疗作用。

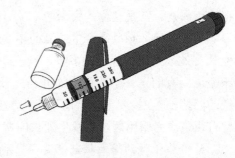

【病例】　**糖尿病患者获得奥运金牌。**

美国游泳冠军加里·霍尔先生。1996 年在亚特兰大奥运会上获得金牌，1999 年被诊断为糖尿病 1 型，并开始接受胰岛素治疗，2000 年在悉尼奥运会上获得男子 50 米自由泳冠军，并和队友一起蝉联了 4×100 米混合泳接力的冠军，而且打破了该项目的世界纪录。

专家点评：糖尿病患者的主要身份就是一个正常人，只要正常人能做到的，糖尿病患者就能做到，甚至比正常人做得更好。关键是自己给自己一个正确的定位。如果把自己完全定位为一个患者，则似乎是一个因为糖尿病一生不能治愈、得了不治之症的患者；如果把自己定位为一个健康人，而自己每天又需要吃药、注射，似乎自欺欺人。那么，糖尿病患者应该给自己一个怎样的定位呢？我认为，最合适的定位是：糖尿病患者应当把自己看作是只比健康人缺少一点胰岛素的"亚健康人"，最为合适。只要及时补充胰岛素，与他人别无两样。这样，患者的感觉是自己是亚健康，加上胰岛素就等于健康。首先自己战胜了自己，才能有信心战胜疾病。

（一）胰岛素是治疗糖尿病的灵丹妙药

有的患者嫌注射胰岛素麻烦而拒绝胰岛素治疗，是非常不明智的。回想古代，有的古人如果患了某一种难以治愈的疾病，他的家人为了能够找到治疗这种病的灵丹妙药，会翻越几十座山，趟过几十条河，不惜千辛万苦，甚至攀登到悬崖峭壁也要找到所谓的灵丹妙药。再看看现在，许多患了晚期恶性肿瘤的患者，如胰腺癌、肝癌患者，有的从确诊几个月就离开了人世，他们多么希望有一种神奇的药物，只要能让他们能活在人间，但是没有。糖尿病患者是非常幸运的一族，胰岛素就是治疗糖尿病的灵丹妙药。要把它当成拯救您生命的朋友，就不会嫌它给您带来麻烦，而且，应该欢迎和感谢它的来临给您带来了生的希望。

（二）糖尿病患者应用胰岛素越早越好

2 型糖尿病患者被诊断时胰岛功能已经破坏了 50%，为了满足机体血糖平衡的需要，剩下的 50% 的胰岛细胞要加倍工作，甚至在"带病"状态下坚持超负荷运转，才能分泌足够的胰岛素，这样的结果最终使胰岛功能损伤得更加严重并逐渐衰退。患者如能及早使用胰岛素，避免胰岛 B 细胞不被进一步劳累而破坏，有利于尚未完全衰竭的胰岛 B 细胞的功能恢复，并保护正常的胰岛细胞，达到长期良好控制血糖的目的，减少慢性并发症的发生和发展。如果胰岛功能大部分或完全衰竭，各种并发症已经出现，即使注射胰岛素也不能阻止并发症的进展。因此，当医师建议您使用胰岛素时，就是您的病情需要注射胰岛素的时候，一定不要以任何理由拒绝或拖延胰岛素治疗。临床发现，使用胰岛素越早的患者，受益越大。

（三）哪些患者需要胰岛素治疗

1. 1 型糖尿病患者，一经诊断，就得终身注射胰岛素维持生命。

2. 2 型糖尿病患者，出现以下情况时，医师就会建议您注射胰岛素。

（1）经饮食控制，运动疗法和口服降血糖药物治疗，血糖未达到控制目标者。

（2）有口服降血糖药禁忌证：如肝、肾功能不良，严重胃肠道疾病者。

糖尿病居家调养宝典

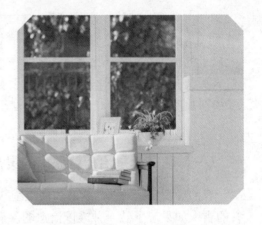

（3）糖尿病合并严重急性并发症：如酮症酸中毒、高渗性非酮症糖尿病昏迷、乳酸性酸中毒或反复出现酮症者。

（4）合并严重感染、创伤、手术前后及急性心肌梗死或脑血管意外等应急状态。

3. 妊娠糖尿病经饮食控制未达标者及哺乳期的患者。

4. 显著消瘦的糖尿病患者。

5. 继发性糖尿病患者，由于全胰切除或坏死性胰腺炎导致胰岛素绝对缺乏。

6. 近年来，提倡有选择性地对新诊断的 2 型糖尿病患者早期使用胰岛素治疗。

（四）适合自己的就是最好的

经常有患者问这么多胰岛素，哪一种最好，我要用那种最好的。也有患者听说某患者使用某种胰岛素疗效明显，也要求使用相同剂型的胰岛素。其实，每一种胰岛素各有其特点，不要单纯追求胰岛素的价格、注射次数、使用方便，而应当经常监测血糖，与医师联系，根据自己的具体病情和对治疗方法的反应，及时调整胰岛素治疗方案，进行个体化的治疗。因此，没有最好与最差之说，只有适合与不适合之论。

（五）注射胰岛素不会成瘾

成瘾是指药物的依赖性，是由于长期、反复使用某种药物后，患者对应用这种药物产生一种舒适感（欣快感），因而有继续使用这种药物的欲望。一旦突然停药，可出现一系列的戒断症状。如镇痛药吗啡、盐酸哌替啶等。而胰岛素是体内唯一一种能降低血糖的激素，正常人分泌的胰岛素可以将血糖平衡到一个相对安全的水平，摄入的热量多了，就多分泌胰岛素；摄入的热量少了，就少分泌胰岛素，始终使血糖波动在安全范围。但是，应用胰岛素的患者，有两种可能，一种是使用胰岛素一段时间以后，使原有的胰岛功能得到修复，可以停用胰岛素，这种情况较少，当病情进展到一定程度可能还需要胰岛素治疗。另一种是胰岛功能破坏得太严重，甚至衰竭，自身分泌的胰岛素永远不能满足机体的需要，不得不靠外源性胰岛素来终身补充。所以，长期使用胰岛素的患者，不是因为胰岛素有成瘾性，而是自身疾病的需要。

（六）注射胰岛素并不代表您的糖尿病很严重

过去，糖尿病的治疗，除了饮食控制、运动疗法，就是口服降血糖药治疗，直到口服降血糖药效果不理想了，才考虑用胰岛素治疗。也就是说，过去确实是在病情比较严重的情况下，才使用胰岛素治疗。而现在，人们逐渐认识到，胰岛素治疗已不是2型糖尿病最后别无选择的手段。早期应用胰岛素，不仅可以延缓慢性并发症的发生和发展，避免肝、肾功能的损害，而且还可以保护胰岛功能。糖尿病治疗的新观念是，胰岛素治疗越早越好，治疗观念已从单纯降血糖转变到注意胰岛功能的保护。

二、人体胰岛素的分泌特点

（一）正常人胰岛素的生理性分泌模式

胰岛素是由胰岛B细胞分泌的。正常人胰岛素的生理性分泌存在两种模式：一部分是基础状态下的胰岛素分泌，其分泌量占全部胰岛素分泌的40%～50%，不依赖于进食，在餐间、夜间、凌晨持续微量地分泌。大约每小时分泌0.5个单位。基础胰岛素的作用是阻止肝内储存的肝糖原分解为葡萄糖入血，还有阻止脂肪酸、氨基酸经糖异生途径再转变为葡萄糖释放入血的作用，所以，主要是控制空腹及两餐间的血糖。第二部分是餐时胰岛素分泌，是由进食后高血糖刺激引起的大量胰岛素分泌，主要作用是控制餐后高血糖，使人体在进餐后2小时血糖回落到接近于空腹状态的血糖水平，每餐的分泌量占每天胰岛素分泌总量的10%～20%。

（二）胰岛素分泌的生理调节

基础胰岛素分泌在体内主要受内分泌激素的调节，如生长激素、肾上腺皮质激素、儿茶酚胺、胰高血糖素等，这些激素都具有拮抗胰岛素降血糖、促进内源性葡萄糖生成的作用。在正常生理状态下，生长激素、肾上腺皮质激素均从半夜开始分泌并逐渐增加，至凌晨时分泌达最高峰，而在下午又

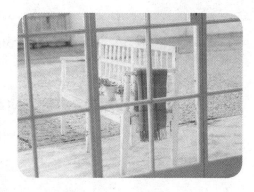

有第 2 个分泌高峰，而正常人的机体内基础胰岛素分泌可以随着这些拮抗激素的升高而增多，即在凌晨与下午分别各有 1 个胰岛素基础分泌的高峰，而在半夜与上午就分泌较少，这样非糖尿病患者正常的血糖水平总是能保持在正常的范围（3.6 ～ 6.1 毫摩 / 升）。而糖尿病患者常由于基础胰岛素分泌减少或消失，会在凌晨与下午有两个很难控制的高血糖期（这分别称为高血糖的黎明现象与黄昏现象）。当人运动时，肌肉通过大量消耗葡萄糖提供能量，血糖就会下降，此时胰岛的 B 细胞会立刻感知血糖已降低，在内分泌激素的调节下，自动迅速减少胰岛素分泌，从而使血糖维持正常。进食后胰岛素的大量分泌主要受血糖调节，当血液中葡萄糖水平 ≥ 6.1 毫摩 / 升时，胰岛 B 细胞就会立即增加胰岛素的分泌（可较基础分泌增加 3 ～ 10 倍）。一般来讲，进食普通饮食时血糖高峰在饭后 30 ～ 60 分钟，胰岛素分泌的高峰也在饭后 30 ～ 60 分钟。如果进食单糖类食物如水果、糖水、蜂蜜、果汁、可乐等含糖饮料，由于单糖消化吸收快，血糖高峰就会提前，胰岛素分泌的高峰也会提前。正常胰岛的这种在餐后随着血糖的升高而增加的胰岛素分泌模式最节省胰岛素，降低血糖也最有效。随着消化过程完成，血糖不再增高，胰岛素分泌又恢复到基础分泌水平（在进食后 2 ～ 3 小时）。

（三）糖尿病患者胰岛素分泌特点

1 型糖尿病患者，由于胰岛 B 细胞破坏，不能分泌胰岛素，患者体内绝对缺乏胰岛素，不得不需要终身注射胰岛素才能维持体内血糖的代谢，维持生命。

2 型糖尿病患者虽然胰岛 B 细胞没有完全破坏，但是来自英国的研究证明当患者被诊断为糖尿病时，其胰岛功能已经破坏了 50%，而且，随着病程延长，胰岛功能还将继续破坏，最终也将走向衰竭。另外，在 2 型糖尿病病程的早期，因高血糖导致的"高糖毒性"作用也可抑制胰岛 B 细胞分泌胰岛素，导致体内胰岛素也处于一种严重缺乏状态。

三、胰岛素的种类

（一）胰岛素按照制剂来源不同可分为三类

1. 动物胰岛素　主要从猪和牛的胰腺中提取，其结构组成与人胰岛素有差别。

2. 人胰岛素 是通过基因工程由酵母菌和大肠埃希菌合成的，其结构与人胰岛素完全一致。

3. 胰岛素类似物 是通过将人胰岛素略加改变，以求达到超短效或长效的目的。

（二）各种胰岛素的特点和注射时间的差异

胰岛素按照起效快慢及作用高峰时间和维持时间可分为短效、中效、长效和超短效（胰岛素类似物）4 类。

1. 短效胰岛素（RI） 即最常用的一种普通胰岛素，清凉、透明状液体，如常用的诺和灵 R、优泌林 R。皮下注射后 15 ～ 30 分钟起效，注射后 1 ～ 3 小时为作用高峰时间，持续 5 ～ 7 小时。主要用于控制餐后高血糖，必须在餐前 30 分钟以内注射。

2. 中效胰岛素（NPH） 是混悬液，使用前要摇匀，如常用的诺和灵 N、优泌林 N。皮下注射后 2.5 ～ 3 小时起效，注射后 6 ～ 10 小时为作用高峰时间，持续 13 ～ 26 小时。主要用于基础胰岛素的补充，控制空腹状态下的血糖，其吸收峰值出现在注射后 5 ～ 7 小时，一般在晚上 10 点注射或于早餐前和晚餐前 1 小时注射。晚上 10 点注射时不必进餐。

3. 长效胰岛素（PZI） 皮下注射后 4 小时起效，注射后 8 ～ 10 小时为作用高峰时间，持续 20 小时。单独应用时主要用来补充基础胰岛素，或与短效胰岛素按固定比例混合后使用。随着预混胰岛素和甘精胰岛素的出现，临床上已不常用。餐前 30 ～ 60 分钟注射。

4. 预混胰岛素 是混悬液，使用前要摇匀，是短效胰岛素和中效胰岛素按不同比例的预混合制剂。如诺和灵 30R、诺和灵 50R 等。诺和灵 50R 是指预混胰岛素中短效和中效胰岛素各占 50%。皮下注射后 30 分钟起效，注射后 2 ～ 8 小时为作用高峰时间，作用持续 24 小时。主要用于控制基础及餐后血糖。因为内有短效胰岛素，为预防低血糖的发生，也应按短效胰岛素的要求于饭前 15 ～ 30 分钟注射。

5. 胰岛素类似物 包括超短效胰岛素和长效胰岛素类似物。

（1）超短效胰岛素：目前使用的有诺和锐和优泌乐。此类胰岛素的特点是起效快（注射后 10 ～ 20 分钟发挥作用），达峰快（注射后 30 ～ 60 分钟

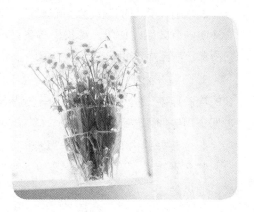

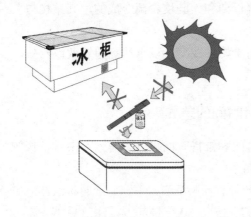

作用最强）、药效持续时间短（作用持续 3 小时左右），一般餐前 10 分钟注射，也可以在餐前即刻甚至餐后立即注射，类似于人体胰岛素生理性分泌，既可有效控制餐后血糖，又很少发生低血糖。

（2）诺和锐 30：混悬液，使用前要摇匀。由 30% 的速效胰岛素类似物 - 可溶性门冬氨酸胰岛素和 70% 的缓释制剂 - 鱼精蛋白结晶体门冬氨酸胰岛素组成的 30/70 预混剂型。此剂型的特点是：保留了诺和锐的快速作用特点，能很好地控制餐后血糖；同时，因作用持续时间延长，提供了基础胰岛素，有利于基础状态下的血糖控制。注射时间同超短效胰岛素，可餐前 10 分钟或餐前即刻注射，如果餐前忘记，甚至餐后立即补注也可以。

（3）长效人胰岛素类似物：国内使用甘精胰岛素（商品名是来得时）和地特胰岛素（商品名诺和平）。甘精胰岛素的特点是药物吸收稳定，作用缓慢，每日只注射 1 次即可，降血糖作用可持续 24 小时，且无峰值（即无作用高峰时间），非常安全，可以较好地模拟正常基础胰岛素的分泌，很少发生低血糖，特别是夜间低血糖。地特胰岛素是另一种长效胰岛素类似物，作用时间比甘精胰岛素略短，可用于 6 岁以上的儿童。

四、胰岛素的正确储存

1. 在胰岛素使用前均应首先阅读药物说明书，了解胰岛素的储存要求。

2. 所有未启封的胰岛素，包括胰岛素笔芯，均应在冰箱 2～8℃储存，并在其注明的有效期前使用。如果没有条件冷藏，应储存于阴凉、通风处。胰岛素严禁冷冻，已冰冻过的胰岛素不能使用。并应避免高温和阳光直晒，以免毁坏药物。

3. 已经开封的胰岛素（指胰岛素的塑料瓶盖打开，且有注射针头刺穿胰岛素的橡胶瓶塞）每次用完后瓶口压上消毒棉球并用胶布固定后，有效期为 1 个月，过期未用完即不能使用。

4. 安装好的内有笔芯的胰岛素笔，不必放到冰箱保存，用完后，套上笔帽，放回胰岛素笔盒，盖严，室温下（＜25℃）保存，也有的笔是＜30℃。置于阴凉、通风处。

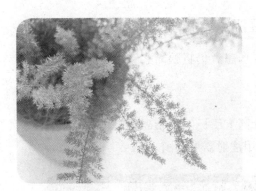

5. 放在冰箱的胰岛素注射前要提前将胰岛素取出放置一段时间（30分钟），温度升至接近室温后方可注射，以避免过低的温度造成注射时的不适感。

6. 胰岛素变色（如发黄）、形成结晶或在阳光下暴露过久、过期均不能使用。

7. 外出乘车、火车、飞机时，胰岛素要随身携带。不要将胰岛素放在寄存的行李中或留在车内。乘坐飞机时，飞机场有规定可以携带，但要提前向工作人员说明。

【病例】 **冰冻过的胰岛素不能使用。**

某患者自己在家注射胰岛素，某一阶段，血糖总是控制不佳。经仔细询问，患者家中的冰箱前一阶段坏了，就把胰岛素储存在冰柜中，冰柜中的胰岛素结冰后再溶化使用。在医师的建议下，及时修好冰箱并弃掉原来冰冻过的胰岛素，重新启用医师新开的胰岛素后，血糖很快恢复理想水平。

专家点评：患者血糖控制不佳的原因是使用了冰冻过的胰岛素，因为胰岛素是一种氨基酸，被冰冻以后，会凝固、变性，使胰岛素的药效降低，所以，胰岛素严禁冷冻。因此，建议有糖尿病患者注射胰岛素的家庭，最好配备冰箱并一定要保证冰箱性能良好。

五、注射胰岛素的工具

目前，注射胰岛素的工具主要有三大类：胰岛素专用注射器、各种胰岛素笔和胰岛素泵。糖尿病患者最常使用的是胰岛素注射器和胰岛素注射笔。胰岛素泵虽然价格昂贵，尚未普及，但随着人们意识的改变，使用的人数越来越多。

（一）胰岛素专用注射器——经济、实用的注射工具

目前，在世界范围内，有很多糖尿病患者仍将胰岛素专用注射器作为胰岛素注射的主要工具。

1. 优点

（1）刻度清晰，抽取剂量准确。针筒上所标的是胰岛素单位，一个刻度就是一个胰岛素单位。常用 BD 胰岛素专用注射器见下图。

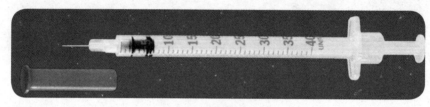

BD 胰岛素专用注射器

（2）无效腔小，不浪费胰岛素。

（3）胰岛素注射针头特别纤细，注射时患者无明显疼痛感。

（4）价格便宜，患者容易接受。

2. 缺点

（1）需要在每次注射前抽取胰岛素，携带和注射较为不便。

（2）是专门配合瓶装胰岛素使用，不能抽取胰岛素笔芯内的胰岛素。

（3）胰岛素专用注射器适用于生活习惯规律、视力能看清刻度的糖尿病患者。

（4）要求手的灵活性较高、能够顺利准确地抽取所需的药液。

（5）从心理上必须亲眼看到胰岛素确切注射到体内才安心的患者。

（二）胰岛素注射笔——简便、方便的注射工具

胰岛素注射笔是一种形状似钢笔的专用注射装置，可分为胰岛素特充笔和笔芯可更换的胰岛素注射笔两种。

胰岛素特充笔是一种预充 3ml（含 300 单位）胰岛素的一次性注射装置，无须更换笔芯，用后可废弃。

笔芯可更换的胰岛素注射笔是由注射笔和胰岛素笔芯组成，笔芯中的胰岛素用完后，只要像圆珠笔一样更换一个新的笔芯即可重复使用。它不需要必须看刻度，只要旋转胰岛素笔尾部的旋钮，每听到"咯噔"一声，就是一个胰岛素单位。非常受糖尿病患者的欢迎，特别是看不清刻度的患者。越来越多的患者，愿意使用胰岛素笔注射胰岛素。目前有诺和笔、来得时笔、优伴笔、拜林笔等。

糖尿病居家调养宝典

但是，同一品牌的胰岛素笔只能与同一品牌的胰岛素笔芯搭配，不同品牌之间的胰岛素笔不能混用。

1. 胰岛素笔的优点

（1）由于使用方便，便于携带，适用于 1 日多次注射、经常出差、生活不规律的患者。

（2）形似钢笔不像针，对胰岛素注射器有恐惧感不敢打针的患者可减轻心理负担。

（3）因使用胰岛素笔操作简便，且看不到刻度也能以听到的"咔嗒"声保证剂量准确，还适用于视力不佳、无人照顾需要自己注射胰岛素的老年患者等。

2. 胰岛素笔的缺点　由于不同的胰岛素不能自由配比，除非使用特充笔，否则，需要进行 2 次注射。例如同时使用优泌乐和来得时。

（三）胰岛素泵——非常先进的注射工具

胰岛素泵又称人工胰腺。胰岛素泵治疗是采用人工智能控制的胰岛素输入装置，通过持续皮下输注胰岛素的方式，模拟人体胰岛素生理性分泌模式从而控制高血糖的一种胰岛素治疗方法。

胰岛素泵（美国 MiniMed 胰岛素泵，见下图）是一种小型可携带的自动输注的"人工胰腺"。

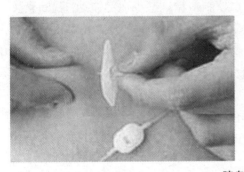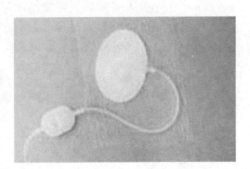

胰岛素泵

胰岛素泵大小如寻呼机，可挂于腰间，泵里有一个 3 毫升储药器，内装有胰岛素，通过一个细软管将胰岛素输注到体内。正常人的胰岛素分泌分为两部分。一种是胰腺每 8 ～ 13 分钟分泌 1 次的胰岛素，称为基础胰岛素，按照这个标准，计算一个人需注射 100 余次胰岛素才能达到正常人分泌胰岛素的效果，这显然是不现实的，也是任何患者所不能接受的。另一种是每日三餐进餐后分泌的较大剂量的胰岛素，称为餐前大剂量胰岛素。也就是糖尿病患者进餐前注射的胰岛素。两种胰岛素各占 50%。胰岛素泵就是模拟正常胰腺的胰岛素分泌模式，持续 24 小时向患者体内输入微量胰岛素，并且进餐前输注大剂量胰岛素以应对餐中摄入糖含量的一种非常先进的注射胰岛素工具。

1. 胰岛素泵治疗的优点

（1）模拟生理性分泌，改善血糖控制：胰岛素吸收稳定，血糖控制平稳且减少低血糖的发生。连续 24 小时输入，减少了餐前胰岛素用量，避免了高胰岛素血症，其抑制餐前高血糖的效果优于常规皮下注射。

（2）使糖尿病患者日常生活正常化，提高患者的生活质量：使患者在吃饭、睡觉、工作及体力活动等时间安排上得到更大的自由，减轻糖尿病患者的心理负担。

（3）不需每天多次皮下注射，3 ～ 7 天更换 1 次泵管，避免了每天多次皮下注射的痛苦和烦琐。

（4）可灵活改变胰岛素基础率，平稳控制血糖，减少血糖波动：胰岛素泵的输注剂量非常精确，可以 0.1 单位的幅度增减胰岛素的剂量，还可根据患者具体的血糖情况，将每天的胰岛素分成多个时段输入。可有效地控制餐后高血糖和"黎明现象"，降低糖化血红蛋白的水平。

（5）有利于糖尿病患者围术期的血糖控制：由于胰岛素泵治疗患者的血糖控制时间短，从而缩短了糖尿病患者的围术期时间，手术后禁食期间只给基础输注量，既有利于控制高血糖，又减少低血糖发生的风险，有利于手术后机体的恢复。

2. 胰岛素泵治疗的缺点

（1）使用胰岛素泵治疗，经济开支较大，没有一定的经济条件难以承受。泵本身的价格是数万元，每月的泵管、储药器等耗材数百元。

（2）胰岛素泵必须 24 小时佩戴，有的患者感觉不便。

（3）针头埋植处如果消毒不当或时间过长，有发生红肿、瘙痒、过敏或感染的可能。

（4）有可能发生导管堵塞、机械故障、操作不当等情况致使胰岛素停止输注或大剂量输注，造成高血糖，甚至酮症酸中毒或低血糖。

（5）对使用者有较高的要求：如能坚持自我监测血糖，具备操作胰岛素泵的能力以及对各种报警的理解和处理能力等。

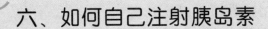

六、如何自己注射胰岛素

（一）注射胰岛素的准备

1. 胰岛素注射前应做好的准备工作

（1）洗手，保证双手和注射部位的清洁、干燥。

（2）准备好用物：医师注明胰岛素注射剂量的最近期病历、胰岛素、注射工具（注射器或注射笔、注射针头等）、消毒棉球、干棉棒，除来得时、诺和平等和长、中效胰岛素（如诺和灵 N、优泌林 N）外，均应提前备餐。

（3）仔细检查胰岛素的剂型、有效期、药液的质量。如有无破损、结晶、絮状物等，不合格的不能使用。检查消毒棉球有无过期、是否足够等。

（4）放在冰箱内的胰岛素要提前取出（20～30分钟），温度提升至室温方可注射。

（5）如注射预混胰岛素，注射前需要充分摇匀，可将胰岛素或胰岛素笔放于两手掌中间，水平滚动10次，然后再通过肘关节和前臂上下翻动10次，使胰岛素变成均匀一致的云雾状白色液体。

（6）检查注射工具能否正常使用：如胰岛素专用注射器的针栓活动度、胰岛素笔内的笔芯是否足够等。

2. 注射胰岛素的患者，必须弄清这些问题　当您第一次使用胰岛素之前，您首先要弄清以下问题。

（1）您为什么要注射胰岛素？胰岛素对您有什么好处？

（2）您使用的胰岛素是哪种类型？它的名称是什么？

（3）胰岛素注射在哪儿？用什么工具注射？

（4）胰岛素怎么注射？怎样注射才算正确？

（5）胰岛素注射多少单位？什么时间注射？

（6）胰岛素怎样储存？它的有效期是多长？

（7）胰岛素注射后会发生什么问题，出现问题怎么应对？

（8）胰岛素注射器、注射针头怎么使用，多长时间更换1次？

（9）胰岛素注射结束后，胰岛素注射器和针头如何正确处置？

（10）怎样预防低血糖？出现低血糖怎么处理？

（二）注射胰岛素的方法

1.胰岛素专用注射器的注射方法

（1）消毒胰岛素的瓶盖。

（2）向外拉动注射器的活塞，抽取与所需注射的胰岛素相同剂量的空气，将空气垂直注入直立的胰岛素瓶中（1支胰岛素使用早期，即使不注入空气，也能抽出胰岛素；随着使用次数增多，如果不注入空气，胰岛素瓶内处于负压状态，就会抽不出药液，所以注入空气的目的是为了保证每次能够顺利抽出所需的胰岛素剂量）。

（3）左手将胰岛素瓶倒立在手中，右手拉动注射器的活塞慢慢抽取所需的胰岛素剂量（注意抽得速度不宜过快，否则会抽入部分空气）。

（4）抽入空气可将活塞退回，重新慢慢抽吸。即使注射器抽入气泡，只要将注射器针头朝上直立，轻弹注射器的外壁，气泡会上升至注射器顶端，推动活塞，气泡就可排出。

（5）对照病历核对和确认抽取的胰岛素的剂型和剂量准确。

（6）消毒注射部位，以注射点为中心，从内到外向外旋转消毒，直径达到5厘米以上。

（7）根据注射部位皮下组织的厚度，以45°或90°的角度快速将注射针头刺入皮下组织，见右图。

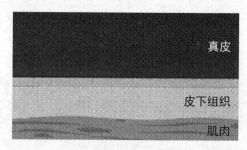

皮下组织

（8）左手固定注射器，右手慢慢推动活塞，直至将所有胰岛素全部注入后，停留15秒后快速拔出注射器，用干棉签轻压针眼处，不要用力按揉。

特别提示：正确的胰岛素注射方法应是皮下注射。

为确保胰岛素的吸收稳定可靠，就要真正做到皮下注射，针头若刺入过深（到达肌肉），胰岛素的吸收速度加快，很容易发生低血糖。

针头刺入过浅（仅到表皮），注射部位疼痛明显，胰岛素吸收速度也将会受到影响。

2.胰岛素笔的注射方法　不同厂家的胰岛素笔芯，配备不同的胰岛素笔，不能混淆使用。总的来说，只是外观等不同，构造相似，功能特点略有差异，使用方法大同小异。

胰岛素笔的注射流程

注射前的准备（药品、物品、饮食）

↓

核对剂型和剂量

↓

选择注射部位

↓

消毒瓶塞

↓

安装针头

↓

排气

↓

调节剂量

↓

预混或混悬胰岛素要摇匀

↓

消毒皮肤（75% 乙醇）

↓

进针（45°或 90°）

↓

慢慢推药

↓

推药结束，停留 15 秒

↓

拔针

↓

卸下针头

（三）胰岛素注射的注意事项

1. 注射胰岛素的注意事项

（1）注射胰岛素的糖尿病患者要积极参加糖尿病教育和咨询，熟练掌握胰岛素的储存、注射技术、无菌技术和低血糖反应的急救处理等。

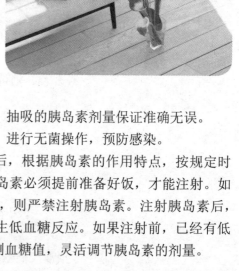

（2）明确各种胰岛素的作用特点和注射时间的要求。例如，诺和灵 R 必须饭前 30 分钟以内注射；来得时可在 1 天 24 小时中固定任一时间注射，且注射后不必进餐；诺和灵 N 应在晚上 10 点以后注射等。

（3）注射部位应经常更换，避免形成皮下硬结、脂肪萎缩等。

（4）注射前严格核对胰岛素的剂型，抽吸的胰岛素剂量保证准确无误。

（5）保证胰岛素和注射用具的无菌，进行无菌操作，预防感染。

（6）预防低血糖反应：注射胰岛素后，根据胰岛素的作用特点，按规定时间及时进餐。对于注射后需要进餐的胰岛素必须提前准备好饭，才能注射。如果因各种原因不能进餐或暂时不想进餐，则严禁注射胰岛素。注射胰岛素后，等候进餐期间，避免剧烈活动，以免发生低血糖反应。如果注射前，已经有低血糖的感觉，则及时监测血糖，根据所测血糖值，灵活调节胰岛素的剂量。

2. 胰岛素注射后的注意事项

（1）完成注射时，不要立即拔出针头。应等待 10 秒钟后甚至更长时间再将针头拔出，以避免针头漏液现象发生，不能保证胰岛素的剂量准确注入。

（2）完成注射后（即将针头从体内拔出后），立即将针头从注射笔上取下，以免空气进入药液，影响注射剂量的准确性。

（3）刚刚注射胰岛素的注射部位要避免剧烈运动，以免胰岛素吸收过快，发生低血糖反应。例如，一个习惯用右手打乒乓球的患者，在注射完胰岛素后要打乒乓球，最好将胰岛素注射到左上臂，而不是右上臂。为了保证安全，最好注射胰岛素后不要运动，而将运动时间改为饭后 1 小时进行。

3. 对注射胰岛素治疗患者的要求

（1）注射胰岛素的患者要积极参加各种糖尿病教育，学习有关的糖尿病知识。

（2）熟练掌握正确的胰岛素注射技术。

（3）定时、定量进餐，不可随意多吃，然后多注射胰岛素，这样不利于血糖的控制。

（4）运动适量，避免过度运动诱发低血糖。

（5）保持情绪稳定，并及时、规律记录病情的变化。

（6）监测血糖，定时复诊，及时调整胰岛素的剂量。

（7）按时注射胰岛素，不能中断。

4. 使用注意　中效胰岛素、预混胰岛素注射前必须充分摇匀。

5. 严禁用胰岛素专用注射器抽取胰岛素笔芯　胰岛素专用注射器只能抽取瓶装胰岛素，绝对不可以抽取胰岛素笔芯。因为 1 只瓶装的胰岛素共有 10 毫升胰岛素，含 400 单位，相当于每毫升含有 40 单位的胰岛素。而胰岛素笔芯，只有 3 毫升胰岛素，含 300 单位，相当于每毫升含 100 单位胰岛素。即 1 毫升的笔芯胰岛素所含的胰岛素单位是 1 毫升瓶装胰岛素所含的胰岛素单位的 2.5 倍，因此，如果用胰岛素专用注射器抽取胰岛素笔芯内的胰岛素，有可能因为注射胰岛素剂量过大而发生严重的低血糖反应，是非常危险的。所以，瓶装胰岛素与笔芯胰岛素严禁混用。

（四）胰岛素注射的部位

1. 正确选择胰岛素注射部位　胰岛素的注射部位非常重要，它可直接影响胰岛素的吸收，从而影响血糖的控制。

（1）适合人体注射胰岛素的部位主要包括腹部、上臂侧面及稍向后面、臀部和大腿前外侧和臀部上端外侧部位。这是因为这些部位的下面都有一层较丰富的、可吸收胰岛素的皮下脂肪组织，而且没有较多的神经分布，注射时不舒适的感觉相对较少。既能保证胰岛素的安全吸收速度，又能减少注射时的不适感。

（2）胰岛素应注射在皮下组织层，而不是注射在肌肉层。肌内注射比皮下注射吸收快 8 倍，很容易引起血糖波动。为避免胰岛素注射入肌肉层，可选用短而细的针头，如 BD 公司生产的长度为 5 毫米的注射针头；新近推出的 4 毫米的注射针头是目前最短的针头。诺和公司的针头长 8 毫米，适用于比较胖的患者或捏起皮肤注射。

（3）不同的注射部位胰岛素的吸收速度也不同。吸收速度由快到慢的顺序是：腹部→上臂→大腿→臀部。胰岛素不能注射的部位：有红肿、硬结、瘢痕、脐周半径 2.5 厘米以内、皮肤病处等不能注射。

（4）胰岛素注射部位要多处轮换，以免注射局部因多次注射而产生皮下纤维组织增生、形成皮下硬结、脂肪萎缩等而影响胰岛素的吸收。

（5）注射胰岛素后，注射部位不要按揉，以免胰岛素吸收速度过快。

2. **不更换胰岛素注射部位的弊端**　注射胰岛素的患者，要注意经常更换胰岛素注射的部位，2次注射间隔要大于2厘米。不得在同一部位重复注射。因为同一部位多次重复注射存在很多弊端。

（1）注射部位容易形成皮下硬结。

（2）注射部位一旦形成硬结，会影响胰岛素的吸收。

（3）造成局部皮下组织增生，特别是女性腹部，隆起的腹部影响个人外观形象，增加患者的精神压力。

【病例1】　胰岛素不要在同一部位重复注射。

　　患者，女，16岁，胰岛素依赖型糖尿病，自己在家注射胰岛素已经3年多。护士为其注射胰岛素时发现，患者虽然形体消瘦，但小腹隆起，与患者的年龄、形体很不相称。而且每天注射胰岛素的数量达数十单位，血糖控制不理想。究其原因，是患者自从开始注射胰岛素，就一直注射在腹部，按揉其腹部皮下有多个散在的皮下硬结。

　　专家点评：患者是一个女中学生，非常爱美。因为担心将胰岛素注射到上臂或大腿会被同学发现，而注射在臀部既不雅观又不方便，所以，总是选择注射在小腹部，致使小腹皮下组织增生，小腹隆起。由于皮下硬结的产生，影响了胰岛素的吸收，使胰岛素使用的剂量越来越大。因此，建议患者注射胰岛素一定要更换注射部位，并注意每次注射前，按揉一下欲注射的皮下组织，不要在有硬结的部位注射。

3. **胰岛素注射部位的轮换方法**

（1）不同注射部位间的轮换：是指在腹部、手臂、大腿和臀部间的轮换注射。由于上述注射部位的吸收速度和吸收率是不同的，所以，为确保胰岛素吸收速度和吸收率的一致性，降低血糖波动，最好做到天天同一时间，同一注射部位的固定。例如，每天早晨均在腹部注射，中午均在上臂注射，两者之间相对固定。

（2）注射部位的左右轮换：按照左边1次，右边1次的方法进行注射部位的左右对称轮换。例如，这次是左手臂，下次就是右手臂，以此类推。腹部、大腿和臀部也如此。

（3）同一注射部位内的区域轮换：在胰岛素注射部位以2平方厘米为一个注射

区，每一个注射部位可划分为若干个注射区。同一注射区的轮换要有规律，以免混淆。为了方便注射，可以使用腹部或腿部注射定位卡来协助进行区域内的轮换注射。

4．不同注射部位的胰岛素吸收和使用特点

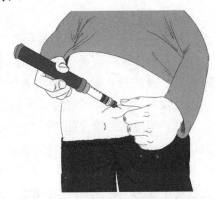

（1）腹部：是胰岛素注射优先选择的部位，腹部的胰岛素吸收率高达 100%。腹部脐下 40 毫米皮下脂肪层最厚，脐旁 120 毫米处最薄；脐上 120 毫米胰岛素吸收最快，而脐旁 120 毫米处最慢，脐上部位较脐旁和脐下部位吸收快，因此，要注意根据腹部的不同区域胰岛素吸收的速度不同，选择注射部位。由于腹部的吸收速度快、吸收速度恒定，不易受温度、运动的影响，且皮下组织比较肥厚，容易捏起皮肤，能减少注射到肌肉层的风险，进行自我注射时操作比较方便。特别适用于注射后要进餐的胰岛素注射或急于进餐的患者。以肚脐为中心，直径 5 厘米以外均可注射，但是越往身体两侧皮下层变得越薄，越容易注射到肌肉层。所以，一般在距离肚脐 5 厘米的两侧一个手掌的距离内注射最安全。

（2）上臂：手臂皮下组织的胰岛素吸收率是 85%，吸收速度仅次于最快的腹部。也适用于注射后需要进餐的胰岛素或急于进餐的患者。因为上臂的皮下层较薄，容易注射到肌肉层，注射时需要捏起皮肤注射，但在进行自我注射操作时较难做到一手捏皮肤，一手注射，常需要家人的协助。建议患者自我注射时，坐到有固定靠背的椅子上，欲注射侧的肩部紧紧靠到椅子的后背上，挤住上臂注射。

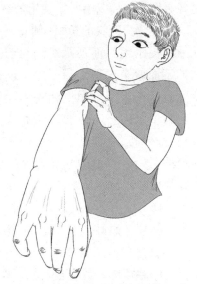

（3）大腿：是比较适合自我注射的部位，胰岛素吸收率为 70%。大腿部位皮下组织层最薄，胰岛素吸收最慢。由于胰岛素吸收较慢，适用于中效胰岛素（如诺和灵 N 和优泌林 N）、长效胰岛素（甘精胰岛素）等注射后不需进食的胰岛素注射。因为大腿内侧有较多的血管和神经分布，所以，只能在大腿上端的前侧和外侧注射，而不要选择膝盖附近的部位。由于大腿皮下层较薄，使用 8 厘米针头注射时要捏起皮肤注射，以免注射到肌肉层。

（4）臀部：是较少使用的胰岛素注射部位。腿部的胰岛素吸收速度最慢，吸收率最低,适用于注射中、长效胰岛素,不容易发生低血糖。应选择臀部上端外侧部位,因为即使是少儿或身材偏瘦的患者,臀部皮下层也较丰厚,可避免注射到肌肉层。

5. 根据胰岛素的种类,选择胰岛素的注射部位

(1) 短效胰岛素(如诺和灵 R)和胰岛素类似物(如诺和锐)理想的注射部位是腹部。因为这些胰岛素吸收快,需要注射后马上进餐。

(2) 中长效胰岛素(如睡前注射的中效胰岛素 N)或长效胰岛素类似物(如来得时)理想的注射部位是大腿或臀部。因为这些胰岛素注射后不进餐,注射这些吸收相对比较慢的部位,使胰岛素缓慢的吸收,达到预防低血糖的目的。

(3) 预混胰岛素(如诺和灵 30R、诺和灵 50R)和胰岛素类似物(如诺和锐 30),也就是混合胰岛素,这种胰岛素当中既有短效胰岛素,又有一部分中效胰岛素,一般每天注射 2 次或者 3 次。理想的注射部位是,早晨注射到腹部,傍晚注射到大腿或臀部,以保证其中的中效成分在夜间平稳地吸收,避免夜间低血糖的发生。

(4) 胰岛素类似物:可注射到任何部位。

(五)胰岛素笔用针头的正确使用

1. 胰岛素笔用针头的正确使用方法

(1) 选择针头的粗细:针头的粗细由直径(以英文字母 G 代表,G = gauge)来衡量。G 值越大,针头越细。使用越细的针头注射胰岛素,疼痛感会越轻。目前,临床上经常使用的有 31G、32G 两种。

(2) 选择针头的长短:胰岛素应该注射到皮下组织而不是肌肉组织。皮肤的下面就是皮下组织,皮下组织的下面是肌肉组织。如果胰岛素注射过深,到了肌肉层,会加快胰岛素的吸收速度,导致血糖波动较大,增加低血糖的风险。目前的胰岛素注射针头有 3 种长度,一种是 5 毫米,一种是 8 毫米,最近新出了 4 毫米。3 种针头都不到 1 厘米,如果患者不是特别消瘦,一般不会注射到肌肉组织。患者可根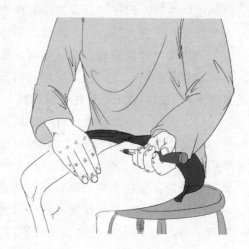据自己的胖瘦选择适合自己的针头,比较胖的患者可以选用 8 毫米的针头,比较瘦的患者可以选用 5 毫米的针头。

(3) 选择注射的角度:胰岛素注射的进针角度可以 90°进针,也可以 45°进针。肥胖或者使用短针头的患者可以直接垂直进针;消瘦或者使用长针头的

糖尿病居家调养宝典

患者应该捏起皮肤45°进针。

2. 胰岛素笔用针头重复使用危害多

（1）增加注射时的疼痛感：使用过的针头会发生肉眼不易发现的针尖弯曲成钩型，再用这种变形的针头继续注射会导致注射部位流血或擦伤，从而增加注射时的局部疼痛感。

（2）针头折断在体内：反复使用的针头有发生断针在体内而产生严重后果的危险。

（3）局部感染的机会增加：表现为注射部位红肿、化脓等。

（4）针头堵塞：使用过的针头内残留的胰岛素结晶还会引起针头堵塞，阻碍下一次注射。

（5）注射部位的皮下组织增生：导致皮下组织增生的原因有两个，一个是重复使用针头，二是没有采取正确的注射部位轮换模式。

【病例 2】　**重复使用针头致针头断在体内。**

2005 年 8 月，某患者在家中注射胰岛素时，将针头折断在体内，到医院检查后，肉眼无法确定针头所处的位置。后来，经过 X 线拍片、CT 检查，才找到断离的针头位置，经手术切开后取出。

> **专家点评：** 断针是由于胰岛素针头反复多次重复使用所致。因为胰岛素针头是按照一次性使用设计的，所以，它的结构、材料、功能只能满足一次性使用，针头的包装盒上有明确标示，如果重复使用，就有可能产生不良后果。断针必须马上取出，否则是很危险的。因为针头进入体内后不是固定的，而会随着肌肉的运行方向在体内运转，可能到达体内的其他部位难以找到，有时必须在反复拍片和 CT 检查下确认，手术切开局部组织才能取出。临床曾有一患者从上臂注射后却从手腕部取出。如果针头游走到心脏等重要脏器，后果不堪设想。

【病例 3】　**注射后未及时卸下针头致胰岛素笔不能正常使用。**

曾有一老年患者出院后回家使用胰岛素笔注射，几天后回到病房说自己花了几百元买的胰岛素笔坏了，打不出胰岛素，问护士怎么办？护士检查后未发现胰岛素笔有异常。护士给予更换新的针头后，胰岛素笔恢复正常。

专家点评：患者打不出胰岛素的原因是此患者回家后一直使用一个针头注射造成针头堵塞所致。胰岛素注射结束后必须马上将针头卸下，否则笔芯中的胰岛素会溢出，形成结晶而堵塞胰岛素针头，致使下次注射失败影响治疗效果。如果在家中注射胰岛素出现推不动现象，首先就应该想到是不是针头堵塞的原因，尝试更换针头不成功再考虑胰岛素笔的因素。

3. 皮下组织增生会产生的不良后果

（1）胰岛素吸收不稳定，通常会延迟胰岛素的吸收，无法平稳有效降血糖。

（2）会使胰岛素治疗所需的剂量越来越大，造成经济损失，血糖却仍然居高不下。

（3）皮下组织增生影响个人的外观形象，容易使患者产生自卑感，加大精神压力，不利于糖尿病病情的控制。

4. 避免皮下组织增生的方法

（1）避免重复使用胰岛素注射针头和胰岛素专用注射器。

（2）采取正确的注射部位轮换模式，定时更换注射部位。

（3）每次注射前，用手指尖或掌心拭按每一个注射部位，如感觉有硬块或表皮凹陷，立即停止在该部位注射，选择其他部位注射。

（4）严格无菌操作，消毒规范，不使用过期的消毒液和棉签。

【病例 4】　不更换注射部位使胰岛素用量越来越大。

某年轻患者，每天的胰岛素注射剂量从 20 几个单位逐渐增加到 60 几个单位，血糖却仍然居高不下，临床上找不出可以解释的原因，经详细询问得知，为了避免别人发现她的身上有针眼，一直在臀部注射，因为左手不方便，总是用右手在右侧臀部注射，后检查其注射部位已有多处硬结，建议其更换注射部位后，血糖得到有效控制。

专家点评：胰岛素注射必须经常更换注射部位，两次注射间隔不得小于 2 厘米。如果长期在某部位注射，容易造成注射部位皮下组织增生，形成皮下硬结，影响胰岛素的吸收，所需的胰岛素剂量会越来越大，造成经济上的损失。推荐一种避免在某部位重复注射的简单方法，每天注射 2 次的患者可以早晨在左侧腹部或左侧上臂注射，晚上在右侧腹部或右侧上臂注射。每天注射 3 次的患者，可以早晨在左侧腹部，中午在上腹部，晚上在右侧腹部注射。每天注射 4 次的患者，在 3 次注射的基础上，睡前的胰岛素可以注射到臀部或者大腿的前、外侧。

5. 胰岛素笔用针头是一次性使用产品，使用前无须消毒处理　胰岛素笔用针头的材料、结构均是按照一次性使用设计的，使用前无须消毒处理。但是，许多糖尿病患者存在重复使用胰岛素针头的现象，这些患者多在注射前用消毒液对针头进行擦拭消毒，这样是不符合无菌操作的原则，也不安全。因为，目前尚没有关于这些消毒液用于胰岛素注射方面的安全报道。常用的消毒液如碘酒、碘伏、乙醇等，都可能影响胰岛素的效能。例如，用乙醇擦拭会破坏针头表面的硅化层，从而增加注射时的疼痛感，另外，乙醇具有固定、脱水的作用，可以导致蛋白质失去活性，而影响胰岛素的药效。碘制剂具有较强的氧化性，能与蛋白质的氨基部分结合而使其变性。在擦拭针头的过程中，消毒液还可通过针尖部分接触胰岛素注射液，带来不利影响。

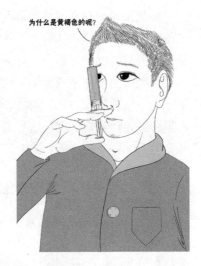

【病例5】　消毒不当致胰岛素药液变色，变色的胰岛素不能使用。

患者，男，55岁，在家注射诺和灵R胰岛素，每天3次；晚上临睡前注射诺和灵N。某日，从家中带来1支诺和灵R胰岛素，咨询糖尿病教育专家，瓶中的胰岛素尚有300多个单位，但是颜色由正常的透明色变为浅黄褐色，询问是怎么回事，是否是药物质量问题。

专家点评： 这种情况不是胰岛素的质量问题，完全是由于患者注射胰岛素的操作不当所致。因为，患者初始使用这支胰岛素时，颜色是正常的，而在以后的使用过程中胰岛素逐渐变色。经检查，药物没有超过有效使用期。经询问患者每次注射前，均将胰岛素注射针头用碘酊擦拭消毒，而且，患者使用的是从药店买来的大瓶消毒液，已经使用好几个月。分析认为，患者所使用的消毒液已经过期，甚至消毒液已经被污染，患者就是使用这种已经污染的消毒液擦拭针头，污染的消毒液附着在针头上并随着针头进入胰岛素瓶中，抽取胰岛素注射液时而污染了胰岛素。因此，提醒糖尿病患者，购买消毒液注射胰岛素只能选用75%的乙醇消毒液，并且一定要选用小瓶装的乙醇，因为乙醇具有挥发性，时间久了容易失效，消毒棉签也要购买小包装的。胰岛素笔用针头和胰岛素注射器要一次性使用，使用前不要用消毒液擦拭。

6. 使用过的胰岛素注射器和注射针头应当按医疗垃圾处理　糖尿病患者使用过的胰岛素注射器和注射针头不可乱扔，以免伤害他人。正确的处理方法是丢弃到专门盛放锐器的容器中。如果没有这种容器，应当放置到坚硬、不容易被污染的针头刺破的硬盒子或罐中。胰岛素专用注射器用后不要双手回套针帽，只能单手回套，以免扎伤自己。胰岛素笔用针头使用后将外帽盖上，拧下。特别是患有乙型肝炎等传染病的糖尿病患者，使用过的注射器和针头更要小心放置，不能让儿童触及。容器装满后到医院复查时带到医院交给护士，按照医疗垃圾处理。

（六）有关胰岛素注射治疗的其他问题

1. 一天注射几次胰岛素因人而异，没有可比性。众多注射胰岛素的患者当中，有一天注射一次的，也有一天注射两次的，还有一天注射三次的，更有一天注射四次的。每天注射几次是医生根据患者的病情选择，因人而异。一般一天注射一次的多是长效胰岛素，补充的是基础胰岛素，多用于病情较轻的患者，主要是为了控制空腹血糖。而一天注射四次的，多是血糖控制不良，不仅空腹血糖高，而且餐后血糖也高的患者。医生与大家的想法一致，如果一天注射两次能够控制，就不会选择四次。所以，治疗方案应该遵循医生的建议为佳。

2. 自行增加胰岛素剂量，要慎思量。

【病例6】　随意增减胰岛素剂量有风险，加倍注射更危险。

患者，女，39岁，糖尿病病史9年，注射胰岛素治疗1年多，近阶段每天白天注射诺和灵R 12单位、10单位、10单位，分别于早、中、晚餐前15～30分钟。平时餐后血糖控制在8～10毫摩/升，某日患者在家自测午餐后2小时17.9毫摩/升，患者非常紧张，又补充注射了10单位，结果出现了严重的低血糖，心慌、手抖、出汗等，次日来院检查。

专家点评：降糖不可急于求成，安全降糖才平安。医生批评患者，幸亏患者年轻，如果这种情况发生在年老体弱的患者身上，后果不堪设想。在医院，医生调节胰岛素剂量都会比较小心，如果没有特殊情况，一般每次调整幅度在1～4单位。患者在家自我调整时一定要谨慎，每次1～2单位比较安全，要加强血糖监测，根据血糖情况调整。经常有术前到内分泌科进行降糖治疗的患者，急切希望医生快点把自己的血糖降下来。其实，短时间降低血糖并不难，多打点胰岛素肯定降得快，但是，意想不到的风险也会随之而来。所以，降糖不可急于求成。

（七）胰岛素注射口诀

为便于大家掌握胰岛素注射的注意事项，将主要内容编为口诀，供大家参考。

操作之前先洗手，　　进针角度和深度，

剂型剂量要准确。　　根据病人情况定。

安装笔芯安针头，　　注射原则不一样，

混悬种类先摇匀。　　注射之后要停留。

每次注射要排气，　　拔出针头勿按揉，

注射部位先触摸。　　拧上外帽卸针头。

避开瘢痕和硬结，　　针头一次换一个，

严格消毒要牢记。　　重复使用危害多。

七、胰岛素泵的使用

胰岛素泵治疗作为糖尿病强化治疗的首选方式，是目前临床上强化治疗糖尿病的一种先进手段。采用胰岛素泵治疗，可以平稳控制血糖，减少血糖波动，明显降低低血糖发生风险，临床上使用越来越多。

（一）胰岛素泵治疗的适应证

1. 1 型糖尿病，患者有严格控制血糖的主动性。

2. 需要强化胰岛素治疗的 2 型糖尿病。

3. 经常有清晨血糖升高（黎明现象）者，空腹血糖＞ 11.1 毫摩 / 升（200 毫克 / 分升），及餐前高血糖者，血糖＞ 7.8 毫摩 / 升（140 毫克 / 分升）的患者。

4. 生活方式多变（工作、进食、活动量多变），生活不规律，不能按时进餐者。

5. 妊娠糖尿病或糖尿病妊娠、手术前后、应激性高血糖的患者。

6. 有严重胰岛素抵抗的 2 型糖尿病患者。

7. 有一定的经济条件，要求提高生活质量者。

8. 血糖波动大，经常有高血糖或低血糖发生，难以用胰岛素多次皮下注射方法，使血糖稳定的脆性糖尿病患者。

9. 频繁发生低血糖但又无感知者，或经常半夜发生低血糖者。

10. 对胰岛素注射有恐惧心理的患者。

（二）不适用于胰岛素泵治疗的患者

胰岛素泵治疗虽然具有很多优点，但是，并不是适合于所有的糖尿病患者。如果盲目使用，不仅达不到理想的治疗效果，而且会存在某些风险。以下患者就不适合胰岛素泵治疗。

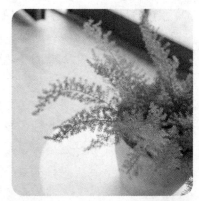

1. 没有使用胰岛素泵治疗的主观愿望，不愿意接受胰岛素泵治疗者。

2. 不愿意坚持自我监测血糖者。

3. 有严重的精神、心理疾病或智力障碍者，不能理解和掌握胰岛素泵的有关自我管理知识。

4. 生活不能自理的患者，如手足不便、视物不清者。

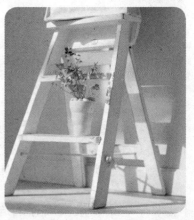

5. 年龄太小、没有监护人的儿童或年长患者。

6. 没有足够的学习与理解能力，接受培训后仍无法正确掌握如何使用胰岛素泵者，以及没有足够的经济保障者。

7. 对皮下输注管路过敏，不愿意佩戴胰岛素泵或不愿意长时间皮下埋针头者。

8. 发生糖尿病酮症酸中毒、高渗性非酮症性昏迷等急性并发症者。

（三）使用胰岛素泵患者应该注意的问题

1. 患者、患者家属或监护人应当了解胰岛素泵的结构、工作原理和使用须知。

2. 保证充足的物品和胰岛素储备，防治胰岛素泵治疗突然中断。如胰岛素泵需要的储药器、管路、胰岛素等要有备份，并要与胰岛素泵相匹配。

3. 患者及家属要积极接受胰岛素泵使用方面的培训，熟练掌握胰岛素泵的操作方法、报警的原因与处理、电池的更换方法等。

4. 胰岛素泵管按时更换，一般 3～5 天更换 1 次，冬天可延长到 7 天，不可过期使用，以免局部发生感染。更换管路最好到医院请专业人员进行，以免污染而发生感染。

5. 每天泵入前检查管路是否通畅，注射部位有无红肿、瘙痒，发现异常，及时到医院检查。

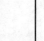

6. 保持管路畅通，不要屈曲打折。

7. 妥善固定，防止因牵拉、拖拽而致泵管脱出。可将胰岛素泵放入口袋，避免牵拉。

8. 按照医师的要求，每天监测血糖，将注射胰岛素的剂量和血糖结果做好记录，定期到医院复查，及时调整胰岛素的剂量和治疗方案。如果发现血糖突然升高要立即查找原因，如药液是否充足、泵管是否堵塞等。

（四）怎样防止胰岛素泵管脱落

胰岛素泵治疗能够迅速、平稳地控制患者的血糖，前提是保证胰岛素泵管能够安全固定于体内。胰岛素泵管一旦脱落，很容易造成血糖升高，而且重新更换泵管还会增加经济损失。在临床工作中，对佩戴胰岛素泵的患者，采取多种方法，基本上没有出现胰岛素泵管脱落的现象。

1. 正确选择胰岛素泵置入部位是防止胰岛素泵管脱落的一个首要环节　选择合适的胰岛素泵注射部位是防止胰岛素泵管脱落的前提条件。部位以腹部为首选，因腹部吸收快而稳定，可较好地控制血糖。男性选择上腹部，女性选择下腹部，应避开腰带周围，脐周 5 厘米内区域和皮肤皱褶、瘢痕处、皮带下或其他易被衣服摩擦诱发感染或经常活动易致导管脱落的部位。妊娠妇女选择上臂外侧或大腿上部，儿童可选择臀部。

2. 防止外力牵拉，消除胰岛素泵管脱落的最危险因素　胰岛素泵大小如手机，约重 92 克，但胰岛素泵管长度是 600 毫米或 900 毫米，胰岛素泵管的软针进入皮下只有 6 毫米或 9 毫米，当患者下床站立时，如果胰岛素泵没有固定牢固或从口袋中滑落悬空时，胰岛素泵管就有可能支撑不住胰岛素泵的重量而牵拉胰岛素泵管与患者皮肤的粘贴处，容易致使泵管脱落。针对这一情况，可使用专用吊袋，将胰岛素泵置于长、宽、厚分别为 10 厘米 ×6 厘米 ×2 厘米的布袋中，连接长、宽分别为 60 厘米 ×2 厘米布带悬挂于患者颈部，将胰岛素泵放入患者的口袋中。这样，不管患者在床上翻身、睡觉、穿脱衣服还是下床活动，胰岛素泵的粘贴处均不会因受到牵拉而脱落。

3. 无菌操作技术和良好的卫生习惯是防止感染的最好保证　由于局部皮肤不清洁或消毒不当，泵管置入处的皮肤容易出现红肿、瘙痒，此时患者会不由自主地抓挠而导致泵管脱落。因此，置管前在保证

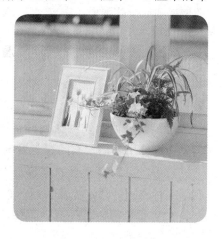

安全的前提下要求患者沐浴、更衣，保持皮肤清洁，可防止置管部位发生感染。不能沐浴者，协助清洁其置管部位。可采取双消毒法，即首先 75% 乙醇脱脂；消毒直径达 8 ～ 10 厘米，再用 75% 乙醇消毒 1 次，待其自然晾干后注入。

4. 安置日期标示清晰，统一更换时限，是预防胰岛素泵管脱出的关键　胰岛素泵的皮下软针涂有抗菌和抗凝的物质，但由于人体的正常免疫反应，软针在皮下滞留的时间不宜太长。发生胰岛素泵管脱落的主要原因是没有及时更换胰岛素泵管和储药器，一般输注部位 3 ～ 5 天更换 1 次（冬天可延长至 5 ～ 7 天），如超过 7 天，会增加局部感染的机会。少数患者处于经济上的考虑 7 或 8 天甚至时间更长才更换充注装置，容易发生局部感染。为提醒自己及时更换泵管，安装后立即在胰岛素泵上贴上标签，注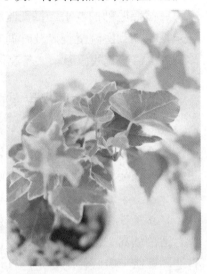
明安装日期和具体时间。胰岛素泵管按照 2009 年公布的《中国胰岛素泵治疗指南》3 ～ 5 天更换 1 次，最多不超过 7 天。每次泵入胰岛素之前，先检查标示的日期和时间，如果到期，应及时更换，过期即不要使用。重新更换泵管时，应避开原有的注射部位。更换时注意严格遵守无菌操作的原则。最好到医院更换。

5. 每天检查，及早发现胰岛素泵管脱落　由于活动过度，翻身过剧，局部出汗较多，敷贴固定不牢等原因有导致泵管脱落的可能。而且由于泵管脱出，胰岛素外漏或失效时，胰岛素泵不会报警，所以不易发现。因此，在每次泵入胰岛素以前，都应观察注射部位有无红肿、疼痛、瘙痒、出血、脱出等，发现上述情况，应及时更换注射部位。并且观察有无无法解释的高血糖，由于软针很软，即使堵塞或全部脱出，患者也没有疼痛感，不容易察觉，所以每天检查很重要。

（五）发现血糖突然升高怎么办

使用胰岛素泵的患者，如果发现血糖突然升高，要立即查找原因，分析导致血糖升高的可能因素，确定后立即采取有效措施，及时处理，防止因血糖进一步持续升高而诱发糖尿病酮症酸中毒等严重后果。虽然这种情况并不多见，但是在家使用胰岛素泵的患者及家属应当掌握。

1. 看一下胰岛素泵的屏幕是否处于正常运行状态，有的显示暂停输注，说明因某种原因暂时停止输入后，未开启。开启后，观察无异常可继续使用。

2. 从显示窗口看一下是否药液不足或药已用完。若药已经用完，更换新的笔芯可继续使用。

3. 观察是否显示电量不足，更换新的电池后可继续使用。

4. 如果均不是以上原因，则查看胰岛素泵管埋置处，泵管是否脱落。泵管脱落者需要重新选择相对安全的位置，重新置入。

5. 排除以上所有原因，则打开泵管置入处，看泵管是否脱出皮肤或折曲在敷贴下。这种情况也需要重新更换泵管。

6. 如果以上情况均不存在，需要仔细检查泵管线路内有无气泡，这种情况需要将气泡排出，管路就会恢复通畅。

7. 血糖就是居高不下，但是检查没有任何异常，最好将泵管拔出，这是您有可能发现针头的最前端没有药液溢出，说明已经被脂肪微粒堵塞。这种情况，胰岛素泵不会报警，不易及时发现，需要仔细甄别。

（六）有可能导致血糖意外升高的因素

上面所讲的这 7 条，有利于在最短的时间内找出原因，解决问题。其实，有可能导致血糖意外升高的相关因素还有不少，下面介绍一下，便于大家分析原因，找出正确的解决办法。

1. 泵本身的原因

（1）更换电池时间过长，原有的基础量信息会自动消失，必须重新设置方可正常运行。

（2）胰岛素泵的功能发生故障，不能正常运行。

（3）在暂时停机的状态下，更换储药器、胰岛素泵管等以后，未能将胰岛素泵的功能恢复运行状态。

2. 胰岛素的原因

（1）安装的胰岛素笔芯不正确，例如安装了预混胰岛素或长效胰岛素。

（2）胰岛素失效：如胰岛素因保存不当（冷冻、未冷藏等）或使用已经过期的胰岛素。

（3）胰岛素结晶：使用过程中临时停止输注时，针头处的药液容易形成结晶，堵塞针头。

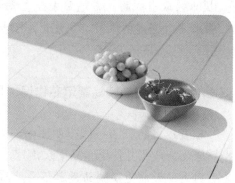

3. 管路的原因

（1）胰岛素泵管屈曲打折，胰岛素不能顺利输入。

（2）胰岛素泵因某种原因如做磁共振检查、洗澡等暂时将泵管与身体

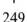

分离后，忘记及时连接。

（3）内有气泡堵塞胰岛素泵管，胰岛素不能顺利泵入。

（4）整个管路的衔接处不紧密，导致胰岛素溢出或结晶，影响胰岛素的正常输入。

（5）重复使用胰岛素泵管，管内的胰岛素结晶堵塞胰岛素泵管。

4. 针头的原因

（1）因拖拉、牵拽等用力不当，致针头脱出体外。

（2）针头堵塞：针头被微小的脂肪微粒堵塞。

5. 埋置部位的原因

（1）置入时消毒不当，局部感染，红肿瘙痒，患者抓挠，致泵管脱出。

（2）埋置时间过长，未及时更换埋置部位，致局部感染、肿胀，血液或体液堵塞针头前端。

（3）消毒液未干就贴敷贴，或置入位置不当，反复摩擦致敷贴脱落。

【病例1】 胰岛素泵管堵塞导致血糖升高而发生酮症酸中毒。

患者，女，42岁，1型糖尿病病史20余年。2年来，在家使用胰岛素泵治疗，血糖控制良好。近日感觉全身乏力不适，渐出现恶心、呕吐，到医院就诊。查随机血糖31毫摩/升，尿酮体++++，遂收住院治疗。入院后护士检查胰岛素泵不能正常输入，胰岛素泵管内有气泡，更换泵管后，胰岛素顺利输入。

> **专家点评：**患者发生酮症酸中毒的原因有两个。一是胰岛素泵管堵塞；二是未监测血糖，没能及时发现血糖突然异常升高。经了解患者因有急事，从冰箱取出的胰岛素笔芯未放在室温下放置，直接抽到储药器内，由于泵管里外温差的原因，导致管内产生气泡而影响胰岛素的正常输入。

【病例2】 安装胰岛素笔芯错误，导致血糖升高。

患者，男，27岁，因不明原因的腹痛、恶心、呕吐到医院急诊，确诊为1型糖尿病，购买并使用胰岛素泵治疗，1年多，血糖一直控制比较理想。但是，患者自诉4天前更换胰岛素笔芯后，前两天血糖无明显变化，最近这两天血糖偏高且有逐渐升高的趋势。护士仔细检查了患者的胰岛素泵系统，透过胰岛素泵的视窗，发现胰岛素笔芯内有沉淀。取出胰岛素笔芯，原来患者安装的是预混胰岛素。

专家点评：适用于胰岛素泵使用的胰岛素只有短效胰岛素和超短效胰岛素，而长效胰岛素和预混胰岛素均不适合胰岛素泵使用。胰岛素泵内的胰岛素需要连续 24 小时不停地输入，而预混胰岛素由于内有短效胰岛素和中效胰岛素两种成分，起效时间和作用持续时间不同，不能平稳地降低血糖；而且安装在泵内的胰岛素不能像安装在胰岛素笔内的胰岛素那样反复摇匀，里面的中效胰岛素沉淀在低位。前 3 天由于泵入的是短效胰岛素，所以血糖波动不大，后 2 天的胰岛素混有中效胰岛素的成分，致使血糖升高。

【病例 3】 女孩 13 岁始佩戴胰岛素泵治疗，顺利考上大学。

患者，女，25 岁，1 型糖尿病，9 岁时因突然出现糖尿病酮症酸中毒急送医院救治。确诊为 1 型糖尿病，此后，长期坚持胰岛素注射治疗。13 岁时使用胰岛素泵治疗，血糖控制良好。现已经大学毕业并参加工作。没有出现糖尿病并发症。

专家点评：使用胰岛素泵治疗对于青少年糖尿病患者来说，得心应手。而且有的青少年患者在学校就餐，家长不能监控；运动不规律，运动量不均衡，均是造成血糖波动的影响因素。佩戴胰岛素泵，有利于根据自己的饮食、运动和血糖情况，随时调整胰岛素的泵入量，从而，使血糖达到理想水平。胰岛素注射治疗 1 天最多可以注射 4 次，分别于早餐前、午餐前、晚餐前和睡前。而胰岛素泵的优势是可将每天 24 小时根据血糖的情况分为无数个时间段，甚至可以 1 小时 1 个时间段，每个时间段可以根据血糖情况剂量各不相同。例如，该学生某日下午上体育课活动量较大，出汗较多，就可以将晚餐前的胰岛素酌量减少，以免发生低血糖。

（七）胰岛素泵内可以使用的胰岛素有哪些

胰岛素的种类很多，有短效胰岛素、超短效胰岛素、预混胰岛素还有中效和长效胰岛素。但并不是所有的胰岛素都适宜于胰岛素泵治疗，只有短效胰岛素和超短效胰岛素可以应用于胰岛素泵治疗。如果胰岛素选择不当，不仅起不到安全降糖的目的，而且会引起一些不良后果。

临床上，更倾向于使用超短效胰岛素。短效胰岛素有两种，一种是瓶装的10毫升，含有400单位；一种是笔芯的3毫升，含有300单位。目前的胰岛素泵储药器均为容量是3毫升的，前者只能装上120单位，按照一般患者的使用量，最多使用2或3天就得更换耗材，得不偿失。即使3毫升的笔芯短效胰岛素，由于起效时间晚、作用高峰较超短效来得迟且持续时间长，不利于血糖的灵活控制。虽然短效胰岛素价格相对便宜，在临床上使用最多的还是以超短效胰岛素为主。

超短效胰岛素，也就是胰岛素类似物，它不是天然的胰岛素，也不是完全模拟人胰岛素结构生物合成的，而是通过基因重组，将人胰岛素分子的氨基酸改变排序人为制造出来的。

目前，人胰岛素类似物有两种，一种是诺和诺德公司生产的诺和锐，另一种是礼来公司生产的优泌乐。

它们使用胰岛素泵的优势主要在于它在溶液中以单体小分子存在，所以注射后容易很快通过血管上的微小孔隙进入血流，吸收快。如诺和锐注射后仅需5～10分钟起效，1小时达作用高峰。短效胰岛素起效时间是30～60分钟，2小时才能达到作用高峰。

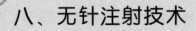

八、无针注射技术

（一）什么是无针注射技术

无针注射又称射流注射，指的是利用压力源（如气体等）产生的瞬间压力，推动药液经过一个很细的喷嘴，形成高速射流，高速穿过皮肤直接进入治疗部位的过程。

（二）无针注射的优点

1. 没有明显的刺痛感。因射流快，进入机体的深度有限，对神经末梢的刺激很小，一般不会像有针注射器那样有明显的刺痛感。

2．吸收快，餐后血糖控制佳。胰岛素进入体内后，皮下药液会在注射的一瞬间弥散开来，沿着机体的缝隙均匀分布，吸收好，减少胰岛素用量。

3．有针注射的不良反应均不存在。如皮下组织增生、断针、感染、萎缩等。

4．消除患者的恐针心理，提高胰岛素治疗的依从性。

5．减少经济支出：减少注射胰岛素笔用针头的消耗。

（三）无针注射的发展趋势

世界卫生组织在 2015 年 2 月 23 日发布了《世界卫生组织医用安全型注射器肌内、皮内、皮下注射指南》，强调注射器的安全性能，呼吁各国到 2020 年全部改用新的"智能"注射器。这些"智能"注射器中，其中就包括无针注射器。

随着医学事业的不断发展，人民大众医学知识水平的提高，无针注射技术将逐渐被更多的患者及家属所认识和接受。

（程华伟　冯　娟　张　鑫）

第 14 章　糖尿病足的自我管理

糖尿病足是糖尿病非常严重的慢性并发症之一，糖尿病患者由于长期血糖控制不佳，导致糖尿病神经病变、糖尿病血管病变，容易感染而发生的下肢或足部的溃疡或坏疽。糖尿病足一旦发生，应当进行积极有效的治疗，否则将有可能面临截肢的严重后果。

一、预防截肢，足部优先

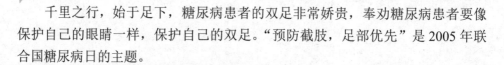

千里之行，始于足下，糖尿病患者的双足非常娇贵，奉劝糖尿病患者要像保护自己的眼睛一样，保护自己的双足。"预防截肢，足部优先"是 2005 年联合国糖尿病日的主题。

（一）糖尿病足的危害

糖尿病足是糖尿病患者致死、致残的重要原因，是许多国家非外伤性截肢的首位原因，严重的糖尿病足可以导致截肢，其截肢率是非糖尿病患者的 15 倍。在非外伤性截肢患者中，50% 是糖尿病患者。糖尿病足治疗花费数额巨大，少则上万元，多则数十万元，但治疗效果并不理想，导致糖尿病患者生活质量明显下降，常使患者家庭陷入困境。在美国，每年约 15 万人截肢，其中，50% 为糖尿病患者；在我国，25% 的糖尿病患者在其一生中会发生足溃疡，糖尿病患者下肢截肢的危险是非糖尿病患者的 40 倍。在全部截肢患者中，有一半是糖尿病患者，85% 是由于足部溃疡所致。我国糖尿病足的截肢率是 38.1% ～ 75.0%，其中有 49% ～ 85% 的截肢是可以预防的。

（二）发生糖尿病足的原因

发生糖尿病足往往不是由某种单一因素引起，而是多种因素共同作用的结果。糖尿病的血管病变导致足部的血液供应减少，组织缺血；糖尿病神经病变导致足部感觉迟钝，感觉缺失；伴有足部感染时，使足部的防御功能下降，以致发生糖尿病足部的溃疡、坏死、甚至坏疽。如果说，神经病变是糖尿病足发生的基础，血管病变则是糖尿病足加重的因素。通常情况下，糖尿病足的发生与以下几种因素有关。

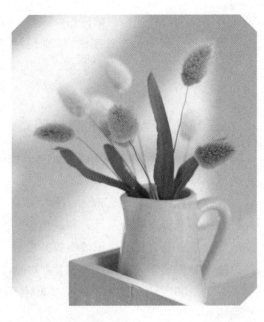

1. 周围神经病变伴痛觉消失是糖尿病足最常见的原因　糖尿病神经病变包括外周运动神经、自主神经和感觉神经病变。

外周运动神经病变使得关节的运动功能和足部肌肉张力下降，足部所受的压力分布随之发生变化。由神经病变引起的糖尿病足多发生于承受压力比较大的部位，如足底。

外周自主神经病变造成动静脉分流增加，足部温度调节失控，汗腺分泌减少，足部皮肤干燥，皮肤的皲裂处成为细菌入侵的门户。

外周感觉神经病变是糖尿病足最常见的原因，感觉功能的丧失或减弱，使患者出现手足麻木、对冷热感觉迟钝、感觉不到损伤的发生。使得足部经常受到各种损伤而浑然不知。如被各种锐器（木刺、图钉、大头针等）刺伤、扎伤；被碰伤、撞伤；因皮肤瘙痒被摩擦损伤、抓伤、挠伤；被热水、热水袋、保温产品等烫伤；修剪趾甲不慎剪伤；穿鞋不合适被挤伤、磨伤等。

有人说，疼痛是上苍赐给糖尿病患者的礼物。如果感觉不到疼痛了，那么，与糖尿病足已经走得很近了。

2. 周围血管病变也是导致糖尿病足的原因之一　糖尿病周围血管病变使血管壁粥样硬化，血管内壁上形成的动脉硬化斑块，向血管内增生、突起，随着斑块不断扩大和继发血栓的形成，使血管腔变得狭窄甚至堵塞，加上微血管病变，使血液流速减慢，远端血流量进一步减少，造成足部血液循环不良或闭塞，当下肢的血流量不能满足身体的需要时，出现缺血性溃疡或坏死。是造成截肢的危险因素。多发生在足的边缘，并伴有疼痛。周围血管病变可影响伤口愈合。

3. 眼底及视网膜微血管病变　患者视力下降或失明，在日常生活中视物不清，容易受到各种损伤。如碰伤、跌伤、摔伤等。

4.血糖控制不佳　长期饮食控制不当、不遵从医嘱服用降血糖药或注射胰岛素治疗，持续处于高血糖状态，使机体抵抗力下降，足部损伤后容易发生感染而形成溃疡、坏疽。

（三）发生糖尿病足的危险因素

1.既往有过足溃疡病史或截肢史。使健侧承受身体压力加大，发生糖尿病足的概率增加。

2.有神经病变（足部麻木、触觉或痛觉减退或消失、足部皮肤无汗、鹰爪样趾、压力点的皮肤增厚等）和缺血性病变（足部发凉、运动后小腿肌肉疼痛、皮肤发亮或变薄、皮下组织萎缩等）表现。

3.有糖尿病的其他慢性并发症：如明显的视网膜病变、严重的肾衰竭等。

4.神经和（或）血管病变不严重但有严重的足畸形、骨刺、胼胝、关节活动受限等。

5.其他的危险因素：如视力下降、鞋袜不合适、赤足走路、鞋内有异物、意外事故、关节炎等。

6.个人因素：经济条件差、老年或独居、拒绝治疗或护理。

（四）糖尿病足的临床表现

1.患糖尿病足时，你的足会有一些异常的感觉　如疼痛、麻木、刺痛、灼热、足踩棉花感、鸭步行走、下蹲起立困难，甚至感觉丧失，发生无痛性神经病变，患者会对双足擦伤、挤伤、烫伤、碰伤、刺伤、割破、磨破等毫无知觉。

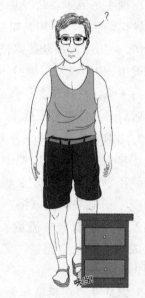

2.糖尿病足的早期，你足部的皮肤会感觉异常　瘙痒、干燥、无汗、发凉、水肿、颜色变黯、色素沉着、甚至皮肤干裂。一旦合并感染则局部红肿、起水疱、血疱，较重者出现水疱破溃、糜烂、溃疡或溃烂，也可出现广泛的蜂窝织炎波及全足；严重者则发生局部坏疽，多为干性坏疽，也有湿性坏疽。先从局部或某个足趾开始，逐步蔓延而导致整足坏疽，甚至发展到小腿坏疽。除了足部皮肤、皮下组

糖尿病居家调养宝典

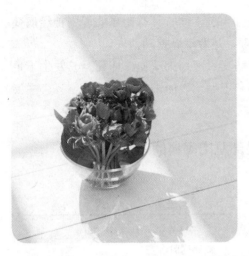

织，包括肌肉、肌腱甚至骨膜均可发生坏疽甚至坏死。严重者可出现全身中毒症状，有的不得不进行截肢以阻止病情的恶化，才能保住生命。

3. 糖尿病足的特有表现 糖尿病足除了感觉异常、皮肤表现外，还会出现间歇性跛行、休息痛、夜间痛、刺痛、足背动脉搏动减弱或消失等特异性表现。

4. 间歇性跛行是糖尿病足的早期表现 患者行走一段距离后即感下肢乏力、劳累、麻木等，重者小腿抽筋、肌肉疼痛，不得不停止行走，休息片刻，休息后症状有所缓解才能继续行走，这是缺血的早期表现。是由于糖尿病患者下肢血管病变造成下肢缺血，下肢供血不足所致。

5. 休息痛、夜间痛 患者白天忙碌时双下肢无明显疼痛不适，越是夜间或休息时反而感觉疼痛加重、麻木或感觉异常。是由于休息或睡眠时心排血量减少，从而造成下肢血液灌注量减少所致。

（五）评估糖尿病足的严重程度

根据溃疡深浅度，按照糖尿病足由轻到重的顺序分为 0 级～ 5 级，共 6 级。

0 级：有发生足溃疡的危险因素存在，但尚未发生溃疡。皮肤完整且无开放性损伤。

1 级：皮肤表面溃疡但尚未涉及皮下组织，无感染。

2 级：较深的溃疡，常合并软组织炎、但无脓肿和骨的感染。

3 级：深部感染，伴有骨组织病变或脓肿。

4 级：局限性坏疽：足趾、足跟或前足背出现坏疽。

5 级：全足坏疽。指足部组织的坏死、病变部位呈黑褐色，如合并感染，可能有局部肿胀，呈深蓝色、暗绿或乌黑色，可能有恶臭味。

（六）糖尿病足的分类

1. 神经性溃疡 占初次就诊的糖尿病足溃疡患者的 50%。因神经病变引起，血液循环尚好，表现为足部有麻木感、皮肤干燥、无明显疼痛，但足部温暖，足背动脉搏动好。

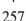

2.神经缺血性溃疡 即混合型溃疡占 50%。同时具有明显的周围神经病变和周围血管病变。表现为足部冰冷、疼痛,足背动脉搏动消失。

3.缺血性溃疡 因下肢和足部血管病变引起局部缺血、坏死。易发生于足趾和足的边缘,可以见到表面坏死组织和干痂,表面干燥,边缘不整齐。主要表现为疼痛,足背动脉减弱或不能触及。

(七)缺血与神经病变引起的足部肌肉疼痛的差别

见下表。

缺血与神经病变所致足部疼痛的差别

缺血	神经病变
单侧多见	双侧同时存在
持续疼痛,不分昼夜	晚上较痛,白天不痛
走路时疼痛加剧	活动时疼痛减轻
足部表面温度较低(凉)	足部表面温暖、干燥
无毛	有毛
足背动脉搏动微弱	足背动脉搏动正常

二、糖尿病足,重在预防

(一)糖尿病足自我防护管理

患者的自我观察和自我护理是预防糖尿病足的最关键措施,特别是已经发生了糖尿病性神经病变或血管病变以及曾经有过糖尿病足溃疡病史的患者,更应该注意对足部的观察与自我管理。

要预防糖尿病足的发生,至少做到以下几点。

1.每日检查双足。每天在光线充足的地方检查双足,从足背看到足底。如果看不到足底,可借助于一个小镜子或请家人帮助检查。

2.保持足部清洁和干燥。每天洗足并轻轻擦干。

3.鞋、袜必须合适、舒适并透气。

4.如果发现足部有红肿、化脓或伤口等异常,要及时到正规医院内分泌科就诊。

5. 戒烟、限制饮酒，以免加重糖尿病血管病变。

6. 适当活动，促进足部血液循环：如走路、按摩双足、活动足趾等，不要长时间跷二郎腿，以免加大对神经、血管的压力。

7. 保持良好的心态，及时调节不良情绪。

8. 良好控制血糖、血脂等代谢指标于正常或基本正常水平。

9. 加强足部保护，防止双足皮肤受伤或感染。不能用热水袋，不能长时间用电热毯，离火源或者热源至少3米，防止烫伤。慎用理疗器械，如"小龙马"等，防止烫伤。中药足浴也要小心。

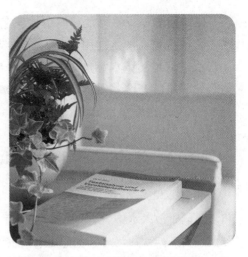

（二）充分了解发生糖尿病足的原因

糖尿病患者只有充分了解发生糖尿病足的原因，才能有的放矢，加以防范。

1. 穿鞋过瘦、过小、过紧造成足趾挤压伤，赤足走路不慎碰伤。

2. 热水泡足，泡足时间过长、水温过高或在泡足过程中再次添加热水、搓足用力过大擦伤。

3. 使用热水袋、电热毯、小龙马等保温设备被烫伤。

4. 足癣破溃或感染。

5. 修足、剪指甲不慎造成损伤。

6. 鸡眼处理不当损伤。

7. 小外伤未及时发现或未正规处理而感染。

8. 皮肤干裂未使用润肤露而造成皮肤小裂口。

9. 皮肤营养不良起水疱、破裂。

10. 鞋内有沙粒、图钉、大头针等异物，穿鞋前未检查、清除。

11. 已有溃疡或截肢史者，健侧足部受压或摩擦。

12. 吸烟包括被动吸烟致血管痉挛、血氧含量降低。

13. 神经病变造成足部畸形所致摩擦受损，局部胼胝形成致局部受压。

（三）糖尿病患者保养双足有学问

1. 正确的洗足方法　糖尿病患者应每天养成洗足的习惯，每天晚上用温水

（＜ 37℃）洗足，使用柔和的中性软皂，不要使用刺激性强的肥皂，也不要使用消毒剂洗足。洗足前用手测试水温或用温度计，也可请家人帮助，但是禁止用自己的双足测试水温，因为糖尿病神经病变导致患者感觉迟钝或消失，容易烫伤，更不能在洗足过程中反复添加热水，以免烫伤。不要用力搓洗双足，浸泡 5～10 分钟即可，如果时间过长，会降低足部皮肤的防御能力。

【病例 1】 泡足中途添加热水不当，烫起水疱。

患者，男，56 岁，糖尿病病史 15 年。某日晚在家中泡足，试好水温后患者将双足同时放入水中。过了几分钟，患者感觉水温变凉，遂要求家属再次添加热水，如此反复三四次，当患者洗完足后，发现双足有 20 余个大大小小的水疱。

> **专家点评：** 糖尿病患者由于合并神经病变等并发症，双下肢感觉功能减退甚至消失，对水温不敏感，不能正确感受水的温度，所以，必须由家属调试水温或用手试水温。患者第一次调水温是由家属完成的，但是在以后添加热水时未能再次调试，致使患者发生烫伤。因此，糖尿病患者洗足的水温不能超过 37℃，而且必须由他人调试水温；在泡足过程中不要添加热水；若添加热水要重新测试水温，以免烫伤。另外，洗足的时间不要过长，5～10 分钟即可。

2. **糖尿病患者洗完足后擦足有讲究** 选用浅颜色，最好是白色的毛巾，可及时发现患者洗足后有无出血和渗液。如果发现毛巾上有血迹、渗液等，应及时到医院就诊。要用柔软、吸水性强的新毛巾当擦脚布，不要用使用时间较长已经发硬的旧毛巾，以免太硬而擦伤足部皮肤。最好轻轻用毛巾将水吸干，特别是足趾缝间也要擦干，但不要用力揉搓，以免损伤。如果足汗过多者，可用干棉棒蘸 75% 乙醇涂在趾间，再用清洁的小纱布、棉花或卫生纸等柔软、透气的物品置于足趾之间，以加速水分的挥发，保持双足的干爽。皮肤特别干燥者，可于洗足后涂润滑油、膏或霜等皮肤护理品，以保持皮肤柔润，但不能涂于足趾间或皮肤溃疡、伤口上。禁止使用爽身粉，以免堵塞毛孔。

（四）糖尿病患者修剪趾甲与众不同

可能有人会有疑问，剪趾甲就是把趾甲剪短，还能有什么两样？还真不一样，主要是修剪趾甲的角度不同。

1. 修剪趾甲的角度。要水平方向或平直修剪趾甲，不要剪得太短，太接近皮肤，也不要将趾甲的边缘修成圆形或有角度，修剪后的指甲长度应与趾头平齐，可用趾甲锉将尖锐的趾甲边缘锉圆滑。

2. 保证安全最关键。首先要确保视力能看清楚，视力不佳者或老年患者手脚不灵便者，让家人帮助修剪，避免剪伤。要勤剪趾甲，不要让趾甲长得太长，以免滋生细菌或不慎刮伤自己。

3. 修剪趾甲的时间。洗足后最适宜，因为洗后，趾甲泡软，容易修剪。

4. 不要到路边小摊或公共浴室修足，以免交叉感染。

5. 修剪趾甲时注意力要高度集中，以免不慎剪伤。

6. 修剪过程中不慎剪伤，要及时消毒，最好到医院处理，并提前告知医师自己患有糖尿病。足部的任何一处伤口，均是导致糖尿病足的导火线。

【病例2】 边看电视边剪趾甲，剪伤足趾浑然不知。

患者，男，53 岁，糖尿病病史 18 年。某日晚上沐浴后边看电视边自行修剪趾甲，当把目光从电视画面转移到足上时，意外发现足底有一小摊血迹，仔细一看，左足蹈趾竟有一处长 1 厘米左右的口子，血液就是从这个小小的伤口流出的，但是患者没有一点异常感觉。后因伤口感染，足趾红肿不能行走而住院治疗。

> **专家点评**：患者糖尿病病史 18 年，合并糖尿病神经病变，下肢感觉迟钝甚至消失，所以，当患者不小心剪破皮肤时，患者根本没有感觉到疼痛，也就不能及时发现。幸亏伤口不大也不太深，否则，出血会更多，这也是糖尿病患者发生糖尿病足的一个因素。因此，建议糖尿病合并神经病变的患者，修剪趾甲一定要小心，保持注意力高度集中，视力不佳者要戴眼镜，不能凭感觉，最好在家人的帮助下修剪，特别是糖尿病合并视网膜病变的患者更要小心。

（五）糖尿病患者选择袜子的注意事项

1. 袜子的材料　棉线或羊毛制成的袜子既透气，又吸汗，而且比较柔软，穿着安全又舒适。

2. 袜子的大小　宜稍大一点，不宜过小。

3. 袜子的松紧度　宜松不宜紧，不要穿弹性过强的袜子，尤其是袜子的上口和袜腰部分如果太紧，会影响足部的血液循环。袜口过紧可用剪刀从袜口到袜腿剪开一纵行剪口。

4.袜子的颜色　白色或浅颜色最佳，一旦足部受损有出血或有分泌物时能及时发现。

5.袜子的质量　不要穿有破洞的袜子，因为破口会套住足趾，影响血液循环；袜子的内部接缝不能太多或过于粗糙，以免对足造成伤害；多余的线头要剪掉。

6.袜子不宜穿时间过久　穿得时间太久的袜子经过汗液浸渍会变得干硬而损伤足部皮肤；破了的袜子穿破后及时更换，不要修补后再穿，因为缝补后的袜子内部不平坦，也容易伤害足部皮肤。

7.其他　保持袜子清洁、干燥，最好每日清洁、更换。

（六）糖尿病患者买鞋、穿鞋的不同之处

糖尿病患者买什么样的鞋，穿什么样的鞋，十分重要，对于防治糖尿病足具有非常重要的意义。

1.买鞋的时间。选购新鞋的时间在下午或晚上最适宜，因为经过一天的活动，下午的足略有肿胀、变大，如果上午买鞋穿着合适，下午就会感到挤足。

2.买鞋的尺寸。患者双足穿袜踩到一张纸上，用笔沿着双足的边缘画出大小，剪出鞋样，作为选鞋标准。鞋子不应太紧或太松，鞋子内部应比足长1～2厘米，鞋的前端要足够宽。这样，可避免因为感觉迟钝而不慎购买了过小或过紧的新鞋，也便于有些不能亲自到商场试穿的老年患者买到合适的鞋子。试穿新鞋时，应穿袜子，两只足同时试穿。若双足大小不一样，买鞋时以较大的一只为准。

3.糖尿病患者宜穿的鞋。布鞋、胶鞋、软皮鞋、运动鞋。最好是鞋头宽大，鞋底较厚的平底鞋，鞋口是系带或尼龙拉扣，不挤足。这类鞋，穿着感觉舒适，透气性好，可减少足部出汗，使足部感染的危险性降低。鞋内要光滑，鞋底要比较厚，鞋带或鞋扣不能过紧。

4.糖尿病患者不宜穿的鞋。高跟鞋、尖头鞋、硬皮鞋、人字形拖鞋、露足趾的凉鞋和拖鞋。这类鞋，容易影响局部血液循环，造成足部挤压伤

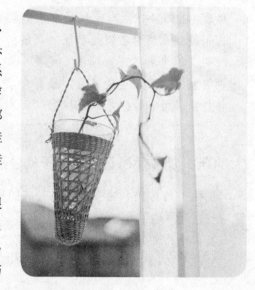

或磨出水疱。更不应赤足穿鞋。冬天，不要穿露足后跟的拖鞋，以免冻伤。

5. 足部畸形的患者，要专门定做合适的鞋子。

6. 买回的新鞋不要急于穿着外出，第一次应在家里试穿 30 分钟，脱下后立即检查双足，若双足无不适而且观察双脚无红肿、摩擦、水疱等异常情况，可逐渐增加穿着时间。如果新鞋试穿后出现上述异常情况，说明鞋不合适，要及时更换。

7. 每次穿鞋前，必须检查鞋内是否有铁钉、碎玻璃等异物或突起、粗糙的地方。检查异物时，可将两只鞋倒扣，观察有无异物掉出。

8. 检查鞋内有无突起或粗糙时，注意不仅用眼睛看，还要用手摸。若有开线或鞋垫有皱褶应抚平、弄好后才能穿用。

【病例3】 早晨穿鞋图钉扎在足底，晚上回家脱鞋方被发现取出。

患者，男，59 岁，糖尿病病史 17 年。一天晚上下班回家，进门脱鞋时突然发现自己的右足袜子底部有血迹，立即脱下袜子发现自己的足底下竟然有大片血痂，仔细查找出血的原因，原来足底下有一个沾满血迹的图钉。

专家点评：糖尿病患者穿鞋之前一定要检查鞋中有无异物。

由于此患者已经出现严重的并发症——糖尿病神经病变，所以当他的脚伸进鞋子时，图钉扎到他的脚上，没有任何知觉，直到回家换鞋时才发现，因此，糖尿病患者穿鞋前一定要检查鞋内有无不小心掉进的异物，并将鞋倒扣无异物方可穿鞋，才能保证双足的安全。

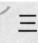 # 三、糖尿病足的治疗

（一）足受伤糖尿病患者的自我预防

糖尿病足重在预防，一旦出现，将会带来难以想象的麻烦，必须高度重视。

如果你的足不慎受伤，对于小而清洁的伤口，可立即用盐水清洗，晾干后，用家中备用的 0.5% 碘伏消毒，要保证消毒液无过期、无污染，外用创可贴覆盖。如果伤后局部出现红肿，即使没有疼痛等不适，也立即到医院经医师检查，给予相应处理，并及时告知医师自己患有糖尿病，此后，一定按照医嘱进行规范

治疗。无神经病变的患者，每年要到医院检查 1 次；有神经病变的患者每 6 个月 1 次；既有神经病变又有血管病变或伴有足部畸形的患者，每 3 个月 1 次；对于已经有过足部溃疡史的患者，最好每 1～3 个月检查 1 次。切不可认为小伤，轻视其严重后果，后悔晚矣，特别是老年人，别担心给孩子添麻烦而延迟治疗，从而留下终生遗憾。

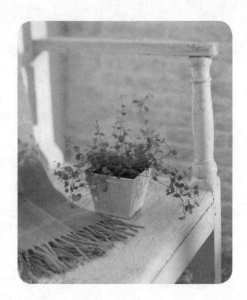

糖尿病足的患者在不得已的情况下截肢，往往不是发现太晚，而是看病太晚。

（二）糖尿病足的治疗原则

1. 长期有效控制血糖是治疗糖尿病足的基础。及时合理应用胰岛素治疗有利于血糖的良好控制。并综合治疗高血脂、高血压等影响血液循环、损害血管的疾病。

2. 尽早控制感染是治疗糖尿病足的关键。可做细菌培养加药敏，选用最敏感、最有效的抗菌药。

3. 加强换药，局部及时清创，清除坏死组织。必要时根据经济条件选用起效快、疗效高但价格也较高的消毒剂。

4. 深部间隙感染或有脓腔形成时，要及时切开引流，甚至要做多个切口进行引流，彻底清除坏死组织。时间就是组织，时间就是肢体，不宜耽搁。

5. 扩张血管，改善血液循环，改善微循环，促进恢复。

6. 加强营养，给予输血浆、白蛋白等，消除水肿，改善营养不良，促进伤口愈合。

7. 戒烟治疗可提高血液含氧量，改善血管痉挛。因香烟中的尼古丁可致血管变细、屈曲。

8. 使用拐杖或限制行走等，减少患肢的承重压力；穿糖尿病患者特制鞋，减轻患肢的足部压力。

【病例】 足部防护不到位，痛失一条左腿。

患者，女，65 岁，糖尿病史 10 余年，某日洗足后发现左足踇趾侧下方有

糖尿病居家调养宝典

一处 3 厘米 ×2 厘米的皮肤增厚、发硬、瘙痒难忍，遂用剪刀背面反复摩擦此处，以减轻瘙痒，直至擦破皮肤出血为止。出血后用家中的手纸缠绕足趾，后感足趾肿胀，至伤后第 4 天，因足肿明显，下床时穿不进鞋子，被家属送至当地医院。医院检查后发现局部已化脓、溃烂、腐臭，足底多处有渗液，当地医院经过数日治疗不仅没有减轻反而越来越重，而转院治疗。虽经积极、全面治疗，终因病情太重，医师建议截肢治疗。起初，该患者坚决不同意截肢，最后在"保命还是保足"的残酷现实下，最终选择了截肢保命。

> **专家点评**：居住在农村，卫生条件较差，足受伤后没有及时消毒处理，反而用不洁的手纸缠绕患处，加速了感染的发生。该患者长期血糖控制不佳，加剧了感染的进展。感染后未能及时到医院接受正规治疗而是在相对落后的村卫生所治疗，错过了最佳的治疗时机，使病情恶化，最后不得不付出失去一条腿的代价才保住了生命。这个教训是惨痛的，糖尿病足一旦发生，进展很快，有时仅仅是局部很小的感染，会在几天之内波及全足，所以，一旦发生，治疗越早越好。

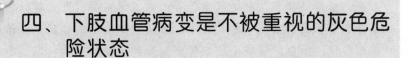

四、下肢血管病变是不被重视的灰色危险状态

（一）什么是下肢动脉病变

下肢血管病变是外周动脉疾病的一个组成部分，表现为下肢动脉的狭窄或闭塞。与非糖尿病患者相比，糖尿病患者发生下肢动脉粥样硬化病变的危险性增加 2 倍，且其患病率随年龄的增长而不断增加。50 岁以上患者中，下肢动脉病变的患病率高达 6.9% ～ 23.8%。

糖尿病患者下肢动脉病变多累及股深动脉及胫前动脉等中小动脉。发生下肢动脉病变的主要原因是糖尿病合并动脉粥样硬化。糖尿病患者发生下肢动脉病变的危险性较非糖尿病患者明显增加，而且发病年龄更早，病情更严重，病变更广泛，预后更差。

（二）人们对下肢动脉病变的认识远低于冠心病和脑卒中

下肢动脉病变对机体的危害除了导致下肢缺血性溃疡甚至截肢外，还会引发心血管事件，导致这些患者病死率增加。踝肱指数越低，患者的预后越差。有的患者仅存在单支血管病变，有的患者存在两支、三支甚至多支血管病变，下肢多支血管受累者比单支血管受累者预后更差。

大多数下肢动脉病变患者没有任何症状，只有 10% ～ 20% 的患者有间歇性跛行的表现。有调查显示，在 50 岁以上的人群中，提起下肢动脉病变，只有 16.6% ～ 33.9% 的患者知晓，远远低于对冠心病和脑卒中的知晓程度。由于多数人对其严重性认识不足，所以导致下肢血管病变不能得到及时充分的治疗。即使在对下肢血管病变有所认识的患者中，也仅有 50% 的患者使用抗凝血药物（如阿司匹林等）进行预防性抗血小板治疗。

提示：踝肱指数（ABI）一般是踝部收缩压与肱动脉收缩压的比值，是一种可重复进行的客观确定肢体缺血严重程度的简易检查方法。

> **专家点评：**下肢动脉粥样硬化是很多患者对糖尿病认识的空白。如果糖尿病患者血糖、血脂、血压等控制不佳，会发生动脉粥样硬化，可累及全身所有动脉血管，下肢动脉也不例外。对于心脏动脉硬化所致的冠心病、脑动脉硬化所致的脑血栓等，大家通常都有所了解。相对于下肢动脉病变极高的致残率和病死率，下肢动脉病变的诊断率、治疗率和知晓率极低。所以，目前下肢血管病变尚处于灰色危险状态，需要所有患者尽早认识并高度重视。如果能够早期检查，早期治疗，就可以预防。

（程华伟　江婵玉　孙　敏）

糖尿病居家调养宝典

第 15 章　糖尿病的自我监测

自我监测是糖尿病患者自我管理的重要手段。国际糖尿病联盟提示："自我监测，随时调整治疗方案，是战胜糖尿病的基础"。

一、糖尿病自我监测的意义

自我血糖监测是最基本的评价血糖控制水平的手段。它能反映实时血糖水平，评估餐前和餐后高血糖及生活事件（锻炼、用餐、运动及情绪应激等）和降血糖药对血糖的影响，发现低血糖，有助于调整生活和治疗方案，提高治疗的有效性和安全性；另一方面，自我血糖监测作为糖尿病自我管理的一部分，可以帮助糖尿病患者了解自己的疾病状态，有利于判定和掌握病情控制情况，并提供一种积极参与糖尿病管理、按需调整行为及药物干预、及时向医务工作者咨询的手段，从而提高治疗的依从性，是减缓或预防多种并发症的有效措施。但是，很多患者往往根据自我感觉来判断病情的好坏，这是对自己不负责任的表现，有的患者认为，我检查以后，结果好还行；如果结果不好，反而增加自己的思想负担。如果检查不好，还不如不检查，自我感觉良好就行了，其实，这就是自欺欺人的一种想法。也就是因为这种原因，一部分患者直到出现了严重的并发症才如梦初醒，后悔晚矣。

二、糖尿病患者需要监测的内容

1. 一般监测　包括患者的症状、体征、血压、体重指数（BMI）、腰围 / 臀围。一般每 3 ～ 6 个月复查 1 次。

（1）血压：一般控制目标为 130/80 毫米汞柱，老年人应小于 140/90 毫米汞柱。鼓励患者自己买血压计测血压，开始治疗后应密切监测血压控制情况，以确保控制达标。未诊断高血压者最少每月测 1 次，每次就诊时复查。糖尿病患者当血压＞130/80 毫米汞柱时，就应当开始干预治疗。

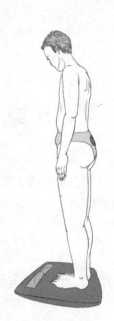

（2）体重指数（BMI）：测量体重和身高时应保持直立、免冠、脱鞋仅穿内衣的情况下测量比较准确。

（3）腰、臀围及腰臀围比值

腰围：测量时需直立，两足分开（25～30 厘米），测量部位在骨性胸廓最下缘与髂嵴最上缘的中点水平面。

臀围：测量时两足直立，测量部位在臀部最宽处。要使用软皮尺测量，让皮尺贴着皮肤表面但不压迫软组织。

2. 代谢控制指标的监测　血糖、尿糖、糖化血红蛋白等。

3. 与慢性并发症相关的监测　血脂、肝肾功能、心电图、24 小时尿蛋白、足部等均应当每 3～6 个月监测 1 次。

三、各种监测的意义

（一）糖化血红蛋白是国际公认的糖尿病监控的"金标准"

糖化血红蛋白可以稳定、可靠地反映监测前 2～3 个月的平均血糖水平，且不受抽血时间的限制，不管是否空腹，随时可以抽血；是否使用胰岛素等因素对其干扰很小，所以，被誉为国际公认的监控糖尿病病情的"金标准"。

糖化血红蛋白的英文名称是"HbA1c"，在医院的化验单上，常用 HbA1c 显示其数值。它是存在于红细胞内的一种蛋白质，它的功能是将氧气运送到机体的所有组织细胞，当血红蛋白与糖结合时，就生成糖化血红蛋白。糖化血红蛋白的含量与血糖的浓度成正比。血糖越高，糖化血红蛋白就越高；血糖降低，糖化血红蛋白也降低，所以，能反映血糖控制水平。

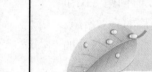

那么，既然糖化血红蛋白能准确反映血糖的水平，是不是就可以不用测血糖了呢？

　　糖化血红蛋白的测定并不能替代每天测定血糖的含量。因为血糖监测是用来指导调整日常的治疗方案，每次检测只能反映即时的血糖水平，而糖化血红蛋白虽然能反映 2～3 个月的血糖水平，但并不能反映短时间的血糖波动水平。所以，不测血糖测糖化血红蛋白或测糖化血红蛋白而不测血糖都是不对的，只有将定时监测糖化血红蛋白与血糖监测联合起来对于糖尿病病情的判断才更有价值。

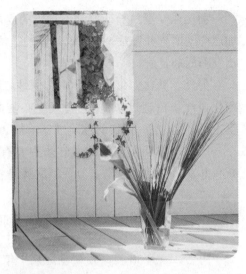

　　糖化血红蛋白反映患者近 2～3 个月的血糖平均水平，其中 50% 反映刚刚过去 1 个月的血糖水平；25% 是反映中间 1 个月的血糖水平；25% 是反映再前 1 个月的血糖水平。

　　正常人的糖化血红蛋白是 4%～6%，糖尿病患者的糖化血红蛋白的控制标准要求在 ≤ 6.5%，它不是诊断糖尿病的指标，但却是评估长期血糖控制水平的重要指标，也是临床决定是否更换治疗方案的重要依据。

　　如果糖化血红蛋白在 6%～7%，说明血糖控制比较理想；

　　如果糖化血红蛋白在 7%～8%，说明血糖控制一般；

　　如果糖化血红蛋白在 8%～9%，说明血糖控制不理想，需要加强饮食控制和运动，并及时调整治疗方案；

　　如果糖化血红蛋白＞9%，说明血糖控制很差，可能引发糖尿病急慢性并发症，必须引起重视。

　　如果血糖控制未达到目标（见下表）或治疗方案调整后，糖尿病患者应每 3 个月检测 1 次糖化血红蛋白；血糖控制治疗达到目标后，可每 6 个月检查 1 次。

糖尿病血糖控制目标

		良好	一般	不良
血浆葡萄糖（毫摩/升）	空腹	4.4～6.1	≤ 7.0	＞ 7.0
	非空腹	4.4～8.0	≤ 10.0	＞ 10.0
糖化血红蛋白（%）		＜ 6.5	6.5～7.5	＞ 7.5

糖化血红蛋白长期控制不稳定的危害很大，它会改变红细胞对氧的亲和力，加速心脑血管并发症；如果眼睛内的晶体被糖化，则会引发白内障；此外，还会诱发糖尿病肾病。

另外，糖化血红蛋白升高，也是心肌梗死、脑卒中死亡的高危因素。一旦糖化血红蛋白超过7%，患者发生心脑血管疾病的危险就增加50%；糖化血红蛋白每升高1%，死亡的危险性就增加26%。

所以，定期监测糖化血红蛋白具有非常重要的意义，不仅促进血糖达标，减少并发症，且从根本上改善糖尿病患者的生活质量。

【病例1】　糖化血红蛋白不能代替血糖监测。

患者，女，50岁，发现糖尿病1年，进行饮食控制、运动疗法并口服格华止治疗，没有规律监测血糖，偶测血糖9.1～11.3毫摩/升，有时发生低血糖，3.1～3.6毫摩/升，在参加了一次糖尿病教育以后，获悉糖化血红蛋白是监控糖尿病的"金标准"，于是到医院抽血查了一次糖化血红蛋白只有5.6%，非常高兴，难道是医院的仪器不准？她又来到最大的一家医院再次复查，也只有5.8%，这可是诊断糖尿病的金标准啊，是不是医院给诊断错了，"我可能就不是糖尿病！"高兴地她差点蹦起来，带着疑问来到医院，询问医师。

专家点评：糖化血红蛋白虽然是衡量血糖控制情况的"金标准"，但它反映的是抽血前2～3个月这个时间段的血糖水平，而血糖测定测的是抽血当时的时间点血糖水平，即是"段与点"的关系。该患者有时血糖较高，但两次所测的糖化血红蛋白都正常，并非是她没有糖尿病，也不是医师诊断错误，而是由于她经常出现低血糖所导致的假象。因为糖化血红蛋白是这2～3个月的血糖平均值。因此，尽管糖化血红蛋白是一个"金标准"，也不能单纯依靠它来衡量病情，必须与血糖联合考虑，才能发挥"金标准"的作用。例如，某次血糖高，而糖化血红蛋白正常，说明该患者近2～3个月血糖控制良好，这次血糖高可能与饮食过多，或漏服药物等因素有关；如果糖化血红蛋白和血糖都高，说明近2～3个月血糖控制确实不好；如果糖化血红蛋白增高，而血糖正常，只能说明测血糖这一个时间点的血糖暂时正常，不能掩盖近2～3个月血糖控制不佳的事实。

（二）尿糖结果仅供参考，化验尿糖不能代替血糖

正常人尿液中含有微量的葡萄糖，尿糖检查应呈阴性。当血糖≥9毫摩/升时，尿糖检查才呈阳性。由于尿糖监测价格低廉、操作简单、没有痛苦，所以大部分人都能做到。但是，化验尿糖对于一般的糖尿病患者意义并不大。由于影响尿糖测定的因素很多，特别是老年人、妊娠或肾功能减退者，由于肾糖阈的改变，即使血糖很高，尿糖仍有可能是阴性，而且尿糖往往反映几小时前的血糖水平，而不是测定即刻的血糖水平高低，所以，不能以尿糖作为判断病情的依据，更不能以尿糖作为糖尿病的诊断依据。因此，必须以血糖为主，尿糖只能作为辅助参考。但是对于肾功能正常的糖尿病患者，尿糖仍然可以作为了解体内血糖变化的间接依据。尿糖检测不能代替血糖监测，在经济条件允许的情况下，应尽量采用血糖监测。

（三）化验尿酮体，及早发现酮症酸中毒

1.酮体是脂肪代谢的中间产物　正常尿酮体是阴性，糖尿病患者尿中出现酮体时，提示患者体内胰岛素极度不足，即将发生或已发生糖尿病酮症甚至酮症酸中毒。但是，妊娠、饥饿过度、严重恶心、呕吐、腹泻时，也可以出现酮症，应注意区别。有一部分糖尿病患者，第一次发现患有糖尿病时就是以酮症的形式出现的。

2.正确认识尿中有酮体　酮症时，血中和尿中均可以有酮体，但因化验血要比化验尿麻烦得多，所以，一般在化验尿常规时可发现尿中是否有酮体，患者及家属应学会看化验单，尿酮体阳性根据酮体量的多少显示为：尿酮体微量（Trace）、尿酮体（+）、尿酮体（++）、尿酮体（+++）、尿酮体（++++）。加号越多，酮症越严重。尿中出现酮体，如果不及时补液、补胰岛素、纠正酸中毒等治疗，病情进一步加重，将会发生糖尿病酮症酸中毒昏迷，甚至死亡。因此，为了生命安全，一定要接受医师立即住院治疗或门诊补液观察的建议，不可轻视。

3.需要检测尿酮体的情况　一般在持续高血糖＞13.9毫摩/升或经常出现低血糖时；面色潮红、呼吸急促时；或出现腹部疼痛、恶心、呕吐时；及上呼吸道感染等需要检测尿酮体。

（四）自我血糖监测：糖尿病患者的一项基本技能

自我血糖监测是糖尿病管理的五驾马车之一，是近20年以来糖尿病患者自我管理的主要进展之一，很多患者已经拥有自己的血糖仪并且体会到

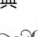

它带来的方便。不仅可以及时了解自己的血糖情况，为调整饮食、运动、药物治疗提供依据，而且，节省患者去医院挂号、看病、化验的时间和费用。因此，血糖仪应当逐渐成为每个糖尿病患者的必备工具。但是，尽管有了血糖仪，很多患者并不知道应该多长时间监测一次血糖，什么时间测血糖更有意义。

1. 监测血糖的频率　自我监测血糖的间隔时间可根据糖尿病的类型和病情等来决定，《中国糖尿病防治指南》推荐如下。

（1）注射胰岛素或使用胰岛素促泌药的患者，每天应监测血糖 1～4 次。

（2）1 型糖尿病患者应每天至少测 3 次血糖，生病或剧烈运动前应增加监测次数。

（3）血糖控制良好或稳定的 2 型糖尿病患者应每周监测 1 或 2 天的血糖。

（4）血糖控制差、不稳定的患者及患有其他急性病的患者应每日监测血糖，直至血糖得到良好控制。

2. 血糖监测的时间

（1）餐前。

（2）餐后 2 小时。

（3）睡前。

（4）清晨空腹高血糖，患者还应监测凌晨 2—3 时的血糖。

（5）近期血糖波动较大者，则须增加监测频率。

（6）如果自我感觉情况不太好或有低血糖发生。

（7）在一些应激状态下，如手术、外伤等，进行血糖监测是很有必要的。

（8）如果测血糖是为了调整降糖药物的剂量或更换降糖药物的种类，有时甚至 1 天查 4～8 次血糖（空腹，早餐后 2 小时，午餐、晚餐前及餐后 2 小时，睡前，午夜）。

（9）病情和血糖水平都比较稳定时，血糖监测间隔可以长一些，每周监测 1～2 天的血糖，空腹，早、中、晚三餐后 2 小时血糖。

（10）用胰岛素治疗初期，血糖还没有调到理想水平，一般可每隔 1～2天测定血糖，并在 1 天中测 4～8 次血糖。

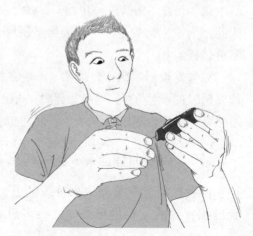

3. 不同时间段血糖监测的意义

（1）空腹血糖测定：反映人体基

础胰岛素分泌的水平，从中了解夜间血糖控制情况。

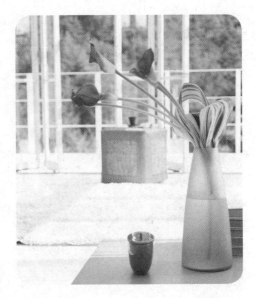

（2）餐前血糖测定：有利于发现低血糖，并及时分析发生低血糖的原因，是饮食问题还是药物问题，便于及时纠正低血糖。

（3）餐后 2 小时血糖测定：反映人体在进餐后追加胰岛素分泌的水平，帮助调整饮食计划，调整药物种类。

（4）睡前血糖测定：预防夜间低血糖，保证夜间的安全性。

（5）凌晨 3 时血糖：判断早晨高血糖的原因，以便调整药物剂量。

4.凌晨 3 时熟睡时查血糖的意义　糖尿病治疗过程中，常需要查凌晨 3 时的血糖，有的患者不理解，为什么在我们熟睡的时候查血糖，这怎么能让我们休息好？其实，凌晨 3 时查血糖，是非常有必要的。主要是了解夜间血糖的变化，为调节治疗方案提供依据，更重要的是，通过监测凌晨 3 时的血糖，可以正确区分是"黎明现象"还是"苏木杰效应"，因为这两种情况的处理是完全不同的。

（1）苏木杰（Somogyi）效应是指在糖尿病治疗过程中，发生低血糖反应之后，继发性出现高血糖的现象，又称低血糖后高血糖反应。主要原因是人体内存在的调节血糖的两大类因素失调，血糖降低时，升高血糖的因素增加，例如交感神经兴奋，儿茶酚胺类激素分泌增加，胰高糖素分泌增加，生长激素及糖皮质激素分泌增多，这些因素在调节血糖平衡过程中调节过度，导致血糖再失衡，血糖水平明显升高。

苏木杰效应是糖尿病患者经常出现的现象，容易混淆病情，糖尿病患者自己应当了解并注意区分苏木杰反应与高血糖，以便做出正确的判断和处理。

（2）糖尿病黎明现象：黎明现象是指糖尿病患者夜间无低血糖发生，而清晨空腹血糖明显升高，由于这一现象多于凌晨 3 时左右发生持续到上午 8—9 时，故称为"黎明现象"。

黎明现象多见于接受胰岛素治疗的 1 型糖尿病患者，有时未接受胰岛素治疗的 2 型糖尿病患者也可发生。近年来，研究发现，2 型糖尿病患者中，黎明现象的发生频率及严重性与 1 型糖尿病相似。

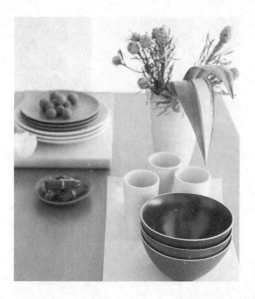

黎明现象发生的机制可能与黎明时血浆胰岛素水平降低及胰岛素拮抗激素增多，如生长激素、糖皮质激素、儿茶酚胺类物质都存在黎明或清晨分泌高峰，导致胰岛素相对不足，从而发生黎明高血糖现象。

（3）黎明现象与苏木杰效应的鉴别：黎明现象与苏木杰效应的发生机制和治疗措施完全不同，所以，当糖尿病患者发生清晨高血糖时，应弄清楚前一晚上是否有过低血糖的表现，如心慌、出汗、饥饿感等症状，最好测定凌晨1点血糖，有助于鉴别。

5. 记录血糖监测日记，为医师提供重要参考 糖尿病患者建立一个自我监测血糖的记录本，将自己在家监测的血糖情况详细、清楚地进行记录，记录的内容包括：测血糖的日期、时间；血糖值；与饮食时间和饮食数量等的关系；服用降糖药的种类、数量；注射胰岛素的剂型、剂量；有可能影响血糖值的因素，如饮食、睡眠、运动、心情等；发生低血糖的日期、时间、低血糖与饮食、运动、药物等的关系等。例如，2011年11月15日，午餐前40分钟，未注射胰岛素之前，出现低血糖症状，测血糖3.8毫摩/升，当时注射的胰岛素剂型是诺和灵R，胰岛素的剂量应是12单位，自行减少2单位，即注射了10单位，进午餐，进餐后低血糖症状消失，午餐后2小时再测血糖是7.8毫摩/升。每次复诊时将血糖日记带到医院，会为医师了解您的血糖控制情况和调节胰岛素的剂量具有非常重要的参考价值。

【病例2】 不测血糖，自欺欺人。

患者，女，65岁，糖尿病病史5年。长期自服二甲双胍，每天3次，每次1片。近1个月来，患者因感冒后出现严重口渴、多饮、多食明显，到医院检查，血糖19.7毫摩/升，尿酮体++。确诊为糖尿病酮症酸中毒。医生询问其在家监测血糖的情况，患者自诉自己从不监测血糖，免得测出血糖偏高自己担心，不测反而不害怕。

专家点评：不测血糖，存在风险。患者不测血糖，不利于血糖控制，

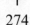

糖尿病居家调养宝典

而且非常危险。患者的血糖可能存在三种可能，一种是血糖控制良好且平稳，可继续坚持原有治疗；另一种是血糖逐渐下降，需要减少降血糖药物的剂量或调整胰岛素的治疗方案；还有一种是血糖居高不下且越来越高，此时需要增加降血糖药物的种类或剂量，或使用胰岛素治疗及调整胰岛素治疗方案等。如果不监测血糖，可能出现降低的血糖越来越低，偏高的血糖越来越高。

6. 记好这些血糖监测"点" 通常医生会根据患者病情，建议患者查两点血糖、五点血糖等，这些"点"分别代表什么呢？

（1）两点血糖：指空腹血糖和餐后 2 小时血糖。

（2）四点血糖：包括空腹血糖 + 三餐后血糖。

（3）五点血糖：包括空腹血糖、早、午、晚餐后 2 小时血糖及凌晨 3 时的血糖。

（4）七点血糖：包括早餐前后、午餐前后、晚餐前后和睡前血糖。

7. 警惕这些空腹血糖升高的原因 空腹血糖升高的原因有很多种情况，患者出现空腹血糖升高时要注意分析原因，加强血糖监测并及时到医院诊治。常见的引起空腹血糖升高的原因有以下几种。

（1）前一天进餐量过多，进食高热量食物，特别是晚餐进食大量高热量食物。

（2）前一天晚上进餐时间太晚，进餐持续时间太长，如参加晚宴等。

（3）前一天运动不足，特别是晚餐后立即卧床休息。

（4）漏服或少服口服降糖药。

（5）胰岛素注射剂量不足、忘记注射胰岛素或胰岛素失效。

（6）自身胰岛功能减退，基础胰岛素分泌不足。

（7）黎明现象：因早晨 3—9 时，患者血浆胰岛素水平降低，升血糖的激素分泌增加所致。

（8）苏木杰反应：凌晨发生低血糖后，机体的一种自我保护反应，自行分泌一些升血糖激素导致空腹血糖升高。

【病例 3】 早晨的空腹血糖越来越高，下午发生低血糖的次数越来越多。

患者，男，55 岁，糖尿病病史 10 年，在家自我注射胰岛素 1 年，每天 4 次。三餐前注射短效胰岛素，晚上睡前注射基础胰岛素，血糖控制比较稳定。最近 1 个月以来，患者的空腹血糖升高，由原来的 8 ～ 9 毫摩 / 升逐渐上升至 11 ～ 12 毫摩 / 升，于是患者自行将睡前的胰岛素增加了几个单位，白天就出现了低血糖，低血糖时的血糖多在 3.5～3.8 毫摩 / 升，而且低血糖发生得越来越频繁，最多时一天 2 次。由于出现低血糖，患者自行减几个单位的胰岛素，造成每天注射胰岛素的剂量和进餐量极不稳定，每天血糖波动很大。

> **专家点评：** 早晨空腹血糖高，要测凌晨 3 时的血糖。当患者出现空腹血糖升高时，一定要弄明白是真正的空腹血糖升高还是夜间发生低血糖后所致的高血糖现象。因为两者出现的结果都是早晨的空腹血糖升高，但是造成这种结果的原因完全不同，处理方式也完全相反。所以，患者空腹血糖升高，最好先自己在家查一下凌晨 3 时的血糖及全天的餐前、餐后血糖，做好记录，再到医院复查。

8. 餐后血糖升高的原因

（1）进食量过大或进食高热量食物，导致进食热量超标。

（2）餐后进食水果或者再次进食零食等。

（3）进食后躺卧或坐着，没有活动或极少活动。

（4）漏服进餐前的降血糖药或服用剂量不足，如忘记服药，或本应吃 3 次只吃了 1 次或 2 次，或者本应吃 2 片，只吃了 1 片。

（5）忘记注射餐前的胰岛素或注射剂量不足，或胰岛素失效，或本应注射短效或速效胰岛素，却注射了中效胰岛素。

（6）预混胰岛素注射前未摇匀，导致胰岛素浓度改变而致餐后血糖升高。

（五）尿微量白蛋白监测是发现早期糖尿病肾病的最好方法

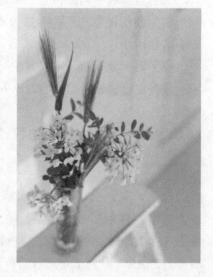

定期进行 24 小时尿微量白蛋白排泄率检查，需要留取 24 小时尿液相对麻烦。其实，24 小时尿微量白蛋白排泄率是早期发现糖尿病肾病的最好方法。因为，糖尿病肾病早期，普通的尿常规检查尿蛋白往往呈阴性，如果因为尿常规正常，没有发现尿蛋白就排除糖尿病肾病的诊断，很容易漏诊。但是，此时如果进行 24 小时尿微量蛋白检查，就会发现早期肾病的蛛丝马迹。

1. 定期监测尿蛋白，及早识别肾病变

（1）尿蛋白排泄率：是检查早期糖尿病肾病的敏感指标。即微量蛋白尿大于 20 微克 / 分。

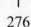

（2）24 小时尿蛋白定量：是已出现临床糖尿病肾病的指标，即蛋白尿大于 200 微克 / 分。

但应注意在排除发热、尿路感染、运动、短期高血压的影响以后，3 个月内测 3 次，有 2 次阳性，才能确诊。

2.24 小时尿液的留取方法　提前准备一个清洁、干燥、带盖的、容量在 5000 毫升左右的塑料桶，和医院发放的防腐剂、尿管。

早晨 6 点把晨尿排掉不要，然后将此后的 24 小时尿液均直接排到塑料桶中。要记得当第一次尿液排入时，要将防腐剂全部加入桶中。到第二天早晨 6 点把最后一次尿排入桶中，正好是 24 小时的尿液。最后，将桶中的尿液搅匀，并用量杯量出尿液总量，记录。只取少许尿液（约 10 毫升）于清洁干燥的尿管中，与化验单一起，及早送到医院检测。

3. 保护肾，预防为先

（1）定期检测尿蛋白、尿常规，检查尿中有无异常的红、白细胞等。

（2）监测血压，控制高血压。持续血压升高可引起肾血管硬化，加重肾损害。

（3）有高血压或水肿者，应控制食盐及水分的摄入量。

（4）低蛋白饮食，限制蛋白质摄入量，选择优质动物蛋白，控制植物蛋白。为避免营养不良，可同时服用 α- 酮酸 / 氨基酸制剂。

（5）糖尿病早、中期尚未出现糖尿病肾病，需要每半年到 1 年检查 1 次肾功能；若已经出现糖尿病肾病，需要每 3 个月检查 1 次；如果已经出现了肾衰竭，则每个月检查 1 次。

（6）避免使用肾毒性药物，尽量减轻肾负担。服用任何药物需在医师的指导下使用，以免加重肾负担。

（六）糖尿病视网膜病变应定期随诊

1. 新诊断的糖尿病就要到眼科查眼底，据统计，在刚诊断的 2 型糖尿病患者中，存在糖尿病视网膜病变的已达 10%～28%。

2. 妊娠时，如果没有视网膜病变，每 3 个月甚至更短的时间到眼科检查 1 次；已经有视网膜病变者，则每个月检查 1 次。

3. 其他糖尿病患者，如果没有视网膜病变，应当每年检查 1 次；已经有视网膜病变者，根据病变程度以及每次医师要求的复诊时间，进行检查。

（七）神经系统和大血管的检查，及早发现并发症

糖尿病患者每年必须进行远端对称性多神经病变的筛查，常用的检查方法有：针刺痛觉、温度觉、音叉振动觉（使用 128 赫兹音叉）、双侧足大趾距侧的

10克单尼龙丝压力及踝反射。每年至少使用一项临床检查来检查神经病变，可以及早发现神经病变或判断神经病变的程度，两项临床检查可提高诊断率。加拿大糖尿病协会临床实践指南推荐使用10克单尼龙丝和128赫兹音叉来进行每年的糖尿病神经病变的筛查。

每年做1或2次心电图、心脏超声等，及时了解心脏方面的情况。大血管检查也是很有必要的，例如，应当每年做1～2次四肢血管超声检查，尤其是下肢血管超声，以便及早发现糖尿病患者下肢血管情况，是否存在糖尿病足的危险等。

1. 如何进行糖尿病足的自我检查　糖尿病足发生的原因主要有两个，一个是血管病变，另一个是神经病变。

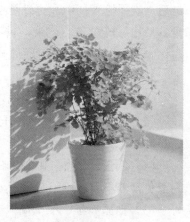

检查是否存在血管病变采取"一看、二摸、三搏动"的方法。一看就是观察自己的足有无颜色、大小的改变，例如皮肤颜色正常还是发紫或苍白；有无外伤、水疱、胼胝等。二摸就是用手抚摸自己的双足，感受温度的变化。三搏动就是用手指轻按足背靠近足踝处的皮肤，了解足背动脉搏动的变化。如果足部皮肤苍白、手感发凉、足背动脉搏动摸不到或减弱，说明可能出现了下肢血管狭窄。

2. 检查足部是否存在神经病变可在家用以下几个简单易行的办法　一是取一根棉签，将棉签顶端捻出一个尖，然后用尖轻轻划过足底的皮肤，感受是否有痒的感觉，有感觉是正常现象；没有感觉，说明足的触觉减退或消失。

二是取一个大头针，将大头针的头端轻轻触碰足部皮肤，感受是否有针扎的感觉，有感觉是正常现象；感觉差或没有感觉，说明足的痛觉减退或消失。

三是取一支金属钢笔（其他金属也可），轻轻触碰足部皮肤，感受是否有凉的感觉；然后用37℃温水泡足，是否能感觉到温热。有感觉是正常现象；没有感觉，说明足的温度觉减退或消失。

3. 家用检查方法的简单、粗略、误差大，最好到医院进行规范检查　以下是最常用的两种检查方法。

（1）10克单尼龙丝检查：首先将单丝放在被检者手部或前额，让患者感觉一下正常是一种什么样的感觉。然后，在足部着力点进行测试。要避开溃疡、胼胝、瘢痕等处，检查时被检者不能看到单丝以及单丝放置的位置，检查的同时需要提问被检者，是否感觉到压力及压力出现在左足还是右足。同一部位只重复2次，但在其中1次单丝勿接触皮肤，每个部位提问3次。若每个部位能正确感知 3 次中的 2 次以上者，判断为保护性感觉正常；若每个部位错误感知 3 次中的 2 次以上，则判断为保护性感觉缺失。

（2）128 赫兹音叉检查：首先将音叉放于被检者手部或前额，让患者感觉一下正常是一种什么样的感觉。然后，将音叉垂直且同等压力的放置在检查部位。检查时不能让被检者看到音叉及音叉放置的位置。同一部位检查 2 次，并增加 1 次静止音叉的检查。如果被检者在足大趾上感觉不到振动，就应该在其他就近部位也重复检查，如踝关节等。被检者能正确回答 3 次检查中至少 2 次者，可判断为振动觉正常；被检者错误回答 3 次检查中 3 次者，可判断为振动觉异常。

四、血糖仪是糖尿病患者必备的工具

为了方便血糖的自我监测，糖尿病患者最好拥有一台自己的血糖仪，您会发现，他会给您带来很大的方便和安全感。但是，市面上销售的血糖仪种类很多，如何才能买到一台满意的血糖仪呢？

（一）购买血糖仪时的建议

1. 了解血糖仪的测试原理，选择准确性高的血糖仪。选择血糖仪关键要看检测结果的准确性。

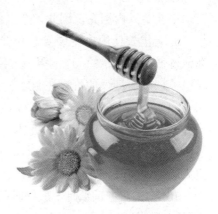

血糖仪的测试原理主要有两种，一种为光化学法，误差范围一般在 ±0.8；另一种为电化学法。电化学法的血糖仪，误差范围一般在 ±0.2。一般误差要 < 0.6 毫摩 / 升（10 毫克 / 分升），最低可测定的血糖值应 > 1.1 毫摩 / 升（20 毫克 / 分升），同一时刻复查的血糖所允许的波动范围应小于 5%。任何一个血糖仪购买后，测试出的结果均应与大医院抽血查的血糖结果进行比较，了解您所使用的血糖仪与生化检测静脉血糖的误差值是多少，确定其误差系数后，再进行监测。一般指尖血糖较抽血化验的静脉血糖（医院检验科测）约低 10%。

2. 了解血糖仪的售后服务，选择售后服务好的：血糖仪的种类很多，价格差异较大，要购买正规厂家生产的产品，如罗氏、拜耳、强生等公司，因其血糖仪和血糖试纸的质量和售后服务有保障，多年来，深受患者信赖。

3. 血糖仪和试纸的价格及购买便利性：一般不同厂家，不同型号的血糖仪均配备专用试纸，不同厂家、即使同一厂家型号不同的血糖仪之间的试纸互不通用，血糖仪只有一个就可以了，但是血糖试纸要长期使用，因此，还要保证血糖试纸的质量和购买方便。有的患者找人从国外捎回价格相对便宜的血糖仪，但是，带回的试纸用完以后，在国内无法买到相同的试纸，就很不方便。

4. 选择操作简便、容易携带和放置，有一定存储功能，能自动分析血糖结果、等候时间短的血糖仪。例如有的血糖仪插入试纸就自动开机，拔出试纸就自动关机，几秒钟就出结果，非常便捷。

5. 使用一次性采血针头采血的，且采血时疼痛感轻的：采血的痛感取决于采血针的长短、粗细和进针速度，采血针细、短且进针速度快的痛感轻，反之，痛感则相对重一点。为了预防感染，使用一次性采血针头直接采血比使用采血笔更换针头的要安全。

6. 了解血糖仪的采血方式，选择虹吸式的：采血的方式有两种，一种为滴血式，另一种为虹吸式。滴血式需要的血样多，需要将血样滴到试纸上的固定位置，滴血过多、过少或滴血位置不准确，均会影响血糖结果。虹吸式需要的血样少，操作简单，测试结果比较准确。

7. 注意试纸的包装：血糖试纸对环境的温度很敏感，打开后取出试纸要立即把瓶盖盖严，防止试纸受潮而影响血糖结果的准确性。一般瓶装试纸打开后要求在 3 个月内用完。因此，个人使用要选择小包装的。

8. 老年人使用血糖仪要选择屏幕相对大一点的，字体比较醒目的；血糖过高或过低要有提示的；电池更换方便的等。

9. 一般血糖仪的价格在 200 ~ 300 元到 1000 元，血糖仪厂家会不定期地搞活动，例如买血糖试纸送血糖仪，或买血糖仪送试纸，购买血糖仪时要货比三家。另外，血糖仪是电子产品，更新换代很快，如果一款血糖仪厂家停止生产试纸了，这款血糖仪也就不能使用了。一般来讲，价格相对高的是新产品，功能更全、更先进，购买时应查看出厂日期，选择质优产品。

10. 购买血糖试纸时一般同时配送一次性采血针头或一支采血笔。一支采血笔只能供一个人使用，以免交叉感染。最好选用一次性采血针头的，这样不容易污染。

（二）使用血糖仪的操作步骤

以罗氏卓越型血糖仪操作步骤为例，具体见下图。

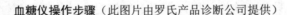

操作步骤

 ① 插入试纸自动开机

 ② 核对密码号

 ③ 血糖仪屏幕出现血滴符号

 ④ 用罗氏 怡采型采血针采血

 ⑤ 将指尖血液添加到血糖试纸的反应区

 ⑥ 5秒后显示检测结果

 ⑦ 将用过的怡采型采血针和血糖试纸弃入专门的医疗废物回收箱中

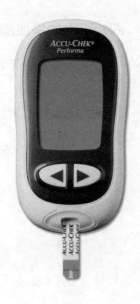

血糖仪操作步骤（此图片由罗氏产品诊断公司提供）

（三）采血时应该注意的问题

1. 采血前，用温水洗手，保证双手清洁、干燥。

2. 冬天双手发冷时，双手揉搓或按摩双手，提高双手的温度。

3. 手指发冷或手指末梢血液循环不佳者，将手臂短暂下垂15秒，或从手掌向手指的方向按摩，让血液流至指尖，改善手指血液循环。

4. 用75%的乙醇消毒，禁止用碘酊或碘伏消毒，因为碘可以与试纸中的酶发生反应，出现误差。

5. 消毒后，需待乙醇挥发干后再采血。因为乙醇会破坏试纸的显色物质，使血糖值偏低；而且乙醇不干时采血，会使乙醇浸入针眼增加疼痛。

6. 采血部位选择环指、中指、示指的末节靠近指尖端的侧面，要轮流交换采血部位，1天内2次采血不要在同一部位。多用左手、中指和环指采血，因为右手、示指、拇指做事频率较高，反复采血容易感染。

7. 采血量要足够，不要用力挤手指，挤出的组织液及血量过少或测试开始后再重复采血均会影响血糖结果。

（四）正确的采血流程

在采血前洗手，擦干（血液循环不佳者可将手下垂，轻轻往下甩）

↓

75% 乙醇消毒，待干后

↓

取下采血针帽，将采血针贴近皮肤

↓

按压采血针顶端，刺破皮肤

↓

用干棉签拭去第一滴血

↓

轻轻局部挤压

↓

取血

（五）关于采血针头的提示

1. 采血针头只能一次性使用，不得重复使用，以免采血部位发生感染。

2. 采血针头使用时要贴近皮肤，避免刺入过短，造成采血量不足而二次采血。

3. 采血针头使用后要及时丢弃到一专用必须是硬质的、不易被针扎透、带盖的容器（如玻璃瓶、硬塑料盒、啤酒罐）中，容器装满 3/4 时密封，最好送到医院按医疗垃圾处理，以免伤及他人。特别是患有肝炎、艾滋病的患者使用过的采血针头具有很强的传染性，一定要送到医院，妥善处理。

4. 使用前、后的采血针头均应置于安全的位置，严禁儿童触及。

5. 为了您的安全，严禁使用别人用过的采血针头。更不能把自己用过的针头给别人用。

（六）使用血糖试纸的注意事项

1. 血糖试纸必须与血糖仪的型号相匹配，即使同一厂家的血糖仪，不同型号的血糖仪有的血糖试纸也不同。

2. 血糖试纸使用前要检查试纸的有效期，打开的试纸使用期限是 3 个月，第一次打开试纸前要注明开瓶日期，过期不能使用。

3. 使用时，有代码或有卡号的血糖仪要首先检查血糖试纸的代码或卡号与血糖仪保持一致。

4. 血糖试纸应干燥、密封和避光保存。放在阴凉、透风的地方，避免潮湿，切勿放在冰箱或阳光下照射。

5. 血糖试纸桶内的干燥剂不要取出，试纸取出后立即将盖盖严，以免试纸潮湿。

6. 使用时不要触摸试纸的测试区和滴血区，以免污染血糖试纸。

7. 使用后的试纸禁止放回未使用的试纸桶内，应当放入一专用的容器中，加盖密封后与采血针头一并送回医院按医疗垃圾处理。

8. 使用前、后的试纸均应置于儿童不能触及的地方。

（七）避免容易引起血糖结果误差的因素

一般血糖仪所测血糖值与到医院抽血的生化检查结果差别不应＞15%，如果＞15%应寻找原因。

1. 血糖仪问题。为确保血糖仪处于正常状态，应定期对血糖仪进行校验和清洁。购买血糖仪时会配送血糖仪校验液，每次校验后要比对，超过正常波动范围的要与售后联系。

2. 血糖试纸与血糖仪的代码或卡号不相符。

3. 血糖试纸保存不当。试纸潮湿、污染或过期。

4. 血糖仪插试纸的位置被血迹等污染，未按时清洁。

5. 采血量少或血糖仪测试过程中发现血量不足再二次采血。

6. 采血过早，未按照血糖仪操作程序在血糖仪未显示滴血程序时提前滴血或采血。

7. 患者自身的因素。如患者水肿、脱水、使用大量维生素 C、贫血、患有红细胞增多症等，均可影响血糖值。

8. 取血部位有消毒液残留或乙醇不干时就采血。

> **温馨提示**：当怀疑血糖仪测得的血糖不准确时（如吃得较多，测出的血糖却很低时），怎么办？
> （1）重新复测一次。
> （2）用校验液校验。
> （3）应当到医院静脉抽血查血浆血糖进行对照；但不能与另一个厂家的血糖仪对比。

（八）血糖仪怎样保养

血糖仪是糖尿病患者的伴侣，应该仔细使用，加强保养，尽可能延长血糖仪的使用寿命。

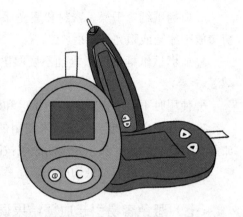

1. 血糖仪使用前要详细阅读说明书，接受专业人员指导，学会血糖仪的正确使用。

2. 打开电源开关后，要先注意血糖仪的显示屏是否有"低电量"的符号，及时更换电池，保证电量充足。不同型号的血糖仪所用的电池是不一样的。

3. 血糖仪要保持清洁、干燥、避免污染，以免影响血糖仪的检测结果。如果不小心仪器的测试区被血液污染，可用棉签蘸清水轻轻擦拭，不可用含氯清洁剂、玻璃清洁剂或有机溶剂擦拭，以免损害仪器。

4. 血糖仪使用后及时装好，每一款血糖仪的工作温度和湿度不同，但大同小异。一般血糖仪的正常工作温度是 10～40℃，湿度是 20%～80%，放于清洁、阴凉、通风的固定位置，避免靠近微波炉等有电磁场的物品。

（九）做好血糖监测记录

血糖是了解病情和调整治疗方案的依据，建立血糖记录本，每次测完血糖认真记录，分析影响血糖的相关因素，摸索适合自己的饮食、运动和药物治疗方案。

1. 在胰岛素剂量和口服降血糖药剂量和次数不变的情况下，每天进行同一种类、同一时间的运动量（如每天在同一时间做同一套运动操 2 遍），可以摸索出自己饮食种类和饮食量对血糖的影响。

2. 在胰岛素剂量和口服降血糖药剂量和次数不变的情况下，每天进食同等热量、同种类的饮食（如每天中午吃 100 克米饭和 50 克猪肉炒 250 克芹菜），了解运动对血糖的影响，摸索适合自己的运动方式和运动时间。

3. 在饮食种类、饮食量和餐次不变的情况下，每天午饭后 1 小时，20 分钟步行 1000 米，口服药量、餐次也不变的情况下，了解胰岛素的剂量，摸索适合自己的胰岛素量。同样，在饮食、运动、胰岛素量不变的情况下，便于了解适合自己的口服药量。

监测项目	初访	随访	每季度随访	年随访
体重 / 身高	√	√	√	√
BMI	√		√	
血压	√	√	√	√
空腹 / 餐后血糖	√	√	√	
HbA1c	√		√	√
尿常规	√	√	√	√
胆固醇 / 高 / 低密度脂蛋白胆固醇、三酰甘油	√			√
尿白蛋白 / 尿肌酐	√			√
肌酐 /BUN	√			√
肝功能	√			√
心电图	√			√
眼：视力及眼底	√			√
足：足背动脉搏动，神经病变相关检查	√		√	√

糖尿病居家调养宝典

五、动态血糖监测（CGM）

（一）动态血糖监测是一种新型的血糖监测技术

动态血糖监测是通过一个置入皮下组织的葡萄糖感应器监测皮下组织间液的葡萄糖浓度而反映血糖水平的监测技术，需要连续监测 3 天。动态血糖监测仪器有两种，一种是回顾式的，另一种是实时动态血糖监测。我国使用较多的是回顾式动态血糖监测仪器。近年来，实时动态血糖监测仪也已在临床使用。但由于动态血糖监测是一种新型且先进的血糖监测技术，检查费用每次需 1000 元左右，部分地区没有纳入医保政策，所以使用尚不广泛。

（二）动态血糖监测的优势

1. 可提供连续、全面、可靠的全天血糖信息，是传统血糖检测方法的一种有效补充。

2. 可了解血糖波动的趋势，发现与下列因素有关的血糖变化，如食物种类、运动类型、药物品种、精神因素及生活方式等。

3. 可发现不易被传统检测方法发现的高血糖和低血糖，尤其是餐后高血糖和夜间无症状性低血糖、黎明现象和苏木杰反应等。

4. 根据患者的动态血糖信息，帮助患者制订个体化的治疗方案。

5. 为患者和医护人员提供一种用于糖尿病教育的可视资料，便于提高糖尿病患者的治疗依从性。

（三）动态血糖监测的适用人群

1. 1 型糖尿病。

2. 需要胰岛素强化治疗的 2 型糖尿病患者。

3. 在自我血糖监测指导下进行降血糖治疗的 2 型糖尿病患者，仍出现无法解释的严重低血糖或反复低血糖、无症状性低血糖、夜间低血糖等。

4. 无明显原因的空腹高血糖，血糖波动大，出于对低血糖的恐惧而刻意保持高血糖状态的患者，自我血糖监测结果良好而糖化血红蛋白始终不达标者。

5. 妊娠糖尿病或糖尿病合并妊娠者。

6. 其他糖尿病患者、胰岛素瘤的患者，病情需要也可进行动态血糖监测。

【病例】 **患者血糖波动幅度大，反复发生低血糖。**

患者，女，15 岁，1 型糖尿病，糖尿病病史 6 年，每天注射 4 次胰岛素。近半个月以来，血糖波动幅度较大，高时可达 17 ～ 22 毫摩 / 升。反复发生低血糖，有时一天可发生多次，低血糖的范围 2.7 ～ 3.6 毫摩 / 升，每次发生低血糖后，患者非常疲惫和紧张。医生曾多次为其调整治疗方案，但血糖始终没有得到良好控制，忽高忽低。

> **专家点评**：进行动态血糖监测，配合胰岛素泵治疗，患者血糖平稳。患者血糖波动大，通过日常胰岛素剂量的调整很难在短时间时确定最佳治疗方案。经动态血糖监测发现，患者每次夜间 3 时左右发生低血糖，凌晨时空腹血糖明显增高，注射早餐前胰岛素并进餐 2 小时以后，又会

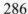

糖尿病居家调养宝典

发生低血糖，然后患者再次进食，如此反复。经动态血糖监测找出患者发生低血糖和血糖波动大的原因，并依据全天血糖情况，重新调整治疗方案，使患者血糖逐渐趋于稳定并得到良好控制。

（四）动态血糖监测可以提供患者信息

动态血糖监测多与胰岛素泵治疗联合应用。动态血糖监测系统主要包括两个部分，一个是埋在体内皮下组织的一个非常细短的金属探头，这个探头使用特殊材料制成，与组织有很高的相容性，通过它与体外的一个电子信息设备相连。每次患者进食、运动、服药或注射胰岛素时所测的血糖值，以及发生低血糖时的血糖值均要及时通过电子设备上的预设信息进行注明，这样就可以将3天（72小时）内的所有信息串联起来，供医生评估病情和调整治疗方案参考。

（五）实时动态血糖监测系统

这是一项实时动态与胰岛素泵治疗的整合技术，其最突出的特点是将实时动态血糖监测（real-time CGM）、胰岛素泵（CSII）与糖尿病管理软件（care link）整合为一体，能够帮助糖尿病医生和患者更加及时、有效、安全地控制血糖，优化糖尿病管理。因为三个单词的第一个字母都是"C"，所以，又称3C疗法。实时动态血糖监测系统的使用，不仅可以帮助医生和患者及时了解饮食、运动等生活方式及药物如何影响血糖，更重要的是通过对血糖变化规律的实时掌握，能够更充分地发挥胰岛素泵精细使用胰岛素，及时、安全、有效降低血糖的功能，同时使患者的糖尿病管理更为有效。

（张少燕 杨 蕾 王 晶）

糖尿病居家调养宝典

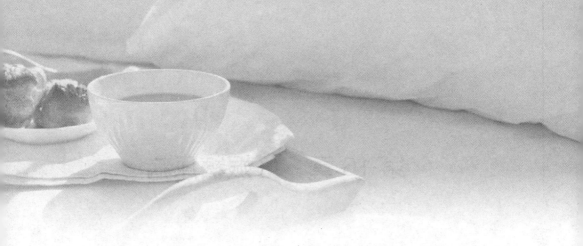

第五篇　特殊人群糖尿病

糖尿病特殊人群包括妊娠糖尿病、儿童青少年糖尿病、老年糖尿病等。虽然都是糖尿病，却各有其特点，不能一概而论。妊娠糖尿病关系到两条生命的安全，控制血糖最严格；儿童青少年糖尿病，因为年龄小和生长发育的需求，控糖和营养，两者要兼顾，切实做到两不误；老年糖尿病，平稳降糖，避免出现低血糖是关键。

第 16 章 妊娠糖尿病

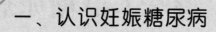

一、认识妊娠糖尿病

（一）什么是妊娠糖尿病

妊娠糖尿病（GDM）是指妊娠期间发生的不同程度的糖代谢异常，但血糖未达到显性糖尿病水平，占糖尿病孕妇的 80% ～ 90% 或以上。妊娠糖尿病患者在怀孕前没有糖尿病，多数发生于怀孕后的中晚期（孕 24 ～ 28 周），主要表现为怀孕期间血糖高，糖尿病的表现是短暂的、阶段性的，分娩后多数患者的血糖可恢复正常。

（二）什么是糖尿病妊娠

糖尿病妊娠是指妇女在怀孕前已发生了糖尿病，占糖尿病孕妇的 10% ～ 20%。糖尿病妊娠患者中约有 2/3 存在月经不调，受孕率较普通育龄妇女降低，不孕者占 2%。糖尿病妊娠即使孕妇分娩后，糖尿病依然存在，伴随其一生。

（三）妊娠糖尿病与糖尿病妊娠不是一回事

妊娠糖尿病与糖尿病妊娠，虽然均表现为在妊娠期间血糖增高，但两者的发病顺序不一样，妊娠糖尿病是先怀孕后有糖尿病；而糖尿病妊娠是先有糖尿病后怀孕，所以，糖尿病妊娠又称为孕前糖尿病（PGDM），包括孕前确诊的 1 型糖尿病、2 型糖尿病或特殊类型的糖尿病。

一般来讲，糖尿病患者合并妊娠时血糖水平波动较大，血糖较难控制，大多数患者需要使用胰岛素控制血糖。相反，妊娠糖尿病患者的血糖波动相对较轻，血糖容易控制，多数患者可通过严格的饮食计划和运动使血糖得到满意控制，仅部分患者需要使用胰岛素控制血糖。

（四）妊娠期显性糖尿病

也称为妊娠期间的糖尿病，指孕期任何时期被发现且达到非孕人群糖尿病诊断标准为：空腹血糖 ≥ 7.0 毫摩 / 升，或糖负荷后 2 小时血糖 ≥ 11.1 毫摩 / 升或随机血糖 ≥ 11.1 毫摩 / 升。

（五）发生妊娠糖尿病的高风险人群

1. 有糖尿病家族史（直系亲属中有患糖尿病的）。

2. 孕前肥胖（体重超过标准体重的 20%）。

3. 曾有妊娠糖尿病病史。

4. 生产过巨大儿（孩子出生时体重 > 4000 克）。

5. 生育二胎发生妊娠糖尿病增多。

6. 早孕期空腹尿糖阳性者。

7. 有多囊卵巢综合征者。

8. 有新生儿呼吸窘迫综合征分泌史者。

9. 有胎儿畸形史。

10. 有胎儿死胎史。

【病例 1】 **既往身体健康，怀二胎后发现血糖高。**

患者，女，40 岁，身高 165 厘米，体重 75 千克，从生育第一个孩子后，体形一直较胖，没有减下来。育有一女 13 岁，已上初中。随着二胎政策的放开，顺利地怀上了二胎宝宝。但是，在怀孕 24 周时，做孕期常规糖耐量筛查时，发现血糖升高，其中空腹血糖 5.5 毫摩 / 升，餐后 2 小时血糖 8.9 毫摩 / 升，确诊为妊娠糖尿病。

专家点评： 二胎妈妈更容易发生妊娠糖尿病。临床发现，近年来妊娠糖尿病的发病率明显增多。分析原因可能与以下几个因素有关。一是生理因素，即妊娠中后期，准妈妈的内分泌功能紊乱，会分泌一些升糖激素。二是传统因素，多数家庭认为，准妈妈是两个人吃饭，为孕育一个健康的宝宝，有意多吃，增加营养，由于缺乏科学饮食知识，导致营养过剩或营养不均衡。三是生二胎的准妈妈相对一胎妈妈来说，年龄偏大，有的体重一直超标或肥胖，在这种情况下，怀上二胎，会导致发生妊娠糖尿病的风险明显增加。

（六）哪些时期容易发生妊娠糖尿病

1. 妊娠 24～28 周　孕妇体内分泌紊乱，分泌升糖激素增多。

2. 夏季　夏季是妊娠糖尿病的高发季节。各种新鲜水果相继上市，孕妈妈常喜欢以水果代餐。但是，多数水果的糖分高，特别是果糖含量高，果糖吸收快，升血糖迅速。另外，夏季天气热，孕妈妈身体笨重，容易出汗，运动减少，使热量消耗也相应减少，导致摄入增多，运动减少的状况，加速了妊娠糖尿病的发生。

3. 冬季　冬季气候寒冷，为防止受凉感冒和外出跌倒受伤，孕妈妈会有意减少外出活动的频率。另外，元旦、春节等大型节日多在冬季，相对吃大鱼大肉的频率也较多，会导致摄入热量远远超出消耗热量，体重增加，血糖升高。

（七）妊娠糖尿病有多少

根据最新流行病学调查数据结果显示，我国妊娠糖尿病发病率已达 17% 左右，平均每 6 个孕妈妈中就有 1 位是糖妈妈。随着二胎政策的放开及我国妊娠妇女的"进补"习俗，妊娠糖尿病患者的数量或将被不断刷新。因为生育二胎的妈妈年龄多数较大，还有很多超过 40 岁的高龄孕妇，更增加了妊娠糖尿病的风险，所以，妊娠糖尿病已成为我国的社会问题。

（八）妊娠期间高血糖对母亲和胎儿具有双重危害

妊娠合并糖尿病对母亲和胎儿的影响及影响程度取决于糖尿病病情及血糖控制的水平，病情较重或血糖控制不良者，对母亲及胎儿的影响极大，近、远期并发症发生率较高。所以，对于妊娠期间糖妈妈的血糖管理，相较于非妊娠期来说，要求更加严格。

1. 对妊娠母亲的危害　包括短期危害和长期危害两个方面。

（1）短期危害：①比非妊娠糖尿病流产率高。②比非妊娠糖尿病发生妊娠高血压综合征（妊高征）多。③比非妊娠糖尿病的羊水过多发生率增加。④比非妊娠糖尿病更容易发生泌尿生殖系统感染。⑤比非妊娠糖尿病分娩困难，如胎儿巨大，导致分娩困难，增加难产、剖宫产概率。⑥糖妈妈产后出血的发生率增加。⑦母亲将来更容易发展为糖尿病。⑧加重糖妈妈本身的病情，增加糖妈妈发生并发症的风险。⑨导致糖妈妈心情不爽：吃东西要斤斤计较，还要担心自己和胎儿的健康。⑩糖妈妈有发生先兆子痫的危险。

（2）长期危害：①母亲再次妊娠时，糖尿病风险明显增加。②代谢综合征风险增加。③心血管疾病风险增加。④子代发生肥胖风险增加。⑤子代发生 2 型糖尿病等相关疾病风险增加。

> **小知识：围生期**
>
> 一般是指从怀孕 28 周开始到分娩后 1 周这段时间，也就是孕妇围绕生产过程的一段特殊时期，分为产前、产时和产后三个阶段。这段时期的胎儿和新生儿称为围生儿，围生儿的发病率高，死亡率高。围生期也是产妇的妇科疾病高峰期。

2. **对胎儿的危害** 母亲的高血糖可通过胎盘直接导致胎儿处于高糖环境，还会导致：①胎儿在子宫内发育异常。②发生新生儿畸胎率高，糖尿病孕妇发生新生儿畸形的概率比非糖尿病孕妇要高 2～4 倍，如神经系统（无脑儿等）、心脏畸形、肾脏畸形、脊柱裂、脑积水、肛门闭锁和消化系统的畸形，肺部发育不良等。③胎儿在母体内缺氧，可造成胎儿生长发育停滞。④妈妈血糖高，胎儿巨大，容易发生新生儿产伤。糖妈妈生出巨大儿的概率为 10%～40%，比健康人高 2～3 倍。⑤流产率高。⑥早产率高。⑦死胎发生率高。⑧围生儿异常率高。⑨容易发生新生儿低血糖。⑩高胆红素血症风险增加。

（1）新生儿低血糖：孕妈妈持续高血糖经过胎盘进入胎儿体内以后，可以刺激胎儿的胰岛 B 细胞增生、肥大，导致胰岛素分泌增加，胎儿血液中的胰岛素浓度增加。胎儿出生后离开高糖的母体，但体内还处于高胰岛素状态，不能马上降下来，因此新生儿出生后容易发生低血糖。

（2）巨大儿：临床上一般把新生儿体重超过 4 千克的，称为巨大儿。生出巨大儿的妈妈即使没有糖尿病，将来发展为糖尿病的风险也远远大于生出正常体重儿的妈妈。所以，并不是生的孩子越大越好或越胖越好。

如果孕妈妈血糖升高，孕妈妈的血液通过胎盘进入胎儿的血液，刺激胎儿的生长发育，导致胎儿生长过快、过大，最终造成巨大儿。

所以，妊娠期间的血糖管理应更严格。当然，如果能提前了解妊娠糖尿病的危害，按照医生的建议，严格管理好自己的糖尿病，同样能够生出健康聪明的小宝宝。

【病例2】 三次怀胎方产一女，原来母患糖尿病。

患者，33岁，来自外地农村，有三次怀孕史。第一次是26岁那年，婚后不久发现自己怀孕，受当地卫生条件所限，没有定时进行孕期检查，直至临产前，自我感觉不到胎动，到医院检查发现胎死腹中。这一次，伤心之余并没有进行相关检查，也没有明确胎儿死亡的原因。1年后，再次怀孕，产下一男婴，孩子出生7小时就不明原因夭折了。为了彻底弄清新生儿的死亡原因，夫妻双方到医院检查，女方被确诊为糖尿病，孩子死于新生儿低血糖症。当怀第三个孩子时，全家人非常重视，按照医生的建议，定时检查治疗，且在孕后期住院观察，之后顺利产下一个健康的女婴。

> **专家点评：** 发生不明原因流产、死胎，一定要排查糖尿病。妊娠糖尿病的妇女怀孕期间的流产率、死胎率等均高于正常妊娠妇女。一旦发生不明原因的死胎、流产等应当积极查找原因。由于母亲患有糖尿病，胎儿长期处于一种高血糖状态，而且已经适应了这种高血糖状态，一旦出生后离开母体就会发生新生儿低血糖症，严重者没有得到及时救治，就会发生死亡。因此，怀孕期间一定要定期进行孕期检查，发现异常及时处理。这种糖尿病妊娠妇女的胎儿出生后应当立即监测血糖，根据血糖情况，随时补充能量，必要时转到新生儿科观察治疗。因此，妊娠糖尿病患者怀孕时最好到正规大医院检查治疗和分娩，以保证母子平安。

（九）糖妈妈要面临三大挑战

1. *高血糖* 可能导致严重的后果。

2. *低血糖* 反复低血糖会导致意识丧失，死亡等较为严重的后果。

3. *血糖波动* 医师治疗妊娠糖尿病既要考虑高血糖可能导致的严重后果，又要顾及胰岛素可能导致低血糖和体重增加。因为，胰岛素治疗是妊娠期间唯一可使用的药物治疗方案。胰岛素选择应注意三大问题。

（1）努力争取患者血糖达标。

（2）避免低血糖发生。

（3）控制妊娠期间的体重：胰岛素可使体重增加。

（十）为什么妊娠期间要警惕妊娠糖尿病

妊娠时期胎盘会产生催乳素、孕激素及雌激素等多种供胎儿发育生长的激素，这些激素对胎儿的健康成长非常重要，但却具有拮抗母体胰岛素的降血糖作用，致整个孕期处于胰岛素抵抗状态，进而引发糖尿病。妊娠第24～28周是这些激素的分泌高峰时期，在妊娠中后期更加突出，所以，妊娠糖尿病以妊娠中后期高发。

机体为了对抗血糖升高，胰岛 B 细胞会代偿性分泌更多的胰岛素。当分泌增多的胰岛素还是不能与胰岛素抵抗相抗衡时，就会导致血糖升高。所以，所有妊娠妇女都应在妊娠第24～28周进行75克葡萄糖耐量试验，以早期发现妊娠糖尿病。

二、怎样尽早发现和确诊妊娠糖尿病

（一）早期发现妊娠糖尿病

1. 对有糖尿病风险的人群，妊娠后，及早查血糖。如果空腹血糖 ≥ 7.0 毫摩 / 升和（或）随机血糖 ≥ 11.1 毫摩 / 升，应在 2 周内重复检测，如果血糖仍然达到或高于以上数值，即可确诊为妊娠期间的糖尿病。

2. 所有妊娠妇女应在妊娠第24～28周进行75克葡萄糖耐量试验，根据测定的血糖值，确定或排除妊娠糖尿病。

【病例1】 **患者想要怀孕，却有难言之隐。**

患者，女，30岁，结婚2年，想要小孩，但是外阴经常瘙痒，时轻时重，且有较多分泌物，呈豆腐渣样，白色有异味。起初，不好意思到医院检查，到网上查查，购买一些清洗外阴的药物使用，使用后，有时症状减轻，但一段时间后就会反复。无奈之下，到医院检查，确诊为霉菌性阴道炎。医生建议其查血糖，随机血糖为 13.7 毫摩 / 升，确诊为糖尿病。

> **专家点评**：外阴反复瘙痒，一定查查血糖。患有糖尿病时，阴道分泌物和尿液也含有一定糖分，这为霉菌的繁殖创造了良好的条件。如果血

糖控制不好，炎症就不会消除。炎症的存在又会使血糖难以控制，进而形成恶性循环，所以症状会时好时坏。建议，发生妇科炎症的女性，如果外阴瘙痒，一定要查查血糖，以早期发现糖尿病，及早控制病情。

（二）妊娠期糖尿病与妊娠期间糖尿病

虽然妊娠期糖尿病与妊娠期间糖尿病只有一字之差，但性质却完全不同。2013 年世界卫生组织（WHO）将妊娠期间发现的高血糖分为两类：妊娠期间糖尿病和妊娠期糖尿病。

1. 妊娠期间糖尿病　其诊断标准与 1999 年世界卫生组织（WHO）的非妊娠人群糖尿病诊断标准一致。

（1）空腹血糖 ≥ 7.0 毫摩 / 升。

（2）糖耐量试验（OGTT）后 2 小时血糖 ≥ 11.1 毫摩 / 升。

（3）有明显的糖尿病症状 + 随机血糖 ≥ 11.1 毫摩 / 升。

只要符合以上 3 条中的任何一条，即可确诊为妊娠期间糖尿病。

2. 妊娠期糖尿病　妊娠期糖尿病比妊娠期间糖尿病少了一个"间"字，而妊娠期糖尿病的诊断标准比非妊娠人群更严格（见下表）。我国卫生部从 2011 年 7 月 1 日开始采用以下妊娠期糖尿病的诊断标准。

妊娠期糖尿病的诊断标准

75 克口服葡萄糖耐量试验（OGTT）	血糖（毫摩 / 升）
空腹	≥ 5.1
服糖后 1 小时	≥ 10.0
服糖后 2 小时	≥ 8.5

口服葡萄糖耐量试验，即口服 75 克葡萄糖后，表中 3 个时间点的任何 1 个或 1 个以上的血糖高于标准即可确定诊断

【病例 2】　医生说她是妊娠期糖尿病，她不相信。

患者，女，28 岁，身高 165 厘米，体重 80.3 千克，孕 21 周时到医院初次进行孕前检查，空腹血糖 5.6 毫摩 / 升，服糖后 2 小时血糖 7.7 毫摩 / 升。医生诊断其为妊娠期糖尿病，患者难以接受，理由是自己没有糖尿病的症状，没有糖尿病家族史，血糖不高，不可能是糖尿病，肯定是医生搞错了。

> **专家点评：** 符合妊娠期糖尿病的诊断标准，就是这么严格。该患者就是妊娠期糖尿病，根据上表可以看出，只要空腹血糖 ≥ 5.1 毫摩 / 升、服糖后 1 小时 ≥ 10.0 毫摩 / 升、服糖后 2 小时 ≥ 8.5 毫摩 / 升这三条中的任意一条达到标准，就可以确诊。该患者的血糖符合第 1 条，医生的诊断正确无误。所以，不能以非妊娠人群的诊断标准来衡量妊娠者。

（三）孕期糖尿病的筛查

1. 高危人群筛查

（1）对妊娠糖尿病的高危人群，第一次产前检查时就要筛查血糖。

（2）如果空腹血糖 ≥ 7.0 毫摩 / 升，和（或）随机血糖 ≥ 11.1 毫摩 / 升，或 75 克葡萄糖耐量试验，服糖后 2 小时血糖 ≥ 11.1 毫摩 / 升，可诊断为妊娠期显性糖尿病。

（3）无三多一少症状者，应在 2 周内的不同日，重复测定一次。

（4）具有妊娠糖尿病高危因素者，如果第一次产前检查时血糖正常，则于妊娠第 24 ～ 28 周时行 75 克葡萄糖耐量试验。必要时，孕晚期再次进行评价。

（5）妊娠糖尿病的高危人群：①妊娠前，肥胖者；②有多囊卵巢综合征者；③有巨大儿分娩史；④有妊娠糖尿病史；⑤早孕期空腹尿糖阳性者；⑥无明显原因的多次自然流产史；⑦一级亲属有糖尿病家族史；⑧有胎儿畸形史；⑨有死胎史；⑩有新生儿呼吸窘迫综合征分娩史者。

2. 非高危人群筛查　糖尿病指南认为，所有未被诊断糖尿病的孕妇，均应于妊娠第 24 ～ 28 周以一步法进行 75 克葡萄糖耐量筛查。

妊娠第 24 ～ 28 周及 28 周后, 进行孕检时测空腹血糖。根据空腹血糖情况，决定采取什么方法确诊或排除妊娠糖尿病。

（1）空腹血糖 < 4.4 毫摩 / 升：一般不会发生妊娠糖尿病，不必担心，也不必进行糖耐量试验。

（2）空腹血糖 ≥ 5.1 毫摩 / 升：就可直接确诊为妊娠糖尿病，不必进行糖耐量试验。

（3）空腹血糖 4.4 ～ 5.1 毫摩 / 升：不能排除妊娠糖尿病的可能，应该进行糖耐量试验进行确诊或排除。

三、妊娠前的准备

（一）预防妊娠糖尿病

1. 妊娠前肥胖者要减肥。对于超重或肥胖者，要主动采取健康减肥的措施，使体重达到或接近标准体重，可明显减少发展为糖尿病的风险。

【病例 1】 肥胖少妇结婚未孕，减肥期间突然晕倒。

患者，女，26 岁，身高 162 厘米，体重 101 千克，结婚 2 年一直未孕，听说胖人不易怀孕，于是开始减肥。每天只吃一顿饭，某日突然晕倒在地，全身大汗，家人立即呼救，送到医院，检查治疗。确诊为糖尿病、高血压、高血脂、高尿酸血症、肥胖症、多囊卵巢综合征，且尿蛋白呈阳性（+++），已发生糖尿病肾病等慢性并发症。

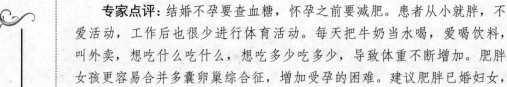

专家点评：结婚不孕要查血糖，怀孕之前要减肥。患者从小就胖，不爱活动，工作后也很少进行体育活动。每天把牛奶当水喝，爱喝饮料，叫外卖，想吃什么吃什么，想吃多少吃多少，导致体重不断增加。肥胖女孩更容易合并多囊卵巢综合征，增加受孕的困难。建议肥胖已婚妇女，妊娠前先查血糖，并减肥，为孕育健康宝宝提前做好准备。

2. 没有超重或肥胖者，要科学饮食，避免热量过高，防止体重超标。

3. 妊娠前，先学习糖尿病知识。特别是要了解妊娠糖尿病的血糖诊断标准与正常人不一样，主动学习相关知识，避免可能出现的不良后果。

4. 查体，看体重、心率、血压、血糖等是否正常。有家族史等高危因素者，要特别小心。

5. 经常查血糖，早发现，早干预。对自己负责，不要不以为然。到正规医院找专业的内分泌科医生看病，遵照医生的建议，确定妊娠时机并做好妊娠前的准备工作。

6. 发现血糖稍微高一点，不要坐视不管，立即到医院查找原因，改变错误的生活方式。

7. 规律运动，吃动平衡，提高胰岛素敏感性。

糖尿病居家调养宝典

（二）血糖控制良好且没有并发症者可以怀孕

有些女性患者担心，是不是患了糖尿病，就不能结婚生孩子了？当然不是，糖尿病女性可以像正常女性一样结婚生子。临床有很多女性糖尿病患者，已经生儿育女，过着正常的生活。

妊娠糖尿病患者婚后只要血糖控制理想，且没有心脑血管、肾脏、眼及其他并发症，得到医生的肯定答复后，可以准备妊娠。在决定怀孕前3个月，必须将血糖严格控制在正常水平或接近正常水平。因为只有在正常血糖水平的体内环境下，受精卵才能正常生长发育，最大限度地避免胎儿畸形、流产、早产、死胎、产下巨大婴儿等不良后果。

孕前糖尿病患者的病情控制情况及有无血管并发症将直接关系到孕期母体和胎儿的预后，因此，糖尿病妇女应当有计划地准备怀孕，不可带病受孕，在糖尿病没有得到满意控制之前要采取有效的避孕措施。采取何种措施要听取医生的建议，但不建议糖尿病患者口服避孕药或使用宫内节育器进行避孕。

【病例2】 1型糖尿病佩戴胰岛素泵，血糖控制稳定。

患者，女，13岁，军训时因被雨淋后发热，退热后发现血糖高，确诊为1型糖尿病。其家人照顾到位，饮食控制合理，生活规律，一直佩戴胰岛素泵进行治疗，血糖维持在5.8～6.1毫摩/升。患者生活规律，24岁结婚并怀孕，孕期持续应用胰岛素泵治疗，并注意保持健康合理的生活方式，血糖控制在4.4～5.9毫摩/升，次年春天剖宫产下1名女婴，产后母女健康。

> **专家点评**：1型糖尿病病情控制良好，也能生出健康宝宝。
>
> 临床上，常常见到一些糖尿病女性患者，因担心怀孕会加重病情而迟迟不敢怀孕生子，有的甚至终身放弃生育。曾见过一些糖尿病女性患者，包括1型和2型糖尿病，年轻女性以1型居多，长期血糖控制良好，没有糖尿病并发症，一样生育了健康的宝宝。真正想要孩子而不敢要的患者，要有信心。但是，需要患者及家属提前学习相关的糖尿病知识。

（三）糖尿病妇女妊娠前要注意哪些问题

1.要计划不要随机　我国糖尿病指南指出，所有糖尿病均要计划妊娠。为了生育健康宝宝，女性糖尿病患者要孩子应有计划，提前做好各种准备，如体重、血糖、药物等，并保持双方身体健康，心情愉快。避免不小心怀孕，想要又没有思想准备，不要又不舍得流掉。

2. 晚要不如早要　夫妻结婚如果想要小孩，对于糖尿病女性，晚要不如早要。因为要得早，身体状况相对较好，体力充足，精力充沛，没有出现并发症，风险小，母婴安全系数大。

3. 多生不如少生　多生包括两层意思，一是不要有意一胞多胎，如口服促排卵药物，刻意想生双胞胎、三胞胎等；二是不要连生几胎。因为生的孩子越多，孕期和生产的风险越大，对自身的负担越重。

4. 血糖良好且稳定　不管是怀孕前、还是怀孕后，均要将血糖控制达标并保持稳定，防止血糖过高或忽高忽低对身体带来的不良影响。

5. 孕前要先评估　孕前要到医院检查，评估糖尿病的控制状态及慢性并发症的情况，并根据所评价的结果，参考医生的建议再准备怀孕。

（四）糖尿病妇女怀孕前要做好哪些准备

这里的糖尿病妇女指的是怀孕前已经有糖尿病的妊娠患者。糖尿病育龄妇女像正常女性一样，可以结婚、怀孕、生儿育女，只是为保证顺利怀孕生产，糖尿病患者需要比一般女性怀孕前的准备更加充分；怀孕期间的管理要更严格；分娩前后要更小心。

1. 先回顾，后记录　计划怀孕前，先回顾一下自己的病情、病史等，并做好记录，并携带到医院咨询医生时，提供参考依据。

（1）糖尿病的病程：自己患糖尿病多长时间，病情发展到什么程度等。

（2）糖尿病治疗经过：罹患糖尿病后，在不同时间段经历过哪些治疗，治疗所需要的药物名称、剂量、频次、作用等。

（3）其他伴随疾病及治疗情况：如果伴有肥胖，减肥治疗的措施及效果；如果伴有高血压、高血脂或高尿酸等，针对这些情况，做过哪些治疗，是否服用降压药、降脂药、降尿酸药等，所服用的药物名称、剂量、频次、作用等。

（4）曾发生过哪些急性并发症

①低血糖：是否发生过低血糖，发生低血糖的原因、表现、频率、血糖值、处理及处理后的效果等。

②酮症酸中毒：发生酮症酸中毒的原因、表现、处理等，以及发生酮症酸中毒的频次、严重程度、处理措施、是否住院，以及处理后的效果等。

③急性感染：发生感染的时间、部位、原因、表现、频率、严重程度、治疗措施等。

（5）曾发生过哪些慢性并发症

①神经病变：神经病变的部位、症状、治疗，以及治疗的药物、措施、效果等。

糖尿病居家调养宝典

②心脏疾病：发生心脏疾病的表现、诊断、原因、治疗等，药物的名称、治疗的措施等，是否安装支架，安装的时间、效果等。

③肾脏疾病：是否出现蛋白尿，肾病的原因、种类、治疗、预后等。

④眼部病变：发生糖尿病眼病的时间、频次、视力情况、治疗措施，药物名称、剂量及正确应用等。

（6）月经史：月经初潮和末次月经的时间、经量多少、经期持续的时间，是否伴有腹痛等症状。

（7）生育史：生过几个孩子，是顺产还是剖宫产、生产的医院、孩子的大小等。

（8）节育史：流过几次产、时间、处理等。

（9）家庭的支持情况：家庭的经济能力、治疗改变所需的药物剂量等。

（10）单位工作：单位工作是否可以随时离开。

2. 先咨询，后计划　在血糖控制不佳的情况下，要避孕。咨询自己的情况是否适合怀孕，怀孕前要做哪些准备工作等，如服用的药物是否需要停用，血糖、血压是否达标等。了解高血糖可能对母婴带来的危害，并认识强化血糖管理的重要性。

3. 先检查，后怀孕　计划怀孕前，应进行全面检查。

（1）血压：控制在 130/80 毫米汞柱以下。

（2）心电图：了解心脏情况，有无心脏缺血等。

（3）眼底：了解有无糖尿病视网膜病变。

（4）肾功能：了解肾功能及有无糖尿病肾病等并发症。

（5）HbA1c：了解近两三个月血糖控制情况。

（6）肝功能：了解肝脏等重要脏器的功能。

最后，由糖尿病医生和产科医生根据检查结果综合分析，决定是否可以怀孕，何时怀孕，以及做好哪些调整。

4. 遵医嘱，停换药

（1）停用口服降糖药物，改用胰岛素治疗；对二甲双胍无法控制的高血糖及时加用或改用胰岛素控制血糖，停用二甲双胍以外的其他口服降糖药。

（2）停用他汀类及贝特类调脂药物。

（3）停用的药物包括降压药（如 ACEI 和 ARB、β 受体阻滞药和利尿药，改为拉贝洛尔或二氢吡啶类钙通道阻滞药控制血压）。

5. 血糖稳，要适中　血糖控制良好，不能过高，也不能太低。一定要注意，并不是血糖控制得越低越好。

（1）在不出现低血糖的情况下，空腹和餐后血糖尽可能接近正常。

（2）餐前血糖控制在 3.9 ～ 6.5 毫摩 / 升，餐后血糖控制在 8.5 毫摩 / 升以下。

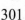

（3）建议 HbA1c ＜ 6.5% 时妊娠，应用胰岛素治疗者，可控制在 7.0% 以下。在避免低血糖的情况下尽量控制在 6.5% 以下。

6.血压平，要达标　严格将血压控制在 130/80 毫米汞柱以下，且保证血压平稳。

7.吸烟者，要戒烟　有吸烟嗜好的女性，怀孕前要戒烟。

8.怀孕前，先学习　怀孕前，通过多种渠道主动学习相关知识，特别是要向临床专业人员咨询学习，如科学饮食、合理运动等，了解糖尿病与妊娠期间的关系等，避免走入误区。

【病例 3】　**妊娠期糖尿病患者要学习，其丈夫却不支持。**

孕妇，26 岁，孕 24 周，孕检时发现血糖高，因其父亲患有糖尿病，她很想了解有关孕期糖尿病的知识，于是来到糖尿病教育门诊咨询。但是，正当孕妇认真学习相关知识时，取药返回的丈夫认为没有必要学习，硬是把妻子拖走。这样的情况虽属罕见，但对于这名孕妇，是莫大的损失。遇到这种情况，孕妇本人应当坚持。

> **专家点评：**妊娠期糖尿病教育意义重大，切莫错失教育时机。糖尿病孕妇能够早期接受糖尿病教育的益处远远大于普通糖尿病患者。因为关系着两条生命的健康，可减少一些不该发生的不良事件，如流产、早产等。但是，不少妊娠糖尿病患者，特别是家属还没有对糖尿病教育的重要性有足够重视。无知将付出代价，这是大家不希望看到的，因此妊娠糖尿病患者及家属一定要争取接受糖尿病教育的机会，接受教育越早越好。

（五）有慢性并发症，怀孕要慎重

患糖尿病的女性，在糖尿病早期并发症尚未出现之前受孕，对母婴健康影响小。年龄越大，病程越长，影响越大。特别是出现糖尿病慢性并发症时存在风险，一定要听取医生的建议，是继续妊娠还是终止妊娠。即使已经怀孕数月，在一些特殊情况下，如糖尿病合并视网膜病变、高血压、肾功能损害、神经病变、心血管疾病等，为保证生命安全，也不得不终止妊娠。所以，对于已经发生糖尿病慢性并发症者，是否妊娠一定要慎重。特别是孕前糖尿病病史 ≥ 5 年，血糖控制欠佳的 1 型糖尿病患者，最有可能出现并发症。

1. 高血压　　妊娠期间必须严格控制血压，无论是妊娠前的高血压还是妊娠以后并发的高血压，均会加重妊娠期间已患的并发症。应避免使用 ACEI、ARB、β 受体阻滞药和利尿药。

2. 神经病变　　与神经病变相关的一些情况，可进一步增加妊娠期间糖尿病管理的难度。如胃轻瘫、尿潴留、直立性低血压等。

3. 视网膜病变　　妊娠可加重视网膜病变，未经治疗的视网膜病变患者不建议怀孕。怀孕前采取以下措施，可减少糖尿病视网膜病变加重的风险。

（1）良好控制血糖。

（2）对于有光凝治疗适应证者，可进行预防性眼底光凝治疗。

4. 糖尿病肾病　　妊娠可加重已有的肾脏损害。孕妇肾功能不全对胎儿的发育也会产生不良影响。

（1）对轻度肾病患者，妊娠可造成暂时性肾功能减退。

（2）已经出现较严重肾功能不全的患者，血清肌酐＞ 265 微摩 / 升（3 毫克 / 分升），或肌酐清除率＜ 50 微摩 / 升，妊娠可对部分患者的肾功能造成永久性损害。

5. 糖尿病大血管病变　　特别是心血管病变的糖尿病妇女，如果潜在的心血管疾病未被发现和处理，妊娠会使死亡的危险性增加。应在妊娠前仔细检查心血管疾病证据并予以处理。有怀孕愿望的糖尿病妇女心功能应达到能够耐受运动试验的水平。

平板运动试验：是了解心脏功能最常见且无创的一项试验。一般是先做一个普通心电图，然后，让受试者在一个类似跑步机的仪器上进行跑步运动，并随着时间的延长，逐渐增加跑步的速度，使心脏负荷达到较高的程度，从而观察心脏是否存在隐患。一般 10 分钟左右。如果在运动过程中，受试者出现心脏不适，说明心脏存在隐患；如果没有出现不适，说明心脏功能基本正常。但是，怀孕以后，禁止进行此试验。

四、妊娠期间的管理

（一）妊娠糖尿病患者的饮食原则

饮食治疗是基础治疗，妊娠期间的饮食控制标准，既能保证孕妇及胎儿的能量需要，又能维持血糖在正常范围，而且不发生饥饿性酮症。尽可能选择生糖指数低的糖类。应实行少食多餐制，每天 5 ～ 6 餐。进行科学的饮食管理，确保营养均衡。

1. **热量要充足，同时避免高糖饮食**　摄入充足的热量以保证体重的适宜增长，肥胖糖尿病孕妇摄入能量和糖类要适度，因低能量膳食可使肥胖的妊娠糖尿病发生酮症。所以，既要保证孕妇和胎儿能量需要，又要维持血糖在正常范围，而且不发生饥饿性酮症。

妊娠期间，既要严格控制血糖，又要预防低血糖。由于胎儿生长发育所需的能量完全由母体供给，所以糖尿病孕妇的饮食控制不能过分严格，包括肥胖的糖尿病孕妇。因为胎儿需要不断从母体获取葡萄糖，维持摄取一定数量的食物是避免低血糖的重要措施。每日糖类摄入至少 175 克，睡前加餐预防夜间低血糖。但要避免高糖饮食，不宜摄入含有蔗糖、砂糖、果糖、葡萄糖、冰糖、蜂蜜、麦芽糖等糖类的食物。

2. **热量随着妊娠月份的增加而增加，同时避免增加过度**　一般妊娠初期不需要特别增加热量，可按 30 千卡 /（千克·天）的热量摄入；到了妊娠中、后期，为保证胎儿生长的营养需求，30 ～ 35 千卡 /（千克·天）的热量摄入或每日增加 300 千卡。肥胖者约为 25 千卡 /（千克·天）。实行少量多餐制，每日 5 ～ 6 餐为宜，必要时睡前加餐。

3. **孕期的饮食控制不宜过严**　营养素和能量供给必须充足合理，早孕不低于 1500 千卡 / 天，中孕以后，每日热量增加 300 千卡，其中糖类占 50% ～ 55%，每日糖类摄取不少于 150 克，晚孕不低于 1800 千卡 / 天。

根据标准体重，计算出每日所需的总热量。

例如，某孕妇王女士身高 165 厘米，体重 62 千克，其标准体重为身高 165–105=60（千克），患者体型正常，不属于肥胖或消瘦。

（1）妊娠初期：总热量 =60×30=1800 千卡

其中，①糖类：占总热量的 1800×（50% ～ 55%）= 900 ～ 990 千卡，因为 1 克糖类产生 4 千卡的热量，所以 900 ～ 990 千卡 ÷4=225 ～ 247.5 克，按照 1 两 =50 克换算，实际为 4.5 ～ 5 两（半斤）。②蛋白质：占 20% ～ 25%（或 1.5 ～ 2 克 / 千克），1800×（20% ～ 25%）=360 ～ 450 千卡。因为 1 克蛋白质也产生 4 千卡的热量，所以，360 ～ 450 千卡 ÷4=90 ～ 112.5 克 =2 ～ 2.25 两，蛋白质这样计算更简便：按照 1.5 ～ 2 克 / 千克计算，标准体重 60 千克 ×（1.5 ～ 2）克 = 90 ～ 120 克，也是 2 两左右。③脂肪：占 25% ～ 30%，1800×（25% ～ 30%）= 450 ～ 540 千卡，因为 1 克脂肪产生 9 千卡的热量，所以，（450 ～ 540）千卡 ÷9=50 ～ 60 克 =1 ～ 1.2 两。

（2）妊娠中、后期：随着胎儿的生长发育的需要，热量以 5 千卡 / 千克，由

糖尿病居家调养宝典

妊娠早期的 30 千卡增加为 35 千卡；总热量 =60×35=2100 千卡。

其中，①糖类：占总热量的 50%～55%，2100 千卡 ×（50%～55%）=1050～1155 千卡，因为 1 克糖类产生 4 千卡的热量，所以（1050～1155）千卡 ÷4=262.5～288.75 克 =5.25～5.775 两（5～6 两）。比妊娠早期增加 1 两。②蛋白质：占 20%～25%（或 1.5～2 克 / 千克），2100×（20%～25%）=420～525 千卡，因为 1 克蛋白质也产生 4 千卡的热量，所以 420～525 千卡 ÷4=105～131.25 克 =2.1～2.625 两，可比妊娠早期多半两。③脂肪：占 25%～30%，2100×（25%～30%）=525～630 千卡，因为 1 克脂肪产生 9 千卡的热量，所以（525～630）千卡 ÷9=58～70 克 =1.16～1.4 两，脂肪仍然不能超过 1.5 两。

4. 适量摄取膳食纤维　多食糙米、谷类、蔬菜、水果等富含纤维素的食物，适量摄取膳食纤维，防止便秘问题，并延缓餐后血糖的升高。

5. 优质蛋白，增加营养

（1）优质蛋白：蛋白质是胎儿生长发育不可缺少且极为重要的物质，妊娠中期、后期，随着胎儿的增大，对蛋白质的需求也在增加。应选择优质蛋白，如鸡蛋、牛奶、瘦肉、鱼类等，并适量摄取黄豆制品（豆浆、豆腐等）。

（2）补充钙剂：补充维生素 C、维生素 D、钙、铁等矿物质。妊娠糖尿病患者的微血管病变，可能促进妊娠高血压综合征的发生，所以应补充含钙丰富的食物，以降低妊娠高血压的发生，预防早产。当妊娠糖尿病合并妊娠高血压时，每日补钙量要达到 1500 毫克，如果饮食中不足，需要在医生的指导下，补充钙剂。

6. 少食多餐　每日 5～6 餐，每两次正餐之间及睡前少量加餐。妊娠早期甚至中期，有的孕妇会出现妊娠反应而表现为食欲下降、恶心甚至呕吐等症状，为保证食物的充分消化和吸收，并减轻反应症状。孕妇可将每日的进餐次数根据个人情况，由一天 3 次，增加为 4 次、5 次或 6 次等。以减少每次的进餐量，但加餐不加量。加餐中可选择一定量的粗粮或水果。可以根据个人饮食习惯，早、中、晚三餐各占总热量的 30%、30%、25% 等，上午、下午和睡前各加餐 5%。

7. 妊娠期间避免烟酒、咖啡和浓茶　不应饮咖啡、浓茶和苏打饮料（含有咖啡因），因咖啡因对胎儿心脏和中枢神经系统都有刺激作用。有吸烟嗜好的要禁止吸烟。吸烟对身体有百害而无一益，饮酒也会对胎儿发育和出生后的智力产生不良影响，所以，妊娠期间要戒烟酒。

8. 妊娠期间严禁减肥，也要做好体重管理

（1）妊娠期间严禁减肥：孕期减肥对胎儿和母体都不利。由于体重减轻可

能会使母体内的酮体增加，对胎儿造成不良影响，故孕期中不宜减肥。

（2）防止体重增长过快：由于孕前肥胖及孕期体重增加过多均是妊娠糖尿病的高危因素，所以，从怀孕开始，就要结合体质指数，了解自己在整个孕期可以增加多少体重，监测体重的变化，防止体重增长。

一般而言，妊娠期间体重不宜增加过多，一般中晚期保持每月增加 1.5 千克以内，整个孕期体重增加 10 ～ 12 千克为宜，具体详见体重监测部分。

9. 定时定量进餐，警惕饥饿性酮症　过度饥饿容易产生酮体，加上怀孕早期，有的孕妇会出现恶心、呕吐等反应，食物摄入不及时或不足，容易造成饥饿性酮症。所以，要定时定量进餐，呕吐后要漱口后及时补充食物。

10. 选择食物以天然为主，不宜选择人造食物　要避免选择人造食物或加工食品，因为其中的添加剂、色素等对胎儿的生长发育不利。例如，主食要选择新做的，不要冷冻的；鱼、肉、蛋、奶、虾、水果、蔬菜等要选择新鲜的，避免日久的；牛奶要选择保质期最短的鲜牛奶，不要选择保质期时间长的盒装奶，因为保质期的时间越长，里面的防腐剂越多。坚果选择未经加工的无糖、无油、无盐制作的，不要选择五香瓜子、琥珀核桃、糖粘花生等，因为味道越甜或越香，热量越高。水果选择新鲜、刚熟的，不要选择熟透熟久的。

附：妊娠期间 1 周食谱（可根据身高、体重、体型、孕期等，调整食物的重量）

◆周一

早餐：牛奶 0.5 斤 + 鸡蛋 1 个 + 山药 3 两

加餐：小苹果 1 个（约 2 两）

午餐：鱼肉 + 米饭 + 西红柿鸡蛋汤 + 油 1 勺

加餐：西红柿 1 个

晚餐：猪肉丝炒大头菜 + 馒头 + 油 1 勺

睡前加餐：酸奶 2 两

◆周二

早餐：豆浆 + 鸡蛋 + 煎饼

加餐：橘子 1 个

午餐：猪肝 + 黄瓜 + 米饭 + 紫菜汤 + 油 1 勺

加餐：酸奶 1 个

晚餐：菠菜炒鸡蛋 + 杂粮馒头 + 油 1 勺

睡前加餐：西红柿 1 个

◆周三

早餐：荷包蛋 + 海参 + 芋头

加餐：黄瓜 1 根

午餐：豆腐炒海带 + 玉米饼子 + 油 1 勺

加餐：桃子 1 个

晚餐：芸豆炒肉 + 二米饭 + 蛤蜊冬瓜汤 + 油 1 勺

睡前加餐：南瓜子半两

◆周四

　　早餐：牛奶 + 鹅蛋 + 蒸南瓜

　　加餐：柚子 2 两

　　午餐：青椒炒肉 + 杂粮馒头 + 黄瓜鸡蛋汤 + 油 1 勺

　　加餐：核桃 2 个

　　晚餐：鸡肉炒蘑菇 + 二米饭 + 油 1 勺

　　睡前加餐：酸奶 2 两

◆周五

　　早餐：豆浆 + 鹌鹑蛋 + 素包

　　加餐：花生 0.5 两

　　午餐：鲅鱼炖蒜薹 + 火烧 + 凉拌木耳 + 油 1 勺

　　加餐：西红柿 1 个

　　晚餐：豆腐皮炒胡萝卜丝 + 馒头 + 油 1 勺

　　睡前加餐：梨 2 两

◆周六

　　早餐：荷包蛋 + 海参 + 蒸玉米

　　加餐：酸奶 1 个

　　午餐：肉片炒黄豆芽 + 多米饭 + 油 1 勺

　　加餐：苹果 1 个

　　晚餐：猪血炒韭菜 + 面条 + 油 1 勺

　　睡前加餐：核桃两个

◆周日

　　早餐：牛奶 + 鸡蛋 + 燕麦片

　　加餐：火龙果 2 两

　　午餐：白菜炖豆腐 + 火烧 + 凉拌菠菜 + 油 1 勺

　　加餐：黄瓜 1 根

　　晚餐：大虾炖萝卜丝 + 杂粮馒头 + 油 1 勺

　　睡前加餐：酸奶 2 两

（二）加强各种监测，保证母婴平安

由于妊娠糖尿病对母亲和胎儿均存在比较严重的威胁，所以，妊娠糖尿病患者的血糖管理比非妊娠者要控制得更加严格。

1. 血糖监测

（1）妊娠期间血糖特点：主要表现为空腹血糖相对较低，餐后血糖相对较高的特点。因为妊娠期间母体本身就存在胰岛素抵抗。如果在这种基础上，"糖妈妈"还存在胰岛素功能缺陷，则表现为空腹血糖增高、餐后血糖更高等特点，使血糖控制更困难。

（2）监测频率个体化：妊娠糖尿病患者要学会自我血糖监测，应监测空腹、餐前和三餐后 1～2 小时血糖。一般血糖控制比较好且稳定，或不需要胰岛素治疗者，每周至少测定 1 次全天四点血糖。其他患者酌情增加监测频率，可每周测定 2～3 次五点血糖或七点血糖。对于血糖控制欠佳的孕前糖尿病患者，特别是 1 型糖尿病患者，应进行持续葡萄糖监测。

（3）控制标准要严：所有类型的孕期糖尿病，孕期的血糖控制目标为空腹血糖要＜5.3 毫摩 / 升，餐后 1 小时血糖＜7.8 毫摩 / 升；或餐后 2 小时血糖＜6.7 毫摩 / 升；HbAlc 尽可能控制在 6.0% 以下。

（4）孕期血糖控制必须严防低血糖：每发生一次低血糖会严重影响母亲和胎儿的健康，一定要加强血糖监测，及时调整饮食、运动和药物的治疗方案，对于发生低血糖风险高的要严格加以防范。从发生低血糖风险排序，一般 1 型糖尿病＞2 型糖尿病、显性糖尿病＞妊娠糖尿病。其中，1 型糖尿病发生低血糖的风险最高，妊娠糖尿病发生低血糖的风险最小。如果孕期血糖＜4.0 毫摩 / 升，即为血糖偏低，就需要调整治疗方案。如果发现血糖＜3.0 毫摩 / 升，必须立即给予口服葡萄糖、糖水等积极救治，不可延误，以免发生严重后果。

2. 尿的监测

（1）尿糖：孕妇肾糖阈下降，尿糖不能准确反映血糖的水平，不能单纯依靠尿糖来判断病情。

（2）尿酮体：①孕期出现酮症，对胎儿和母亲均不利。怀孕期间，容易发生酮症酸中毒，酮症酸中毒是糖尿病的急性并发症，对母婴均易产生较大的不利影响。妊娠期酮症会使新生儿的智商降低，酮症酸中毒甚至可导致胎儿死亡。②区别是真正的酮症还是饥饿引起的酮症。如果发现尿酮体呈阳性，应结合血糖情况进行判断。若尿酮体阳性，而且血糖也突然明显升高，酮症酸中毒的可能性比较大，必须立即到医院检查、治疗，不得延误。若尿酮体阳性，血糖却正常，则饥饿性酮症的可能性较大，应在监测血糖的情况下，自行补充适

糖尿病居家调养宝典

量的糖类，并观察进食后血糖和尿酮体的变化。必要时，需要到医院进行纠正。③尽早发现酮症。每天早晨用专用试纸检查尿液中是否存在酮体，这种方法简单、方便，但没有医院检查的准确性高。当出现以下情况时，要及时到医院检查，尿里是否存在酮体。a. 当血糖明显升高时；b. 得了任何疾病，特别是伴有发热的时候；c. 任何因素引起呕吐的时候；d. 在身体应激状态时如精神创伤或过度劳累时。④预防酮症或酮症酸中毒。a. 每餐中的饮食均要有一定量的糖类，避免过量的肥肉等脂肪；b. 加强运动，增强体质，预防感冒等感染；c. 避免精神刺激，过度劳累等应激因素；d. 没有注射胰岛素的患者，如果医生根据病情，建议使用胰岛素治疗，要及时接受。已经使用胰岛素治疗的患者，不得随意中断胰岛素治疗或减少胰岛素用量；e. 加强血糖监测和尿酮体监测，一旦发现尿中有酮体，要及早治疗；f. 患者及家属要积极学习相关知识，一旦病情变化，能遵照医生的要求，迅速控制病情，而不是延误诊治，造成不良后果。

【病例1】 妊娠反应重，要警惕发生饥饿性酮症。

患者，女，33岁，婚后2年怀孕。孕后7周开始，出现恶心、呕吐症状，进食油腻食物后症状加重。患者食欲较差，为避免再次呕吐，这也不敢吃，那也不敢吃，体重没有增加，还比孕前略有减轻，精神不振。自测空腹血糖多在4.5～5.3毫摩/升，餐后2小时血糖6.3～7.6毫摩/升。到医院检查发现尿中出现酮体。

> **专家点评**：酮症对母婴有害无利，孕妇要具备相关知识。这种酮症不是由于体内胰岛素不足、血糖过度升高所致；而是由于频繁呕吐，体内热量不足，不能保证身体的正常需要，必须通过分解体内原有的脂肪等来供能而引起的，多发生于怀孕早期。酮体就是在脂肪分解过程中的产物。所以，当孕妇出现较重的恶心、呕吐时，要及时补充热量；当孕妇食欲较差，不愿进食时，要选择清淡、可口的饭菜，自我鼓励进食，以满足身体的需要；妊娠呕吐较重的患者，发现尿中出现酮体，也不要惊慌，更不能盲目增加胰岛素的剂量，以免产生严重低血糖反应等不良后果。一定要结合自己的血糖情况，确定酮症的原因，找有经验的医生进行正确处理。

3. **超声检查** 按高危妊娠定期检查，加强胎儿发育情况的监护。

怀孕期间怀疑糖尿病，要及时确诊或排除。一旦确诊为妊娠期间糖尿病，均应视为高危妊娠。1～2周就诊1次。高危妊娠与非糖尿病的普通妊娠相比存在更多难以预测的风险。所以，为保证安全顺利生产，一定要定期到医院做产前检查，不可漏检。按照医生的要求，进行常规超声检查，了解胎儿的发育情况，如数胎动、做B超、进行胎心监护等。

4. 体重监测　孕前就存在肥胖及孕期体重增加过多均为妊娠糖尿病的高危因素。所以，妊娠前就应积极控制体重。孕早期就应找专业人员制订孕期增重计划，结合自己以前的体重，来确定自己在整个孕期可以增加多少体重，以及体重增加的速度，而不是任其自然增长。因为孕前每个人的体重是不一样的，孕期体重的增长也是有个体差异的（见下表）。

根据孕前体质指数（BMI）制订孕期体重增长计划

孕前 BMI（千克／米^2）	孕期体重增加总量（千克）	妊娠中晚期体重增加平均速率 （千克／周）
低体重（＜18.5）	12.5～18.0	0.51（0.44～0.58）
正常体重（18.5～24.9）	11.5～16.0	0.42（0.35～0.50）
超重（25.0～29.9）	7.0～11.5	0.28（0.23～0.33）
肥胖（＞30.0）	5.0～9.0	0.22（0.17～0.27）

在整个妊娠期内，孕妇体重一般会增加10～15千克，妊娠晚期每周体重增加不超过0.5千克。如果体重增加过快、腹围增长过快、下肢水肿明显，要及时到医院检查。

5. 血压监测　妊娠期高血压疾病包括妊娠期高血压及慢性高血压合并妊娠两种情况。妊娠整个过程中要经常测血压，将血压控制在130/80毫米汞柱以下。若血压持续高于140/90毫米汞柱，要及时到医院就诊。当收缩压≥140毫米汞柱和（或）舒张压≥90毫米汞柱时，医生会建议给予降压药物治疗，要重视血压监测。当收缩压≥160毫米汞柱和（或）舒张压≥110毫米汞柱时，必须接受降压药物治疗，否则对母亲和胎儿均有非常不利的影响。但是，不是所有的降压药均适合妊娠糖尿病患者，降压药物的名称和剂量，一定要严格遵照医嘱，切不可随意更改药物的种类、剂量和频次。发现妊娠高血压要及时到产科门诊就诊，以排除是否存在子痫前期或更严重的妊娠期高血压疾病。

6. 并发症监测　每3个月要进行一次肾功能、眼底和血脂检测，特别是孕中、期，更应重视糖尿病并发症等的防治与早期干预。

患者，女，24岁，农民，双胎，妊娠32周时出现不明原因腹泻，到村卫生所就诊，给予庆大霉素治疗。后出现恶心、呕吐、黄疸、水肿、反应减退等症状到大医院求治，确诊为急性肝衰竭、急性肾衰竭，抢救无效大人、孩子均死亡。据孕妇的母亲透露，两个孩子是龙凤胎，听者无不为之惋惜。

　　专家点评：两支庆大，危害巨大，用药慎重，人命关天。经了解，患者孕前就有肥胖、重度脂肪肝等情况，孕后为给胎儿增加营养，大量增补高蛋白、高脂肪、高热量饮食，特别是获悉腹中胎儿为龙凤双胞胎后，全家人更是喜不自胜。家人认为，孕妇一个人要吃三个人的饭，一定要多吃。在内脏负担较重的情况下，使用加重肝肾负担的药物，最终导致惨剧。孕期进食，并非越多越好。孕期出现异常，要到正规医院检查治疗。

　　7. 糖化血红蛋白　糖化血红蛋白对于妊娠糖尿病患者的参考价值有限，因其结果受某些因素的影响，常常被低估。如妊娠期间贫血和孕晚期红细胞转换速度加快，都会影响糖化血红蛋白的结果。

（三）禁用口服降糖药，使用胰岛素治疗

　　妊娠期间要避免使用一切口服降糖药物，因为所有的口服降糖药物均缺乏长期安全性的数据，且口服降糖药有导致死胎或畸胎的可能。妊娠期间，较轻的妊娠糖尿病患者通过改变生活方式，血糖可控制达到理想水平。少数通过生活方式干预血糖不能得到控制者，需要进行药物治疗。

　　1. 胰岛素是唯一安全可靠的药物选择　药物治疗中，胰岛素是唯一的选择。当病情需要时，"糖妈妈"必须接受胰岛素治疗。胰岛素是人体的生理性激素，分子大，不会透过胎盘，是目前所有降糖药中最安全可靠的药物，人胰岛素优于动物胰岛素，临床证据显示速效胰岛素类似物（如门冬胰岛素和地特胰岛素等）在妊娠期使用是安全有效的，但必须在医生的指导下使用。

　　目前，对于妊娠糖尿病的治疗，国内外指南均把胰岛素治疗作为公认、有效的治疗方式，但胰岛素治疗也存在弊端。如果血糖过高，可能导致母婴发生难以预料的后果；胰岛素治疗，也有导致体重增加和发生低血糖的风险。

　　所以，对于妊娠期的糖尿病患者，既要努力使血糖达标，又要尽量避免低

血糖的发生，还要注意控制妊娠期间体重的过度增长。

2.妊娠期间，被批准使用的胰岛素种类　所有的人胰岛素均可使用，包括短效胰岛素、中效胰岛素及预混的人胰岛素。胰岛素类似物有门冬胰岛素和赖脯胰岛素。目前，已经通过 FDA、CFDA 共同批准用于妊娠患者的基础胰岛素包括地特胰岛素（诺和平）和诺和灵 N（NPH）。

（1）基础胰岛素

①地特胰岛素：是一种基础胰岛素，大量研究表明，地特胰岛素除了在治疗 1 型糖尿病、2 型糖尿病合并妊娠的治疗时安全可靠的，而且对于妊娠糖尿病期间，使用地特胰岛素也是安全且有效的。具有有效控制血糖，且低血糖风险小，变异性小，体重增加少的特点。目前逐渐成为医生治疗妊娠糖尿病的最佳选择之一。

②中效胰岛素（NPH）：过去使用较多，由于存在较高的变异性（同样的时间、剂量及患者使用时，其胰岛素吸收峰值可能存在变化）且容易发生夜间低血糖等弊端，逐渐被地特胰岛素所取代。妊娠糖尿病如果夜间发生严重低血糖，后果不堪设想。所以，为了母婴安全，现在临床医生很少选择中效胰岛素治疗妊娠糖尿病。

（2）餐时胰岛素：速效胰岛素类似物。

①门冬胰岛素：控制餐后血糖可使用门冬胰岛素。

②赖脯胰岛素。

3.孕期胰岛素应用方案　对于空腹血糖和餐后血糖均高者，我国糖尿病指南推荐，三餐前短效或速效胰岛素＋中效胰岛素。由于孕期胎盘胰岛素抵抗导致餐后血糖升高更为显著这一特点，预混胰岛素治疗作用存在一定局限性，所以，不推荐孕期常规使用预混胰岛素。

4.妊娠期间注射胰岛素的注意事项

（1）监测血糖，根据血糖结果，调整胰岛素用量。

（2）无菌操作，消毒规范，防止注射局部发生感染。

（3）备足胰岛素，防止药量不足，而中断胰岛素治疗。

（4）经常更换注射部位，妊娠后期，不要注射在腹部。

（5）发生低血糖症状，立即监测血糖，并口服高渗糖 30 毫升。

（6）备好饭才能注射，而且，每餐当中必须有碳水化合物。

5.口服降糖药物　国内外有研究提示，使用二甲双胍有益于减少孕妇体重增加，控制餐后血糖，预防新生儿严重低血糖的发生。但我国糖尿病指南孕期并不推荐使用二甲双胍，因为，口服降糖药物可否用于孕期糖尿病仍然缺乏长期的安全性的数据支持。

6. 其他　对于通过生活方式干预＋二甲双胍即可控制血糖的育龄期 2 型糖尿病患者及因严重胰岛素抵抗而应用二甲双胍诱导排卵的多囊卵巢综合征的患者，可在服用二甲双胍的基础上怀孕，但怀孕后要停用二甲双胍。

（四）运动管理

1. 运动有利于血糖控制，但要注意运动强度　对于妊娠糖尿病妇女，运动不仅有利于血糖控制，而且有利于将来顺利分娩。只是运动的方式要缓和一些；运动的种类要局限一些，运动的强度要弱一些，运动的时间也要相对短一些。

2. 妊娠期间适合进行的运动　鼓励孕期进行运动，包括有氧运动和阻力运动，每次运动时间不要超过 45 分钟。如散步、游泳、上肢运动等。

3. 妊娠期间禁忌运动的情况　①1 型糖尿病合并妊娠；②心脏病；③视网膜病变；④多胎妊娠；⑤宫颈功能不全；⑥先兆早产或流产；⑦胎儿生长受限；⑧前置胎盘；⑨妊娠期高血压疾病等。

（五）心情调适

保持心情舒畅，保证孕妇心理舒适　妊娠糖尿病患者要充分认识情绪与血糖的关系，不良的情绪可能对母亲和胎儿造成不良影响，因此一定要保持情绪稳定。

【病例 3】 **突然查出妊娠糖尿病，因为害怕，每天焦虑。**

患者，女，26 岁，妊娠 25 周时发现妊娠糖尿病，患者无糖尿病家族史。确诊妊娠糖尿病，患者非常紧张，不敢吃饭，不敢吃水果，睡觉不沉，常做噩梦。由于每天焦虑、害怕、急躁，虽然吃得很少，血糖却越来越高。每周往医院跑，医生告诉她，这个病必须学习，才能控制好。

> **专家点评：** 主动学习，自我管理，生出健康宝宝。医务人员告诉她，紧张、担心对疾病毫无好处，而且对孕妇、胎儿均有不利之处。最重要的是要学习糖尿病知识，通过饮食、运动来控制血糖，生出健康宝宝后，还要注意预防，以免发展为永久性糖尿病。

糖尿病居家调养宝典

五、分娩期的管理

（一）遵照医生的建议，选择合理的分娩时机

糖尿病合并妊娠患者的危险因素较多，因此，应尽可能减少妊娠和分娩的次数。已确诊妊娠的糖尿病孕妇，必须在妇产科和内分泌科医生的密切配合下调整好饮食和胰岛素用量，由产科医生决定何时终止妊娠。医生会根据母体糖尿病控制情况、胎儿生长发育情况、胎盘功能等综合判断分娩的时机。病变较轻且血糖控制良好者，在积极治疗密切关注下继续妊娠，尽量推迟终止妊娠的时间，应待至 38～39 周；出现一些对母亲和胎儿危险较大的情况时，如发生糖尿病酮症酸中毒等严重急性并发症，应遵从医生的建议，及时终止妊娠。

【病例】 **糖尿病孕妇怀胎不易，任何时候不能大意。**

妊娠期糖尿病孕妇 25 岁，孕 36 周，到医院做产前检查时，医生根据妇科超声检查情况，胎盘功能已达Ⅲ级，胎儿发育成熟，建议住院终止妊娠，以防胎盘老化，造成胎儿宫内缺氧。但是，孕妇的婆婆坚决不同意终止妊娠，坚持"瓜熟蒂落"的说法，认为孩子成熟了自然会生出来，要待媳妇感觉要生时再来医院。1 周后，在家待产的媳妇突然发觉在腹中的胎儿一点动静都没有，立即赶往医院检查，发现已经没有胎心了。

专家点评：严格遵照医生建议，确保母子平安。妊娠糖尿病者十月怀胎很不容易，且存在比一般健康孕妇更多的生产风险，因此，为避免悲剧的发生，妊娠糖尿病孕妇一定要多学习糖尿病知识，了解妊娠糖尿病的危害及可能发生的严重后果，掌握一些自我监测的方法，以确保顺利生产。老人仅凭个人经验，做出错误决定；而医生往往有多年甚至几十年的成熟经验，更有预见性。所以，一定要听从医生的劝告，相信科学，及早住院观察治疗，确保万无一失。

（二）产程的管理

分娩过程中体力消耗大，进食少，产后胎膜娩出后，胎盘分泌的胰岛素拮

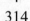

糖尿病居家调养宝典

抗物质消失，因而容易发生低血糖。要注意监测血糖，及时补充能量，尽量缩短产程。

糖尿病本身并不是剖宫产指征，无特殊情况可经阴道分娩，但若合并其他高危因素，应进行选择性剖宫产或放宽选择剖宫产的指征。

六、分娩后的管理

（一）产后的母亲管理

1. 监测血糖，调整药量，预防低血糖　糖尿病合并妊娠者和妊娠期显性糖尿病者，在分娩后胰岛素的需要量会明显减少，至少减少 1/3，应加强血糖监测，适时减少胰岛素的用量，避免低血糖。

2. 定时复查，遵照医嘱，停用药物　妊娠期糖尿病使用胰岛素者多数在分娩后可停用胰岛素。但是，糖尿病妊娠需要医生重新评估病情，决定治疗方案。

3. 定期随访，预防糖尿病　分娩后母儿两代人代谢相关疾病风险均明显增加，需要短期和长期随访。因为妊娠糖尿病是未来糖尿病的高危人群，产后最初几年内，有 10% 将发展为糖尿病，20% 糖耐量异常；据美国相关研究调查显示，妊娠糖尿病产后 5 ～ 15 年患 2 型糖尿病的概率为 40% ～ 60%，而在正常人群中这一概率仅为 15% 左右。

血糖正常者应在产后 6 ～ 12 周再次进行 75 克葡萄糖耐量试验，评估糖代谢状态，并进行终身随访。妊娠期糖尿病产后 1 年再行 75 克葡萄糖耐量筛查评价糖代谢状态，在以后的随访期间，无高危因素者，每 2 ～ 3 年再进行一次糖耐量筛查。

4. 科学饮食，避免大补，防止热量超标　产后仍应科学控制饮食，既要满足身体和哺乳的需要，又不引起血糖升高为佳。防止因产后大补导致的血糖过高。

【病例 1】　为了奶水好，婆婆天天让我喝汤。

我在妊娠期间查出血糖高，出院时，医生叮嘱我出院后还要注意合理饮食，监测血糖。但是，每天忙于照顾孩子，我又没有任何感觉，因此早已将医生的话忘在脑后。特别是我的奶水不够好，婆婆每天熬汤给我喝，不是鸡汤，就是骨头汤，尽管我不喜欢喝，可婆婆说，当妈妈就得多为孩子考虑，老公也是站在婆婆一边，让我为了孩子，多吃有营养的东西。后来，在孩子8个多月的时候，我感觉眼睛看东西模糊，而且两条腿痛麻不适，才意识到可能是病情加重了。

真为孩子着想，首先保持健康。我到医院检查时，医生埋怨我来得太迟，眼睛已经发生了视网膜病变，下肢也发生了神经病变，这些都是糖尿病慢性并发症，是我长时间高热量饮食、血糖控制不佳的结果。医生说，你真为孩子着想，就应想办法长期避免并发症，而不是考虑短时间的奶水充足。你再发展下去，可能有失明的风险。婆婆是老年人，可能心疼孩子，却不知道糖尿病的厉害。你应该掌控好自己的疾病。

【病例2】 产后"坐月子"大补，补出糖尿病。

患者，女，29岁，经过十月怀胎，准备分娩。因胎儿太大，经剖腹产术，剖出1个4.5千克的女婴。家人认为，产妇手术伤了"元气"。一定要好好补补身子，以免将来留下病根。而且，产妇还要哺乳喂养婴儿，于是，天天不是炖母鸡、炖猪蹄，就是甲鱼、乌鸡汤，妈妈逼她每天吃10个鸡蛋。如此补给，产妇出月子时腹部依然膨隆，仍像怀孕数月的孕妇。两三年后，发现糖尿病。

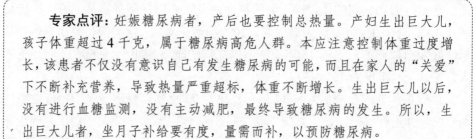

专家点评：妊娠糖尿病者，产后也要控制总热量。产妇生出巨大儿，孩子体重超过4千克，属于糖尿病高危人群。本应注意控制体重过度增长，该患者不仅没有意识自己有发生糖尿病的可能，而且在家人的"关爱"下不断补充营养，导致热量严重超标，体重不断增长。生出巨大儿以后，没有进行血糖监测，没有主动减肥，最终导致糖尿病的发生。所以，生出巨大儿者，坐月子补给要有度，量需而补，以预防糖尿病。

【病例3】 年轻的产妇在娘家与婆家的厮打中死去。

患者，女，24岁，农民，既往无糖尿病史，孕24周时发现妊娠糖尿病，孕35周时不明原因胎儿死于腹中。于是，孕妇在悲伤中被娘家人接回照顾，并给予过度补充营养。2个月以后，患者出现剧烈腹痛，家人急将其送到医院，确诊为急性胰腺炎。病情进一步恶化，医疗费用急剧增加，此时双方父母在病房中因费用问题展开激战，婆家认为刚娶来的媳妇已经付出很多，怀疑患者婚前有病故意隐瞒；娘家认为孩子婚前健康，到婆家怀孕后才发现疾病，嫁出去

糖尿病居家调养宝典

就是婆家人了。最终，患者在双方的争执中，病情恶化，含泪去世。

> **专家点评**：产后避免高脂肪饮食，预防急性胰腺炎。胎儿死亡，患者比正常产妇承受双重痛苦，患者在承受漫长的身体伤痛后是巨大的精神创伤，而且妊娠过程及过度悲痛已经对患者的病情非常不利，此时的患者除了需要周围人在精神上的关心、爱护和鼓励、帮助外，身体上也需要休息，包括胰腺的保护。该产妇不需要给孩子喂奶，机体需要的热量摄入不包括喂养婴儿的部分，娘家人依然坚持像其他产妇一样为其大补。在摄入大量的高热量、高脂肪饮食后，最终诱发急性胰腺炎而死亡。

5. 提倡母乳喂养，减少后代糖尿病发生　近年来发现过早给予牛乳喂养有诱发儿童糖尿病的可能。有研究发现，牛乳蛋白中含有致糖尿病因子，可导致孩子体内发生自身免疫反应，这样，将来发生糖尿病的风险就会增加。也有报道发现新生儿胃肠道屏障功能还未完善，若出生后用牛奶或牛奶的配方喂养，有些儿童日后发生 1 型糖尿病的危险性增加，因为牛奶中有两种蛋白质，即牛白蛋白和酪蛋白，牛白蛋白与胰岛细胞中的一种成分具有同源性，通过分子模拟作用可使胰岛细胞失去免疫耐受。动物实验表明，加入酪蛋白也可诱发糖尿病。

所以，通常情况下，最好选择母乳喂养。母乳喂养有很多好处，母乳中含有免疫物质，可防止新生儿遭受病毒感染等困扰。

6. 妊娠糖尿病分娩后，要预防糖尿病　妊娠糖尿病孕妇生产后，多数患者的血糖可能恢复正常，少数患者的血糖仍然维持在略高水平。但是，孕期高血糖对母儿两代人的影响不会因为妊娠终止而结束。分娩数年或十几年以后，有50% 左右的妊娠糖尿病者极有可能发展为糖尿病。所以，即使妊娠糖尿病分娩后，血糖正常，在哺乳期甚至更长的时间中，仍要注意饮食运动平衡，营养均衡，防止体重超标。避免一切可能发生糖尿病的诱发因素。

即使分娩后血糖恢复正常，也不能排除糖尿病。要在分娩后 6 周再次进行糖耐量试验，根据试验结果，判断患者是否糖尿病还是糖尿病前期患者。

（1）血糖达到糖尿病诊断标准，确诊为 2 型糖尿病，继续遵照糖尿病治疗方案，终身监测血糖，进行合理治疗。

（2）血糖高于正常值，但未达到糖尿病诊断标准，属于糖尿病前期，不需要药物治疗，但要合理饮食，配合运动，控制体重，防止血糖升高，发展为糖尿病。这是预防糖尿病最为关键的时期，一旦达到糖尿病诊断标准，就是糖尿病患者，切不可掉以轻心。

（3）血糖正常，暂时不是糖尿病，不能完全排除将来发展为糖尿病的可能。

也应坚持健康的生活方式，预防肥胖，并且最少每3年筛查1次，方便时定时监测血糖，以早期发现血糖升高，及时干预。

（二）产后新生儿的管理

1. 新生儿要警惕新生儿低血糖症　足月新生儿血糖 < 2.22 毫摩/升，可诊断为新生儿低血糖症。糖尿病妊娠产妇的新生儿娩出后，要注意监测血糖值，娩出30分钟后，要定时喂养糖水，防止发生新生儿低血糖症，并注意观察新生儿的反应，发现新生儿进食少、出现嗜睡、不易叫醒、拍打无反应、阵发性发绀、呼吸暂停、哭声异常、颤抖、震颤、面色苍白、额头湿冷，甚至惊厥等现象，要警惕新生儿已出现了低血糖状态。严重的新生儿低血糖症有生命危险，甚至影响新生儿的智力。发现异常，要及时为新生儿测量血糖，确定为低血糖要迅速补充糖水。

2. 新生儿也可以喝"糖妈妈"的奶　母乳是新生儿的最佳选择，"糖妈妈"的母乳也不例外。因为母乳是新生儿最好的天然营养品，不仅含有新生儿生长发育必需的营养成分，而且，含有免疫因子，增强新生儿的抗病能力，防止新生儿受到感染等疾病的侵袭。但是，注射胰岛素的糖妈妈的乳汁，新生儿喝了其乳汁以后，会不会发生低血糖，或者会不会对新生儿有什么不良影响呢？

其实，新生儿是可以喝注射胰岛素的"糖妈妈"的乳汁的。因为，胰岛素本身是一种蛋白质，不会影响乳汁的成分和质量。而且，胰岛素进入新生儿的消化道就会被破坏，这也是为什么胰岛素只能皮下注射不能口服的原因。所以，即使乳汁中含有一定量的胰岛素，也不会发挥胰岛素的降糖作用而致新生儿发生低血糖。但是，"糖妈妈"最好遵照医嘱使用人胰岛素，不要使用胰岛素类似物或动物胰岛素。当然，也不能服用降糖药。否则，乳汁中含有了这些药物成分，就不适合喂养新生儿了。

3. 妊娠糖尿病妈妈生育的孩子易患糖尿病　妊娠糖尿病妈妈生育的宝宝比健康妈妈生育的宝宝，长大以后，特别是青春期以后，更容易发生糖尿病，但是容易发生不等于一定发生。如果妈妈能早些意识到这一点，提前采取预防措施，就可以预防孩子将来发展为糖尿病。

（1）保持理想体重，避免发生肥胖。

（2）健康饮食，不吃垃圾食品，不喝饮料等。

（3）培养运动兴趣，养成每天主动运动的习惯。

（安姝靖　郑桃花　王　静）

糖尿病居家调养宝典

第 17 章　儿童青少年糖尿病

一、儿童青少年糖尿病概述

（一）什么是儿童青少年糖尿病

儿童青少年糖尿病是指在 15 岁以前发生的糖尿病。目前，我国儿童青少年糖尿病仍以 1 型为主，约占儿童糖尿病的 90%，在过去的 20 年间，15 岁以下儿童糖尿病发病率增加了 4 倍。随着生活水平的提高，2 型糖尿病表现出明显的上升趋势，且逐渐趋于低龄化，青少年 2 型糖尿病的患病人数有可能很快超过 1 型糖尿病。所以，儿童青少年患糖尿病的问题应引起全社会的重视。

（二）儿童青少年糖尿病的特点

1. 年龄小，认知能力较弱　儿童糖尿病一般发病于小学或者中学阶段，甚至更早。糖尿病患儿由于年龄的原因，对于糖尿病的危害认识不足，需要医生、护士以及患儿父母的耐心、细致地引导和指导。特别是那些只有几岁的年幼孩子，几乎全部需要家长帮助，进行饮食、药物、监测等方面的细心管理。

2. 自我管理能力差，饮食难以控制　对儿童青少年糖尿病患者来说，科学合理的饮食控制在糖尿病综合管理中至关重要。但是，对于成年人很都难做到的饮食控制，要让自控能力较差的孩子做到，更是难上加难。当其他同龄的孩子、伙伴或同学吃东西时，很多孩子不能抗拒零食、美食的诱惑，会趁着家长不注意时偷吃、多吃，导致血糖波动，难以控制。短时间内进食大量甜食等容易造成血糖急骤升高，从而诱发糖尿病酮症酸中毒等急性并发症。

糖尿病居家调养宝典

【病例 1】 半年两次酮症酸中毒，皆因常常光顾小卖部。

女生，瑶瑶，12 岁，1 型糖尿病 3 年。发现糖尿病的最初两年，在家居住，一直坚持注射胰岛素治疗，母亲照顾和监管孩子的饮食，血糖控制良好，从未发生酮症酸中毒。升入初中住校半年以来，瑶瑶连续两次发生酮症酸中毒，出现恶心、呕吐，严重的一次甚至出现了酮症酸中毒昏迷，被老师呼叫"120"紧急送到医院抢救。

> **专家点评：** 糖尿病患儿在家居住，更有利于饮食控制。瑶瑶升入初中住校学习，学校食堂的饮食花样较多，想吃什么就买什么，想吃多少就吃多少，每天的饮食热量没有得到控制。因为经常感觉肚子饿，有时还会跑到学校小卖部买零食，如饼干、果脯等甜食，天热的时候买冰糕吃或喝饮料，最终导致血糖大幅度升高，出现酮症酸中毒，发生意识改变，不得不住院救治。建议糖尿病儿童青少年尽量不要住校，最好走读，便于家长对一日三餐的热量控制。

3. **运动过度，容易发生低血糖** 运动治疗同样适用于儿童青少年糖尿病患者，但是爱玩、好动是孩子的天性，跑跑跳跳，打打闹闹，嬉戏玩耍，孩子对运动量和运动时间不容易控制。如果运动过量或运动时间过长，也会导致低血糖。低血糖时饥饿感明显，之后再大量进食，会造成血糖波动。

4. **既有 1 型也有 2 型，治疗方案各不相同** 儿童青少年糖尿病中的 1 型糖尿病多见，发病时由于胰腺 B 细胞功能基本衰竭，确诊以后，必须马上开始胰岛素治疗以维持生命，而且不能中断治疗，以免加重病情而发生急性并发症甚至危及生命。儿童青少年 2 型糖尿病，有的仅仅依靠饮食控制和运动调节就能控制好血糖，有的需要在饮食、运动治疗的基础上，配合口服降糖药物治疗。但是，由于孩子的自控力较差，病情进展较快者，有的也会较早进行胰岛素治疗。

5. **血糖和尿糖检测相结合** 儿童青少年糖尿病患者需要规律监测血糖以了解病情变化和治疗效果，但是，采血的疼痛感常常导致患儿惧怕、哭闹、尖叫或拒绝检测。有时，因为孩子太小，家长看着心疼，也不忍心天天多次为患儿扎手指。由于儿童的尿糖与血糖相符率高，所以也可以用检测尿糖的方法了解血糖的控制情况，以弥补监测血糖的不足。当然，也不能完全依靠尿糖，而应采取血糖与尿糖相结合或交替进行的方法，以正确了解患儿的血糖变化。

糖尿病居家调养宝典

（三）糖尿病对儿童生长发育的影响

儿童青少年糖尿病如果得不到及时、系统、规范的治疗，长期处于高血糖状态，可对生长发育产生一些不良影响。

1. 对大脑发育的影响　血糖波动可影响相应的脑容量活动，影响儿童的认知功能，甚至导致智力发育受损。

2. 对身高体重的影响　血糖控制不佳，可使生长激素分泌减低，导致生长缓慢或停滞，身材矮小。

3. 对骨骼和关节的影响　过高的血糖可引起维生素 D 吸收减少，容易缺乏钙和蛋白质等维持骨骼健康的重要物质，从而影响骨骼生长。

4. 对性腺发育的影响　可引起青春期发育延迟、性成熟延迟等，女孩青春期月经稀少、月经紊乱，甚至发生原发性闭经等情况。

5. 对心理的影响　有调查显示，15% 的儿童糖尿病患者存在焦虑情绪，会增加儿童的心理负担。孩子也有心情不好的时候，并不是像成年人臆想的那样，毫无心事。

（四）糖尿病儿童也可以像正常孩子一样健康成长

尽管血糖控制不好，可能对儿童各方面的生长发育造成不同程度的影响。但是，只要正确处理好补充营养与控制血糖的关系，保持营养均衡，合理搭配，既能保证儿童时期生长发育的营养供给，又能合理控制热量，控制血糖。该吃降血糖药的时候就吃药，该注射胰岛素的时候就注射胰岛素，将血糖控制到理想水平并保持平稳，尽可能减少低血糖和糖尿病酮症酸中毒的发生，糖尿病儿童就可以像正常儿童一样健康茁壮成长。

（五）糖尿病儿童或青少年是否需要休学

糖尿病儿童或青少年没有必要休学，可以像正常孩子一样上学。因为糖尿病一旦确诊，将伴随终生，除了出现酮症酸中毒、急性感染、发热等急性并发症或者出现糖尿病肾病、糖尿病眼病等较为严重的慢性并发症，需要卧床休息并减少体力活动外，一般儿童青少年糖尿病患者没有必要因糖尿病而休学。反而，儿童青少年糖尿病患者，因为疾病原因更要注重学习，提高自我的文化水平，提高管理自己的能力，并取得一技之长或学习专业知识，为自己将来获得较高收入，保持健康，从事自己喜欢的专业或有益于身心健康的工作，打下基础。

（六）糖尿病青少年长大以后可以结婚

糖尿病青少年长大以后，可以像正常人一样享受爱情，结婚生子。但是，对于病程长且已经发生严重慢性并发症（如糖尿病肾病等）的患者，如果结婚可能会加重肾脏损害，增加其生命安全风险。所以，糖尿病青年一定要抓住时机，选择自己满意的伴侣，该结婚的时候就结婚。因为糖尿病病程越长，发生慢性并发症的可能性越大，所以，不提倡晚婚，以免发生并发症而加重原有病情。所以，提倡糖尿病患者尽可能早结婚早生育。这里需要提醒的是，最好选择没有糖尿病家族史的配偶，以免父母双方均患有糖尿病，会增加下一代发生糖尿病的风险。

【病例2】 青年发现糖尿病，二十余年未结婚。

患者，男，43岁，糖尿病病史20余年，身高178厘米，长相白净英俊。因血糖控制不佳合并急性虹膜炎住院治疗。患者眼睛红肿，视物模糊，生活不能自理，住院期间，不管白天还是夜间，均是年事已高、白发苍苍的父亲为其陪床。究其原因，母亲患病去世，自己一直没有结婚的原因就是自己对糖尿病不了解。当初年轻，心想等病治好了再找对象，没想到，病不但没治好，而且越来越重。自己现在依靠低保生活，找对象的事更困难了。

> **专家点评：** 时机成熟，糖尿病患者不必晚婚。糖尿病患者，特别是男性患者，只要没有出现严重的并发症，都可以结婚生子。只要时机成熟，没有必要延迟结婚年龄。对于糖尿病患者，符合法定结婚年龄，只要血糖控制良好且没有并发症，早婚早育，都是利大于弊的选择。

（七）儿童青少年糖尿病的类型

国际糖尿病联盟儿童和青少年学会指南将儿童青少年糖尿病分为以下几个类型。

1. **1型糖尿病** 1型为止，约占90%。为免疫介导性和特发性。

2. **2型糖尿病** 明显增多，特别是肥胖儿童和青少年多见。

3. **特殊类型糖尿病** 是病因比较明确的糖尿病类型，多见于儿童时期。有原发性的，也有继发性的。病因有B细胞功能的单基因缺乏、胰岛素作用的遗传性缺陷、内分泌胰腺疾病、内分泌轴病变、药物或化学因素等。随着对糖尿病发病机制研究的进一步深入，特殊类型糖尿病的种类也会逐渐增加。近年来

糖尿病居家调养宝典

发现，青少年的成年起病型糖尿病比例增加。

> **小知识：青少年的成年起病型糖尿病**
>
> 青少年的成年起病型糖尿病（MODY）是一种典型的特殊类型糖尿病，是一种以常染色体显性遗传方式在家系内传递的、临床表现类似2型糖尿病的疾病。属于单基因突变糖尿病，临床符合率不少见，但是，基因检测阳性率不高。目前，国际上已经发现了14种MODY类型，我国有8种最常见。在新生儿糖尿病中，有30%～58%是B细胞的某个基因突变引起。
>
> 青少年的成人起病型糖尿病（MODY）的诊断标准如下。
>
> （1）家系内至少有三代直系亲属患有糖尿病，且其传递符合常染色体遗传。
>
> （2）家系内至少有1个糖尿病患者的诊断在25岁或以前。
>
> （3）糖尿病确诊后，至少在2年内不需使用胰岛素控制血糖。

4. **妊娠糖尿病**　青少年妊娠并非没有，在青少年糖尿病中要引起重视。

（八）如何区别1型和2型糖尿病

1型与2型糖尿病主要通过临床特征来鉴别（见下表）。此外，还应关注一种单基因突变糖尿病中的MODY，近年来发现，这种情况也不罕见。

青少年1型和2型糖尿病的鉴别要点

鉴别要点	1型糖尿病	2型糖尿病
起病	急性起病，症状明显	缓慢起病，症状不明显
临床特点	体重下降	肥胖
	多尿	较强的2型糖尿病家族史
	烦渴，多饮	有高发病率种群
		黑棘皮病
		多囊卵巢综合征
酮症	常见	通常没有
C肽	低/缺乏	正常/升高
抗体		

鉴别要点	1 型糖尿病	2 型糖尿病
ICA	阳性	阴性
GADA	阳性	阴性
IA-2A	阳性	阴性
治 疗	胰岛素	生活方式、口服降糖药或胰岛素
相关的自身免疫性疾病	并存概率高	并存概率低

ICA. 胰岛细胞抗体；GADA. 谷氨酸脱羧酶抗体；IA-2A. 人胰岛细胞抗原 2 抗体

（九）儿童青少年糖尿病的预防

1. 儿童青少年糖尿病的高危人群　儿童青少年糖尿病高危人群，是指那些与一般儿童青少年相比，存在糖尿病易患因素，更容易罹患糖尿病的儿童和青少年。

一般在儿童青少年中（≤ 18 岁），超重或肥胖且合并下列任何一个危险因素者，就属于儿童青少年糖尿病高危人群。

（1）一级或二级亲属中有 2 型糖尿病家族史。

（2）存在与胰岛素抵抗相关的临床状态：如黑棘皮病、高血压、血脂异常、多囊卵巢综合征及出生时体重少于胎龄者。

（3）母亲怀孕时有糖尿病史或被诊断为妊娠糖尿病者。

2. 儿童青少年如何发现糖尿病　儿童青少年一般不像成人每年查体，因此儿童青少年糖尿病往往不容易早期发现，除非出现较严重的急性并发症（如发生酮症酸中毒）和慢性并发症（如视力下降），或出现较为明显的症状，如明显的口渴、多饮、消瘦或者呕吐、腹泻等。下面几个病例具有一定代表性。

【病例 3】　**女孩睡后不醒呼之不应，送到医院抢救捡回条命。**

患者，女，18 岁，在踏入大学校门的前一天晚上 9 点多钟，进入自己房间入睡。次日晨 6 点多，家长未见其起床，呼之没有回应，打开房门，发现患者已昏迷不醒。急送当地医院，因医院条件所限，不能救治，立即转往较大医院。经医生检查，患者呈昏迷状态，血压下降，80/40 毫米汞柱，无尿，血糖 32.3 毫摩 / 升，尿糖（++++），尿酮体（++++），血液酸碱度（pH）7.02，疾病诊断是 1 型糖尿病、糖尿病酮症酸中毒昏迷、低血容量性休克、急性肾衰竭。通知家属患者病情危

糖尿病居家调养宝典

重，遂转入重症监护病房进行补液、血液透析等抢救治疗。经过2天的积极抢救，患者于第3天苏醒。此前，患者没有糖尿病。

【病例4】 儿子晚上总是起夜，妈妈发现尿液粘鞋。

患者，男，13岁，从小体型偏胖。某日晚，家长发现儿子几乎1小时去1次厕所小便，便心生疑问，想去卫生间看个究竟。进到卫生间，走起路来，感觉脚底像粘在地上一样，不易抬起。妈妈问儿子是不是把饮料撒到地上了，儿子否认。妈妈突然想到儿子是不是糖尿病？因为儿子的奶奶和姥姥都是糖尿病患者。越想越害怕，次日，立即带儿子到医院检查，随机血糖18.7毫摩/升，尿糖（++++），确诊为糖尿病。

【病例5】 年轻妈妈突然晕倒急送医院，母女二人同时查出糖尿病。

患者，女，30岁，既往体健，某日突然晕倒在地，大汗淋漓，四肢发冷，并出现抽搐，被送往医院救治，检查血糖1.9毫摩/升，血压85/50毫米汞柱，属于严重低血糖，低血容量性休克。立即给予注射高渗葡萄糖（50%葡萄糖注射液）等紧急处理，患者转危为安。住院期间，医院为其6岁的女儿也查了血糖，血糖11.5毫摩/升，母女均被确诊为糖尿病。追问家族史发现，年轻妈妈的母亲及姥姥均是糖尿病患者。一家四代糖尿病，且一代比一代发病年龄早。

【病例6】 高中生出现视力下降，疑为学习用眼过度。

患者，男，17岁，近期感觉视力下降明显，因临近高考，学业负担较重，以为是学习用眼疲劳过度，到眼科检查。眼科检查眼底发现，患者已发生糖尿病慢性并发症视网膜病变，且医生还告知病史可能已存在多年，眼睛状况不容乐观，将来有失明的可能。患者此前并不知道自己患有糖尿病。据家长反映，该患者就是喜欢喝饮料，从小就有点胖。

（十）儿童青少年糖尿病患者的家长职责

1.保证让孩子接受正规教育　对于糖尿病患儿来说，上学不仅使他们感觉与正常孩子没有什么区别，而且有规律的学习和生活有助于对糖尿病的控制。另外，在学校的大环境中，与同学一起交流学习，有利于孩子的身心健康，提高自信心。越是学习努力的孩子，特别是学习与医学相关的专业，孩子的预后

糖尿病居家调养宝典

会越好。

2. 教会孩子有关糖尿病的自我管理知识　有关糖尿病自我管理的知识很多，孩子不可能一下子掌握，有时需要家长首先学会，然后慢慢教给孩子。儿童青少年糖尿病，既要向患者说明糖尿病的严重后果，以引起足够的重视，又要鼓舞患者树立战胜疾病的信心，激发患者抗击糖尿病的动力，主动学习糖尿病自我管理的知识。只有儿童青少年患者逐渐学会计算热量，合理运动，监测血糖和注射胰岛素等，才能在未来的生活中，良好控制病情，预防或减少并发症的发生。

3. 鼓励糖尿病患儿参加糖尿病集体活动　近年来，各地的糖尿病教育活动竞相开展，形式多种多样。有糖尿病夏令营、糖尿病俱乐部、糖尿病之家、糖尿病之友等，其宗旨都是让患有糖尿病者聚集在一起，通过各种方式在一起相互沟通，相互交流，相互学习。

【病例 7】　**为孩子寻时机找榜样，榜样的力量难以估量。**

甜甜，女，9 岁，1 型糖尿病病史 2 年。从诊断为糖尿病开始，就开始注射胰岛素治疗。因为非常怕针，常因不按时注射胰岛素而被妈妈批评。妈妈经常吓唬她，不注射胰岛素，将来眼睛就会失明，为此，她很难过。某日，甜甜参加了医院组织的糖尿病青少年夏令营，在这里，她见到了一名刚考入医学院的大姐姐，也是一名 1 型糖尿病患者，而且 6 岁开始就注射胰岛素治疗，糖尿病知识知道很多。而且，像她这么大的时候，大姐姐就自己管自己了，大姐姐鼓励她要好好学习。回来以后，甜甜就像变了一个人，一心发愤努力要考大学，将来做医生，自己给自己治病。

> **专家点评：** 鼓励患儿参加糖尿病集体活动，效果显著。甜甜从大姐姐身上看到了希望，当她得知大姐姐发病比自己还早，血糖控制很好，没有发生酮症，更没有失明，学习成绩还很突出。于是便将姐姐作为心中的榜样，榜样的力量是无穷的，增强了甜甜战胜糖尿病的信心。她还与大姐姐成为好朋友，经常交流。所以，家长一定要争取机会让孩子参加类似活动，一次活动产生的效果有时远远大于家长苦口婆心的说教。

4. 不仅重视孩子的身体健康，更要关注孩子的心理健康　据统计，儿童糖尿病患儿的抑郁症患病率约为 27.3%，所以儿童糖尿病患儿的心理问题不容忽视。糖尿病儿童青少年家长要让孩子认识到，自己与其他孩子没有什么不

糖尿病居家调养宝典

同，只是缺少一点胰岛素而已。只要补充胰岛素，别的孩子能做到的自己也能做到。

5. 正确引导糖尿病患儿择业观，长大从事适宜的工作　糖尿病患儿长大后，如果血糖控制良好且没有严重的并发症，可以像正常人一样生活和工作。但由于糖尿病病情所限，应避免从事劳动强度大或危险性高的工作，如高空作业、经常加班、作息时间不规律的工作等，也不适合选择餐饮、饭店、面包房等直接与美食接触的工作。因此，家长应当引导孩子从小努力学习，长大选择自己理想的工作。

（十一）当孩子确诊为糖尿病，家长的态度尤为关键

儿童青少年糖尿病发现时，往往错过了糖尿病前期，发现时往往就被确诊为糖尿病了。

由于年龄的原因，多数儿童青少年糖尿病患者并不重视自己对糖尿病的管理，此时，家长的作用尤为重要，甚至家长的态度可能决定孩子疾病发展的方向。如果，家长能够坦然面对疾病，积极应对，充满信心，科学监管，帮助孩子度过起初几年的重要阶段，孩子的未来依然可以是美好光明的。但是，如果家长采取否认疾病，听之任之，消极悲观，顺其自然的态度，那么，孩子的病情可能会进一步加重，直至出现并发症，不仅严重影响孩子未来的生活质量，产生较高的经济支出，而且寿命有可能大打折扣，间接影响自己的晚年生活。

在突然发现孩子患有糖尿病后，很多家长如五雷轰顶，梦碎、心碎，不知所措。如何在与医护人员有限的接触中，获得最大的帮助，是智慧家长的选择。

1. 抓住各种机会，与医务人员交流　了解自己孩子的病情，其发病的原因，病情的轻重，属于 1 型还是 2 型，目前的治疗方法，所使用的药物名称、作用和副作用，将来可能出现什么问题，如何加以防范，还有哪些治疗方法可以选择，目前最先进的治疗水平，疾病的预后等。对糖尿病了解得越多，了解得越早，将来走的弯路越少。

2. 学习，学习，再学习　糖尿病患者要学习的内容很多，即使再努力，也不可能从医护人员那儿获得所有的知识，这就需要在最初的一段时间学习全面且正确的内容。向糖尿病专科护士或营养师请教，为孩子制订一份合理的饮食计划，了解孩子适合进行哪些运动，购买血糖仪，学会如何监测血糖和注射胰岛素等。有的家长会迫不及待地到网上查阅相关知识，可是很难分清孰是孰非。最好选择临床工作人员编写的糖尿病科普书，对糖尿病知识进行全面、正确的了解。

【病例8】　**两个孩子先后罹患糖尿病，家长值得同情也应当反思。**

　　患者，男，17岁，身高1.78米，视力微弱，因常年不见太阳，脸色苍白，少许的胡须在苍白的脸上显得特别黑。缺乏锻炼的身躯躺在床上又显得特别细长。手里紧紧握着个收音机捂在耳朵边上。腹部还伸出一根长长的管子，是因为不能排尿而从膀胱造的瘘。据患者母亲自诉，孩子的爷爷是糖尿病，儿子是7岁查出糖尿病的，因为控制不好，很快出现了各种并发症。为此，又生了一个女儿，不幸的是，女儿在7岁的时候，也查出了糖尿病。现在，真是愁得要崩溃了。的确，本来想再生一个健康的孩子，给家庭带来希望，没想到，第二个孩子也得了糖尿病。

> 　　**专家点评：**糖尿病孩子的家长不学习，将来会后悔。世上没有后悔药。如果这位家长在儿子患糖尿病的初期，积极学习糖尿病的知识，帮助孩子好好管理糖尿病，或许儿子就不会在这么短的时间内出现那么多严重并发症。如果家长能在儿子患病时，主动学习，了解糖尿病的发病原因除了与遗传有关外，还与后天的生活方式有关，重视糖尿病的预防，不让孩子吃过多的零食、甜食，或许女儿也不会再患上糖尿病。所以，家长一定要学习，将疾病给孩子带来的危害降至最低。

　　3.帮助孩子，养成良好的习惯

　　（1）饮食方面：学习糖尿病饮食热量的计算，了解糖类、蛋白质和脂肪等三大产能物质的种类、热量、需求和结构，使用食品交换份的方法，运用科学的烹饪方法，为孩子制作低热量、营养均衡，结构合理的三餐，以保证每天的热量供给，同时防止热量超标导致血糖升高。在每天孩子上学前，准备好合适的加餐食物，防止出现低血糖。

【病例9】　**儿子血糖难控制，妈妈每天煎鸡蛋。**

　　患者，男，中学生，身高1.72米，体重90千克，发现2型糖尿病2年，口服降糖药并注射1次基础胰岛素治疗。近几个月，患者尿液中微量蛋白39～126毫克/升，属于糖尿病肾病早期。但是，儿子的血糖始终控制不理想，特别是早餐后2小时的血糖居高不下。妈妈很无奈，我每天早晨起来不是给他煎鸡蛋，就是煎菜饼，从来不吃油条和馅饼，也不喝稀饭，血糖就是降不下来。

专家点评：油煎食品热量高，能蒸、炖、煮，不宜煎。家长以为，煎鸡蛋又不是炸鸡蛋，只要不吃炸的就行。所以有时油煎鸡蛋，有时在蔬菜里打上鸡蛋油煎。其实，凡是用油煎的，都会使用较多的烹调用油，油会产生较高的热量，导致血糖升高。一般每人每天的烹调用油量为20～30毫升，午餐和晚餐多有炒菜，如果早餐再用油煎，每天摄入的油脂就会超标。所以，早餐最好采用蒸、煮等方式，如果采用油煎，则要将每天早餐的油脂计算在每天的油脂总量中。

（2）运动方面：因为年龄的原因，儿童每天去幼儿园，有规律的活动时间。随着年龄的增长，坐着学习的时间越来越长，课外运动的时间则越来越短。甚至有的学生反映，老师要求学生下课后不要乱跑，这样孩子白天运动时间除了每周有限的体育课就是上学和放学的路程。回家后，吃饭，写作业，然后睡觉。想要每天晚上拿出一定的时间运动，比较困难。这就需要家长经常督促孩子利用一些琐碎的时间来增加运动量，比如，上下楼梯不要乘电梯，步行代替乘车，课间多走动走动不要坐着不动。晚上学习没有足够的时间外出，家中备上跑步机、哑铃、跳绳、毽子等运动器材，随时供孩子运动。经常向孩子介绍运动对糖尿病的益处，必要时，带着孩子一起运动，从小养成爱运动的习惯。

（3）血糖监测：孩子比较怕痛，不愿意扎手指，长期不测血糖，对血糖变化不了解。血糖低了，容易反复发生低血糖；血糖高了，又容易出现并发症。所以，让孩子认识到血糖监测的重要性和依从性，需要家长做出很大努力。一是购买一款痛苦小、用血少、时间短、准确性高的血糖仪，有利于孩子及时监测。二是监测餐后血糖，对饮食的调节很有指导意义。

【病例10】 **女儿喜欢吃汉堡，怎么劝也不听。**

妈妈每次带着女儿路过快餐店的时候，上小学的女儿就要进去吃点啥，不是汉堡，就是鸡米花，最好再来个派或可乐，妈妈拗不过她，就要求孩子，吃了回家必须查血糖，孩子为了吃自己想吃的，都痛快答应。每次回家查血糖，大人孩子都会吓一大跳，血糖高得离谱。

专家点评：吃完汉堡查血糖，女儿渐渐远离它。孩子知道血糖高了不好，也希望自己的血糖能控制得正常。渐渐地，孩子对汉堡等不那么想吃了。从经常吃改为偶尔吃，最后，干脆不吃了。妈妈说，查血糖这办法真灵，比我说多少次都管用。每次说不要吃，吃了升血糖，可是她看见就想吃。现在好了，发现一吃升血糖这么明显，看见别人吃也不嚷着非要吃了。

（4）口服药物：2 型糖尿病的孩子，刚开始吃降血糖药，经常容易遗忘。早晨和晚上在家里能解决，可是中午的二甲双胍或者阿卡波糖，孩子经常忘吃。因为习惯的养成需要一段较长的时间，特别是孩子与同学一起吃饭，拿出药片总会有点不自然。有的妈妈想到一个好办法，用原来盛糖豆的小盒，只装入每天必须吃的药片。孩子放在衣服口袋里，吃饭时方便吃，还自己调侃是吃"糖豆"。遇到这么爱动脑筋的妈妈，再也不用担心孩子忘记吃药了。

（5）注射胰岛素：注射胰岛素多为 1 型糖尿病的患者或者 2 型糖尿病血糖控制不理想的儿童青少年糖尿病患者，一般一天注射 1 次的可选择晚上固定时间注射，一天注射 2 次的早、晚均可在家注射，只有一天注射 3 次和一天注射 4 次的需要中午注射 1 次，这次注射多需要孩子一人在学校完成。家庭经济条件好的，可使用胰岛素泵治疗；家庭经济状况一般的，可选用无针注射也可选用有针注射。在家里提前把需要注射的剂量调节好，携带两片酒精棉片，30 秒就能完成操作。

【病例 11】 孩子 6 岁查出 1 型糖尿病，妈妈专心照顾孩子。

患儿，男，6 岁那年查出 1 型糖尿病。尽管妈妈是一名护士，但确定这个诊断时，也如同其他妈妈一样，哭了好几天。哭过之后，妈妈想象着孩子的未来，万一将来孩子出现并发症，失明、尿毒症……越想越害怕，心想绝对不能让自己的孩子发展到那一天。因为她知道，如果现在轻松，老了必定很累；如果现在累点，老了才会轻松。所以护士妈妈下定决心，以后的生活中，一切以孩子的健康为中心。从此，不断向内分泌科医护人员请教，渐渐地，她掌握了糖尿病相关的所有知识和最新进展，尽自己最大的努力，帮助孩子管理好糖尿病。

专家点评：家长的付出，得到了很好的回报。这个孩子是非常幸运的，有一位既懂医又智慧的好妈妈。在妈妈的帮助下，孩子的病情得到很好的控制，血糖平稳，从来没有出现酮症酸中毒，也没有出现糖尿病眼病和糖尿病肾病等慢性并发症。随着年龄的增长，孩子渐渐懂事，知

糖尿病居家调养宝典

道妈妈不容易。妈妈鼓励他好好学习，将来妈妈老了，孩子能够赚钱自己养活自己。当孩子接到大学录取通知书的时候，妈妈流泪了。妈妈知道，自己的付出没有白费，儿子的未来是光明的。

孩子罹患糖尿病，家长可能经历的心路历程如下。

（1）否认、怀疑，难以接受现实：多数家长从医生那儿得知孩子患了糖尿病时，并不能马上接受这个现实，而是以各种理由极端否认或脱离与糖尿病的关系。有的家长会说，是不是孩子最近吃甜食太多，血糖才高？或者会问，是不是从他爷爷那儿遗传来的？甚至，有的会怀疑医院的检查结果或医生的诊治水平，到处找人打听，上网查询，寻求名医、更换医院等，力争获得一个相反的结论。

（2）痛苦、悲伤，宁愿替子患病：当经过各种途径都无法改变既定的事实后，家长往往会因为心疼孩子而痛哭流涕。孩子这么小，就要一天扎几次手指测血糖，这个不能吃、那个不敢吃，还要吃药、打针、耽误学习，年纪轻轻就患上了一辈子治不好的病。听医生说，将来控制不好，还可能失明、截肢成为残疾人。越想越不敢想，越想越害怕，再看看眼前的孩子，还不知道怎么回事，越看越心疼。为什么人家的孩子都好好的，偏偏是我的孩子生病？如果能自己说了算，恨不得自己替孩子患病遭罪，让孩子安然无恙。

（3）接受、面对，寻求名医好药：经过一段时间的痛苦挣扎后，家长发现，眼泪对孩子的病于事无补，必须想办法，到大医院，找名专家，给孩子看病、治疗。于是，辗转多家医院，周旋于多位医生，反复询问医生问题。对于医生的每一句话，仔细斟酌，反复推敲，以此了解孩子的病情。希望孩子接受最好的专家治疗，奢望孩子在专家的正确治疗下，能药到病除。

（4）冷静、客观，情绪趋于稳定：经过否认、怀疑、痛苦、悲伤、希望、热情、幻想等体验后，家长发现钱花多花少，病依然在孩子身上。不管舍近求远，远赴外地，寻求名医；还是就在当地，省时省力，看病拿药。医生只能开处方、定方案，最终还需要依靠孩子和自己，学习糖尿病自我管理知识，预防并发症。此时，家长对糖尿病有了正确认识，对糖尿病并发症的防治有了一定了解，开始努力学习糖尿病饮食、运动、血糖监测等知识，走上规范治疗糖尿病的道路。

二、儿童青少年 1 型糖尿病

（一）我国儿童青少年 1 型糖尿病患者约 100 万

每当有患儿被确诊为 1 型糖尿病，家长就会非常难过，这样的病怎么会发生在自己孩子的身上。其实，全球每年新增 0—14 岁的 1 型糖尿病约 86 000 例，全球糖尿病儿童人数已达 542 000 例，我国儿童 1 型糖尿病的患者数位列全球第 4 位，我国儿童青少年（0—14 岁）1 型糖尿病的年发病率约为 1.28/10 万，过去 15 年，我国 0—18 岁儿童青少年 1 型糖尿病的患病率为 96.8 例 /10 万，且逐年在明显增加，1995—2010 年，0—18 岁儿童青少年的患病率增加 101.4%，与美国相比，虽然属于低发病区，但由于我国人口基数大，1 型糖尿病患者数量约 100 万。所以，您的孩子只是百万名孩子中的 1 个。

【病例 1】 糖糖恶心、呕吐，被误诊为胃肠型感冒。

糖糖，女，5 岁，某年冬天，妈妈下班后到幼儿园接她时，老师说，孩子今天没有精神，不爱吃饭，还吐了两次。因班里当时有孩子感冒，也有呕吐症状，糖糖妈妈以为是被传染了，回家后给她吃了一些感冒药，糖糖睡了一晚上。第二天，糖糖早晨不爱醒，尿了床，妈妈发现她脸色发红，呼吸急促，急忙抱着她来到医院，经抽血化验，被确诊为 1 型糖尿病并酮症酸中毒。

专家点评：孩子恶心、呕吐，要警惕糖尿病酮症酸中毒。糖糖在此之前并没有糖尿病病史，妈妈以为就是一次普通的胃肠型感冒。临床上，不少 1 型糖尿病的患儿常以糖尿病酮症酸中毒的形式首次发现并被确诊，不少患儿表现为恶心、呕吐、腹部不适或腹痛，很多家长误以为是胃肠型感冒而延误诊治，甚至误治。所以，当孩子出现不明原因的腹痛、恶心、呕吐等消化道症状时，最好到医院检查，测一下血糖，确诊或排除糖尿病。

（二）1 型儿童青少年糖尿病的病因

1.**遗传因素** 临床发现，糖尿病的确存在遗传倾向。糖尿病患者的后代，更容易患糖尿病。不仅父母一方或双方患有糖尿病，其后代容易得糖尿病，而且糖尿病患者的孙辈或外孙辈也容易患糖尿病。

2. 外界环境因素　外界环境因素可引发机体自身免疫功能紊乱，导致胰岛B细胞的损伤和破坏，胰岛素分泌绝对不足，从而引发糖尿病。病毒感染是最重要的环境因素之一，包括腮腺炎病毒、柯萨奇 B_4 病毒、风疹病毒、巨细胞病毒及脑炎、心肌炎病毒等。除了病毒感染外，环境因素还包括一些化学毒性物质。

3. 饮食因素　有些儿童从小喜欢喝饮料,吃零食和油炸食品,导致体型肥胖,胰岛素用量不足，血糖升高，从而加重胰岛功能衰竭。

另外，有研究发现，非母乳喂养比母乳喂养的孩子患 1 型糖尿病的风险大，因为牛乳蛋白中含有致糖尿病因子，可导致孩子体内发生自身免疫反应。

【病例2】　幼儿2岁患糖尿病，可能与蜂蜜喂养有关。

患儿，男，2 岁，原本与其他孩子没有两样，健康成长。有段时间，不爱吃饭，吃饭就吐，没有精神，睡眠不佳，家长以为消化不好，带孩子到医院检查，消化系统没查出问题，却被确诊为糖尿病。家长难以置信，这么小的孩子怎么会是糖尿病？遂抱着孩子到全国名大医院检查，最终不得不接受这个事实。无独有偶，另外 1 名男孩，4 岁，很能吃，却很瘦，后来因为晚上总是尿床，到医院检查，也被确诊为糖尿病。

专家点评：孩子的胰岛功能很娇弱，不要随意伤害。两个孩子的爷爷、奶奶、父母等均没有糖尿病，经详细询问病史，发现两个孩子有一个共同之处，就是家长经常给他们吃蜂蜜。一位家长说，孩子大便干结，喂蜂蜜是为了通便。另一位家长说，孩子不爱吃饭，加点蜂蜜，孩子就爱吃，而且，经常听专家讲蜂蜜对身体好。这个病例提醒家长，不要随意为孩子增加加工食品，特别是甜食，喝蜂蜜会增加胰腺负担，破坏胰岛功能。幼儿胰岛功能娇弱，要科学喂养。

（三）1 型儿童青少年糖尿病的临床特点

1. 起病较急，常因感染或饮食不当发病，可有家族史。

2. 典型者有多尿、多饮、多食症状；体型消瘦明显。

3. 不典型隐匿发病患儿多表现为疲乏无力、遗尿、食欲下降等。

4. 多伴有酮症，严重时可发生酮症酸中毒，甚至酮症酸中毒昏迷，

20% ～ 40% 的患儿以糖尿病酮症酸中毒急症就诊。

5. 易患各种感染，尤其是呼吸道及皮肤感染，女孩可合并霉菌性阴道炎，且病情反复，不易治愈。呼吸道感染容易反复。

6. 血糖波动较大，容易发生低血糖。

7. 长期血糖控制不满意的患儿有可能发生白内障而影响视力。晚期患儿因微血管病变可出现视网膜病变和肾功能损害等。

8. 空腹或餐后的血清 C 肽浓度明显降低或缺如。患儿胰岛功能低下，常伴有胰岛 B 细胞自身抗体阳性，包括胰岛细胞自身抗体（ICA）、胰岛素自身抗体（IAA）和谷氨酸脱羧酶抗体（GAD）和人胰岛细胞抗原 2 抗体（IA-2A）等自身抗体。

（四）需警惕儿童青少年糖尿病的表现

1. 感冒咳嗽，反复经久不愈。
2. 恶心、呕吐、腹痛等。
3. 口渴，大量饮水或喝饮料。
4. 尿频，夜间尿床。
5. 饭量大，容易饥饿，体型消瘦。
6. 没有精神，疲乏无力，不爱活动。
7. 嗜睡，不易叫醒。
8. 面色潮红，呼吸急促。

> **小知识：夜间尿床**
> 夜间尿床，也就是"遗尿"，是儿童糖尿病的特点。家长若发现孩子经常尿床，要给孩子查查血糖，确定或排除孩子是否患有糖尿病。

（五）1 型糖尿病要特别警惕的急性并发症——酮症酸中毒

酮症酸中毒是一种急性并发症，也是儿童青少年糖尿病最常见的死亡原因之一。1 型糖尿病由于胰岛素缺乏，特别容易发生酮症酸中毒，在发生酮症酸中毒的儿童青少年糖尿病患者中，1 型糖尿病占 2/3。

（六）1 型儿童青少年糖尿病的治疗原则

1. 降低血糖，消除症状。
2. 预防和延缓各种并发症的发生。

3. 提高生活质量，使糖尿病患儿像正常儿童一样健康成长。

（七）1 型儿童青少年糖尿病的治疗方案

以胰岛素治疗为主，饮食治疗为辅。治疗的核心是终身胰岛素治疗加饮食管理。

1. 终身接受胰岛素治疗　胰岛素治疗是 1 型糖尿病治疗能否成功的关键。《中国 1 型糖尿病诊治指南》推荐，儿童 1 型糖尿病，需终身接受外源性胰岛素替代治疗，以维持生命。由于患儿胰岛残余 B 细胞数量和功能有差异，胰岛素治疗也要注意个体化。一般 1 型糖尿病的病程有一定的发展规律，大概要经过四个时期，即起病期→蜜月期→强化期→完全糖尿病期。

（1）起病期：指从患儿出现明显的"三多一少"症状，如多饮、多食、多尿、消瘦到医生做出明确诊断的这段时间。这段时间，患儿全部需要胰岛素治疗。

（2）蜜月期：这个时期，经过胰岛素治疗以后，患儿原有的症状逐渐减轻并消失，血糖控制良好且稳定，患者残留的胰腺岛 B 细胞产生的胰岛素减少了患者对胰岛素的需要量，胰岛素用量逐渐减少并停用，而且孩子可以正常地学习和生活。每当此时，很多患儿及其家长高兴地以为自己的糖尿病已经治愈而疏忽后续血糖监测与治疗，其实，这只是一个暂时的好转阶段。时间长短不一，有的只有几周，有的可以达到 1 年多。

（3）强化期：患者经过蜜月期以后，会逐渐进入糖尿病强化期，此时，患者对胰岛素的需用量可能逐渐或突然增多。如果不使用胰岛素治疗，血糖就会明显升高。

（4）完全糖尿病期：几个月以后，胰岛素的用量才变得比较稳定，最终进入完全糖尿病期。

另外，由于青春期患者生理和心理不稳定，性激素分泌增加，性激素对胰岛素有拮抗作用（性激素可以减弱胰岛素的降糖作用），使青少年糖尿病患者的血糖较难控制。待青春期过后，患者的胰岛素用量会逐渐减少，恢复至青春期前的水平，患者的病情也会变得比较稳定。

【病例 3】　"蜜月期"血糖正常，以为疾病痊愈。

患者，男，12 岁，1 型糖尿病。刚发现糖尿病时，家长一直帮助孩子注射胰岛素治疗，并且注意控制饮食，防止血糖过高。后来，患者的胰岛素用量越来越少，血糖控制得也非常理想且稳定。遵照医嘱使用的胰岛素越减越少，直

糖尿病居家调养宝典

335

至停用胰岛素治疗血糖也不高。全家人非常高兴，以为自己的糖尿病与别人的不一样，别人的糖尿病治不好，自己的糖尿病真的治好了。此后，逐渐放松了对糖尿病的警惕，不监测血糖，也不注意饮食，甚至还会喝饮料。直至再次出现腹痛、恶心、呕吐到医院检查，才发现是糖尿病酮症酸中毒，全家人才如梦初醒，原来是又"犯病"了。

> **专家点评：** 1型糖尿病患者一旦确诊，就不要掉以轻心。其实，不是"犯病"了，而是糖尿病一直存在，只是处于1型糖尿病的"蜜月期"，全家人误以为糖尿病治好了。目前为止，糖尿病仍是世界性难题，只能控制，不能根治。所以，一旦确诊为糖尿病，就要长期坚持监测和治疗，不能松懈。在血糖控制不佳时，要积极查找原因，想方设法控制血糖。在血糖控制良好时，还应监测血糖，保持正确的生活方式，防止血糖升高，千万不能掉以轻心。

【病例4】　从小就患糖尿病，也能获得世界冠军。

　　1993年，年仅19岁的尼克尔·约翰森在大二体检时被告知患有1型糖尿病，将一生需要注射胰岛素才能维持生命。每天多针注射并没有磨灭她对美好生活的渴望，在1999年的美国小姐评选中，她击败所有佳丽获得冠军。美国NBA运动员，史蒂夫·雷德格雷夫，被诊断为1型糖尿病。他也是一边注射胰岛素治疗，一边参加各种比赛，常常取得喜人的成绩。

> **专家点评：** 胰岛素陪伴1型糖尿病患儿的健康成长。发现孩子患有1型糖尿病，家长一定要积极学习有关糖尿病的知识，及时接受医生让孩子注射胰岛素的建议，而不要道听途说做出错误决定而贻误治疗。胰岛素问世前，1型糖尿病的孩子是短命的、痛苦的、悲惨的，直至1921年加拿大医生发明了胰岛素，之后1型糖尿病的孩子才能像正常孩子一样生活、学习，甚至取得骄人的成绩。所以，有了胰岛素的陪伴，1型糖尿病患儿就能健康成长。

【病例5】　孩子怕痛拒绝注射胰岛素，出现昏迷。

　　患儿，男，10岁，因发生糖尿病酮症酸中毒被确诊为1型糖尿病住院治疗，住院期间，使用胰岛素治疗，血糖控制良好。出院回家后，患儿因怕痛拒绝查血糖，也拒绝胰岛素治疗。家长说服不听，又心疼孩子，也没有坚持。开始的几天，孩子无异常，患儿和家长逐渐放松了警惕，觉得不测血糖，不打胰岛素，也没事。某日，患者晨起呼叫不醒，没有反应，家长立即将孩子送往医院抢救，确诊为1型糖尿病酮症酸中毒，已经昏迷。

> **专家点评：** 胰岛素是1型糖尿病的救命药，家长一定要知晓。1型糖尿病患者相对年龄偏小，认知能力和自我保护能力偏低，很多方面需要家长的引导和帮助。当患儿拒绝监测血糖或拒绝注射胰岛素时，家长一定要帮助孩子接受规范治疗。若不能奏效，则到医院寻求医务人员的帮助，可选择造成疼痛感轻的注射工具或针头，学习减轻疼痛的操作技巧等。切不可顺着孩子的意愿，酿成不良后果。因为没有胰岛素，患者是不能生存的。

2. **饮食治疗要保证生长发育的需要** 儿童青少年属于生长发育阶段，要合理制订饮食计划。控制总热量，均衡膳食，既要控制血糖达标，又要保证儿童正常生长发育的需要。要注意保证足够营养，特别是蛋白质的供应。注意维生素和微量元素的供给。

（1）计划饮食，控制总热量，一般儿童按以下公式计算每日的总热量。

每日总热量 =1000 ＋年龄 ×（70 ～ 100）千卡

年龄较小和较瘦的儿童用高热量，年龄较大和较胖的儿童，特别是青春期女孩要用低热量。70 ～ 100 千卡跨度大，可参考以下数值计算，如3岁以下，可按照 95 ～ 100 千卡；4—6岁，85 ～ 90 千卡；7—10岁，80 ～ 85 千卡；10岁以上，70 ～ 80 千卡计算。

（2）均衡膳食，保证足够营养，特别是蛋白质的供应。

应避免高糖高脂食物，多选择高纤维素食物，烹调以清淡为主。每日的总热量中，按糖类占45% ～ 60%，蛋白质占15% ～ 20%，脂肪占25% ～ 30% 的比例计算出所需的糖、蛋白质和脂肪的量。脂肪应是植物油（不饱和脂肪酸），避免肥肉和动物油、油炸食品等。

（3）定时定量，少量多餐，最好是一日三次主餐和三次加餐。

早餐为全日总热量的25%，午餐为25%，晚餐为30%，三餐间2次加餐各占5%，睡前加餐占10%。应注意进正餐和加餐的时间要与胰岛素注射及作用时间相匹配。食物的种类可以根据食物交换份进行灵活交换。

3. **运动治疗要注意个体化** 儿童1型糖尿病患者病情稳定后可参加学校的

各种体育活动。但运动方式和运动量应体现个体化,根据年龄、病情、体力、爱好、时间等进行安排,要量力而行,循序渐进,强度适当、注意安全、持之以恒,防止运动后低血糖。

【病例 6】　女生发现 1 型糖尿病,是否可以运动?

　　患者,女,13 岁,因明显的乏力、消瘦,伴有口渴、多饮到医院检查,血糖 27.6 毫摩 / 升,尿常规显示尿中酮体(++),被确诊为 1 型糖尿病合并急性并发症糖尿病酮症,医生建议立即给予胰岛素治疗。女生自己上网查询,运动能够降低血糖,于是,买来跳绳,有空就跳。结果运动后全身肌肉酸痛,疲乏无力,血糖和尿酮体均未见明显改善。

　　专家点评:有酮体存在,不适合运动。酮体是机体在无氧代谢过程中的酸性产物,此时患者需要休息并积极配合血糖监测和胰岛素治疗,待酮体消失,血糖控制良好且稳定后,可以循序渐进地运动。否则,不仅不利于血糖控制和病情恢复,而且有诱发酮症酸中毒甚至昏迷的危险。因为在酸中毒的情况下,运动会产生更多的酸性物质,所以,运动也不能盲目,一定要在病情许可的前提下进行。

　　4.心理治疗和教育是促进患儿健康成长的关键环节　心理治疗和教育是糖尿病患儿综合治疗非常重要的一部分,社会、家庭、学校应当给予他们更多的关心、支持和爱护,使他们能像正常儿童一样健康成长,接受应有的教育。

　　5.加强血糖监测,观察血压的变化　有的患儿因测血糖时怕痛而拒绝检测,家长要做好患儿的说服和教育工作。糖尿病儿童青少年不乏高血压、血脂紊乱者,有的家长疑惑孩子怎会有高血压,因而不重视血压监测。观察孩子的血压变化非常有必要且有利于预防和早期发现并发症,如眼和肾的并发症。

　　6.定期门诊随访,预防各种并发症

　　(1)多长时间复查 1 次:如果病情稳定,一般患儿至少每 2～3 个月应到糖尿病专科门诊复查 1 次。若发生急性情况,如突然血糖居高不下等,则随时就诊。每次复诊时,要携带血糖记录本,供医生调整治疗方案作为参考。

　　(2)复查什么项目:每次复查,要监测孩子的身高、体重、血压、尿常规、尿糖、尿酮体、空腹血糖和餐后 2 小时血糖及糖化血红蛋白等。每半年或一年查一次血脂、尿微量白蛋白、眼底,以及空腹或负荷后的 C 肽水平等,了解胰岛功能的变化，早期发现糖尿病慢性并发症。

（八）儿童和青少年 1 型糖尿病控制目标

血糖控制要权衡利弊，实行个体化，低血糖风险较高或尚无低血糖风险意识的患儿可适当放宽标准；当餐前血糖和糖化血红蛋白（HbA1c）之间出现矛盾时，则应考虑加用餐后血糖值来评估（见下表）。

儿童青少年 1 型糖尿病的控制目标（美国糖尿病学会标准）

年　龄	餐前血糖（毫摩／升）	睡前／夜间血糖（毫摩／升）	HbA1c（%）	理由
幼儿至学龄前期（0—6 岁）	5.6 ～ 10.0	6.1 ～ 11.1	7.5 ～ <8.5	脆性，易发生低血糖
学龄期（6—12 岁）	5.0 ～ 10.0	5.6 ～ 10.0	<8.0	青春期前低血糖风险相对高，而并发症风险相对低
青春期和青少年期（13—19 岁）	5.0 ～ 7.2	5.0 ～ 8.3	<7.5	有严重低血糖的风险，需要考虑发育和精神健康，如无过多低血糖发生，能达到 7% 以下更好

三、儿童青少年 2 型糖尿病

（一）2 型糖尿病将成为儿童青少年糖尿病的主要类型

随着肥胖儿童的增加，2 型糖尿病呈现上升趋势，逐渐成为儿童青少年糖尿病的主要类型，并且出现一代比一代年轻的现象，即子代发病年龄低于父母。全国 14 个中心的调查显示，2005—2010 年 2 型糖尿病患病率达 10.0/10 万。

（二）易发生儿童青少年 2 型糖尿病的人群

为早期发现糖尿病，对以下情况，应每 3 年筛选 1 次，因为这些人，更容易患糖尿病。

1. 有糖尿病家族史者　父母是糖尿病或有一方是糖尿病，孩子患糖尿病的危险性高，尤其是母亲患有糖尿病者多见。也有隔代遗传情况，即孩子的爷爷、奶奶或姥姥、姥爷有糖尿病，孩子的父母并没有糖尿病，孩子是糖尿病。对于有家族史的 10 岁以上的儿童或青春期，应加强血糖和体重的评估，及早发现血糖有无异常。

2. 肥胖　"小胖墩"是儿童青少年糖尿病的祸根。儿童青少年 2 型糖尿病 85% 以上超重或肥胖。高脂肪、高热量饮食、体力活动减少是 2 型糖尿病发生的环境因素。肥胖尤其是向心性肥胖（腹型肥胖）是 2 型糖尿病发病的主要因素。

【病例 1】　　老人喂养孙辈，有的喂成胖墩。

　　患儿，男，9 岁，身高 150 厘米，体重 65 千克，父母在外地工作，长期跟随奶奶生活。某年夏天，孩子父母发现孩子每天要吃好几支冰糕，且不停地喝饮料，要求孩子以后少吃少喝这些东西，但没有在意。后来，家长再次见到孩子时，发现孩子消瘦明显，夜间经常起床小便，有时还尿床。孩子每天放学一回家先大吃一通，然后躺在床上，不爱活动。家长觉得不对，带其到医院检查，随机血糖 16.7 毫摩 / 升，诊断为 2 型糖尿病。

> **专家点评：**儿童患 2 型糖尿病，与饮食习惯有关。经了解，奶奶心痛孙子，为了让孙子吃饱，变着花样给孩子准备一日三餐，并且家中备有多种零食（如薯片）等随时作为孩子的加餐。为了满足孩子的口味，经常在食物中添加食糖做孩子爱吃的饮食，如糖醋里脊等，也定时带孩子吃肯德基、麦当劳等油炸食品，让孙子高兴；孩子嫌白水没有滋味，爷爷整箱买饮料；孩子喜欢吃炸鸡翅，奶奶隔三岔五做给孩子吃。久而久之，孩子越吃越胖，成了名副其实的"小胖墩"。加上老人为了安全，不让孩子跑出去玩耍，运动不足，逐渐发生了糖尿病。

3. 黑棘皮病　这是儿童青少年 2 型糖尿病的前兆。

【病例 2】　　颈后发黑洗不掉，不是黑灰而是糖尿病的信号。

　　患者，女，14 岁，身高 160 厘米，体重 80 千克，因饭量猛增，体重减轻而到医院检查，确诊为 2 型糖尿病。患者的爷爷、奶奶及爸爸、妈妈等均无糖

糖尿病居家调养宝典

尿病。医生为其查体时发现颈后皮肤发黑，颜色较深，询问发生时间。患者妈妈难以记清从几岁开始出现，只是发现时疑为脏灰，反复清洗也无济于事。临床发现，有黑棘皮病的孩子，将来罹患糖尿病的概率高。

> **专家点评：** 黑棘皮病是糖尿病的前兆，发现时要及时减肥。2型儿童青少年糖尿病多发生于肥胖的孩子，有些孩子颈后也会发黑，这是黑棘皮病的表现，主要为颈部、腋下、肘窝及皮肤皱褶处色素沉着，皮肤呈黑色、粗糙。出现黑棘皮病的患儿将来很有可能会发展为2型糖尿病，家长一旦发现患儿颈后出现难以洗掉的黑色"脏灰"（见右图），应当带其到医院检查，及早减肥，预防糖尿病的发生。

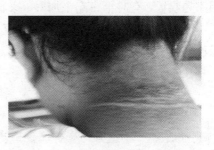

4. **母亲是妊娠糖尿病，孩子将来容易患糖尿病** 孕期营养过剩和营养不合理易导致胎儿过大，出生时新生儿体重越重，将来患糖尿病的可能性越大。如果出生时体重过高，且在生长发育过程中出现肥胖，那么将来就有可能出现糖耐量异常，甚至发展为糖尿病。所以，"糖妈妈"如果想让自己的孩子不患糖尿病，就要在孕期保持体重、控制血糖，并保持稳定。

（三）2型儿童及青少年糖尿病的临床特点

1. 2型糖尿病患儿的发病年龄比1型糖尿病大，多见于10岁以后甚至更大的儿童，10—14岁者占3/4。临床上也发现不乏10岁以内的2型糖尿病患儿。

2. 多见于肥胖儿童。发病较隐匿，发病初期超重或肥胖，多数患者早期高血糖症状不明显，以后逐渐消瘦。较少发生酮症酸中毒，不易得到及时诊断。

3. 有2型糖尿病家族史，患儿的祖父、祖母、外祖父、外祖母或父亲、母亲等中的一位甚至多位患有2型糖尿病，尤其是母亲患有糖尿病者。

4. 部分患儿伴有黑棘皮病，表现为颈部、腋下、肘窝及皮肤皱褶处呈黑色、粗糙。青春期少女容易合并多囊卵巢综合征。

5. 儿童青少年2型糖尿病的发病机制像1型糖尿病一样，也与胰岛素抵抗和胰岛B细胞功能减退有关。

6. 患儿在确诊为2型糖尿病的同时要注意检查是否存在慢性并发症或代谢异常，包括高血压、血脂异常、微量白蛋白尿、眼底病变等，以及睡眠呼吸障碍、脂肪肝等疾病。青春期少女还应注意有无合并多囊卵巢综合征等。

7. 起病隐匿、症状不明显，开始治疗时，多无须使用胰岛素治疗、较少发生酮症酸中毒。

【病例3】 **15 岁出现典型的"三多一少"症状，诊断为 2 型糖尿病。**

患者，男，15 岁，半年前出现典型的糖尿病"三多一少"症状。患者放学回家先吃饭，有时半夜起来加餐，家长以为是青春期发育"长个儿"，没有在意。近 1 个月来，发现患者大量喝水，又频繁小便。而且喜欢喝饮料，买来大瓶可乐放到冰箱冷藏，然后很快被喝光。这才引起家长的重视，难道是得了糖尿病？

> **专家点评**：2 型糖尿病逐渐年轻化，要正确区分。患者的父母立即上网查询，越看越像糖尿病，越看越害怕，毁了，孩子以后就要一辈子注射胰岛素了。经医院检查，孩子确实是患了糖尿病，却不是 1 型糖尿病，而是 2 型糖尿病。所以，并不能以年龄大小和血糖高低作为判断糖尿病患者疾病类型的主要依据，因为 2 型糖尿病越来越年轻化，甚至 7—8 岁的儿童也有。当然，不管是 1 型还是 2 型，家长一定要正确面对，因为尽管部分 2 型糖尿病可能暂时不需要注射胰岛素，随着病程的进展，将来也有可能需要胰岛素治疗。只要大人、孩子共同努力，积极面对，1 型、2 型糖尿病均能达到理想的治疗效果。

（四）儿童青少年 2 型糖尿病的诊断和预防

儿童青少年 2 型糖尿病的诊断与成人 2 型糖尿病的诊断标准是一致的。

1. 预防糖尿病，应从娃娃抓起　通常糖尿病的发病与年龄有关，多发生于 45 岁以上的成年人，随着年龄的增长，糖尿病的发病率越来越高。但是，大量事实证明，糖尿病并不是成年人的专利，糖尿病的发病越来越趋向年轻化，不仅二三十岁，甚至十几岁，不到十岁的孩子罹患 2 型糖尿病的也不少见，并且呈现逐渐上升的趋势。

过去，儿童以 1 型糖尿病多见，现在越来越多的小孩也会患 2 型糖尿病。这与我国人民生活水平的提高有着密切的关系，加上爱子心切的父母们严格遵循"苦什么也不能苦了孩子"的思想。家庭条件优越的家长，为了从小培养孩子健壮的身体，可谓绞尽脑汁，变着花样为孩子增加营养。家庭条件一般的家长，宁可自己不吃，也不能让孩子受委屈。有的家长，只要是孩子爱吃的东西，就拼命往家买，孩子津津有味地吃，家长美美地看着，从不考虑多吃的危

糖尿病居家调养宝典

害，使孩子的胰岛功能过早承受了不能承受之重，致使过去原本要等到中老年才出现的糖尿病，过早地发生在孩子身上。所以，预防糖尿病，必须从孩子抓起。

2. 远离不良习惯，预防糖尿病　发生儿童青少年2型糖尿病的孩子，多存在以下一项或几项不良习惯。远离这些不良生活方式，就有可能远离糖尿病。

（1）喜欢吃零食：零食花样繁多，商家想尽各种办法，推陈出新，创造各种色、香、味俱佳的零食，满足儿童青少年的口味，赢得他们的喜爱。如果冻、小香肠等。夏天还有冰糕、冰激凌等冷饮。

（2）喜欢吃肉食：各种肉类，如猪、牛、羊、肉、鸡肉等，烤肉串、炸鸡柳、烤鸡、排骨米饭、辣子鸡、红烧肉、糖醋里脊等。

（3）喜欢吃甜食：各种零食美味可口、琳琅满目，如糖果、蜜饯等含糖量高；各种派、面包、饼干、点心等，不仅含糖量高，而且反式脂肪酸高。越是香甜可口、酥软的蛋糕，热量越高。

【病例4】　学霸女儿喜欢吃蛋糕，每次考好就奖励。

患者，女，12岁，从小聪明好学，成绩在班里名列前茅，家长以此为荣，提起孩子的学习成绩，非常自豪。女儿还有一个嗜好，就是特别喜欢吃奶油蛋糕，家长认为，奶油属于高蛋白，有营养，每次孩子考完试，都奖励孩子吃蛋糕，一方面是给孩子以鼓励，另一方面孩子考试累了，也可以给孩子补充营养，期望孩子将来出人头地。没想到，在孩子12岁那年，查出了糖尿病。

专家点评：家长要学习营养知识，糖尿病防治人人皆知。经检查，孩子不仅血糖高，还伴有血脂高。很多家长，特别重视给孩子的营养供给，却忽视了某些疾病的预防，甚至结果以为如此补给营养是正确的，结果起到了适得其反的作用。有时，越是重视营养，越容易造成孩子发胖，发生糖尿病等。所以，重视营养需要有正确知识的指导，要学习基本的医学科普知识，不要把无知的爱变成对孩子的无奈悔恨。

（4）喜欢吃拌饭：现在的儿童青少年，从幼儿时期开始，家长或幼儿园经常给孩子选择米饭作为主食，然后把炒菜或菜汤加到米饭中搅拌食用。孩子不会使用筷子或使用不灵便，这样可用勺子挖着吃。菜汤中的油、盐热量高，长期过多摄入，就会导致热量超标。

（5）喜欢吃西餐：随着肯德基、麦当劳的引入，中国的小胖墩日益增多。

（6）喜食油炸食品：油炸食品，如炸香肠、炸鸡翅、炸鸡腿、炸里脊、炸鸡柳、炸豆腐、炸鹌鹑蛋、炸油条、炸馅饼、炸糕等，因香甜可口，香气扑鼻，儿童青少年难以抗拒它们的诱惑，多喜欢吃。多吃肉类和油炸食品，容易导致热量超标，脂肪和蛋白质摄入过多，而造成三大物质营养不均衡。

（7）喜欢喝饮料：各种饮料相对白开水口味甜美，一些儿童和青少年把饮料当水喝，常常是可乐不离手，甚至每天只喝饮料，不喝水。果汁、可乐、雪碧等是高热量饮料，不仅增加热量的摄入，而且会导致体重增加，发生肥胖。

【病例5】　从小喜欢喝饮料，长大糖尿病"跑不了"。

　　患者，女，其爷爷和父亲均是2型糖尿病患者。女孩从三四岁开始，就尝到饮料的甜头，喜欢喝饮料，不喜欢喝水，饮料就是女孩的水。女孩是家中独生子女，父母觉得，既然孩子喜欢喝，一天也喝不了几瓶，家里又不是买不起，所以，想喝就喝吧。后来，女孩感觉口渴得厉害，经常口干，甚至有一种舌头拉不动的感觉，家人为其查了血糖，随机血糖19.7毫摩/升，赶快到医院检查，结果确诊为2型糖尿病。医生说，没有家族史的孩子，每天这样喝饮料，都很容易患糖尿病；有家族史的，再天天喝饮料，那糖尿病根本"跑不了"。

> **专家点评：**全家三代糖尿病，源于对糖尿病的轻视和无知。爷爷和父亲都是糖尿病，按理说，家有糖尿病家族史，应该高度警惕，提前预防糖尿病。但是，爷爷和父母对糖尿病的发展和危害并没有完全了解，因为爷爷70多岁才发病，且没有出现严重的并发症，父亲45岁发病，现在注射胰岛素治疗，也没有出现严重问题。爷俩没药了就到医院开药，也不注意控制饮食，从来不看有关糖尿病的书籍，既不知道糖尿病慢性并发症的严重性，也不了解糖尿病的基本防治知识。所以，发现糖尿病以后，一定要学习糖尿病知识，对自己的疾病控制好，对下一代的疾病预防也好。

> **小知识：可乐型糖尿病**
> 　　临床发现不少儿童青少年糖尿病患者，几乎天天喝饮料，不爱喝水，每天1～2瓶容量不同的可乐，最终患上糖尿病。也有部分成年人喜欢喝可乐，导致血糖高或糖尿病。临床把这种主要因喝饮料而罹患糖尿病的，称为可乐型糖尿病。

糖尿病居家调养宝典

（8）喜欢吃软食：这里的软食主要指容易咀嚼和消化的食物，如喜欢喝稀饭、吃烂面条、吃馄饨、喝疙瘩汤，不爱吃硬火烧、煎饼等干硬的食物。

（9）喜欢吃外卖：外卖为增加销量，招揽顾客，放料多，口味重，很多小孩吃过外卖以后，就不喜欢吃自己家中的饭。早饭在路边小店买豆腐脑、油条、馅饼或面包；中午叫外卖，吃排骨米饭、黄焖鸡米饭、米线等高热量食物。晚上回家，家长都会给孩子多做几道孩子喜欢吃的菜，少不了鱼、肉等蛋白质丰富的菜品，孩子难免吃多，造成营养过剩。

（10）喜欢在家里：现在的很多小孩，不太像喜欢户外活动，冬天怕冷，夏天怕热，而是喜欢待在家里看电视、玩游戏。这种坐着不动与跑来跑去相比，消耗热量低，久而久之，容易发生肥胖。

3. 出国的孩子患糖尿病的风险增加　近年来，在新发现的青少年糖尿病患者中，出国学习的青少年越来越多，特别是赴欧美学习的青少年患病率相对比较高，可能与以下几个因素有关。

（1）种族不同，基因不同：欧美人不管是白种人还是黑种人，都是得体格壮大，膀大腰圆，身强力壮。而我们中国人，皮肤黄，相对身材矮些，势单力薄。这是因为我们与他们的基因不同。

（2）饮食习惯不同，口味不同：欧美人以肉类和甜食为主，而且肉类以牛肉为主，主食以面包、蛋糕等甜食为主，油脂类常吃黄油等高脂肪类，即使吃菜也要放上沙拉酱，烹饪方法比较单一，偏向于油炸，如炸薯条、炸鸡块等，饮品以甜饮料和咖啡为主。油炸、甜食、沙拉酱、黄油、饮料、咖啡等均属于高热量饮食。而我们的烹饪方式多种多样，蒸、煮、炖、拌、炒煎、炸等，同一种食材能做出十几个甚至几十个花样，热量有高有低。我们的主食以馒头、米饭等未加工食品为主，炒菜多用植物油。所以，习惯了国内热量适中的青少年，突然更换以往的生活环境，随之改变为高热量的饮食习惯，无疑会给有限的胰岛功能增加无限的负担。

（3）无人监管，经常熬夜：在家时，孩子不睡觉，时间晚了，家长会催促。到了外面，孩子就真的自由了，想玩到几点就玩到几点，想学到几点就学到几点，没人能管，家长也是鞭长莫及。自控力稍差的孩子，就可能养成晚上边吃边玩、边吃边学、吃了不动、晚睡晚起的不良生活习惯。随着时间的延长，体重逐渐增加，发生肥胖，离糖尿病就越来越近。

（五）儿童青少年 2 型糖尿病的治疗目标

治疗同成人 2 型糖尿病，但治疗目标因年龄不同而有所不同。

1. 维持标准体重。通过饮食控制和体育锻炼，逐渐达到并维持标准体重。既要保证正常生长发育的需要和机体的代谢功能，又要注意避免肥胖和超重。

2.使血糖处于正常水平。我国指南提出，理想的治疗是控制血糖和糖化血红蛋白（HbA1c）正常，血压和血脂正常。在避免低血糖的前提下，空腹血糖<7.0毫摩／升，HbA1c尽可能控制在6.5%以下。确保血糖控制达标，防止症状性高血糖和频发的低血糖的危险。

3.防止、减少或延缓糖尿病相应的急、慢性并发症。

4.改善高血压、高血脂、非酒精性脂肪肝等代谢紊乱。

下面是国际儿童及青少年糖尿病的治疗目标（见下表）。

儿童及青少年国际糖尿病协会指南

控制水平	理想	恰当	较差	高危
临床评价 高血糖	无	基本正常或偶高	糖尿病症状	并发症的症状（生长落后，青春期延迟，微血管病变等）
低血糖	无	偶有发生，轻度	频繁发作，较重	频繁发作低血糖，可昏迷
生化评价 血糖（毫摩／升） 空腹及餐前	3.6～6.1	4.0～7.0	＞8.0	＞9.0
餐后血糖	4.4～7.0	5.0～11.0	11.1～14.0	＞14.0
夜间血糖	3.6～6.0	＞3.5	＜3.6或＞9.0	＜3.0或11.0
糖化血红蛋白（%）	＜6.5	≤7.6	7.6～9.0	≥9.0

【病例6】 高考前期越来越瘦，疑是压力大所致。

患者是三年前参加高考的，当时父母觉得孩子晚上经常复习到很晚，很辛苦，所以每天想方设法，做各种美食，给孩子增加营养。每次孩子都会吃不少，可是体重却越来越轻，而且感觉疲乏无力，父母认为是压力太大，劝孩子注意休息。可是，高考很重要，孩子想通过努力，考取理想的大学。所以，每天晚上还会喝咖啡提神。

专家点评：高考结束依然吃了不长肉，才发现是糖尿病的缘故。高考结束以后，大家以为这下可以好好放松一段时间了。孩子每天吃了就躺在沙发上看电视，或者坐在电脑旁打游戏。可是，孩子的体重不但没有像家长期望地那样胖起来，反而更瘦了。父母觉得不对，带孩子到医院检查，就被确诊为糖尿病。医生说，孩子可能在高考前甚至更早，就已经患糖尿病了。只是，因为没有检查，所以没有及时发现。

（六）儿童青少年 2 型糖尿病的治疗措施

1. 健康教育　合理的生活方式对病情的控制非常重要。要学习合理的生活方式包括哪些内容，自己的生活方式存在哪些不合理的地方，并加以改变。不仅患者本身需要学习，患者的家长更应该主动学习，以帮助年幼的患者，逐步掌握科学饮食、合理运动、心理调适等知识和技能。

2. 饮食治疗　饮食治疗的原则应遵循维持标准体重，纠正已经发生的代谢紊乱，如高血压、血脂异常等，以及减轻胰岛 B 细胞的负担的原则。控制总热量，对于 6—12 岁的儿童，每天的热量应控制在 900～1200 千卡，一般不要超过 1200 千卡。但是，随着年龄的增长，身体所需要的热量也需要相应地增加，对于 13—18 岁的青少年患者，每天的总热量可超过 1200 千卡。饮食结构也要保证科学合理，特别是糖类与儿童青少年大脑能量的供给有关，每天摄入的糖类占 55%～60%。摄入的蛋白质占总热量的 15%～20%，摄入的脂肪占 25%～30%。

运动量大的儿童总热量可以适当增加，但要防止肥胖。具体每个孩子吃多少总热量，最好找糖尿病教育护士或营养师结合孩子的病情、年龄、胖瘦、运动等制订个体化饮食方案。

【病例 7】　**吃饭不多，血糖不降，体重不减。**

患者，男，14 岁，发现糖尿病 1 年，妈妈每天负责早餐和晚餐，中午孩子在学校就餐。口服二甲双胍治疗。但是，经过一段时间的治疗，复查时发现，患者的血糖一点没降，而且体重和血脂均有上升。家长疑惑，为什么吃得那么少，治疗还没有效果？

专家点评：偷吃零食，一天三次，家长不知。经与孩子单独交流，孩子承认在课间，会到学校的小卖部买零食吃，平均一天三次，以糖果为主。

为此，家长非常生气。其实，这并不能完全责怪孩子，因为孩子两餐之间容易出现低血糖，有饥饿感，就需要进餐。若是家长提前准备好加餐食品，就可以及时解决孩子的饥饿感，也能预防低血糖。

3. 运动治疗 运动治疗有利于减轻体重，增加胰岛素的敏感性，从而良好地控制血糖，并有利于促进身体的生长发育。运动方式和运动量要体现个体化的原则，根据患者的性别、年龄、体型、体力、运动习惯和个人爱好等不同，选择并制订适当的运动方案，以达到患者能够长期坚持的效果。每周至少 5 天，每天进行 30 分钟以上的运动，运动的方式可以是快走、慢跑、跳绳、游泳、沙袋、杠铃等，也可以是游泳、踢毽子、骑自行车等。

4. 药物治疗 药物的选择应用基本上与成年人相同。

（1）首先采用饮食和运动等生活方式干预治疗，若 2 ～ 3 个月，血糖不能达标，可启用药物治疗。根据血糖情况，可单用药物治疗，如二甲双胍，也可以单用胰岛素治疗，如采用基础胰岛素或餐时胰岛素治疗，或者两者同时联合使用，以确保儿童青少年的生长发育。

（2）二甲双胍从小剂量开始，逐渐增加剂量。二甲双胍每片是 500 毫克，可从每天片开始，每天早、晚各半片，饭后服用，每周增加 1 片，3 ～ 4 周的时间增加到每天 2 次，每次 2 片（1000 毫克）。

（3）胰岛素治疗：可采用每天一次的中效或长效胰岛素，如长秀霖、来得时及诺和平中的任意一种。对于 6 岁以下的儿童，最好选用诺和平治疗。从小剂量开始，一般 0.25 ～ 0.50 单位 / 千克，如，一个 60 千克的患者，则起初使用胰岛素的剂量就是，（0.25 ～ 0.50）×60=15 ～ 30 单位，以后根据血糖情况，进行调整。

（4）出现严重高血糖或酮症酸中毒的患者，必须立即采取胰岛素治疗，包括短效胰岛素或与基础胰岛素联合使用。可采取胰岛素强化治疗，或选择无针注射器及胰岛素泵等治疗。

（5）由于口服降糖药物的疗效和安全性都未在儿童身上进行过全面评估，美国食品药品管理局仅批准二甲双胍用于 10 岁以上的儿童患者，目前还没有足够的证据表明，其他的降血糖药可用于儿童糖尿病患者。儿童青少年糖尿病患者的用药也要体现个体化的原则，因人而异，对于超重或肥胖的患者，可首选二甲双胍治疗，二甲双胍与磺酰脲类降血糖药相比，不容易发生低血糖，而且能够减轻体重，降低糖化血红蛋白水平，对于合并血脂异常的患者，二甲双胍还能降低三酰甘油的水平。

5. 血糖监测　　2 型糖尿病患儿也需要通过自我血糖监测，来了解血糖的变化和治疗效果。监测血糖以空腹血糖和餐后 2 小时血糖为主，监测的频率根据病情及治疗而有所不同。对于血糖不达标并使用胰岛素治疗者，监测应勤快一些，至少 2～3 天监测五点血糖；对于血糖达标且稳定，不使用胰岛素者，可 1 周监测 1 天血糖。糖化血红蛋白也是如此，根据血糖情况，每年 2 次，或每两三个月 1 次。

6. 定期复查　　定期复查很重要，可及早发现并发症前兆并加以预防，防止慢性并发症的发生。复查的内容包括身高、体重、血糖、血脂、血压、糖化血红蛋白，必要时，可查眼底及尿白蛋白等。

附：上学期间 1 周食谱

上学期间为确保儿童青少年的正常生长发育，既要注意避免热量摄入过多，又要保证不产生饥饿感，以免影响学习效果。首先要保证饮食结构的合理，每餐一定要有糖类，也必须有适量的蛋白质，更要有少许的油脂和丰富的维生素。当然，这需要根据孩子的年龄、体型、活动量等调整。

◆周一
早餐：鲜牛奶 1 袋 + 煮鸡蛋 1 个 + 馒头 1～2 两 + 凉拌木耳 1 两
加餐：橘子 1 个（2 两）
午餐：玉米饼子 1～2 两 + 瘦猪肉 2 两 + 青菜半斤 + 海米冬瓜汤 +1 勺油
加餐：黄瓜 1 根
晚餐：米饭 1～2 两 + 蛤蜊（2 两）炒豆角（4 两）+1 勺油
◆周二
早餐：豆浆 1 份 + 煮鸡蛋 1 个 + 火烧 1～2 两 + 凉拌白菜丝
加餐：西红柿 1 个
午餐：米饭 1～2 两 + 炖巴鱼 3 两 + 清炒小油菜半斤 +1 勺油
加餐：苹果 1 个（2 两）
晚餐：馒头 1～2 两 + 肉丝（1 两）炒芹菜（半斤）+1 勺油
◆周三
早餐：荷包蛋（带汤）1 个 + 煮玉米 1 个 + 凉拌菠菜
加餐：桃子 1 个
午餐：硬面火烧 1 个 + 豆腐（2 两）炒海带（半斤）+ 蘑菇汤 +1 勺油
加餐：西红柿 1 个
晚餐：杂粮馒头 1～2 两 + 瘦肉炒青椒 3 两 +1 勺油
◆周四
早餐：豆浆 1 份 + 鹌鹑蛋 6 个 + 烙饼 + 凉拌萝卜丝（白 + 红）

加餐：核桃 2 个

午餐：米饭 1～2 两 + 烤鸡腿 1 个 + 醋熘白菜半斤 +1 勺油

加餐：苹果 1 个（2 两）

晚餐：山菜包子 + 紫菜汤 + 半勺油

◆周五

早餐：煎鸡蛋 1 个 + 全麦面包 2 片 + 鲜牛奶 1 袋 + 凉拌大头菜

加餐：黄瓜 1 根

午餐：馒头 1～2 两 + 瘦肉（2 两）炒芸豆（半斤）+ 西红柿鸡蛋汤 +1 勺油

加餐：火龙果半个（3 两）

晚餐：玉米饼子 + 萝卜丝（半斤）炖大虾（3～5 只）+1 勺油

◆周六

早餐：豆浆 1 份 + 茶蛋 1 个 + 煎饼 + 凉拌芹菜叶

加餐：花生米 20 粒

午餐：米饭 + 排骨炖萝卜 + 蒜蓉菠菜 +1 勺油

加餐：柚子 3 两

晚餐：西红柿炒鸡蛋 + 清水煮面 + 半勺油

◆周日

早餐：海参 1 个 + 荷包蛋 1 个 + 蒸山药（或土豆、南瓜）+ 凉拌黄瓜

加餐：梨 1 个（2 两）

午餐：清蒸鱼 3 两 + 炒茄子 + 粗粮馒头 + 菠菜汤 +1 勺油

加餐：核桃 2 个

晚餐：三鲜饺子 + 凉拌生菜 + 半勺油

（朱月华　杨　珊　徐晓玮　张　英）

第 18 章　老年糖尿病

一、什么是老年糖尿病

老年糖尿病是指年龄≥60岁（WHO界定≥65岁）的糖尿病患者，包括60岁以前诊断和60岁以后诊断的糖尿病患者。根据《2016年国民经济和社会发展统计公报》的数据，我国60岁以上老年人口有2.3亿，占总人口的16.7%；65岁以上人口1.5亿，占10.8%。我国老年糖尿病占总体糖尿病的60%以上，也就是说每5位老年人中就有1位是糖尿病患者。所以，老年是糖尿病防治的重点人群。

二、老年人易患糖尿病的因素

1. 生理因素　老年糖尿病有很强、很广泛的遗传异质性，属多基因遗传性疾病。我国糖尿病的发病率越来越高，原因之一就是我们体内存在一种被叫作"节约基因"的物质。这种物质是人类进化过程中，为了适应食物不足的恶劣环境，形成的一种能调节能量的基因。当摄入食物充足时，这种基因就会使人发胖，导致胰岛素分泌缺陷和胰岛素抵抗，成为老年糖尿病的重要因素之一。

2. 身体因素　老年人各项生理功能减退，新陈代谢减慢，糖在体内的代谢比较缓慢；体力活动减少，体育锻炼不足，糖在体内的利用也减少；摄入过多的脂肪、热量而代谢功能减弱，从而导致体重增加。另外，老年人身体组织中胰岛素受体的数目减少，胰岛B细胞分泌胰岛素延迟；以及与糖代谢密切相关的器官（如肝脏等）功能减退均与老年人易患糖尿病有关。

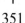

3. 疾病因素　由于老年人身体各种功能减退，多伴随某种或多种疾病，如高血压、血脂紊乱、心脑血管疾病等，这些因素，均会增加老年人罹患糖尿病的风险。而且，许多疾病需要长期服用药物治疗，某些药物如糖皮质激素、甲状腺素、噻嗪类利尿药、干扰素等还可降低葡萄糖耐量，促进或诱发糖尿病的发生，使糖尿病患者越来越多。

4. 其他因素　老年人文化水平相对较低，心理压力过大，传统思想严重，不易接受新知识，很多老年人已养成了吸烟、喝酒、吃剩饭等不良生活习惯，对糖尿病的发生有一定影响。

【病例】 宁可吃掉也不倒掉，导致肥胖超重。

患者，女，农民，63 岁，2 型糖尿病病史 5 年，无糖尿病家族史。患者长期在家务农，为看孙子到城市儿子家居住。儿媳为保证孩子营养，经常买回各种食品，做饭时三菜一汤，每次都会剩下饭菜。为避免浪费，患者尽量吃掉，包括菜汤也加点水喝到肚子里。有时，孙子吃剩的蛋糕、饼干等，也填到自己嘴里。天长日久，患者出现体重超标，之后发现血糖升高。

> 　　专家点评：常吃剩饭，吃出糖尿病。节约粮食是中华民族的传统美德，这种思想在老年人的思想中根深蒂固，尤为突出。特别是一些农民兄妹，一年四季辛苦劳作，更知道每一粒粮食来之不易。患者从小在贫穷的农村长大，家境贫寒，不舍得浪费可食之物。但是，摄入过多剩饭，特别是隔夜饭，对身体极为不利，剩饭中的亚硝酸盐甚至有致癌的危险。所以，最好的办法就是吃多少买多少；吃多少做多少，尽量不要剩饭。

三、老年糖尿病的特点

老年糖尿病与非老年糖尿病相比，有其自身的特点。

1. 患病率高，以 2 型糖尿病为主　2007—2008 年我国流行病学调查数据显示，老年糖尿病的患病率为 20.4%，2010 年为 22.86%，另有数量相近的糖耐量减低人群。老年糖尿病绝大多数（约 95%）属于 2 型糖尿病。

2. 异质性大，差异悬殊　每名老年患者的患病年龄、病程长短、身体基础健康状态、各脏器和系统功能、并发症、合并用药情况、经济情况、医疗支出、治疗意愿、预期寿命等，差异很大。

3. 症状不典型，容易误诊漏诊　老年糖尿病起病隐袭，较少出现典型的"多饮、多食、多尿、体重减轻"等症状，约 50% 的患者不会出现任何自觉症状。由于老年人身体感觉器官功能减退，且常合并其他系统疾病，导致糖尿病症状常被其他疾病症状所掩盖，容易漏诊或误诊。

4. 要重视全面评估，正确筛查　60 岁以前确诊的老年糖尿病患者，糖尿病病程相对较长，所以，合并糖尿病慢性并发症的比例相对高。相对而言，对于60 岁以后新发的糖尿病患者，存在糖尿病慢性并发症的比例相对较低，且因病程短，血糖比较容易控制，但多合并代谢异常及脏器功能受损的情况。所以，对于老年糖尿病，必须进行全面评估，综合分析，并加强对并发症的筛查。

老年糖尿病并发症多，由于各种反射减退，病情有时非常严重了，患者自我感觉不明显，不易察觉，存在一定的危险性，容易发生意外。

5. 心、脑血管并发症是致残、致死的主要原因　老年糖尿病患者常伴有多种动脉粥样硬化性心血管疾病危险因素，如肥胖、血脂异常、高血压、高尿酸血症、高凝状态、高同型半胱氨酸血症等，心、脑、下肢血管病变的患病率高。心、脑血管并发症是导致老年糖尿病患者死亡的主要原因，约 80% 的老年糖尿病患者死于心血管病并发症。与非糖尿病老人相比，老年糖尿病患者大血管病变具有病变广泛、严重、临床症状轻或缺如的特点，所以心脑血管的发病率更高、发病更早、病情更严重。

6. 易发生高渗性昏迷和乳酸性酸中毒　老年糖尿病患者的严重急性代谢并发症常为高血糖、高渗状态，容易发生严重脱水，诱发糖尿病高渗性昏迷，死亡率高，是老年糖尿病所特有的危重并发症。

老年人因肝肾功能减退、心肺功能异常，加上老年人机体清除率下降等易发生乳酸酸中毒，尤其是应用苯乙双胍者。所以，70 岁以上的老年糖尿病患者服药应谨遵医嘱。

7. 对低血糖的耐受力低，发生低血糖更危险　老年糖尿病患者发生低血糖的风险增加，且对低血糖的耐受性差，更容易发生无意识低血糖、夜间低血糖和严重低血糖，出现严重不良后果。另外，老年人患病种类多，一些病症可能促进低血糖发作或掩盖低血糖一些症状。最值得注意的是老年人感觉迟钝，常常发生无症状性低血糖，不易及时发现，所以很难做到及时救治。对于合并或并发动脉粥样硬化及心脑血管病变者，容易诱发心肌梗死、脑血管意外而危及生命。长期反复低血糖，可能导致老年性痴呆，甚至死亡。

【病例】 糖尿病肾病患者发生低血糖，诱发急性心力衰竭

患者，女，糖尿病病史近20年，因糖尿病早期未重视，没有接受规范治疗，发生糖尿病视网膜病变、糖尿病肾病，伴有冠心病等慢性并发症。某日，注射餐前胰岛素后，患者食欲较差，进食量少。过了一段时间，患者突然出现心慌、头晕、出冷汗，继而诱发急性左心衰竭，经积极抢救治疗，转危为安。幸亏是发生在住院期间，救治及时，否则，后果不堪设想。

> **专家点评：**严防低血糖，保证生命安全。糖尿病肾病是糖尿病患者的严重慢性并发症，凡是发生糖尿病肾病的患者，多合并冠心病、糖尿病视网膜病变、糖尿病神经病变等并发症，所以，糖尿病肾病很少是孤立存在的。发生糖尿病肾病的患者病情复杂，必须多加小心。注射胰岛素以前，要提前了解患者的食欲和食量，灵活调整胰岛素剂量。注射后，必须在规定的时间内，保证适量的饮食，特别是饮食中的糖类。如果注射后，患者拒绝进食或进食极少，要严密观察血糖的变化，根据血糖情况，可给予口服高渗糖加以预防，必要时可通过静脉补充。

8. **神经病变随年龄增长而增加，容易出现下肢病变** 老年糖尿病患者由于病史较长，周围神经病变和自主神经病变随着年龄的增长而增多。并发症较多，易导致微循环障碍，下肢血流缓慢，神经感觉异常，出现下肢无力、行动不便，感觉麻木、易受伤、破损、感染等，从而发生糖尿病足。

9. **抵抗力低，容易合并感染** 老年糖尿病患者抵抗力低、血糖高，很容易合并感染。感染反复发作，迁延而不易治愈。严重者多处感染并存，且感染不易控制。

10. **生理功能减退，生活质量下降** 随着年龄的增长，老年糖尿病患者日常生活能力下降，听力、视力、认知能力、自我管理能力、运动能力及耐力等均有所下降。加之肌少症及平衡能力下降，更容易出现运动伤及跌倒等意外。特别是老年糖尿病患者白内障、视网膜病变和青光眼的发病率明显增加，视力较差，生活质量下降。

11. **多病共存，病情复杂** 老年糖尿病患者发病时往往已经存在某些老年慢性疾病，常同时罹患多种疾病，病情复杂，且较严重，互为影响。因病情需要，常需要服用多种治疗药物，需要关注和了解药物之间的相互作用和影响，避免不良反应。部分患者同时罹患肿瘤或消化、呼吸等其他伴随疾病，这些都将影响老年糖尿病患者的治疗、预后和生活质量。

12. 自我照顾能力下降，家庭支持力度不够 老年糖尿病患者因退休后经济收入减少、社会地位偏低、家庭支持力度不够、医疗保健得不到保障等原因，存在明显的认知功能障碍和与年龄相关的活动功能障碍等。

四、老年糖尿病的治疗目标

目前，老年糖尿病的诊断标准与世界卫生组织制订的成人糖尿病诊断标准相同。老年糖尿病的治疗目标是减少急、慢性并发症导致的伤残和早亡，改善生存质量，提高预期寿命。

1. 老年人糖尿病患者的治疗目标与一般成人糖尿病相似 尽管血糖控制是重要的，但减少其心脑血管风险和事件的治疗如降压、调脂及阿司匹林抗血小板治疗获得的益处甚至大于严格控制血糖。血糖控制标准要略宽于一般人，空腹血糖控制在 7.8 毫摩 / 升以下，餐后 2 小时血糖控制在 11.1 毫摩 / 升即可。糖化血红蛋白（HbA1c）＜ 7% 或尽可能接近正常。

2. 老年糖尿病患者的治疗目标应因人而异，随时调整 因为每位老年糖尿病患者的年龄、发病年龄、预期寿命、糖尿病病程、并发症等不同，以及每一位老年糖尿病患者的家庭支持、经济条件等方面各有差异，因而每位老年糖尿病患者的治疗药物和治疗目标也各不相同，应因人而异，根据不同患者的实际情况制订安全有效的控制目标，不能一概而论。

3. 老年糖尿病患者必须警惕因严格控制引起的低血糖 有以下情况的老年糖尿病患者应以预防因低血糖诱发的心脑血管并发症为主，保证生活质量和生命安全为重，没有必要将血糖和糖化血红蛋白降得过低。

（1）预期寿命小于 5 年的老年患者。

（2）有严重并发症的老年糖尿病患者如尿毒症、心力衰竭、糖尿病足部坏疽等。

（3）发生严重低血糖危险的老年患者，如血糖波动较大且不稳定者。

（4）身体状况差，极度虚弱的老年糖尿病患者。

【病例】 患者担心血糖升高，八十高龄严格控制饮食。

患者，男，82 岁，糖尿病病史十几年，长期严格控制饮食并规范使用胰岛素治疗，血糖控制理想，无任何并发症。近 1 个月来，患者多次测血糖，空腹血糖和餐后血糖都不高，患者身体消瘦，吃得很少，有意控制不敢多吃，家属劝其多吃点饭，患者坚决不从，担心血糖升高，甚至与家人反目。

> **专家点评：** 老年患者血糖控制不必过分严格，预防低血糖比控制血糖更重要。年龄是严重低血糖的独立风险因素。低血糖对老年糖尿病患者危害巨大，有时甚至致命。反复发作低血糖，伴有其他并发症或服用某些药物易发生无症状低血糖，增加了发生严重低血糖的风险。另外，认知功能的损害也使患者无法自我判断低血糖的发生。因此，老年糖尿病患者发生低血糖更危险、更严重，所以不可将血糖控制得过低。

4.老年糖尿病患者虽然血糖不必降得过低，并非放任不管　　血糖不必控制得很严格，但也并非放任不管，随意吃喝，不管不问，只是控制范围相对宽松。老年糖尿病患者在保证避免发生低血糖的前提下，也应进行持续、适当的控制，警惕出现血糖过高、体重下降以脱水等异常情况，以免诱发高渗性昏迷等急性并发症。

五、老年糖尿病患者的治疗要点

考虑到老年人的特殊情况，医生一般建议老年糖尿病患者首先采取单纯饮食控制和运动治疗的方法，如果这些方法达不到理想的治疗效果，再谨慎选择药物治疗。

1.老年糖尿病的饮食治疗

（1）宜细嚼慢咽，忌狼吞虎咽：因老年人牙齿脱落、咀嚼能力减退等生理原因，吃饭要细嚼慢咽，时间宜长不宜短，更不能催促，以免囫囵吞枣，食物卡喉，发生意外。

（2）宜少食多餐，忌暴饮暴食：老年人消化功能减退，有的老年患者多年来养成一天只吃2顿饭的饮食习惯，不利于血糖控制，可采取少食多餐的方法，每日进餐4～6次，固定糖类和进餐时间，避免因某一餐饮食量过大引起血糖的大幅度波动。特别是合并冠心病的老年糖尿病患者，如果吃得过饱，会增加心脏负担，有诱发心肌梗死的风险。

（3）宜粗茶淡饭，忌油腻过咸：老年人代谢能力减退，宜选择清淡低热量饮食和富含纤维素丰富的粗粮、杂粮和蔬菜，如南瓜、燕麦、荞麦、白菜、菠菜等，既能增加饱腹感，延缓餐后血糖的升高，又能防止便秘。当然，也不适合天天吃粗粮，因为老年人消化能力减退，最好粗细粮搭配着吃，粗粮占 1/3 即可。要低油、低盐、低热量，避免过咸和油腻。

【病例1】　老人想喝稀饭，家属担心血糖高。

　　患者，女，78 岁，糖尿病病史近 30 年。老人最大的饮食习惯就是每天想喝点稀饭，不喝稀饭就感觉胃里不舒服。老人女儿看到老人喝稀饭，就会制止或更换。老人心里不痛快，都这岁数了，还能活几年，为什么不能喝稀饭？

> 　　**专家点评：**高龄老人可以喝稀饭，饮食控制要灵活。老年人的血糖控制可适当放松，不必过于严格。因为多数老年人有牙齿脱落或部分脱落的情况，消化能力减退，可适当给予易咀嚼的食物。在保证不加糖、不勾芡、不油炸、不过咸的前提下，食物的种类和软硬度可根据老人的具体情况随时调整。但要注意放松不等于随意，还要注意一些饮食技巧。既满足自己的口味，又防止血糖过高。例如，做稀饭的时候熬煮时间不宜过长，稀饭中可掺加一些豆类或菜类，喝稀饭时要小饮，并边吃菜或边吃饭边喝。

　　（4）宜定时定量，切忌空腹饮酒：老年患者身体的调节能力下降，同样是低血糖，发生在老年患者身上，反应比较慢，出现症状相对晚，后果也更严重。所以，不管什么原因，一定要定时定量进餐。避免空腹时间过长，特别要避免空腹饮酒，饮酒一定要吃主食，而且在饮酒前要先吃点主食，饮酒后也要吃主食，以免发生严重低血糖。

【病例2】　除夕之夜因低血糖而昏倒，一记耳光扇醒患者。

　　患者，男，65 岁，除夕当天中午，吃得不多，又忙碌了一个下午，准备过年。晚上，全家人围坐在一起，共进晚餐。家人为每人斟了一杯酒，刚吃两口菜，就在家人的提议下，一饮而尽。边吃边喝，突然，老伴发现患者有点不对劲，倚在沙发上，低头不语。遂呼叫其名字，没有反应，大家立即起身，手忙脚乱，妻子按压其人中，不见醒来，惊吓中，猛地扇了患者一记耳光，唤醒患者，喂其糖水。此时，其他家属打电话呼叫的"120"也已赶到，送到医院检查，才知道以上情况是由低血糖所致。

专家点评：糖尿病患者发生不适，首先要考虑低血糖。分析患者发生低血糖的原因主要有两个。一个是饭前患者已经感觉到心慌、头晕、无力等不适，但是患者自感过节自己先吃不妥，一直坚持到全家聚餐。二是在已经出现低血糖症状的情况下，患者又在空腹状态下饮酒，酒精吸收过快，增加胰岛素的降血糖作用，直接造成严重低血糖。所以，糖尿病患者出现任何不适，首先要考虑或排除低血糖，不得拖延，越拖延越危险，而且要严禁空腹饮酒，饮酒前后一定要吃主食。

2. 老年糖尿病的运动治疗

（1）老人运动有益，家人应当鼓励：因担心运动受伤或跌倒，发生什么闪失，有的老年患者不敢运动，有的患者家人不准患者运动，这都是不妥的。运动有益，运动对任何人的益处远远大于弊端。患者应当有主动运动的意识，家人要鼓励患者运动。临床发现，经常运动的老人，血管的弹性和血脂、血压等明显好于缺乏运动者。

【病例3】 老人运动受过伤，从此运动就紧张。

患者，女，69岁，糖尿病病史10余年，身高160厘米，体重86千克。患者2年前在一次运动中，不慎跪倒，右侧膝关节半月板受伤，疼痛，半年以后才好。从此，患者对运动就产生了恐慌，不敢出门，不敢下楼，家人也是千叮万嘱，千万小心，不要跌倒。老人再也没敢到小区转转，有时在家走路还要扶墙。慢慢地，患者的体重越来越重，2年长了20多斤，行动越来越迟缓，动作越来越笨重，现在感觉心脏也不舒服，经常出现胸闷憋气。

专家点评：因噎废食，不动则废。如果因为仅仅的一次受伤，从此就惧怕运动，如同因噎废食。不仅对身体和病情没有一点好处，而且会导致恶性循环，不断出现各种问题，加重病情，使病情发展更快，同时变得更为复杂。运动减少，热量消耗减少，血糖升高，体重增加，各脏器负担加重。缺乏运动，还会使关节、肌肉的灵敏度、柔韧度降低，更增加受伤的危险。另外，身体运动减少，血流减慢，机体的代谢产物不能及时排出，血液中的垃圾增多，加速心脑血管并发症和糖尿病肾病的发生和发展。

（2）量力而行，安全第一：大脑的反应能力、身体的协调能力及肌肉和骨骼的支撑能力都会随着年龄增长而有所减退，运动中一不小心，失去平衡，容易跌倒。老年人病情差异悬殊，所以，运动不能一概而论，也不能强求坚持，在身体力行的情况下，量力而行，逐渐摸索出适合自己的运动强度。

（3）规避风险，防患未然：选择一些运动风险小、运动强度弱、运动幅度不是很大的运动方式。如散步、打太极拳、健身操、庭院维护、花草修剪、扶手椅或借助小区适合的运动器材进行锻炼等，而不适于进行爬山、游泳、跳跃等危险性高的运动。注意运动环境安全，如地面平整，没有小孩跑闹，穿运动鞋或宽松的衣裤，有家人陪伴等。

【病例 4】 八旬老人常年坚持走路，血管检查结果柔软。

患者，男，82 岁，糖尿病病史 10 余年，目前进行生活方式干预加口服降糖药物治疗，血糖控制良好，无慢性并发症。四肢动脉硬化检测结果，老人的报告显示是柔软，而现在许多年轻人的结果都已经出现血管硬化，甚至血管内斑块形成。

> **专家点评：**运动改善血管弹性，有利于全身代谢。在 1000 例 12 岁以上患者的动脉硬化检测中，结果是柔软的仅有 10 例，只占 1%，这 10 例患者病史长短不一，性别年龄不同，经济文化背景各异，但都是长期坚持运动的患者，运动的方式各异，有坚持步行的，有一年四季游泳的，也有经常爬山的，而且这几名患者的血脂、血压、血糖、体重控制得都比较理想，没有过早出现慢性并发症。应该与运动加速全身血液循环，改善代谢有关。

（4）因地制宜，能动就动：老年患者的家庭环境，身体情况，千差万别，只要有运动的意识，并每天能抽出时间，活动活动，就比不动好。例如，眼睛视力差，不能外出运动，可以站在家里做做保健操，打打太极拳；腿脚不便，不能站立的，可以坐在椅子上或者坐在床边，躺在床上，做做上肢伸展运动，健侧下肢的摇摆运动等。只要身体动，就能消耗热量。

3. 药物治疗

（1）遵医服药，勿滥用药：一些老年患者及家属对糖尿病缺乏正确的认识，患者不愿意到医院看病，家属也觉得没有必要强求，部分老年患者看到邻居、亲戚或同学、朋友吃什么药，自己就吃什么药。也有的到药店，服务员推荐吃什么药，就买点什么药吃。这样是非常不安全也是不妥当的。因为，每个人的病情、病程、体重、有无并发症、心肝肾功能、胰岛功能、疾病类型等千差万别，医生会根据个体情况，制订个体化治疗方案。只有适合自己的，才是最好的，也是最安全的。

（2）规律服药，防止遗漏或重复服药：老年糖尿病患者记忆力减退明显，容易漏服，或者已经吃过了，以为没吃，再次服药，造成重复用药，剂量加倍。不管漏服药物还是重复服药均会造成血糖波动。漏服药物导致血糖升高，重复用药，导致低血糖发生，还会加重肝肾负担，所以患者及家属要采取措施防止漏服药物或重复服用药物而影响药效。例如，每天只拿出当天需要服用的药物，单独放置，易于掌握。

（3）认识各种药物特点，将风险降低到最低点：老年患者要知道自己天天服用药物的名称、服用的时间、剂量和次数，并认识它们各自的特点和副作用，加以防范。

①磺酰脲类药物：如亚莫利、格列类降血糖药，特别是格列本脲（优降糖）降糖作用明显，容易发生低血糖，老年患者要小心。

②双胍类降糖药物：双胍类药物有普通的二甲双胍，还有二甲双胍缓释片、二甲双胍肠溶片三种。三者各有不同的要求。普通的二甲双胍有胃肠道反应，应在饭后服用；二甲双胍肠溶片应在餐前服用；而二甲双胍缓释片1天只能服用1次，禁止嚼碎或掰开服用。

③α-葡萄糖苷酶抑制药：老年患者服用比较安全。较其他降糖药物作用弱，单用老年糖尿病患者服用比较安全。

④胰岛素增敏药：如吡格列酮或那格列酮，有加重水肿的作用，所以心功能不全者应避免使用。

⑤降糖中药：应在医生的指导下服用才能保证安全有效，以免走入糖尿病治疗的误区，既浪费钱财又耽误治疗，还加重肝肾负担。

（4）胰岛素治疗，效果与风险同在：老年糖尿病患者如果病情需要胰岛素治疗，应当遵从医生的建议，及时应用，控制病情发展。但是，使用胰岛素治疗，对于老年患者自身的特点，在带来良好治疗效果的同时，也带来了低血糖或高血糖的风险。所以，自我注射胰岛素的老年糖尿病患者，必须具备良好的认知能力、处理低血糖的能力等，有条件的家庭，最好由家人帮助注射胰岛素。

【病例5】　疑为一次注射了半瓶胰岛素，家属惊慌失措。

　　患者，女，78岁，与女儿在一起生活，每天注射胰岛素4次，采用胰岛素专用注射器注射的方法。平时，每天早晨和晚上的胰岛素由女儿注射，只有中午的胰岛素因为女儿工作单位离家较远，由老人自己在家注射。一天晚上，女儿下班回家为老人注射晚餐前胰岛素时，突然发现刚刚开启的一瓶胰岛素少了一大半，女儿非常惊慌，急忙询问是怎么回事，老人也说不出个所以然。因为担心老人注射胰岛素过多发生意外，女儿立即将老人送到医院。但是，经过检查，并未发现老人有明显的血糖下降等异常情况。

专家点评：原来胰岛素根本没有注射入体内，虚惊一场。如果那大半瓶胰岛素短时间内注射到老人体内，老人肯定会出现严重的低血糖，甚至有生命危险，特别是老人一个人在家，后果不堪设想。但是，老人为什么会血糖无明显下降且安然无恙呢？分析认为，很可能老人双手发抖，哆哆嗦嗦地抽取胰岛素，胰岛素不小心洒在外面，药液根本就没有注射到体内，可想而知，过去的胰岛素也不能确认是否准确注射到体内。所以，当老年糖尿病患者的胰岛素治疗效果不佳或血糖波动较大时，应当考虑患者注射胰岛素时是否存在类似问题。

【病例6】 反复发生低血糖，记忆力明显下降。

患者，男，63岁，糖尿病病史16年，因发生糖尿病酮症酸中毒多次住院，每年均会因糖尿病酮症酸中毒而住院治疗，每次住院多伴有不同程度的意识迷糊。酮症酸中毒比较容易发生于1型糖尿病，而该患者是2型糖尿病，为什么会反复发生酮症酸中毒呢？经了解，原来是由于患者注射胰岛素期间，从来不测血糖而反复发生低血糖，导致记忆力明显减退。由于记忆力减退，之后又经常忘记注射胰岛素，造成恶性循环，致使患者反复发生酮症酸中毒。

专家点评：糖是供应大脑能量的唯一来源，一定要预防低血糖。低血糖的症状，如心慌、手抖、头晕、眼花等，这只是一些表面现象，只要立即吃点甜食或糖类，症状会很快得到纠正。低血糖的危害主要是那些潜在的不易发现的危险。由于血糖波动，血管内皮的细胞会凋零、脱落、死亡。特别是大脑，是对糖最为敏感的器官，糖是唯一供给大脑能量的来源，没有糖，受伤害最严重的就是脑细胞，可直接影响记忆能力，还可以由此诱发心脑血管事件而存在生命危险。记忆力下降，不能保证治疗的连续性和规范性，从而发生一些意想不到的后果，如生活自理能力下降，甚至走失等。

（5）服用调脂药物的注意事项：多数糖尿病患者伴有血脂紊乱，需要长期服用调脂药物。

①遵医嘱服药：是否需要调脂药、选择调脂药的种类、剂量及服用调脂药的频次，均要按照医嘱服用。服用调脂药物的种类因人而异，有降低胆固醇的，也有降低三酰甘油的，还有降低低密度脂蛋白的。医生需要根据血脂化验结果，做出正确选择。

②服用调脂药物期间，仍要坚持饮食和运动治疗。清淡、低脂、高维生素、高纤维素饮食，多饮水，避免油炸、高热量饮食。加强运动，减轻体重，减少药物服用量。

③定时复查血脂的各项化验指标，为医生调整治疗方案提供参考。

④注意药物的副作用：任何药物均有其不同程度的副作用，调脂药物主要的副作用是消化系统、神经肌肉系统、心理等方面，要定时复查肝功能、肌酶，症状明显，及时与医生沟通。

⑤漏服调脂类药物怎么办：根据半衰期不同，调脂药有的一天只服用 1 次，也有一天服用 3 次的。如他汀类药，由于药效维持时间长，一般一天 1 次，医嘱多在晚上服用 1 次或早晨服用 1 次；也有患者血脂轻度增高，隔日服用一次。老年患者记忆力减退，如果忘记服用，可以根据服用次数和时间决定补服的剂量和时间。最好遵医嘱按时服药，以保证安全和药效。a. 漏服一天 1 次的，如瑞舒伐他汀（可定），如果医嘱是白天服用一次，只要睡前想起，随时可以补服；如果医嘱是晚上睡前服用，次日想起，也可以补服。但是，不能在同一天服用 2 次。b. 漏服隔日服用 1 次的，如立普妥，如果忘记服用，当天想起可以随时补服；次日想起也可以补服；但如果在第三日想起，不必补服。c. 漏服一天 3 次中的早餐或午餐调脂药，均可随时补服，并相应延长下次服用时间，保证一定的时间间隔。但是，漏服晚上的调脂药，半夜想起也可补服。次日想起，不必补服。

（6）服用降压药物的注意事项

①遵医嘱服用：是否需要服用降压药，服用何种降压药及服用降压药的种类、剂量、频次要遵照医嘱，患者不可擅自决定。例如，患者血压 160/100 毫米汞柱，医生建议患者服用降压药，但是患者以自己没有任何不舒服为由拒绝服用降压药。长期高血压状态会使患者的血管变硬、变脆从而增加发生脑出血和肾动脉硬化的危险，不可大意。

②坚持低盐、低脂饮食，严格限制饮食中的钠盐，少吃含钠高的食物，才能达到理想的降压效果。

③定时监测血压的变化，发现血压异常升高或降低，均要及时到医院复查，

调整治疗方案。

④注意降压药物的副作用：服用降压药物的患者，要避免突然更换体位或剧烈活动，以免血压波动明显。卧位、蹲或坐位改为站位时，动作要缓慢，防止因发生直立性低血压而摔倒。另外，还要注意电解质的变化，定时复查血钾等变化。服药前，务必仔细阅读药物说明书。

⑤保持情绪稳定，避免过度兴奋、激动和悲伤等，减少血压波动。

⑥漏服降压类药物怎么办：a.漏服一天1次的，如吲达帕胺缓释片，医嘱是每天早晨服用一次，饭前服用。如果忘记服用，饭后可以服用。最好能够按时服用，以保证规律服用。如果上午或下午甚至晚上才想起，可以补服。如果次日想起，不必补服，次日需要常规服用次日的降压药，不能同时服用两天的药量，以免血压过低。b.漏服一天2次的，如果早晨的忘记服用，下一次服用前想起，可以随时补服；但要相应延长下次服用的时间。如果晚上想起，不能同时服用2次的，只能按时服用晚上的降压药。次日也不要补服，以免与次日的药物作用叠加。c.漏服一天3次中的早餐或午餐降压药，随时发现，随时补服，并相应延长下次服用时间，保证一定的时间间隔。次日想起，不必补服。d.任何一次补服降压药物之前，均要监测血压，若血压正常，可以暂不服用。血压高者，需要补服。e.需要做一些特殊检查要求空腹时，如肠镜，为避免过度紧张，升高血压，发生意外，早晨可只用一口水帮助将降压药服下。

4.老年糖尿病的血糖监测

（1）备有专用血糖仪，随身携带：选用操作简便、易于阅读、显示数字比较大的血糖仪。因为老年患者行动不便，如果到医院检测血糖，需要家属陪同，既耗时耗力又很不方便。特别是出现头晕、恶心等不适时，及时检测血糖有助于确定患者不适的原因。当老人外出旅游、走亲访友或到儿女家居住，最好将血糖仪随身携带，方便使用。

（2）症状不明显，监测血糖更有意义：老年患者低血糖症状不明显，经常血糖监测可发现低血糖。当然，也可及时发现高血糖，防止因血糖过高或过低给老人带来危险。

【病例7】 血糖只有两点几，患者浑然不知。

患者，女，69岁，糖尿病病史20余年，住院期间，查晚餐前血糖只有2.9毫摩/升，属于低血糖，但是，患者没有一点儿低血糖的症状，护士立即让患者进食饼干。15分钟后复测血糖4.3毫摩/升。后来发现，该患者多次常规监

糖尿病居家调养宝典

测血糖时，血糖低于 3.9 毫摩 / 升，但无任何低血糖症状的情况。护士嘱患者及家属一定要加强血糖监测，特别是夜间的血糖监测，并备好糖块等低血糖救治食品。

> **专家点评**：老年患者勤测血糖，可以防止意外的发生。这种已经发生低血糖，却没有出现低血糖症状的低血糖，临床上被称为无症状性低血糖。无症状性低血糖不容易被察觉、救治，所以更危险，后果可能更严重。特别是夜间熟睡时，若发生严重低血糖就有可能存在生命危险。经常发生低血糖的患者，要加强监测并做好记录，找出发生低血糖的规律，及时调整治疗方案。

（3）血糖为准，尿糖不准：因老年人肾糖阈常增高，尿糖结果不能真实反应血糖的水平，监测尿糖意义不大。所以，老年糖尿病控制状况应以血糖为准。

【病例 8】 **独居老人发生严重低血糖，生命危在旦夕。**

患者，女，73 岁，糖尿病病史 5 年，独居，有 1 个儿子在外地工作。患者自我感觉各方面能力较强，不需要他人照顾。某日，患者不明原因发生腹泻，腹泻后发生严重的低血糖，滑倒在地，手机压在身底下，却一点不能动。期间，儿子打电话来，却无力拿出手机接听电话。儿子因打电话母亲未接，非常担心，怀疑发生意外，立即拨打"110"，"110"同志立即赶到，敲门无应答，遂破门而入，将患者紧急送往附近医院抢救，挽回生命。

> **专家点评**：糖尿病患者独居有风险，最好与家人同住。糖尿病患者，特别是老年糖尿病患者，因血压、血糖的变化，以及各项生理功能的减退，随时有发生低血糖、头晕、跌倒等风险，如果身边没有他人的帮助，存在安全隐患，甚至生命危险。所以，患有糖尿病的患者最好不要独居，而与家人同住，特别是夜间，有人陪伴。以防止发生意外。

5. 老年糖尿病患者要避免落入保健品的陷阱 老年糖尿病患者共同的特点是自己手里多多少少存了养老钱，加上老年患者各项生理功能减退，听力和表达能力下降，维权和法律意识淡薄，这也成为老年糖尿病患者被某些利欲熏心之徒作为牟利的主要对象。临床发现，在出现糖尿病肾病并发症中的老年患者中，服用保健品的占较高比例，甚至有服用保健品出现急性乳酸酸中毒的情况，也有服用保健品出现慢性肝肾衰竭而死亡的情况。所以，老年糖尿病患者一定

糖尿病居家调养宝典

要提高警惕，防止落入以下危险陷阱。

（1）宣传产品为纯中药制品，没有不良反应。

（2）免费听课，并发放小礼品，如鸡蛋、挂面等。

（3）现身说法，让一些提前安排好的托儿，夸大宣传。

（4）宣称产品有奇效、高效、特效等。

（5）开始的时候药量低，费用低，逐渐增加药量和费用。

（6）对老人关心备至，嘘寒问暖，令老人感动。

（7）瓦解老人与子女之间的关系，让老人觉得，孩子不让自己吃保健品，是因为心疼花钱，致使老人瞒着子女购买。

（8）对于购买多的患者，给予物质的奖励或者外出旅游等。

（9）对于宣传、发展新人的，给予奖励。

【病例9】 老人反复发生严重低血糖，到医院检查找原因。

患者，女，80岁，糖尿病病史10余年，遵照医嘱服用西药降糖药物治疗，后听信社区讲座的宣传，9年前开始服用保健品。每次女儿劝其不要吃保健品，患者嘴上答应，销售人员一到家门口，就又坐上免费车去听课，买保健品。卖保健品的工作人员负责车接车送。

为了弄明白患者是什么原因导致的严重低血糖。医嘱患者停用目前服用的所有药物，观察血糖的变化。停药的第一天，没有服用任何药物，第二天测血糖为21毫摩/升，医嘱患者服用保健品1粒，第三天血糖为17.8毫摩/升，继续服用保健品，第四天患者发生了严重的低血糖，血糖仅为2.9毫摩/升。确定就是所谓的保健品导致患者反复发生了严重的低血糖。而且，检查尿液发现，患者尿蛋白（+），提示患者可能已存在糖尿病肾脏损害。

专家点评：9年花了30万，遵医嘱用药才安全。这次，患者彻底明白了，保健品并不是像宣传的那样，没有副作用。细算起来，因购买保健品，9年的时间，2位老人已经瞒着家人花了30万。专家分析认为，该保健品降糖效果如此明显，估计是掺加了格列本脲（优降糖）。所以，糖尿病患者服药一定到正规医院，遵医嘱服药，因为医生开具的药物，都是国家有关部门确定安全才在患者身上使用的。正规的药品首先必须是安全的，其次才是药效。而国家批准生产的所谓保健品，首先宣传的是明显的药效，而把安全问题放在了后面。

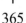

【病例 10】 常年只吃保健品，发生肝肾衰竭而死亡。

患者，男，65 岁，十余年前确诊为 2 型糖尿病，因当时病情较轻，医嘱给予二甲双胍口服，每天 3 次，每次 1 片，但是，患者服用该药物后，经常出现恶心、呕吐、腹部不适等症状。此时，朋友推荐他服用某种保健品试试，吃了以后，明显感觉比以前舒服，且精气神好转。遂决定停用医院的药物，改吃保健品，再也不到医院检查。直到吃了十几年以后，患者感觉全身无力，下肢水肿，全身皮肤发黑，到医院检查，确诊为肝肾严重衰竭，治疗无效而死亡。

> **专家点评：** 临终前患者悔悟，有病应该在医院治疗。多年没到医院，因为出现严重病情时还要到医院治疗，且已不可救药，患者临终前，幡然悔悟，当初不该随便停药，告诫家里人，以后一定不要乱吃保健品，有病一定到医院。住院后，患者和家人分析认为，可能是保健品中加入了一些严禁使用的重金属，当时感觉舒服，但日积月累，超过了身体各脏器的代谢能力，造成重要脏器的衰竭而死亡。

六、老年患者要预防糖尿病的并发症

1. 急性并发症死亡率高，需要及时启用胰岛素治疗　急性并发症包括糖尿病非酮症高渗性昏迷、酮症酸中毒及乳酸性酸中毒。一般急性并发症需要及时接受胰岛素治疗才能脱离生命危险，不要拖延。

（1）糖尿病非酮症高渗性昏迷：部分老年糖尿病患者是以高渗性非酮症糖尿病昏迷作为首发症状入院并进行抢救治疗的。这是死亡率最高的急性并发症。

（2）酮症酸中毒：诱因包括停用胰岛素、出现感染、外伤、大量甜食等应激情况而诱发。这是比较常见的急性并发症。

（3）乳酸性酸中毒：常见于严重缺氧及肾功能不全的患者，通过监测血糖、酮体、渗透压、血气分析及血乳酸的检测有助于各种急性并发症的鉴别诊断。

患者女，70岁，糖尿病病史2年，长期服用二甲双胍药物治疗，血糖控制良好。在听了一次健康讲座后，患者停用了医生开的药，开始服用保健品。因为工作人员说，吃了这个保健品，没有副作用，更不用担心出现并发症。服用半年以后的某一天，患者突然昏倒在地，被家人急忙送至医院抢救，确诊为糖尿病急性乳酸性酸中毒。

> **专家点评：**患者发生昏迷，疑与吃保健品的成分有关。一般急性乳酸酸中毒多发生于那些伴有严重肝、肾、肺、心脏等疾病的患者或伴有感染的患者，但是，该患者并不存在以上情况，怎么会出现比较罕见的乳酸性酸中毒呢？医务人员分析认为，可能患者服用的保健品中加入了已淘汰使用的苯乙双胍（降糖灵），这个药物价格便宜，降糖效果明显，但因其容易诱发乳酸酸中毒而被临床淘汰。所以，建议老年患者遵医嘱用药，以免出现生命安全。

2. 慢性并发症是老年糖尿病伤残和死亡的主要原因　糖尿病大血管病变主要包括心、脑及下肢的动脉粥样硬化。老年糖尿病患者的症状相对较轻，甚至没有症状，但是，病变的范围广泛且严重，治疗比较困难，预后也较差。

（1）病程越长，并发症风险越大：随着年龄的增长和病程的延长，糖尿病微血管病变的患病率也会增高。糖尿病视网膜病变多见，但因多伴有糖尿病白内障，致使糖尿病视网膜病变的实际诊断率降低。

（2）多重因素，导致糖尿病肾病：糖尿病患者如果长期血糖、血脂、血压、体重等不能控制达标，发生糖尿病肾病的风险就越大，对肾脏危害的因素越多，发生糖尿病肾病的时间可能越早，发展也越严重。除以上因素外，长期高蛋白、高热量饮食，该吃药不吃药，该注射胰岛素的时候不注射胰岛素，以及熬夜、劳累、高尿酸血症等，都是加速糖尿病肾病发生的危险因素。多种危险因素的共同作用导致了老年糖尿病肾病的发生。老年糖尿病患者的血肌酐水平不能准确反映肾功能状态，所以，不要把血肌酐水平作为衡量肾功能的重要指标，需要医生计算肌酐清除率来了解肾功能状态。

（3）神经病变多见，治疗相对困难：老年糖尿病患者的神经系统损害也很常见，主要包括中枢神经系统病变、周围神经病变、自主神经病变等。神经病变常常是糖尿病患者出现最早的慢性并发症，由于开始比较轻，只是表现为双下肢的麻木和偶尔的刺痛感，不易引起重视，随着病程的进展，神经病变会侵犯全身，包括内脏的神经，如心脏、消化道、泌尿系统等。时间越久，治疗效果越差。

【病例2】 一年3次住院，皆因神经原性膀胱。

　　患者，女，75岁，糖尿病病史30余年，患者多次因泌尿系统感染并发酮症酸中毒住院治疗。随着病程的延长，住院的次数越来越频繁，去年一年的时间，住了3次院，平均每4个月住院1次。究其住院的原因，皆因神经原性膀胱，导致排尿不尽，残留在膀胱内的尿液发生感染，导致血糖升高，进一步诱发酮症酸中毒。高血糖和酮症酸中毒又会加重感染，形成恶性循环，不能控制，不得不住院治疗，使用抗生素并进行膀胱冲洗治疗。

> **专家点评：** 并发症时间越长越严重，新发患者越要尽力延缓并发症的发生。很多糖尿病患者，由于早期症状不明显，不注意血糖控制，而过早出现了各种并发症。一旦发生慢性并发症，不能根治，只能控制其发展的速度和进程，所以，随着年龄的增长，病程的延长，并发症会越来越多，越来越严重。年老的时候，因为病情复杂，常常顾此失彼。所以，新发现的糖尿病患者，从一开始就要严格控制血糖，尽可能减少或延缓并发症的发生。

　　3. 低血糖是导致老年糖尿病患者死亡的快速杀手
　　（1）老年患者发生低血糖，有致命危险：年龄是发生严重低血糖的独立危险因素，老年糖尿病患者发生低血糖的风险增加，加上感知低血糖的能力和低血糖后的自我调节和应对能力减弱，更容易发生无意识低血糖、夜间低血糖和严重低血糖。这些类型的低血糖容易导致身体发生严重的不良后果，如诱发心、脑血管事件，而且会加重认知障碍，甚至导致死亡。
　　（2）老年糖尿病患者的血糖控制目标，可适当放宽：伴有认知功能障碍、自主神经病变或服用β受体阻滞药等药物，以及反复发生低血糖的患者要特别警惕严重低血糖的发生。对于存在以上情况的这些患者，要适当放宽血糖的控制目标，尽量选择发生低血糖风险较低的降糖药物。

【病例3】 注射胰岛素后进食不足，发生急性心力衰竭。

　　患者，女，60岁，农民，糖尿病病史近20年，从未接受规范的治疗。已发生糖尿病视网膜病变、神经病变、冠心病、肾脏病变等并发症。某日中午患者像往常一样注射短效胰岛素 12 单位以后，由于存在慢性肾衰竭，患者食欲较差，恶心，进食部分食物后出现呕吐。半小时后，患者突然出现心慌、手抖、出冷汗，脉搏细弱，继而出现血压下降、胸闷、憋气、意识模糊，查血糖 3.1 毫摩 / 升，心率 116 次 / 分，血压 90/60 毫米汞柱，心电图呈现多导联严重缺血的表现，诊断为糖尿病并急性心力衰竭。

> **专家点评**：低血糖比高血糖更危险，老人低血糖重在预防。尽管经过积极地纠正低血糖，输入白蛋白增强体质，积极地抗心力衰竭治疗等，患者病情转危为安。但是，由于患者病程长，病情复杂，伴有多脏器功能衰竭，加上患者体质虚弱，低血糖后身体状况急剧恶化。肾衰竭进一步加重，后转入肾内科进行血液透析治疗。因此，对于年老、病程长的患者及胰岛功能较差的患者，预防低血糖的发生不仅仅是为了单纯预防低血糖，而是预防由低血糖带来的潜在的连锁反应。所以，注射胰岛素后不仅要及时进餐，还要保证达到身体需要的进餐量，若因呕吐等原因不能保证适当的进餐量，应寻求医生的帮助，必要时给予止吐药或静脉应用葡萄糖等，并监测血糖。

糖尿病居家调养宝典

（3）老年患者发生低血糖，应安全第一：不可为了急于纠正低血糖而给予坚硬糖块以免发生窒息，也不要给予大量糖水而发生呛咳，最好头偏向一侧，小量多次饮用。

4. 老年综合征　老年糖尿病易于出现跌倒、痴呆、尿失禁、谵妄、晕厥、抑郁症、疼痛、睡眠障碍、药物滥用、帕金森综合征、压疮、便秘、营养不良、听力障碍和衰弱综合征等在内的老年综合征，严重影响老年患者的生活质量和预期寿命，大大增加了糖尿病管理的难度。所以，对于此类患者，对其病情的评估应该更全面，慎重考虑治疗效果与治疗风险之间的平衡，最终确定以改善生活质量为主的安全的治疗策略。

5. 老年糖尿病患者要防止跌倒　老年糖尿病患者除了要高度重视预防低血糖外，还应高度警惕防止跌倒。老人跌倒容易发生骨折，会带来一连串的问题，医疗支出大幅度增加，家人负担明显加重，病情风险明显加大，患者痛苦与日俱增，甚至存在生命危险。

（1）为什么老人容易发生跌倒

①生理原因：老年人生理功能减退，反应迟缓，关节、骨骼、肌肉等调节能力下降，发生跌倒的风险增加，如抬脚的高度降低，且在突然发生跌倒的瞬间不能在短时间内进行自我纠正。

②环境因素：是老年患者发生跌倒的主要因素，如路面不平整或太滑、光线太暗等。

③疾病原因：老年患者多伴有高血压，在服用降压药过程中及高血糖、低血糖、脑血管供血不足等均可引起头晕。合并白内障、青光眼、视网膜病变等眼病可导致患者视力下降，视物不清。

④并发疾病：老年患者合并糖尿病周围神经病变和血管病变，使下肢感觉减退，容易烫伤、冻伤等。走路如踩棉花感，自我感觉高低不平。下肢血液循环障碍、足部病变等，会使患者发生体态不稳、步态异常、行走摇摆等，也容易发生跌倒。

【病例4】 艾灸治疗糖尿病，烧伤脚底没感觉。

患者，男，65岁，糖尿病病史多年，双足感觉发凉、麻木，家属听说用艾灸炙烤足底可以改善足部发凉症状，买来艾灸在家中为患者治疗。某日，患者睡前平卧于床上，双足伸出床外。家属为患者在离足底约一厘米处进行炙烤。在慢慢燃烧的过程中，家属和患者都不知不觉进入梦乡。睡梦中，家属突然闻到刺鼻的味道，醒来发现，艾灸已经燃尽且烧到皮肤，患者足底皮肤已经烫破。

> **专家点评：**老年患者感觉减退，艾灸、理疗要谨慎。使用艾灸、理疗、中药热敷等方法治疗时，一定要防止烫伤。曾有一位女性患者使用中药热敷理疗，而发生下肢皮肤感染，最后付出了二次截肢的代价（第一次因截肢不彻底，感染不能控制，再次行高位截肢）。临床工作中，多次见到患者因使用不同种类的理疗仪器、热水袋等发生烫伤的病例。因为糖尿病患者发生神经病变，对冷热不敏感，建议糖尿病患者选用以上治疗时，温度不能过高，时间不能太长，距离不能太近，否则误伤的概率非常高，很多患者因此中招。

⑤病情严重：老年糖尿病患者合并心脑血管疾病、糖尿病肾病等严重疾病，导致患者自我照顾能力下降，对周围环境中的危险因素估计不足。

⑥心理因素：情绪不稳、注意力不集中、自理能力差却拒绝别人的帮助、害怕跌倒、非常急于做一件事情等也是导致老年患者跌倒的危险因素。

（2）怎样预防老年糖尿病患者发生跌倒

①分析风险，加以防范：老年糖尿病患者应当了解和分析自己容易发生跌倒的危险因素。如是否存在视力、听力下降，是否因糖尿病足病变而使下肢活

动受限等。对自己存在的风险，做到心中有数，加以防范。

②承认衰老，寻求帮助：有的老人，人老不服老，不能正确面对自己衰老的事实，总是不服输，感觉自己还行，对风险认识不足，容易跌倒。所以，老人自己不能照顾自己时，要寻求家属或别人的帮助，不要担心给家人或他人添麻烦而拒绝别人的帮助。

③环境安全，消除隐患：家人要为老人提供安全的环境，如地面要保持整洁、干燥、无杂物，周围环境要宽敞、明亮、光线好，配备必要的安全设备等，如卫生间配备扶手、手机配有挂绳等。

④发现异常，及时就诊：定期检查视力，腿痛脚麻、头晕无力，步态不稳时，要及时到医院查找原因，积极治疗。

⑤自己注意，重在预防：老人更换体位时动作要慢，特别是由蹲位欲站立时应缓缓起身，防止直立性低血压，并注意平时要加强肢体锻炼，增加肌肉和关节的灵活性。因血压或血糖波动感觉头晕不适时，应立即卧床休息，避免剧烈活动。

⑥一旦跌倒，应急预案：平时家属就应与患者沟通好，万一跌倒了，应该怎么处理。第一步干什么，第二步干什么，给谁打电话，让老人心中有数，即使跌倒，也不会过于慌张，不知所措。a.不慎跌倒莫站起，确认无伤再扶起。如果老年患者在家不慎跌倒，不要急于盲目站起，最好由家人帮助检查跌倒部位有无受伤，确认无伤后可让家人协助扶起。家人不在家，就打手机，平时手机带在身边。b.受伤严重不要抬，呼叫"120"速来接。受伤较重时，不正确的活动有可能加重损伤，特别是骨折的患者，搬抬不当，可能造成二次受伤。家人不要搬抬患者去医院，而要呼叫"120"，等候医务人员接老人去医院检查治疗。c.感觉不适去医院，内伤比外伤更危险。跌倒后即使没有外伤，也应加强警惕，确认是否合并内伤，如果感觉不适，应到医院检查，排除危险。

【病例5】 老人跌倒存在潜在危险，相应检查能够提高安全系数。

住院患者，女，73岁，大便后起立时，不慎跌倒在地。患者跌倒后无任何不适，心率、血压正常，四肢活动自如，饮食、睡眠正常。翌日晨，患者突然感觉腹痛难忍，大声喊叫，即测心率136次／分，面色苍白、大汗淋漓、血压90/60毫米汞柱，医生立即为患者做腹腔穿刺，从腹腔中抽出不凝固的新鲜血液，床边摄片确诊为"脾破裂"，立即转送手术室做脾摘除急症手术，方才保住生命。

专家点评： 老人跌倒不能只看表面现象，要检查是否真的无异常。由于老年患者各方面反应能力减退，患者跌倒后发生内脏出血，大量的血液流入腹腔，使患者感觉腹痛难忍，心率增快、血压下降，出现大汗淋漓等休克早期的表现。幸亏医生及时进行相关检查，给出正确诊断，及早手术，才避免了悲剧发生。因此，老年患者跌倒后，即使当时没有异常感觉，也应到医院检查，排除危险。

（3）怎样预防骨质疏松，防止骨折：防止跌倒的最终目的，是为了预防骨折？如果说，跌倒是发生骨折的外因，则骨质疏松就是发生骨折的内因。没有骨质疏松，即使发生跌倒也不一定都会骨折。但是，伴有骨质疏松，特别是严重骨质疏松的患者，一旦发生跌倒，就很有可能发生骨折。所以，老年患者要注意防治骨质疏松。

①多食含钙丰富的食物：糖尿病患者要合理饮食，营养均衡，食物多样，适量食用虾皮、牛奶、鸡蛋等含蛋白质丰富的食物及含钙丰富的蔬菜（如龙须菜、雪里蕻、菜花、油菜、香菜等）。保证每天钙的摄入量不少于 1000 毫克。

②少喝促进钙流失的饮品：如饮酒，喝浓茶、咖啡等，会促进尿钙排泄增加，骨钙溶出，导致骨质疏松的发生。

③多晒太阳适当运动：老人经常晒晒太阳，接受足量的光照，有利于活性维生素 D 的生成。活性维生素 D 可促进肠道对钙、磷的吸收，促进骨骼的形成，有防治骨质疏松的作用。适当的运动，如步行、打太极拳、做保健操等，有利于提高骨密度，减少骨质疏松的发生。

④必要时需要药物补充：如果患者经过饮食、运动、晒太阳等措施，仍然存在比较严重的骨质疏松，则应当遵照医嘱，服用补钙药物或补充维生素 D 等。维生素 D 有利于钙的吸收，补钙药物有口服的，也有经鼻腔吸入的，严重者还可以经过静脉补充。不管选用哪一种，是否需要，剂量是多少，一天几次，均应当遵照医嘱。不可随意购买或者长期服用。需要定期监测血钙的变化，进行调整。

6.老年抑郁，值得关注　老年糖尿病患者抑郁症的发生率明显增加，建议对 65 岁以上的糖尿病患者每年进行 1 次筛查，并根据筛查的结果，酌情予以相应的处理。

（1）老年患者容易发生抑郁的情况：①被疾病痛苦折磨，难以忍受时；②在原来疾病的基础上，又出现了新的并发症；③夫妻感情不和的；④子女不孝的；⑤丧偶或离异或独居者；⑥无收入或经济困难者；⑦性格好强，不愿给家人添麻烦者。

【病例6】 　七旬老人夜间跳楼身亡。

　　患者，男，73 岁，糖尿病病史 20 余年，因对糖尿病的认识不足，没有进行规范治疗，先后出现糖尿病神经病变、冠状动脉粥样硬化性心脏病及视力下降等。患者经常胸闷、憋气，近期因发生糖尿病足溃疡而收入院治疗，住院过程中，检查发现患者糖尿病肾病严重，不久的将来就需要透析治疗。患者从入院开始，很少言语。某日凌晨，患者趁家属上厕所的时间，突然跳楼身亡。

> **专家点评：** 多重因素造成患者轻生。经了解，患者此次住院是主要是因为糖尿病足，患者知道自己的病情严重，换药效果不明显可能要截肢，还有可能需要进行透析治疗，患者难以接受。加上平时经常胸闷、憋气，下肢疼痛，每天吃药、注射，痛苦不但不减反而与日俱增，病情越来越重，并发症越来越多，可以吃的东西也受到限制。患者每天生活在懊悔不已中，加上家庭经济困难，患者不愿给家人增加负担等诸多因素，导致患者做出错误决定。

　　（2）老年患者更需要关心：老年患者害怕孤独，没有安全感，更需要家人的关心和爱护。

　　（3）老年痴呆：老年糖尿病患者痴呆的发生率明显增加，建议对 65 岁以上的糖尿病患者每年进行一次认知功能的筛查。家里出现一位老年痴呆的老人，家属要付出无数倍的细心、耐心和精力、体力。当老人出现一些反常行为，例如吃饭了说没吃，把好的说成坏的，不讲道理，反复无常时，要警惕老年痴呆的可能。

七、老年糖尿病的治疗目标

　　老年糖尿病患者的健康状况差异悬殊，有的仅有轻微的高血糖，有的既有高血糖又有高血脂、高血压，有的没有合并脏器的损害，有的既有冠心病又有肾功能不全，有的家人治疗非常积极，有的家人比较被动。综上种种原因，老年糖尿病患者的治疗，必须正确、全面的评估，制定安全、合理的个体化治疗目标。

糖尿病居家调养宝典

1. 相对健康的老人，因其预期寿命比较长，所以，血糖、血脂、血压的控制目标应当相对严格一些。

（1）适应人群：①具有完整的认知和功能状态；②合并较少的慢性疾病等。

（2）血糖、血压、血脂的控制目标：①糖化血红蛋白一般要求 <7.5%；②空腹血糖或餐前血糖控制在 5.0 ～ 7.2 毫摩 / 升，睡前血糖控制在 5.0 ～ 8.3 毫摩 / 升；③血压应当控制在 140/90 毫米汞柱；④血脂要常规使用他汀类调脂药，除非有他汀类药物使用的禁忌证，或者不能耐受该药物。

2. 病情相对比较复杂，健康程度中等的老年患者，具有中等长度的预期寿命，要想达到理想的治疗效果，经济支出的负担较高，且发生低血糖和跌倒等的风险也大。

（1）适用人群：①如并存多种慢性疾病；②或有两项以上的日常活动能力受损；③或有轻到中度的认知功能障碍者。

（2）血糖、血压、血脂的控制目标：①糖化血红蛋白可以适当放宽至 8.0%；②空腹血糖或餐前血糖的控制，可适当放宽在 5.0 ～ 8.3 毫摩 / 升，睡前血糖的控制也相应地在 5.6 ～ 10.0 毫摩 / 升；③血压与相对健康的老年患者一样，应当控制在 140/90 毫米汞柱；④对于血脂的控制，也是同相对健康的老年患者一样，要常规使用他汀类调脂药，除非有他汀类药物使用的禁忌证，或者不能耐受该药物。

3. 病情非常复杂，健康状况较差，预期寿命有限，且治疗获益不确定的老年患者，所有指标均要放宽。

（1）适用人群：①需要长期护理，如糖尿病合并大面积脑梗死昏迷不醒；②慢性疾病终末期，如尿毒症晚期患者；③有两项以上的日常活动能力受损；④轻到中度的认知功能障碍。

（2）治疗目标：①糖化血红蛋白最多放宽至 8.5%。糖化血红蛋白 8.5%，相当于平均血糖水平为 11.1 毫摩 / 升，不能无限制放松。因为老年患者如果长期处于高血糖状态，有可能导致高血糖高渗状态等疾病并发症以及伤口长期不愈合的可能。②空腹血糖或餐前血糖的控制，可适当放宽在 5.6 ～ 10.0 毫摩 / 升，睡前血糖的控制也相应地在 6.1 ～ 11.1 毫摩 / 升。③血压不能控制得过低，只要控制在 150/90 毫米汞柱。④血脂使用他汀类药物能否获益，达到预防目的。

小知识：慢性疾病

多种并存的慢性疾病包括关节炎、肿瘤、充血性心力衰竭、抑郁、肺气肿、跌倒、高血压、失禁、慢性肾病 3 期以上、心肌梗死、脑卒中等。多种，指至少 3 种以上，实际上，许多老年患者常常同时存在五种甚至更多种慢性疾病，给治疗带来很多困难。

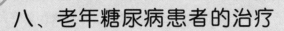

八、老年糖尿病患者的治疗

老年糖尿病患者的降糖治疗应在保证安全前提下进行有效治疗。

1. 合理饮食，是最基本的治疗。

2. 安全有效的运动，是性价比最高的治疗。

3. 降糖药物，是最有效的治疗。

（1）首选：根据患者的降糖目标、现有的血糖情况、重要脏器的功能及家庭经济承受能力等选择合理、便利、可行的降糖药物。应当首选不易出现低血糖的二甲双胍、α-葡萄糖苷酶抑制药、DDP-4抑制药等。

（2）可选：对使用上述药物治疗，血糖仍然不能达标，而且患者的自我管理能力较强，具有及时纠正低血糖的能力，可酌情选用胰岛素促泌药，包括磺酰脲类药物（如亚莫利）和餐时血糖调节药（如诺和龙）。但是，这两类药物具有促进胰岛素分泌和增加胰岛素敏感性的作用，有发生低血糖的风险，所以，要遵照医嘱服药，加强血糖监测，及时调整药物剂量，并随时做好发生低血糖的救治准备。

（3）不选：降糖效果很强、作用时间长、低血糖纠正困难，可能给患者带来严重不良后果的降糖药物，如格列本脲（优降糖）。

（4）慎选：根据患者特定的身体状况，避免使用可能对患者存在潜在不良影响的药物。

①肾功能不全者，慎用主要从肾脏排泄的药物。

②心力衰竭者，慎用加重心脏负荷的药物。

③骨质疏松者，慎用影响骨代谢的药物。

④严重缺氧者，慎用可能导致乳酸增高的药物。

（5）胰岛素：对需要使用胰岛素的患者，要充分考虑使用胰岛素给患者带来的效果和可能出现的风险之间的关系，权衡利弊。另外，注射胰岛素需要良好的视力、灵活的双手才能完成操作，还要考虑一旦发生低血糖，患者的自我救治能力如何等多种因素，最终做出正确的选择。为确保安全，选用胰岛素时应首选低血糖风险相对较低的基础胰岛素治疗，病情需要时，也可选用预混胰岛素或短效胰岛素及其类似物，但是因低血糖风险大，一定要加强血糖监测，及时调整治疗方案及药物剂量。

4. 血糖监测

（1）血糖监测意义更大：老年人机体各项反应能力下降，发生高血糖还是低血糖，患者并没有明显的症状或不适，特别是伴有意识障碍的患者，如脑梗死、脑出血后患者，因不能沟通或表达自己的意愿，血糖监测意义更大。

（2）发现异常，即使没有症状，也要及时救治。

5. 健康教育。老年糖尿病患者，如果家庭条件允许，最好专人看护。做智慧家属，保老人平安。

（1）喝水：健康教育对于病情复杂而严重的老年患者，对家属或陪护的教育意义深远。老年患者口渴中枢不敏感，不能及时感知体内是否缺水，有的不能主动饮水，所以，家人要定时定量帮助患者多喝水。

（2）吃饭：吃饭要定时、定量、定结构。每顿饭均要有一定量的糖类、蛋白质和脂肪。特别是注射胰岛素或口服磺酰脲类降血糖药物的患者，用药后一定要保证及时进餐，餐中要有适量的糖类，防止低血糖的发生。一旦发生低血糖，不要给予坚硬的糖块，以免呛咳、窒息。应给予糖水、饮料等救治，并在发生低血糖后的 24～48 小时，监测血糖的变化，防止再次发生低血糖。

（3）吃药：老年人记忆力减退，容易忘事，漏服药物在所难免。但是，漏服药物会导致血糖波动过大，经常漏服还会导致血糖长时间处于较高水平。所以，老人家属要认真负责，确定每天需要服用的药物名称、剂量和服用时间，因为老年糖尿病患者往往病情复杂，需要服用的药物种类和数量较多，患者家属要确保患者每天不漏服，不重复服用，以免带来难以挽回的后果。

（4）注射：这里的注射主要是指注射胰岛素，老人手指的协调性和灵活性减退，视力降低，注射胰岛素时最好由家人代劳，防止漏打、多打、重复注射等情况发生。稍有失误，就可能酿成严重后果。由于胰岛素注射属于无菌注射操作，患者及家属注射时要做到规范注射，防止感染。

【病例】　胰岛素注射不规范，大腿发生大面积感染。

患者，女，63 岁，糖尿病病史 10 余年，常年自己在家注射胰岛素治疗。1 个月前，先是右侧大腿内侧出现红肿热痛，经过当地医院抗感染等治疗后好转。继而左侧大腿出现大面积（约 20 厘米 ×20 厘米）红、肿、热、痛（见右图），中间皮肤发白，触及有波动感，伴有高热，体温高达 39.6℃。经过外科切开，引流出大量脓液，后积极控制感染给予降血糖、清创换药等处理，方才好转。

糖尿病居家调养宝典

专家点评：注射胰岛素以前，一定要接受护士的糖尿病教育。分析患者发生这种情况的原因，主要是受当地医疗条件所限，当地医院没有开展糖尿病教育，患者缺乏最基本的胰岛素注射知识。首先，患者消毒知识匮乏，不知道自己使用的消毒液名称、浓度、有效期等；其次，消毒行为不规范，不知道正确的消毒方法、面积、注意事项等；其三，注射部位选择不正确，注射在大腿的内侧；其四，针头使用不规范，一瓶胰岛素使用一个针头。所以，糖尿病患者注射胰岛素以前一定要接受糖尿病教育的相关指导。

　　（5）运动：老人的肢体活动度和灵活度随着年龄的增长而有所下降，老年患者可以运动，但必须量力而行，保证安全。最好在家人的陪同下，选择适合自己身体状况的运动，防止出现跌倒、摔伤等情况。

　　（6）观察：老人各项生理功能减退，比如，发生了低血糖，症状不明显；发生了酮症酸中毒，没有明显的恶心、呕吐；甚至发生心肌梗死，也没有明显的心绞痛。所以，家属要细心观察，及早发现病情变化的蛛丝马迹，这是非常重要的。

　　（7）监测：因为老人病情与实际表现不太相符，所以仅通过老人的表现来了解病情的变化就不能保证及时、正确和全面。监测能够真实反映病情，发现异常，测测血糖，喝喝糖水，数数脉搏，测测血压，量量体温，这些在家里都能完成，只要家里配备相应的物品。但是，如果怀疑患者可能出现心脑血管意外等情况，就要及早拨打"120"送老人去医院。

（王　峰　韦　倩　张雪君　张丙良）

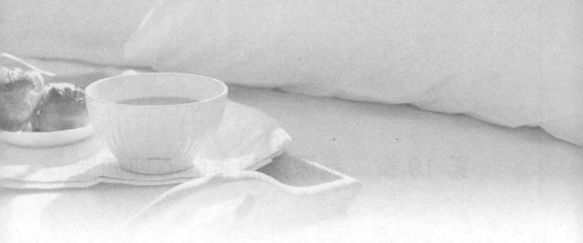

第六篇　糖尿病心理调适与家庭帮助

糖尿病患者需要关爱，更要自强不息；

糖尿病患者的家人要无条件关爱糖尿病患者；

糖尿病患者要懂得回报家人，以便得到更多的爱。

尽管医学的发展延长了糖尿病患者的生命，但是终身控制饮食、长期血糖监测、药物治疗、注射胰岛素等大大增加了糖尿病患者的经济负担和心理压力。生活节奏的加快，面对各种社会压力，许多正常人难免产生各种各样不同程度的心理问题，何况一个日益饱受病魔折磨和精神摧残的糖尿病患者。因此，糖尿病患者的心理问题更加突出。

第 19 章　糖尿病患者的心理调适

一、糖尿病与心理状态的关系

现代医学研究认为，糖尿病与心理状态有着密切的关系。大量的临床实例发现，良好的心态有利于血糖的控制和病情的恢复，减少或延缓并发症的发生，使患者享受像正常人一样的生活质量。反之，长期精神抑郁、悲观或焦虑等负面情绪，不仅可以诱发和加重糖尿病，甚至促进糖尿病并发症的发生和发展。因此，心理健康对糖尿病的控制非常重要。

（一）心理健康的标准

世界卫生组织为健康下的定义包括三个方面，不仅没有躯体的疾病和病痛，还要心理健康，并且具备良好的社会适应能力。因此，如果心理不健康，即使身体再健壮也不能称其为一个健康的人。我国的心理学家提出的心理健康的八条标准是。

1. 了解自我，悦纳自我。
2. 接受他人，善与人处。
3. 正视现实，接受现实。
4. 热爱生活，乐于工作。
5. 能协调与控制情绪，心境良好。
6. 人格完整和谐。
7. 智力正常，智商在 80 分以上。
8. 心理行为符合年龄特征。

（二）糖尿病患者的人格特征

日本心理学家山中康裕总结的糖尿病患者的人格特征见下表。

糖尿病患者的人格特征

	A 型性格	B 型性格	内向型性格	外向型性格	内罚型性格	外罚型性格
特点	极具竞争精神，时间紧迫感强	松弛，与世无争	踌躇，反省，善于思考，容易用疑惑的眼光看待周围事物	容易适应环境，不争强好胜，考虑问题简单，自信，周围关系好	容易批评自己	好批评别人
好发疾病	心血管病	糖尿病	糖尿病		糖尿病	心血管病

（三）糖尿病患者发生心理问题的因素

1. 对疾病的认识方面　有的患者认为糖尿病是一种终身性疾病，一辈子也治不好了，所以，也没有必要治疗。还有的患者担心糖尿病会遗传给下一代，感觉对不住孩子而自责。

2. 对经济负担的担忧　患了糖尿病以后，就要一辈子吃药、打针，看病、化验等，不仅花光自己的积蓄，而且有可能拖垮孩子而忧心忡忡。

3. 生活习惯改变，生活质量下降　长期需要饮食控制，想吃的不敢吃，吃多了血糖就高，感觉最基本的生活权利被无情剥夺而痛苦。

4. 无休止治疗　天天吃药、打针，经常抽血化验，扎手指，测血糖，无休无止，有时还要住院治疗，感到非常痛苦，非常烦恼。

5. 工作压力的增加　不愿意让同事、领导知道自己患有糖尿病，而影响竞争力，成为下岗、照顾的理由。明显感觉自己体力不支，不如从前，不能像以前一样加班加点，疲劳作战。

6. 家庭婚姻存在危机　因糖尿病有遗传倾向，择偶时容易受挫。因女性糖尿病患者阴道干燥、性欲下降，男性患者阳痿等原因，性生活质量下降，影响夫妻感情，有的甚至导致家庭破裂。

7. 疾病本身的原因　糖尿病患者的症状、并发症的出现与加重，长期监测血糖、注射胰岛素的痛苦，各种检查指标异常时的情绪波动，反复看病，与医师的关系不和谐等，均有可能成为患者产生心理问题的原因。

（四）糖尿病患者发生心理问题的危险因素

临床发现，糖尿病患者在以下情况更容易发生心理问题，因此，当自己处于以下情况时，更应警惕心理问题的发生。

1. 糖尿病病程长的比病程短的心理问题发生率高。且随着病程的延长，病

糖尿病居家调养宝典

情越来越复杂。

2. 糖尿病出现并发症的比没有并发症的心理问题发生率高。当新出现并发症或出现新的并发症时，患者容易对治疗失去信心。

3. 糖化血红蛋白水平大幅度升高的比糖化血红蛋白控制良好的心理问题发生率高。糖化血红蛋白越高，患者越容易焦虑、压力增大。

4. 体型肥胖者多于体型非肥胖者。

5. 女性比男性发生率高。女性的性格特点，遇事想不开，爱钻牛角尖。

6. 青春期多见。青春期情绪不稳定，易激惹。

7. 患糖尿病以前就有明显个性缺陷者更容易出现心理问题。

8. 经济困难，没有足够的经济来源保证规范的治疗。

9. 家庭有矛盾，家庭内部不和谐，或夫妻关系不融洽，与子女关系不和谐等。

（五）糖尿病患者常见的心理反应

糖尿病患者在不同时期，遇到不同问题，会有不同的心理反应，如刚得知自己患了糖尿病会很气愤，"为什么不是别人而是自己？"然后就是不承认自己患了糖尿病而否认自己是糖尿病患者，"谁说我是糖尿病？我不是！"也有的糖尿病患者，满不在乎，采取无所谓的态度，"什么糖尿病，糖尿病怕什么，不用管它"，而直到出现各种并发症或不得不每天服药、注射时，才会出现各种恐惧、焦虑等不良情绪。这种不良情绪持续时间久了，就会出现抑郁。常见的心理反应有以下几方面。

1. 焦虑　对糖尿病缺乏了解，认为是不治之症而担心未来，烦躁不安。

2. 恐惧　知道或看到糖尿病患者出现失明或截肢等严重的慢性并发症后受到刺激；担心血糖控制不佳，出现低血糖而有生命危险；非常恐慌，害怕自己也像其他患者那样最终失明、截肢；恐惧天天注射胰岛素、测血糖等。

3. 否认　不承认自己患有糖尿病，认为是医院诊断错了，不看病、不化验也不治疗。

4. 内疚　感到自己患了糖尿病只能给别人增加麻烦，自己无用而难过。

5. 绝望　当糖尿病治疗效果不佳或虽积极治疗，仍然出现并发症时，对未来失去信心。

6. 自卑　不愿意让别人知道自己患有糖尿病，公开场合不愿露面，为掩盖自己患有糖尿病的实情，聚会时大吃大喝，不吃药，不注射胰岛素。

7. 抑郁　长期的病情折磨和日益增长的经济负担，情绪低落、睡眠障碍、意志消沉，自我评价下降；焦虑不安、心神不宁，不愿遵从医师的治疗，抑郁严重时，可有厌世和轻生的情绪，甚至有自杀行为。

【病例】 情绪与血糖有密切的关系。情绪不好, 血糖就控制不好。

　　患者, 女, 80 岁。因糖尿病 20 余年, 左足背红肿、破溃 1 周收入院。患者由于与养女发生冲突而非常生气, 以不吃饭表示不满和抗议, 每顿饭在家人的劝说下, 只进食几口, 连续三四天, 心情郁闷, 期间仍然按时注射胰岛素, 胰岛素并未减量, 但是患者的血糖居高不下, 患者的足部病变也无减轻, 甚至加重。经过做通其女儿的工作, 其女儿获得老人的谅解后, 老人消除了心中的"疙瘩", 精神、饮食恢复正常, 病情得到控制, 恢复良好。

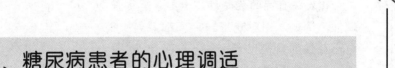

　　专家点评: 有研究提示, 糖尿病患者容易产生孤独心理, 特别是无子女或者有独生子女者, 稀有亲密的社会关系, 缺乏广泛的社会关系和相应的社会支持。患者容易焦虑紧张, 闷闷不乐, 情感反应强, 而较长时间难以平复。临床发现这些患者常规治疗不能改善代谢, 而在改善家庭环境或脱离原来的家庭环境后, 病情得到迅速控制。这说明, 糖尿病的发展和转机, 受到社会支持等多种因素的影响。因此, 增加社会支持, 减少患者的社会孤独, 在糖尿病的代谢控制方面更有重要意义。

二、糖尿病患者的心理调适

(一) 正确认识糖尿病, 找出糖尿病与其他疾病的相对"优越"之处

　　1. 糖尿病患者是幸运一族。糖尿病与艾滋病一样是联合国大会为单一疾病通过的决议中的两种疾病之一, 受到全球众多国家政府部门的关注。

　　2. 糖尿病与某些疾病相比, 不会马上受到死亡威胁, 而且有控制疾病进展的"灵丹妙药"。例如, 一个人, 如果不幸患上肝癌、胰腺癌等恶性肿瘤, 他们从确诊的那一天起, 有的患者可能只有几个月的生存期限, 在极度的痛苦中依依不舍地走完人生之路, 他们多么渴望世间有一种灵丹妙药能让他们活在人间啊, 但是没有。糖尿病患者则不同, 胰岛素就是糖尿病患者的灵丹妙药, 只要遵从医师的建议, 坚持积极、合理的治疗, 就会像正常人一样享受生活, 安度晚年。

　　3. 糖尿病治疗发展很快。虽然很多糖尿病患者需要注射胰岛素, 但是各

种胰岛素注射笔相继问世，不断更新，非常方便，而且疼痛轻微，并不像患者想象的那样恐怖。胰岛素泵的出现，更给糖尿病患者带来了满意的治疗效果和希望。

（二）糖尿病患者要坚定信心，对未来充满希望

糖尿病患者要多学习一些糖尿病控制良好的患者的宝贵经验，相信自己，别人能做到二三十年不出现并发症，我也能做到，从而坚定战胜糖尿病的信心。另外，如果您是一位患了糖尿病孩子的母亲或者父亲，一定要想到您对待疾病的态度将潜移默化地影响孩子的心理，如果您能正确面对疾病，积极应对困难，那么，您的孩子在以后的人生道路上遇到挫折的时候，就会以您为榜样，勇于挑战，战胜困难。

目前，世界上有无以计数的医学科学研究者，在尝试着如何攻克糖尿病，例如，干细胞移植治疗糖尿病、胰腺移植等，新型的胰岛素泵治疗，均给糖尿病患者带来了治愈的希望，说不定某一天，这种希望就会成为现实。积极学习糖尿病知识，是战胜糖尿病的有力武器：仅有信心也是不够的，重要的是以积极向上的心态，及早接受糖尿病教育，主动获取糖尿病自我管理知识，才不至于因为无知而付出沉痛的代价。

1.发掘自身的优越性，增加家庭责任感　尽可能找出自己与他人相比的优越性，例如，相对吃每一片药都需要自己花钱的自费患者，自己有医疗保险，经济负担就会大大减轻；相对已经截肢的患者，自己还有健全的双足，就可以继续走人生路；相对身边没有人照顾的孤寡老人，自己有孝顺儿女的照顾，能幸福享受天伦之乐。自我安慰，自寻快乐。另外，想一想，一个人不仅是为了自己活着，而是为了所有爱您的人活着，要为家人着想。您要永远记住，自己是家庭中不可缺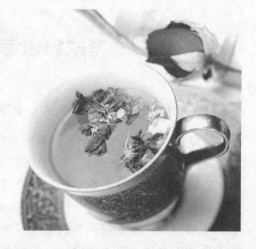少的一员，家人永远需要您。因为有了自己，儿女不会失去父亲或者母亲；因为有您，丈夫不会失去妻子，妻子也会拥有丈夫；因为自己的存在，才能有一个幸福完整的家庭。所以，为了爱您的家人，也要保重身体，减少对他们的伤害。

2.提高修养，将心理伤害降到最低点　每个人的一生，都不是一帆风顺的，

难免遇到令自己伤心、愤怒、悲痛的事情，每当遇到这种情况，均应时刻提醒自己，由于自己患有糖尿病，不良情绪会引起血糖升高，对自己的病情不利，应当尽早调整心态，摆脱不良情绪的困扰。例如，遇到令自己愤怒的人时，应当站在对方的角度上想一想，对方所说所做的原因，努力找个理由原谅别人，自己的愤怒情绪就会逐渐平息。例如因为每天多次注射胰岛素而烦恼时，就想一想，如果没

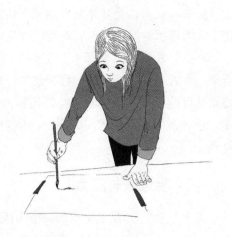

有加拿大伟大的医学家 Banting 先生发现了胰岛素，在那之前，有多少糖尿病患者失去了生命，由此，自己还应当感谢 Banting 先生，感谢胰岛素。

3. 丰富文化生活，保持愉快心情　不要因为生病放弃自己的爱好，业余时间坚持做自己喜欢的事情，例如画山水画、练书法、编织、跳舞、读书、看报等。这样，容易分散自己是患者的精力，并从中找到生活的乐趣，热爱生活，甚至提升自己的价值。例如，我们病房曾经收治了一位女性老年糖尿病患者，非常喜欢画山水画，画了以后，由她的儿媳妇帮助装裱，她们一起开了一个小店，生意颇为兴隆，她也由此找到了自己的价值，不仅感觉老了也能创造财富，还有一种没给儿女添麻烦的自豪感。由于特别爱好画画，她时刻提醒自己要控制好血糖，否则，如果眼睛看不清了，就再也不能画自己喜爱的山水画了，正是因为这种健康向上的心理，及一种良好的文化生活，此患者糖尿病的治疗效果非常理想。

4. 其他　积极参与社会活动，多与亲朋好友沟通交流，多做户外运动，对于血糖的控制和并发症的预防，保持良好的心态和身体健康均大有裨益。

（三）如何应对抑郁情绪

应对不良的抑郁情绪，需要患者本人、家人及医护人员的共同努力。

1. 思想积极，心态平和　患者本人要认识到抑郁对疾病的不利影响，积极调整心态，应对生活及治病过程中的各种压力和挑战，以不变应万变。良好的心态和生活态度会带动你走向心灵的光明。

2. 规律运动，缓解抑郁　规律的运动能有效控制患者的血糖水平，减少药物和胰岛素的剂量，减轻患者的身体和精神负担，从而改善患者的不良精神状态，增强战胜疾病的信心，消除悲观、失望、恐惧的心理，最终缓解抑郁和焦虑状态。另外，运动可增加体内 β- 内啡肽水平，对调整情绪、改善心情有一定帮助。

3. 家人关心，爱护体贴　当患者情绪低落时，需要家人温暖的关心和帮助，在家人的理解支持下，患者对战胜疾病的信心也会增强许多。

4. 医护人员，指导帮助　医护人员指导患者如何减轻心理压力，消除不良情绪，并为患者提供有关治疗抑郁的信息，帮助患者寻求心理专业人员的疏导。必要时可给予抗抑郁药物治疗，药物治疗无疑会改善患者的抑郁状态，但短期使用会导致体重长期增加。所以，早期发现不良情绪，及时进行心理干预非常重要。

（四）糖尿病与压力

当今社会，压力无处不在。压力既包括身体方面的压力也包括精神方面的压力。例如，患了糖尿病以后感觉疲乏无力，这是身体方面的压力；血糖居高不下，使您急躁、焦虑，这是精神方面的压力。持续长时间的承受压力，会使您的体内发生应激反应，不利于血糖控制，形成恶性循环。

下面教您几种缓解压力的方法。

1. 了解您的压力源　即首先弄清是什么因素给您造成了压力，是工作、病情还是家庭方面的原因。自己慢慢分析，糖尿病患者自己比任何人更了解自己。

2. 明白压力的危害　为将危害降低到最低点，尽快采取办法消除压力。

3. 选择适宜的缓解压力的方法

（1）倾诉：向自己最好的朋友或最信任的人倾诉自己的烦恼，倾诉过程本身就是缓解压力的渠道，倾诉后会有如释重负的感觉。

（2）深呼吸：选择一个安静的地方，用尽力气深吸一口气，然后慢慢呼气，直到呼出肺内的所有气体，如此反复 5 ～ 15 分钟，一天可多次进行。

（3）逃避：避开压力环境，努力劝慰自己不要想那些不愉快的事情，转移注意力。例如，刚与家人吵架，则找一个安静的场所，或去海边，看海水潮涨潮落，平静心境。

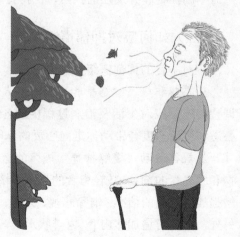

（4）做自己喜欢做的事情：根据自己的喜好，做自己喜欢做的事情，全身心投入，就会忘却烦恼。如听音乐、看电视连续剧、下棋、运动等。

（5）寻求别人的帮助：把自己的苦恼向自己的家人、朋友、同事、同学等倾诉，"三人行，必有我师"，从他们的建议中获取缓解你心中压力的

糖尿病居家调养宝典

好办法。

（6）看心理医师：他们会非常耐心地倾听您的诉说，给您满意的解释，指导您如何应对压力，并会增强您的信心。必要时，医师会建议您服用抗抑郁药，帮助您度过自己不能控制的艰难时期。

（五）糖尿病患者心理障碍的应对措施

1. 尽快适应由健康人向糖尿病患者的角色转变　患了糖尿病的患者，疾病不会因为患者自身的否认而消失，它对患者身体的侵害会按照疾病本身的发展历程毫无改变，也不会停止。如果一味否定，不立即进行应对，只能加速病情发展的速度。此时，最好的应对方法就是接受糖尿病的事实，立即进入糖尿病患者的角色。接受医生的治疗，学习相关的知识。患有糖尿病并不是一件丢人的事情，因为您的身边每 10 个人当中至少就有 1 个糖尿病患者，这是一个非常庞大并日益壮大的群体。其实，很多名人也患有糖尿病，他们依然也很快乐。关键是正确面对，积极治疗。

2. 尽可能在较短的时间内获取最多的糖尿病知识　进入糖尿病的角色后，您就再也不必要在别人面前装出没有病的样子，反而感觉心理会轻松许多。此时，是学习糖尿病知识的最佳时机。要抓住任何可能获取糖尿病知识的机会，如参加糖尿病患者的教育讲座；阅读有关糖尿病的书籍；听取糖尿病专科医师和护士的建议；结交一些有经验的糖尿病病友、加入糖尿病俱乐部等。通过各种渠道不断学习。

3. 掌握糖尿病自我管理的知识和技能　通过努力学习，反复学习，当您掌握了糖尿病自我管理的必备知识和技能后，您会发现，糖尿病真的不可怕，可怕的是您对糖尿病知识的无知或一知半解。如果您正确全面掌握了糖尿病自我管理的知识和技能，您不仅会很好地控制自己的糖尿病，而且，对于那些对糖尿病一无所知的新患者，他们会把您当作学习的榜样。当您对他人讲解糖尿病的管理经验时，您会赢得大家的尊重和信任，您的糖尿病朋友会越来越多。您会感受到非同寻常的自尊感、自信心和社会价值感。

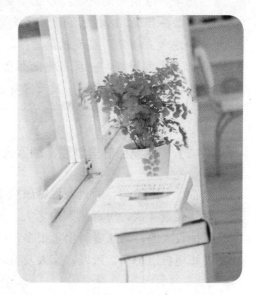

4. 最终达到行为改变的目的　学

习糖尿病知识的目的就是达到行为的改变，才能使糖尿病向着良好的轨道发展。有的糖尿病患者什么糖尿病知识都知道，但是就是行为上做不到，这样不会达到改变糖尿病的目的。例如，曾有一名患者说，我知道不能吃太多的肥肉，但是我两天不吃都不行；也有的患者说，我知道饭后1小时运动有利于我的糖尿病，但是，我就是特别懒，吃完饭就喜欢躺在沙发上看电视，一点儿不愿意活动。所以，糖尿病患者仅拥有糖尿病的知识和技能是不够的，关键是要下决心、有信心，首先战胜自己，才能战胜糖尿病。要想应对糖尿病，更重要的是自己要有一种勇往直前的精神、坚韧不拔的毅力和不征服糖尿病誓不罢休的信念。

【病例1】 以病为耻，不愿给家庭抹黑。

　　患者，女，64岁，糖尿病病史10年。从确诊为糖尿病始，进行饮食控制，几年后增加口服降血糖药治疗。2年前，开始启用胰岛素治疗。但是，患者血糖控制时好时坏，波动明显。究其原因，原来每次儿子儿媳回来吃饭，患者都不注射胰岛素，还装作若无其事，随意吃喝。因儿子已结婚3年，儿媳并不知道患者有糖尿病，患者也不愿意儿媳知道自己患有糖尿病。患者丈夫为退休干部，儿子事业有成，儿媳家境殷实、工作优越，唯有患者自己有病，患者感觉自己生病是一种耻辱，不愿给美满的家庭抹黑。

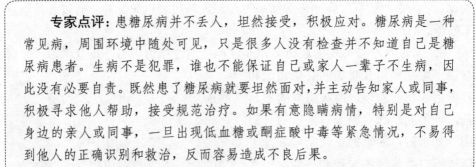

专家点评：患糖尿病并不丢人，坦然接受，积极应对。糖尿病是一种常见病，周围环境中随处可见，只是很多人没有检查并不知道自己是糖尿病患者。生病不是犯罪，谁也不能保证自己或家人一辈子不生病，因此没有必要自责。既然患了糖尿病就要坦然面对，并主动告知家人或同事，积极寻求他人帮助，接受规范治疗。如果有意隐瞒病情，特别是对自己身边的亲人或同事，一旦出现低血糖或酮症酸中毒等紧急情况，不易得到他人的正确识别和救治，反而容易造成不良后果。

【病例2】 生病后心里委屈，朝家人发脾气。

　　患者，女，50岁，新近发现糖尿病1个月。血糖较高（19.7毫摩/升），一天注射胰岛素4次。患者是家中老大，年幼时母亲去世，3个弟妹都是她帮着父亲拉扯长大的，为家庭付出了很多，吃了许多苦。但患者生性好强，不愿意让别人知道自己患病。所以，家人及亲戚虽知其有病，但为免伤其自尊而装作不知。患者住院后一直情绪低落，某日突然大哭不止，怒骂其家人没有良心，对其生病住院也不管不问，令家人不知如何应对。

专家点评：糖尿病患者出现情绪波动是一种病态心理，家人要多理解。患者处于情绪波动期，生病后，情绪复杂，感觉命运不公，年轻时吃苦耐劳，老了生病痛苦，天天以药相伴，还不能吃饱吃好，备感委屈。哭闹是患者的一种不良情绪宣泄，憋在心里，反而对身体不利。糖尿病患者心理活动进入此时期，要及时调整自己的情绪，哭闹不是唯一的方法，也不是最好的宣泄途径，患者可根据自己的爱好阅读一些喜欢的书或听自己喜欢的音乐等，以减轻自己的心理压力。此时，家人也应对患者的行为表现出宽容和理解，如此患者多会对自己的过激表现而后悔不已。

（李海娜　陈　秀　宋　丹）

第 20 章　糖尿病患者的婚姻与家庭

一、糖尿病患者可以结婚生育

糖尿病患者可以像正常人一样结婚、生育。幸福的婚姻对糖尿病患者的病情和心情均有重要的支持作用。不管是男性患者还是女性患者，如果各方面条件成熟，病情控制良好且稳定，早一点结婚比晚结婚好，生育小孩也是如此。因为一旦糖尿病患者的病情进展到发生急慢性并发症，或因某些诱发因素导致急性病情变化，将不利于生育。

二、糖尿病男性患者容易出现阳痿

目前认为，糖尿病患者发生性功能障碍主要是高血糖等引起代谢紊乱，不断损害周围神经、自主神经和小血管造成的。糖尿病对男性性功能的影响很大，对性功能的影响主要是阳痿。糖尿病患者的阳痿属于器质性疾病，发生率较高，可达 40% ～ 60%，有 20% 的患者在糖尿病确诊前就已出现过阳痿。由于阳痿的症状会逐渐加重，所以及早治疗糖尿病是很重要的。糖尿病男性患者不能讳疾忌医，在糖尿病早期如果血糖控制不佳会引起性功能障碍，只有积极控制好血糖，及时采取控制饮食、合理使用降血糖药等治疗措施，性功能才能得以改善，从而避免或延缓糖尿病性功能障碍的发生。

但实际生活中由于心理因素等原因，及时就诊的患者并不多，致使病情逐渐加重，病情发展到一定程度，这种阳痿常常不能逆转，治疗比较困难。

常见的导致阳痿的原因如下。

1.心理因素　心理性阳痿占 25% ～ 35%，部分患者有明显的抑郁情绪。两者互为因果，心理因素可导致阳痿，阳痿又可引起抑郁。

2.糖尿病性神经病变　多数患者与神经病变有关。

糖尿病性阳痿基本都是由糖尿病性神经病变引起的，这种神经病变导致控制勃起的自主神经脱髓鞘变和髓脂质合成障碍。此外，糖尿病后期会出现垂体和性腺的病理性改变，使性激素相应减少。

3.血管病变　糖尿病血管病变包括大血管病变和小血管病变。血管的硬化，特别是阴茎海绵体内小血管的硬化、微血管闭塞也可导致阳痿。

4.其他　药物因素也在糖尿病性阳痿中起到一定作用。

三、糖尿病患者家属的作用非同小可

（一）作一名称职的糖尿病患者家属

一名称职的糖尿病患者家属对糖尿病患者的治疗将起到积极的帮助作用，对糖尿病患者的心理亦是莫大的安慰，是糖尿病患者战胜疾病的源泉和后盾。

1.饮食方面　糖尿病患者需要清淡饮食，控制饮食。作为称职的家属可以帮助患者选择合理的饮食种类，以正确的烹饪方法适量分享。糖尿病饮食同样是健康饮食，也适合非糖尿病患者，称职的家属可以与患者共同进食。例如，患者吃玉米饼时，家属也一起吃。家属不要在患者吃着清淡饮食时，狼吞虎咽地进食鸡鸭鱼肉，这对患者的饮食治疗是一种极大的挑战。

2.运动方面　糖尿病患者要运动，因为运动本身就是一种治疗方法。但是，越是血糖高的时候，患者越懒，越不爱运动。此时，如果患者的家人能够鼓励患者进行运动或陪伴患者一起运动，将对患者病情控制起到积极的推动作用。

【病例1】　妈妈血糖高，就是不爱动。

患者，女，39 岁，糖尿病病史 2 年。患者为糖尿病前期，医生建议患者进行饮食控制及运动治疗。患者非常明白运动对自己的好处，可是，晚上吃完饭就是不爱动，一直躺在沙发上看电视，致使血糖无改善且离并发症诊断标准越来越近。

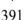

　　专家点评：在儿子的激励下，妈妈通过运动降血糖。儿子看到妈妈每天不运动，很着急，对妈妈说："妈妈，你整天让我背单词，你自己却连每天出去散步都做不到，如果你再不出去，我就不背单词了！"在儿子的督促下，患者迈开了艰难的第一步，从此，每天坚持晚饭后外出散步，半个月血糖就逐渐下降并控制在正常范围了。

　　3. **监测血糖**　一些患者不愿意监测血糖，有的是怕痛，有的是担心花钱，还有的觉得测不测都一样。如果家属能督促或帮助患者监测血糖，就能避免患者因血糖过高或过低带来的风险。

　　4. **口服药物**　糖尿病患者随着病程的延长和病情的复杂，口服药物种类会越来越多，糖尿病患者家属要帮助患者，特别是年老、年幼或工作忙碌或自我管理较差的患者，以确保药物供给的连续性，分清药物的种类及服用时间等。

　　5. **注射胰岛素**　少数患者因对注射的恐惧，不敢自己注射胰岛素，需要家属的帮助才能完成。当患者胰岛素储备不足时，家属要帮助患者提前备药，避免胰岛素治疗中断。

【**病例2**】　把购买胰岛素的钱买成电话卡，患者出现大问题。

　　患者，男，24岁，1型糖尿病病史2年。临近年关，患者的胰岛素已经用完，妈妈忙于生意，给他100元钱让他自己去买一支胰岛素。但患者购买了一张电话卡。大年初二晚上，患者突然出现面部红肿、疼痛，左眼不能睁开，并伴有高热，急送医院。经检查，患者发生糖尿病酮症酸中毒合并鼻脑型毛霉菌感染，医生告知患者家属，此病凶险，死亡率高达50%～60%，孩子救治无望。

　　专家点评：儿子命在旦夕，妈妈后悔自责。在医院住院治疗20多天，花掉费用十几万，儿子的病情未见好转，依然还有发热，预后难料。妈妈开始后悔，尽管孩子已经20多岁，但自己没时间去给孩子买药，忘了嘱咐孩子一定要及时注射胰岛素，儿子出现这种状况，实在无法原谅自己。所以，1型糖尿病患者的胰岛素不可突然中断，必须提前备药。在严重缺乏胰岛素的情况下，患者会发生急性并发症酮症酸中毒，继而在体内脱水、酸性环境下合并真菌感染。虽然罕见，但很危险，一定要高度重视。

　　6. **教育学习**　糖尿病患者需要不断学习，提高自我管理疾病的能力。参加教育时家人陪伴患者一起学习，当患者不能理解和掌握时，互相交流，加以引导，提高认识。

（二）糖尿病患者的家属必须掌握的知识

1. 饮食知识　有关总热量的计算、三大物质的分配、餐次的选择、吃水果的学问、烹饪方法、食品交换份等。

2. 运动知识　了解运动的好处、运动形式的选择、运动强度的掌握、运动时间、运动量等，以及运动的适应证和禁忌证，发生意外如何救治等。

3. 药物知识　口服降血糖药、降血压药、降血脂药的种类、名称、剂量、餐次、服用时间、不良反应等。胰岛素的保存、注射时间、部位的选择与更换、剂量的调整与准确、注射流程、注射技巧等。

4. 心理知识　了解心理变化的规律，细心观察患者的心理变化，发现异常及时疏导，掌握心理疏导的方法。

5. 救治知识　了解发生低血糖的原因、表现及处理，发生酮症酸中毒等急性并发症的处理措施及突发意外的紧急呼救、院前急救知识等。

（三）爱情的力量是无穷的

情感慰藉对处在逆境之中的人具有良好的精神支持作用，这种精神支持包括关心、爱抚、精神激励、抚慰、暗示，对人体消化系统、血液循环系统乃至整个免疫机制有激活作用。

有一位 45 岁的妊娠糖尿病患者，本身患有糖尿病就是高危妊娠，而且患者又这么大年纪。但在其丈夫的精心呵护下，还是顺利地生下了一个女孩，我们都为之高兴。问她为什么这个年纪了还要冒着风险生育孩子。她说，老公非常喜欢孩子，但结婚十几年，一直没有孩子。为了生育孩子，我严格按照医生的要求，控制血糖等指标，生怕出现并发症就不能生育孩子了。这么多年我能控制得这么好，也多亏为了想生育孩子这件事，如果我心里不想着生育孩子，可能就不会对自己那么"苛刻"了。我总感觉老公是我的精神支柱，我一定要好好活着，陪伴他一直到老。

所以，糖尿病患者需要爱、渴望爱，爱情能够给患者带来幸福和快乐，也能改变患者的命运。希望每一名糖尿病患者都能获得美好的爱情，拥有幸福的家庭，也希望每一名糖尿病患者都能爱护自己的身体，更爱惜自己的家人。

（四）家属如何帮助患者应对糖尿病

1. 善于倾听，适时安慰　糖尿病患者有较多的自我症状，愿意诉苦，希望得到家人的重视。此时，与糖尿病患者生活在一起的家人最有可能成为糖尿病患者的倾诉对象。作为糖尿病患者的家属，应当尊重患者，耐心倾听患者的苦衷，了解患者的心理状态，安慰患者，减轻心理障碍。

2. 共同学习，共同参与　糖尿病患者的家人应当尽可能陪伴患者就医看病，使其有一种安全感，需要时能得到及时帮助；尽量与患者共同参加糖尿病教育，课后进行交流和沟通；帮助患者监测血糖，了解血糖控制情况；参与饮食计划的制订和执行，配合患者的饮食控制；与患者一起运动，保障糖尿病患者的安全等。糖尿病患者随时需要家人的关爱和帮助，糖尿病患者的家属应当尽可能支持糖尿病患者。

3. 适时鼓励，分享成功　糖尿病患者的家人与患者接触最多、也最亲近。糖尿病患者的微妙变化，细心的患者家人能够最早发现。例如，当糖尿病患者的血糖控制达标并日趋稳定时；当糖尿病患者因为饮食控制有效而体重有所下降时；当糖尿病患者学会自己注射胰岛素，自己检测血糖时等。患者的进步，家人能立刻发现，因为他的进步而高兴并适时鼓励，无疑会大大增加糖尿病患者对付糖尿病的信心和勇气。

4. 随时提醒，加强监督　较多的糖尿病患者记忆力较差，今天忘了吃药，明天忘了注射胰岛素的情况时有发生，难免对糖尿病的有效控制产生不良影响。作为糖尿病患者的家人，应当主动承担提醒和监督糖尿病患者遵医行为的责任，促进糖尿病患者的健康。另外，当发现糖尿病患者抑郁加重有自杀倾向时，应当专人看管患者，及时送医院就医，保证糖尿病患者的人身安全。

5. 突发情况，临危不乱　糖尿病患者有可能发生一些特殊情况，如严重的低血糖，患者出现晕倒；酮症酸中毒，患者发生昏迷；突发心脏病，患者剧烈胸痛等，均需要患者亲人在第一时间做出迅速反应，采取最安全有效的措施，进行救治。

（高俊茹　屈利娟　渠雪红）

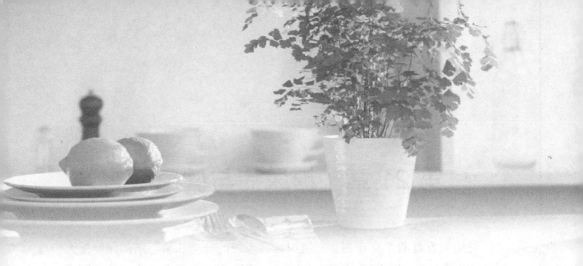

第七篇　糖尿病健康教育

糖尿病治疗的效果，取决于糖尿病教育。

帮助别人固然很好，但教会他们如何帮助自己则更好。

——George Orwell

授之以鱼，不如授之以渔。

——老子

第 21 章　糖尿病与健康教育

健康教育是通过有计划、有组织、有系统的社会和教育活动，促使人们自愿改变不良行为和影响健康的相关因素，消除或减轻影响健康的危险因素，预防疾病，促进健康和提高生活质量。

糖尿病教育是什么？它不仅是教育，它涉及患者愿意并且有能力将糖尿病的知识掌握，吸收并长期执行。

糖尿病自我管理是促进糖尿病自我保健所需的知识、技能和能力的学习过程。每位被诊断为糖尿病的患者，均应当积极接受糖尿病教育和管理，参加系统的糖尿病自我管理培训。

到哪里参加糖尿病教育培训呢？可以询问就诊医院门诊或病房的医护人员，很多医院长期定时无偿地为患者进行糖尿病教育，患者要积极争取尽可能多的获得有关糖尿病教育的信息，多参加培训。因为，糖尿病是一种终身性疾病，所以，糖尿病的控制不是传统意义上的治疗而是系统的管理，糖尿病患者的行为和自我管理能力也是糖尿病控制是否成功的关键。

对糖尿病患者的忠告

（一）血糖不是控制得越低越好，达标就好

很多糖尿病患者非常关注自己的血糖，吃点东西就测血糖，血糖一高就特别着急，马上不敢吃东西，增加口服降糖药的剂量或加大胰岛素剂量，导致血糖波动太大。特别是老年人，血糖更不主张降得过低，以免引起低血糖及低血糖所导致的不良后果。因为低血糖的危险更大，危害更多。因此。血糖只要达标即可，并不是越低越好。

（二）药不是越贵越好，适合自己的最好

临床上经常有患者提出要医师给他开最好的药，贵点不要紧。或者听说哪

位患者使用某种新药疗效明显，也要求医师给他开同样的药。其实，药并不是越贵的越好，也不是新药就比旧药好。因为每个患者的病情是不一样的，适合自己的就是最好的。服用哪一种药，或注射哪一种胰岛素，最好遵照医师的意见，不要自己更换药物种类。

（三）选择一所正规医院，固定一位信任的医师看病

糖尿病是一种终身性疾病，糖尿病患者可能要去医院多次就诊。如果今天到这家医院，明天到那家医院；或者今天找这位医师看病，明天又找那位医师看病，这样并不会达到良好的治疗效果，反而，当多位医师有不同建议时，您会不知所措。建议患者确定一家正规的医院，到内分泌科选择一位您信赖的医生，每次看病均找同一位医师看病。这样，这位医师对您的病情就会有比较全面系统的了解，对于您出现的病情变化能够及时做出正确的诊断和治疗。避免走弯路，既节省时间，又节约费用。

（四）花生、瓜子等坚果类食品含热量很高，应当少吃

有的糖尿病患者，总是感觉吃不饱，嘴里想吃东西。因为知道吃饭太多，会升高血糖，所以，不敢吃太多的面食，闲暇时就以嗑瓜子、吃花生等代替。其实，瓜子和花生等坚果类食品中，不仅含有丰富的蛋白质，还含有大量的脂肪，它们产生的热量比吃面食更高。因为 1 克糖类仅产生 4 千卡的热量，而 1 克脂肪则产生 9 千卡的热量，是糖类的 2 倍多。所以，糖尿病患者应当少吃花生、瓜子等坚果类食品。

（五）虚假广告危害多，不要跟着广告买药吃

许多广告药的药商，为了达到多推销产品就多赢利的目的，往往夸大药品的效果，蛊惑不明真相的糖尿病患者，购买其所宣传的药品，甚至为了更多售出药品，采取搞活动的形式，例如买 3 盒送 1 盒，买 5 盒送 2 盒的促销手段，利用糖尿病患者治病心切的心理，使众多的糖尿病患者上当。他们从来不问患者是 1 型糖尿病还是 2 型糖尿病，他们的说法就是只要糖尿病，吃了就有效。其实，违背了科学。多数降血糖药是

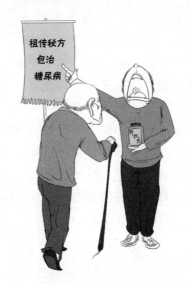

针对 2 型糖尿病，对于 1 型糖尿病患者治疗的原则是只要一确诊，就要立即终身给予胰岛素治疗。此时，如果给予口服降糖药物治疗，不仅不能良好控制血糖，反而贻误病情，甚至增加肾的负担，有害无益。因此，广告上越是宣传什么类型糖尿病都能治的药物，越不安全，越应质疑它的有效性。糖尿病患者不应当跟着广告买药吃，而应当遵从内分泌专科医师的医嘱，有计划、按规律服药。

（六）糖尿病食品也能升高血糖

糖尿病食品纯粹是商家为了推销产品而推出的一个商业名词，糖尿病食品既不像商家所说的那样不升高血糖；也没有降低血糖的作用。市面上的糖尿病食品大致可分为"无糖食品"和"降糖食品"两大类。

所谓无糖食品，并不是不含糖类，而只是不含葡萄糖、果糖、麦芽糖和蔗糖等能快速升高血糖的单糖或者双糖。但是像无糖面包、无糖糕点等仍然是用粮食做成的，与馒头、米饭一样，吃进人体后，可以分解为葡萄糖，同样会升高血糖。

所谓降糖食品，只是在食品中加入了某些成分，以添加膳食纤维的最多见。膳食纤维具有一定的减缓血糖升高的作用，但并不是膳食纤维吃得越多，餐后血糖就降得越低。另外，一些降糖食品加入一些降糖微量元素，可能会对人体产生蓄积毒性。特别是老年人和肾功能不佳者，有可能加重肾损害。

因此，糖尿病食品可以吃，但一次也不能多吃；可以吃，但也不能天天吃。

（七）蜂蜜和蜂王浆不能降血糖

临床中，经常有患者或家属问，蜂蜜和蜂王浆真的能降低血糖吗？答案是否定的，蜂蜜和蜂王浆根本不可能降血糖，而且还能升高血糖。蜂蜜和蜂王浆中含有较高浓度的单糖，而单糖相对双糖及多糖更易于消化吸收，如果进食蜂蜜和蜂王浆，只能使血糖升得更快。因此，糖尿病患者一定不要轻信谣传，遇到类似问题时，最好请教内分泌科的医护人员。

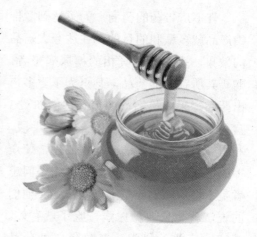

（八）当您出现低血糖时，最好不要吃奶糖或巧克力

当您出现低血糖时，进食糖类食品的目的是及时补充糖类，提升血糖，纠正低血糖。但是，影响糖类消化吸收的因素除了与餐中糖类的数量有关外，还与食物的烹饪方法及食物中所含的其他成分有关。奶糖、巧克力和冰激凌等由于含有较多的脂肪，摄入后在消化道的消化、吸收比较慢，不能及时缓解低血糖症状。因此，当您发生低血糖时，为了及时纠正低血糖，最好吃水果糖、葡萄糖等，而不要选择巧克力、奶糖、冰激凌等。

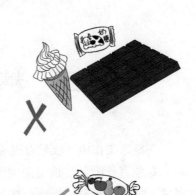
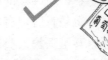

（九）关爱自己，就是关爱家人

有的患者，为了不给家人添麻烦，或为了减少经济支出，感觉不适或病情发生新的变化以及病情加重时，不及时告诉家人，不及时就医，自己坚持，实在挺不住而不得不到医院看病的时候，往往错失了治疗疾病的最佳时机，不仅要支出比一开始就治疗更多的费用，而且由于耽误治疗，花费双倍甚至更多的费用也达不到早期治疗的效果甚至没有任何治疗效果，反而给家人增添了更多的负担。耽误自己的病情，承受更多的痛苦，后悔不已。因此，如果真正要关爱自己的家人，首先要关爱自己。

（十）糖尿病需要终身治疗，靠别人不如靠自己

有的糖尿病患者，在病情尚不是很严重的时候，不重视自己的疾病，也不学习有关糖尿病的知识，把精力用在工作上或照顾家人上，认为自己目前挺好，也没有什么不适，根本不到医院看病。直到手足麻木或眼睛视物不清再到医院检查看病。此时，即使立即学习测血糖或自己注射胰岛素，有的并发症已不可逆转，而且，有些情况不得不依赖他人的帮助，年老的患者，甚至生活不能自理。与其到病重时离不开别人的照顾，不如趁着自己并发症尚未出现，还不是很年老，手足灵便、头脑灵活时多掌握一些自我管理知识和技能，提前为将来做准备。这样，即使年龄大一点也不需要事事离不开他人帮助，自己能够力所能及地照顾自己，才最长远。

（于宝华）

第 22 章　糖尿病患者的患病感悟

在临床工作中，我们发现有很多糖尿病患者对于医护人员的忠告不以为然，认为是危言耸听。当护士向他们进行糖尿病教育，介绍糖尿病的危害时，很多患者，特别是年轻、新确诊的糖尿病患者往往不以为然，当护士在病房组织患者进行糖尿病小组教育时，有的患者并不愿意参加。个别患者在护士多次催促下仍拒不参加。甚至医护人员建议其适时使用胰岛素治疗时，患者误以为医护人员在为胰岛素做广告，向其推销胰岛素药物，有时根本听不进医护人员的建议，依然我行我素，以致酿成严重后果，后悔莫及。

同时，我们也发现，患者对于患者的劝告比较容易接受，他们之间更容易相互沟通，彼此理解。为此，2011 年我们举办了一项以"我与糖尿病"为主题的糖尿病征文比赛，得到了众多糖友的支持，收到了来自全国各地大量有关糖尿病的文章。有来自山东各地市的，也有来自辽宁、河南、河北、山西等省市的；作者中有患糖尿病 40 年的八旬老人、有儿童糖尿病的母亲，也有糖尿病患者的儿女及糖尿病患者的老伴……有工人、教师、律师、会计，也有护士、公务员、退休职工及文字工作者。有写自我管理糖尿病的经验，也有教训、感悟、体会等，是糖尿病患者教育糖尿病患者非常有价值的、难得的宝贵资料，特别是他们那种健康向上的精神和对待人生的态度，是非常难能可贵的；而且，他们非常愿意把自己的经验、教训、体会等奉献出来与广大糖友分享。糖尿病队伍中有这样一些勇于学习、善于总结、无私奉献的朋友，可喜、可贺，更令人叹服。

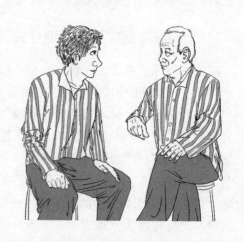

在此，谨代表广大的糖尿病患者及家属向他们表示真挚的感谢和由衷的敬意。

下面是从中选择具有代表性的 20 篇文章，相信您阅读之后，必定会有收获。

为了保持原文的真实性，仅对文中的标点符号、医学术语等略作修改。当然，对文中存在的错误观点，为防止误导患者，也进行了删除和纠正。为保护患者或家属的隐私，文后未署作者姓名。

一、坚强的母亲，伟大的母爱——我、儿子与糖尿病的故事

今年的 3 月 18 日，儿子因为身体不适去医院检查，血糖 15.5 毫摩／升，尿糖（＋＋＋），被诊断为 1 型糖尿病住院治疗。这个日子我这辈子都不会忘记，因为这是我人生 30 年里最为残酷的一天。

住院后，继续进行一系列检查。晚饭时分，医生来到病房说，现在就要开始胰岛素治疗了。我一下子就怔住了。一个才 6 岁的孩子，就天天打胰岛素，这将是一种什么样的生活，我不敢想，一个还没有开始就已经沧桑的人生，内心的天一下子塌下来了。因为内心的焦急与无助，一夜醒来，我说话时声音都发出不来了。

对儿童糖尿病没有一点医学知识的我，无法接受胰岛素治疗这个概念。跟医师商量，能不能有其他的治疗方法。医师很详细地解释说，对于儿童糖尿病，目前的治疗方法只有胰岛素治疗，胰岛素是一种蛋白质，对人体没有不良反应，也不会产生依赖，打胰岛素的目的是为了让孩子受损害的胰岛得到休息，慢慢恢复过来。

我半梦半醒地接受了这样的说法，期待着儿子受损伤的胰岛慢慢恢复。晚上睡觉时，天真地对儿子说，跟你的小胰岛问声好，让它早点醒过来陪你。现实继续像飞刀一样残酷，第三天才知道，儿子的糖尿病，属于终身依赖胰岛素型糖尿病，胰岛功能是不可能恢复了，也就是意味着儿子生命中的每一天，都要注射胰岛素才能生存，而且远不止注射胰岛素这么简单，每天注射的胰岛素量还要与每天的饮食量、运动量基本对等，又没有绝对

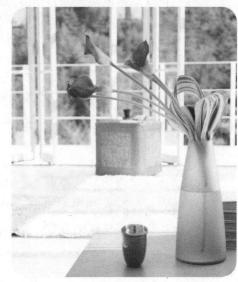

的换算公式，打多了，会低血糖，打少了，又会高血糖，还要无休无止地测血糖。

那几天我不知道怎么过来的，只要一出儿子的病房，眼泪就刷刷地往下流，即使是在人如潮水的大街上，在下班回家的电梯里，当着同事的面，我的眼泪还是刷刷地往下流。我真的不知道用什么样的方式告诉儿子他的身体实际状况，他以后要面对的困难。看着儿子瘦小的身体走在医院的长廊里，我的心如刀割似地痛。

很多时候我们不认命，不甘心、不相信、渴望奇迹发生，这是对的，但更多的时候，我们只能从容地接受命运。生活里有繁花似锦的春天，也有冰冷如雪的严冬。命运呈现给我们一个绝境，把我们逼得没有退路，绝望之余，更多的应该是重生，我们别无选择。

感谢时间，慢慢地抚平我的伤口。渐渐地，我们开始正面、科学地认识儿童糖尿病，开始理性地改变生活方式，积极地面对儿童糖尿病。正如网上经常看到的一句话，糖尿病只是一种生活方式的改变。

生命原来可以有许多种存在的方式与价值，我们只能选择与过去告别，进入了一段新的人生。送给儿子一个新的昵称——笑面人生，因为糖尿病儿童确实需要家长更细心的照顾与呵护。与儿子一起记糖尿病日记，封面叫"笑面人生的甜蜜生活"。每天的生活有计划、有节奏，更多了一份珍惜。注射胰岛素，测血糖、记录，去有花有草的观光带散步，去空旷的地方打球、慢跑，去图书馆看书，少用电脑保护眼睛。更重要的是，对健康人来说，糖尿病饮食同样是健康的饮食，糖尿病病人的生活方式也是健康的生活方式。

幸福的花朵原本就是千差万别的。现在我可以很轻松地对儿子说，每天注射 3 次胰岛素，你就当作是多刷了 3 次牙，儿子也欣然接受我的说法。

二、视病如伙伴，和平共相处——对手·伙伴

几年前体检时我被确诊患上了 2 型糖尿病，当时的空腹血糖高达 16 毫摩 / 升，比正常的 6.1 毫摩 / 升整整高出了 10 毫摩 / 升。

我怎么也无法接受这个事实。都说糖尿病是富贵病，还有遗传因素，可我不抽烟、不喝酒，很少去饭店，又没有家族病史，这种病怎么就偏偏降临到我头上？

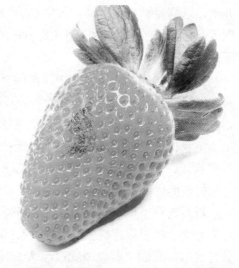

　　尽管在医院工作的好友开导安慰，说这种病关键是防止并发症的发生，只要控制得好，按时服药，控制饮食，勤锻炼，是不会对生活有太大妨碍的。我不信朋友的话，因为我看到过一些糖尿病患者吃不敢吃，喝不敢喝，看到过一些并发症带给糖尿病患者的巨大痛苦甚至是灭顶之灾……在我和一些人的印象里，患上糖尿病就等于被判了无期徒刑，这辈子别想再轻松了。

　　一夜之间，我的人生一下子跌入谷底，我对生活也失去了信心。医院的朋友不断打电话安慰我，我却无法振作起来。见我总是闷闷不乐，朋友就趁休班，硬拉我跟他回趟老家散散心。

　　来到乡下，自然淳朴的青山秀水使我沉郁的心境有些开朗，老妈妈的热情款待也让我心里感觉热乎乎的，而更让我羡慕不已的，还是年近八旬的老妈妈那硬朗朗的好身体。朋友不失时机地告诉我，其实妈妈也患有糖尿病，而且已有近十年的病史了。

　　"什么？不可能！"

　　老妈妈眼不花、耳不聋，听到了我们的谈话。见我不信，她慈祥又有些骄傲地告诉我的确是真的。

　　"那您是怎么治好的？"我眼中立时闪动出希望之光。

　　老妈妈笑着说："要说好也不能算全好，不过我照着儿子的话按时吃药，吃饭不过量，也没感觉出什么来，该干啥还照样能干啥啊！"

　　朋友又告诉我，老妈妈从来都很坚强，过去有点小毛病连药都不肯吃，挺挺也就过去了。查出有糖尿病后，她也不重视，朋友就给她讲糖尿病如果不控制可能带来的危害，她这才按儿子的嘱咐按时吃药，限制饭量。至于锻炼，老妈妈从来都是闲不住的，这么大岁数了，下地做活，回家做饭，养鸡喂猪，样样都行。最重要的一点就是妈妈心胸开阔，从不把病放在心上当包袱。因为没有心理压力，疾病反而对她无可奈何。而一些城里老人甚至年轻人一旦患上了糖尿病就整天忧心忡忡，惶惶不可终日，有时疾病没有打倒他，先就被自己的巨大的精神压力压垮了……

　　这时候老妈妈又接过话说："要我说啊，这人吃五谷杂粮哪有不得病的，这病那病的从你出生就天天想来找你玩，赶不走又不能不活着，那就把它当个伴儿吧，这病是欺软怕硬，你硬实实的它打不过你不就得服了你……再说这病也跟人一样，也有良心，你不讨厌它，好好对待它，它也好好对待你，它好好对你，爱跟着就让它跟着吧……"

望着老妈妈那满脸皱纹中漾出的有些灿烂的笑意，听着她那有些天真的话语，缠绕在我眼前的阴霾一下子就云开雾散了。

告别老妈妈回来之后，我终于甩掉了思想包袱，重新找回了生活的勇气和信心，我像朋友的妈妈一样，不再光把疾病当敌人当对手，也把它当成了我的亲密伙伴，不再抱怨和消沉，而是以积极乐观的态度接受它，能打败的打败，不能打败的也要尽全力争取和它和平共处，让它成为自己生命的一部分。

以后的日子里，我除了按时服药外，还按朋友的嘱咐限制饮食、定时定量；加强锻炼，每餐后都锻炼半小时以上；保持乐观心态，做好自己该做的工作……数月之后，我的空腹血糖就已经从 16 毫摩 / 升下降到了 6 毫摩 / 升，餐后 2 小时血糖也降到了 10 毫摩 / 升。后来我停了药，以锻炼和控制饮食为主要治疗手段，一年多来空腹血糖和餐后 2 小时血糖一直保持在 7 毫摩 / 升和 11 毫摩 / 升以下。尽管我不能把糖尿病从身体里赶走，但我有信心、有决心让它心甘情愿作我的伙伴，老老实实地和我和平共处在一个身体之中。

这一点朋友的老妈妈做到了，我也做到了，我相信你也能做到——我们每个人都可以在一定程度上战胜疾病，做自己人生的主人。

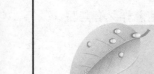

三、正确的认识，健康的人生——我治疗糖尿病的 5 条 "两点论"

我是 2009 年年底体检时发现患有糖尿病的。由于我是典型的 SOHO 一族，不用上班，所以有更多的精力和时间去认真关心自己的健康，意识到健康的钥匙就在自己的手中，在家人的关心和支持下，我开始重视学习糖尿病的知识，经常听专家讲座，与同病患者一起交流探讨，在治疗糖尿病的实践中，根据哲学养生的理念，掌握对立统一和一分为二的观点，摸索和总结出以下有益于治疗糖尿病的五条 "两点论"，谨与同病患者共讨论。

（一）既可怕，又不可怕

可怕的是糖尿病属于终身性疾病，暂无根治办法，如果不积极治疗可引起诸多并发症，会影响人的生活质量和正常寿命。那么糖尿病患者是不是就没有希望了呢？实际上并非如此。只要学会自我控制，尽早、积极、正确、合理治疗，常测血糖，控制饮食并保持良好健康的心态，再辅以适当的运动，治疗得法完全可以控制好血糖。我患病已快 3 年，身体状况自觉良好，

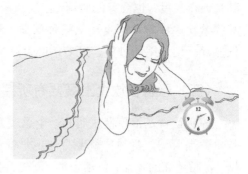

还能"有学""有教""有乐"，过着幸福的生活，和未患糖尿病的人一样有高质量的生活。

（二）既要遵医治，又要重自治

遵医治就是要听从医师的指导，接受医师的治疗，该打针时就打针，该吃什么药就吃什么药。中国有句老话："医师能治病，不能治命。"最高明的医师也只能对症治疗一时，而每个人有每个人的生活环境和生活方式，医师对患者疾病的变化，是难以完全了解和控制的。治疗虽然离不开药物，但对糖尿病这种慢性病来说，结合自身特点进行自治也不可不说是有效的良方。重自治就是对饮食上该吃什么，不该吃什么，以及用餐时间、用餐次数、进食定量等，都要进行科学的自我调控与把关。

（三）既要讲原则，又要讲灵活

糖尿病的一个重要表现是血糖过高，治疗的目的是控制血糖。血糖控制要达标，这是一个原则。但目前的治疗水平尚不能将每个时段的血糖都控制在正常水平。我认为要达标就必须坚持不懈，但又要讲灵活性。我将血糖控制结果分为三级：理想、满意、一般，尽可能做到理想或满意，一般也可以。如果达不到一般，再去找医师帮助，而不是一味勉强，超越现实。有的患者为了将血糖控制在完全正常范围内，不惜经济支出和肉体痛苦，遍访名医，求购新奇特效药，吃饭按书本，多一克不吃，少一克补上，运动按公式步步计算……去做一些不能实现的事情，会导致事与愿违、事倍功半的结果，这些为了达标而进行的过度治疗是不可取的。

（四）既要治高，又要防低

血糖高了，尤其是居高不下，易发生并发症，危害健康。但血糖低了，尤

其是低得过度，也会患低血糖，出现头晕、眼花、出冷汗、全身乏力，甚至休克，其痛苦比高血糖还严重。从某种意义上说，糖尿病患者比正常人尤须注意预防低血糖。切忌用药过量、过多，进食过少、过迟而出现不应有的低血糖。

（五）患者在饮食上既要有所控制，又要有所放开

控制饮食是治疗糖尿病的一个重要方面，必须重视和坚持。要维持正常生活，从事适当劳动，身体内就要有一定量的糖作营养和支撑。有所控制，是指对含糖、含脂量高的食品，包括米类、麦类、水果类及含脂肪高的肥肉类要适当少吃，但也不是绝对的戒吃，具体到进食量多少为好，要因人而异、因时制宜。所谓有所放开是指对粗粮如荞麦、燕麦、玉米等，豆制品类如豆浆、豆腐、豆腐干等，含水多的食物如叶茎类蔬菜、瓜果等要适当多吃。只要搭配合理，可使营养成分互补，既能满足身体的需求，又有利于血糖的控制。有的患者对水果"望而生畏"，其实没有这个必要，如果血糖控制在理想的状态下，只要限量，又掌握在两餐之间或睡觉前吃并减少主食量也并非不可。

总之，要正确对待疾病，只要有信心，糖尿病患者照样会有自己的幸福生活。

四、称职的家属，幸运的患者——我陪老公战"糖魔"

2 年前，我老公在一家县级医院检查出患有糖尿病。当时刚刚 46 岁、体壮如牛的老公不肯相信这是事实，我便陪他来到青医附院内分泌科就诊，经专家确诊，老公的确患上了 2 型糖尿病，空腹血糖一度高达 17.6 毫摩 / 升，餐后 2 小时血糖也在 13 ～ 25 毫摩 / 升波动。

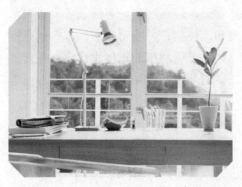

老公一下子被击垮了。在他想象中，一直以为只有老年人才会得这种病，自己正值中年，又无家族病史，怎么会得糖尿病呢？由于那段时间老公正患感冒，身体免疫力低下，导致多种病症一齐向他侵袭，慢性支气管炎、急性肺炎、前列腺炎、肝功能异常……连续 3 个月住院治

疗，体重从原来的 90 千克急速下降到不足 70 千克。更为令我心焦的是老公的精神支柱似乎垮了下来，原本幽默风趣、热爱生活的他，变得脾气暴躁、情绪低落，好像生命已经进入倒计时一般。

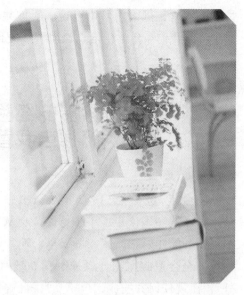

俗话说"哀莫大于心死"，为了帮助老公重拾生活信心，共战血糖病魔，我开始关注糖尿病教育、治疗等有关知识，并把青医附院专家的话经常重复给老公听，让他相信糖尿病并不可怕，只要积极配合医师治疗、密切监测血糖变化，养成良好的生活习惯、改变不健康的生活方式，持之以恒地做到"管住嘴、迈开腿"，那么就可以跟正常人一样享受健康幸福的生活。

为此，我也积极转换角色，决心做一名称职的糖尿病患者的家属。首先，调整饮食结构，控制糖分摄入。原先我和老公都喜欢甜食，现在为了帮老公控制血糖，我做饭时不再加糖，而且少加盐、少加调料，也不再大鱼大肉，而是多做一些青菜、素菜及玉米、豆类面食。家中不再摆放若干水果，想吃的时候由我给老公定量"供给"，比方说 1 次只给他吃 1 片苹果、2 瓣橘子、数粒葡萄，同样我也陪他吃这么多，免得我大吃特吃让他眼馋。

其次，加强体育锻炼，增强身体素质。老公是一名文字工作者，过去经常熬夜，有时还熬通宵，又不喜欢运动，这可能是他患病的主要原因。为了帮助他多做运动、增强体质，确立健康的生活方式，我陪他散步、快步走、骑自行车、练保健操，每天保证有氧运动半小时以上，睡前足浴半小时，现在已经养成了良好的习惯。

再次，培养生活情趣，树立必胜信心。发挥老公爱好写作、摄影、旅游的特长，为他订阅了《青岛早报》《青岛晚报》《半岛都市报》《老年生活报》等报纸、刊物，购买了数码相机、摄像机，经常利用假期带孩子自驾游，近几年来先后去了蓬莱阁、田横岛、龙口南山、牟氏庄园以及潍坊、济南、北京、哈尔滨等地旅游观光，同时老公给报社投稿、发送照片也多次被采用并获奖，这些对于陶冶情操、树立生活信心都起到了积极作用，成为老公战胜疾病的精神动力。

现在，我老公的糖尿病控制效果相当喜人，在不服用降糖药、不注射胰岛素的情况下，空腹血糖一直稳定在 6.5 ～ 7.5 毫摩 / 升，糖化血红蛋白等指标均控制在正常范围之内。可以说，我们共战"糖魔"取得了第一阶段的胜利，这对于继续我们今后的生活，激励"糖友们"共战"糖魔"必将产生积极的影响。

五、珍贵的经验，精辟的语录——我是怎样自我管理糖尿病的

我今年70周岁。1982年被查出患有2型糖尿病。开始患病那几年，由于缺乏糖尿病知识，走了不少弯路，也从中获得了一些教训。1990年以来，我按照医嘱开始注射胰岛素，每天早、晚各1次，共25个单位，并同时服用中成药治疗，至今空腹血糖一直控制在6毫摩/升左右。目前，除眼睛有点视物模糊外，没出现任何并发症。今年9月份体检除有轻度脂肪肝外，各项指标全部正常。

我的管理方法是：心态、药食运动、监测综合治疗。

一是平衡心态学习。

为多了解糖尿病知识，我只要遇见有关于糖尿病的书就买，有广播就听，遇见老患者就问，哪里有专家讲座我就到哪儿去听。为了多学习有关糖尿病的知识和治病经验，我先后去过山西新绛县、山东沂源县、济南市的山东医学院第二附属医院等糖尿病患者集中的专科医院去治疗、交流。

我给自己定了一套规矩。

少生气不着急，不与别人争高低，

错事多想自己过，不能怨人发脾气，

开朗坦荡心态好，学会自己劝自己，

既然患病不能怕，不要放纵不管它，

戒烟限酒益健康，不良嗜好戒掉它。

二是合理饮食要牢记。

饮品绿茶和豆浆，牛奶蘑菇骨头汤。

饭前先喝汤，强似医生开药方。

家常便饭调剂好，大米白面少不了，

豆子杂面吃更好（蛋白尿者除外），

荞麦燕麦含糖少，

玉米薯类吃着好，掌握七到八分饱，

下顿饭时不太饿，也不能感觉腹内饱，

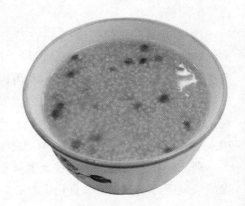

点心甜食管住嘴，少喝稀饭多喝水。

肉类：要挑个小的、腿少的、最好还是没腿的。

可吃牛猪羊兔鸡鱼虾，

少吃肥腻和油炸，

鸡皮杂碎远离它。

水果：橘子、柚子、苹果、梨，草莓、西瓜也可以；

西红柿和葡萄两餐之间少量宜（血糖高时除外），

不吃香蕉柿子枣，远离板栗山楂哈密瓜。

蔬菜：七瓜八菜都能吃，三豆洋葱也可以。

粉条、粉皮、土豆、藕，因含淀粉少入口。

其他：坚持四低两高一平衡，尽量少用鸡味精。

低盐低糖低脂肪低胆固醇；高纤维素高糖类；蛋白质要平衡。

三是有氧运动坚持好。

原则：形式多样，量力而行，循序渐进，持之以恒。锻炼要因人而异，不能离床出屋的人，在床上椅子上伸胳膊蹬腿、摇头摆尾，做些力所能及的活动要比不动好。

四是定期检测各项指标。

血糖、尿糖、血压、体重，每日 1 次（不稳定者要勤查）；糖化血红蛋白 3 个月 1 次。血脂、肝功、肾功半年 1 次。胰岛功能、心电图、眼底每年 1 次。

五是合理规范用药好。

中西药搭配效果好，病人及家属要做到，不信神不信鬼，尽量少信广告语，治病要到正规大医院，千万谨防他人骗。

以上五条是我定的综合治疗糖尿病的原则，天天念一直坚持至今，得到了今天的健康效果。

六、糖尿病教育的忠实听众——我与"青医"糖尿病教育的不解之缘

遗传基因的种子在不良生活习惯的土壤中扎下了根，健康知识的匮乏及思想上的忽视使发了芽的小苗长成七枝八杈的歪脖树，上面结满了糖尿病、冠心病、高血压、高血脂及神经病变等毒果，使我陷入了深深的痛苦之中。

2003 年我首次正式就医于青岛医学院附院内分泌科，医师给我查了血糖和胰

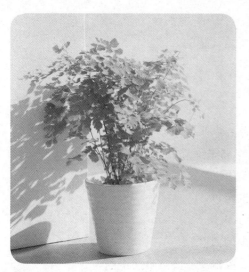

岛功能后说我是 2 型糖尿病，建议我使用二甲双胍和诺和龙治疗，并叮嘱我注意饮食控制并加强运动，经常检测血糖及血压，当时我一点糖尿病的知识都没有，紧张惊恐之余急切地想了解有关知识，不断地提问题，看病的病友指着医院墙上的"糖尿病教育课程表"建议我去听课，接受系统和全面的教育，我抄下了课程表，从此走进了青医大课堂，成了一名小学生。

我上的第一节课的题目是"糖尿病与肥胖"，真是让我豁然开朗。不知饮食不当和缺少运动引起的肥胖竟和许多糖尿病并发症有着如此大的关系，从此一发不可收拾，每月一讲我逢讲必到。我结识了内分泌科的许多医师，学习了大量的糖尿病知识，光笔记就记了十余本。这些知识指导我的治疗和日常生活，从最初的"头痛医头，脚痛医脚"的被动治疗、什么也不敢吃，整天心神不定、愁眉苦脸、毫无乐趣的低质量的苟活，逐步转化到主动干预，积极治疗，灵活运用五驾马车。如今，我的大多数指标达到了医师对糖尿病人的要求，并发症不再发展，有些症状减轻了（如神经病变引起的下肢皮肤刺痛感就逐年减轻），浑身轻松，心情舒畅，精神面貌的改变使我的生活质量大大提高。

青岛医学院附院内分泌科的活动使我掌握了五驾马车中最主要的驾驶技巧。我由衷地感谢青岛医学院，是您带头在青岛市开展了糖尿病教育活动，国内知名的教授学者、名医以他们渊博的知识和丰富的经验，以谦和的态度、深入浅出地为我们这些老年患者免费讲解糖尿病知识，这是多大的爱心。感谢之余我也要把自己多年来对五驾马车的体会告诉大家，也算是对青医糖尿病教育，对社会大家庭病友的一丝回报，请大家批评指正。

五驾马车中的每一驾学起来内容都很多，初学时什么都想记住，老觉得讲得太快什么都记不住，多学后自觉掌握了主要东西，归纳了几句顺口溜，以帮助记忆。

五驾马车，教育为首，

好好学习，天天向上。

正规医院学知识，广告真伪要辨清；

别人的经验是财富，相互交流共进步；

调好心情想得开，生活质量上台阶。

运动治疗讲效果，13579 口诀。

"1"——一种适合自己的运动方式，餐后 1 小时进行；

"3"——每次 30 分钟；

"5"——每周不少于 5 次；

"7"——运动后心率达到 170 －年龄；

"9"——乃久也，只有持之以恒才有收获。

饮食控制是关键，营养搭配要合理（金字塔结构），控制总热量莫超标，戒烟限酒少盐低脂，垃圾食品坚决拜拜！

药物治疗要因人而异，适合自己的才是好药，胰岛素不可怕，早用早得济，最好的医师是自己，遵听医嘱才受益。

治疗效果怎么样，根据检测调方案，严格控制，全面达标，并发症只能停在门外。

七、不跟广告走，不做试药员——吃亏是福，治病在方

我老伴出生于 1924 年。10 年前，有人说她瘦了，她自己也感到身上没劲，走路拉不动腿。到医院一检查，血糖＞11 毫摩 / 升，被确诊为非胰岛素依赖型糖尿病，这才引起了重视。又接连到几家医院复查，都被认同为是非胰岛素依赖型糖尿病。但由于她同时患有高血压、心脏病，各医院处方不一，这家医院说这种药不能用，那家医院说那种药不能用，众说纷纭，无所适从。

正在迷茫和有病乱求医之时，有一位病友说他服的某胶囊比较好，而且成分全是中药。老伴平时就喜欢吃中药，一听是中药就开始服用。这家设在台东某胶囊售后服务中心的机构，雇有数名大夫和推销人员。我和老伴去过数次，都受到那里人员的热情欢迎，那里的所谓的健康顾问更是主动上门服务，热情有加。服用过这种药

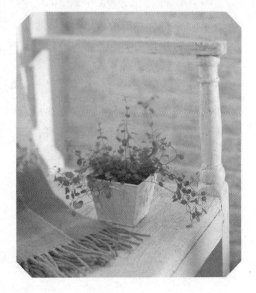

后当时感觉效果还可以，空腹血糖一般能控制在 8 毫摩 / 升以下。该公司还组织过一些大型活动，有一天，把我们用车拉到崂山北宅，参观拍照，在招待饭菜时，教授们大讲特讲某胶囊的好处，并当场奖励销售，凡买 30 盒者奖 6 盒。当时我和老伴觉得糖尿病反正是终身性的，药也得继续吃下去，遂买了 30 盒，每盒 72 元，共计 2160 元。

半年以后，见《半岛都市报》报上标题《全市通缉"盒药"保健品》，保健食品中竟添加可危害糖尿病患者的化学药物，本市从今天起全面通缉盒药保健品并说 7 种盒药保健品，患者长期服用后，容易出现心慌、肝肾功能损伤等，严重者还有生命危险。而北京某生物科技有限公司生产的某胶囊赫然名列第二，这一爆炸性新闻使我们惊呆，又使我们庆幸，庆幸我们不再服用暗暗伤害我们的毒药了。可是清点了剩下的某胶囊，尚有 20 余盒，价值 1400 多元，2 天以后，我急到该中心去退药，见门上张贴的是"室内装修，暂停营业"，又打电话给常来我家的顾问，手机已关。到此，我们知道是上当受骗了。

静下心来想了想，在社会转型期，特别是在药品和食品尚无完备的法规之时，这种事是很自然的。有很多失去良知的商家，利欲熏心瞄向了病者和老年这个弱势群体，我们也只好用点阿 Q 精神待之了。

又是一次迷茫。此时，又有病友说他服用某胶囊好，更是纯中药制成的。我们又慕名而去，见法人代表的情况介绍，发表过许多关于糖尿病的论文还荣获过许多国际奖项。这更使我们增强了服用某胶囊的信心。老伴服用后，降糖效果也较好，根据监测的结果随时增加药量，空腹血糖都能控制在 8 毫摩 / 升以下。我们又庆幸地平下心来，期盼着更为理想的疗效，给我们带来福祉。

时光荏苒，从 2005 年到 2010 年，一晃 5 年过去了。但近 1 年多来，老伴常感觉心里难受，起初也不知是血压、血糖还是心脏的问题，有时厉害了，测血压和血糖没问题，就只好服用抢救性的硝酸甘油，才感到好些。而且这种情况几天即来一次，越来越频繁。

2010 年 12 月 7 日，我们只好到青岛最大的医院青医附院求医了，在内分泌科大夫得知老伴服用某胶囊时立即严肃起来说，你不能服用这种药，并另开了药方。

我们回来后，检查了某胶囊是 11月 29 日才去买的，现在不到 1 个月时间，还有 200 多块钱的某胶囊，遂与该门诊联系，新上任的某大夫不耐烦地听我介绍情况时，打断我的话问我

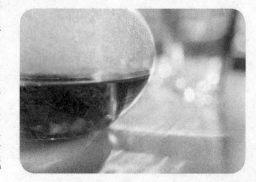

糖尿病居家调养宝典

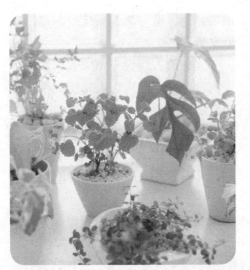

干什么，我说可否退药，他说药即出门概不退换，随即把电话挂断。

不过这一次遭遇这事时，我们的心情没有上一次那么坏，这不仅是因为额度小，才200元，更重要的是我们在看中央电视台"艺术人生"时。扮演"丑娘"的著名演员张少华说的一句极具深刻的话"吃亏是福"，这使我们的心情豁然开朗，再也不去计较千儿八百的损失，而是去看治病的真正效果。

又是一年服药路，方知全在用何方。我们用青医附院大夫开的方，老伴的空腹血糖一般控制在6～8毫摩/升。更重要的是那种心里难受的感觉越来越轻，有时有点不适也很快就好了，1年来再也不用硝酸甘油抢救了。我们虽不懂医药，但从药的作用上看，是从几种病共同考虑治疗的，不是只为降血糖不去考虑其他后果的。

治病之路，何其漫漫；治病之方，何其多多。10年过去了，老伴如今思路清楚，注意忌口，按时服药，自己去买药还承担着洗衣做饭、10%以上的家务活。路上遇见了熟人，都羡慕他那一头乌发和齐全洁白的牙齿，有时看病的大夫也为之惊讶。我也把一些老伴治病的感悟撰成一副四字短联，也就是本文的标题——吃亏是福，治病在方！

路漫漫其修远兮，吾将上下而求索！

八、切身的感受，真实的体验——在医师指导下巧治糖尿病

我今年63岁了，47岁时因心肌梗死在青医附院急诊科抢救1周后住院月余。当时确诊为糖尿病并发动脉粥样硬化引起心脏病。在那死亡与生存的边缘上，青医的医护人员给了我第二次生命！

今天我仍然愉快地工作着，在为社会创造财富的同时，高质量地生活着，享受着人生无穷的乐趣。

为了战胜糖尿病，我认认真真地读了一些书籍，请教了多位专家，加上16

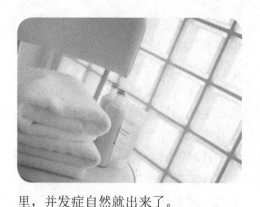

年的感悟，愿与患友交流，亦可得到专家的指正！

健康的人就像一颗成长中被摘下来的青苹果，糖尿病人却像一颗熟透的自然落果的红苹果。在常温下含糖量极高的红苹果很快就腐烂了，而青苹果可以存放很长时间。由于血糖过高，人的五脏六腑长时间浸泡在糖水里，并发症自然就出来了。

由于人体存在本能的自卫能力，体内血糖高到一定的点后，高出部分的糖便随尿液排出体外，从而引发了多食、多饮、多尿与体重减轻的恶性循环。

16 年来我无时无刻不在试验着、琢磨着、体验着、监测着，每天最佳饮食量？多餐少食的时间？最佳饮水量及时间？最佳运动量及时间？最佳药物量及时间？最佳睡眠量及时间？力求每天吸收热量的常数与消耗平衡！探索出适合自己的规律，24 小时遵循规律并精确到分钟，还要变中亦变，不僵硬！这是因为糖尿病的病理是普遍性的，而治疗应该个性化，倘若完全依靠医师，很难面面俱到！

我的血糖每一天中变化颇大，同样的饮食量，同样的药物量，晚餐后坐在沙发上看电视，2 小时检测血糖是 17 毫摩 / 升，晚餐后休息一会再慢跑 1 小时，大约 5 公里路的有氧运动，会感到身体里的血液汹涌澎湃，浑身轻松有劲，给人以恢复青春时代的感觉。再监测 2 小时血糖是 6 毫摩 / 升。实践告诉我：人类是应该运动的一种动物，能动时不去动，不能动时想动来不及了！

不过，我也有过困惑：饮食控制了，也没吃什么东西，为什么血糖居高不下呢？于是加大了运动量，低血糖就找上门来了，几十秒内忽然大汗淋漓，头晕眼花，那时我正在太平山上的山林里，随身一点可以吃的食物都没有带，说时迟那时快，危险向我降临了，此时山路上被人遗失了一棵大葱，那真真切切成了救命的稻草，那棵大葱帮我避免了低血糖，从此我明白了哪怕一片葱一片姜，任何食物均含糖，只不过含糖量的高低罢了！从此之后便养成随身携带糖果的习惯了！

16 年的感悟告诉我，治疗糖尿病有 3 个阶段。轻度患者必须解除精神压力，避免精神激动，饮食稍加调节，吃少糖的饮食，以便胰岛得到休息而恢复其功能。通过运动恢复健康体型，肥胖是万恶疾病的根源，这是第一阶段。

之后要适时寻求药物的帮助，刺激胰岛分泌药与降血糖药要同时使用，药量由低至高，直至尿糖正常，这是第二阶段。

第三阶段就是注射胰岛素。记得青医附院内分泌科主任医师语重心长地对我说，该打点胰岛素了，在我 59 岁时遵医嘱使用了胰岛素，它真是灵丹妙药，血糖立马正常了，一天的尿量明显下降，体重增加，体质也增强了。很多 80 多岁的老人，已采用胰岛素治疗 30 多年了，仍然能骑自行车，健康的人也不过如此。

我感悟到：社会减轻人民的压力，人人生活有保障，劳动和休息得到合理安排。人人节制饮食，参加运动。这些是预防糖尿病的关键所在。

九、要想身体好，登山乐比高——登山抵御糖尿病

要想身体好，登山乐比高。在一切健康运动中，还有什么比踏青寻芳、登高望远更令人心旷神怡、精神振奋的呢？

我因为身患糖尿病，大运动量的活动不宜做，所以选择了登山，这样既锻炼了身体，又欣赏了大自然的美景，还抵御糖尿病的加重。在青岛崂山、浮山、二龙山都是不错的登山去处。而我，正是一个忠实的登山爱好者，每周至少 1 次，我都会约上几名山友，一起到山里去，寻找一个静谧幽远的世界。英国研究显示，登山可以明显减少患上 2 型糖尿病的可能性。有糖尿病家族史的人如果经常登山，可以显著提高胰岛素敏感性。

每次爬山的时候，大多酣畅淋漓，也许周遭的风景不曾细细品味，但是征服大山的那种感觉，久久不会淡忘。在山林中行走，只有我们的谈笑声，小鸟、小虫的鸣叫声，远离了车水马龙的喧嚣，感觉特别宁静，特别空旷。偶尔一阵山风吹来，那种清爽的感觉很特别。这一路上，经常会遇到不少像我们一样登山的人，或两三个，或三五个，或独自一人，然后结伴而行，因为大家都是那么热爱大自然！同时有很多糖友，一起来交流战胜糖尿病的经验。

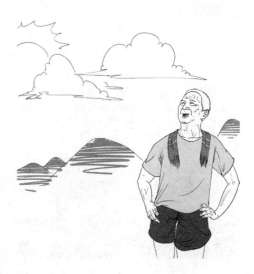

在这儿，我要跟大家分享一下我的登山技巧。登山时，应当根据自己的体能，把握攀登的高度和速度，老年人每走半小时，最好休息 10 分钟；选择好登山路径，坡度不要太陡，陡峭、坎坷不平的路面容易造成扭伤；下山

时不要走得太快，更不能奔跑，否则会使肌肉承受过重的张力，而使膝关节受伤或肌肉拉伤。

另外，登山的同时可以挖一些野菜，让健身计划有看有玩还有吃。野菜中很多其实是中药材，登山挖一些，吃一些，对身体有很大的好处，特别是糖尿病病人。荠菜能治百病，誉为"护生草"；苦菜遍地都是，新鲜肥美，是佐餐佳料；蒲公英又名黄花地丁，大家都认识，营养很丰富。我最推崇的是三角菜，这种长着三角形的野菜学名叫鸭跖草，生于路旁、田边、河岸、宅旁、山坡及林缘阴湿处，开蓝色小花，是一种著名的中药。三角菜的茎叶都可食用，味道鲜美。其味甘、微苦，性寒。能清热，解毒，利尿。春季或夏、秋季采收。洗净，鲜用；夏、秋季采者，亦可晒干备用。掐鲜嫩茎叶，回家开水一焯，凉拌很好吃；放面少许与三角菜同蒸，既可当饭又可当菜还可当药，糖尿病人吃了最好，可以作为食疗抵御糖尿病。城市里花坛也有三角菜，但因为污染很厉害，最好敬而远之，想吃到郊外，锻炼了身体还有别样的收获。

十、惨痛的教训，悲惨的命运——我的惨痛教训

我是一名糖尿病患者，尽管我还年轻，只有 35 岁，而且病史并不长，也就七八年的时间，但是我的眼睛已经看不清了，视力很差，只能感觉到模糊的人影，更让我苦恼的是我的肾脏功能也越来越不好，1 年以前，我的尿液里已经发现了尿蛋白。

我很后悔，当时查出糖尿病的时候，我只有二十几岁，有一份满意的工作，收入也不错，所以找对象的事一直挑挑拣拣，高不成，低不就，可如今，别人给我介绍农村已结过婚的比我年龄还大的女人，人家还嫌弃我有病。现在，关于婚姻的问题我连想都不敢想了。

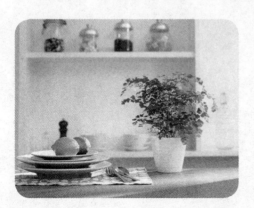

当时，查出糖尿病的时候，我一点感觉都没有，医师建议我控制饮食，我觉得我没病，该吃就吃，该喝就喝，根本不在乎。医师建议我定时复查血糖，我想我何必闲着没事自讨苦吃。医师给我开了降血糖药，告诉我吃完

后再到医院复查，我吃完以后就再没去过医院。我总觉得医院的医师就是小题大做，哪有那么严重，其实就是危言耸听，吓唬人。我的同事、朋友特别是我的母亲曾经苦口婆心地多次劝我，让我好好听大夫的话，可我根本听不进去。直到去年当我眼睛模糊到医院检查并且查出尿中有蛋白的时候，大夫告诉我这就是糖尿病的慢性并发症，这种情况是不可逆的，这就意味着我的眼睛永远不可能像以前那样……唉！我心里现在只有一个字——"悔"。更为严重的是，去年春天，我得了脑梗塞，医师说，糖尿病病人的血既厚又黏，很容易发生脑梗死。白发苍苍已经 70 多岁的老母亲本应得到我的孝敬，却每天为我操劳，我的心真是在流血，肠子要悔断。同病相怜的病友们，希望你们能从我的教训中醒悟，千万别吃我这样的亏，如果你也像我当年那样想不通的时候，我愿意做你的工作，我随时可以来帮助你，目的只有一个，就是为了你的健康，不要走我的弯路。

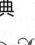

十一、得了糖尿病，也能活到100岁——患糖尿病 38 年没有并发症

　　人从降生，家长都希望能活百岁，也是每个人所期望的目标。但并非人人所能达到的，特别是糖尿病患者，每个人的生活习惯、运动多少、药物治疗等不同，其原因也甚为复杂，所以不能一概而论。

　　我患糖尿病已经 38 年了，病史较长，没有并发症，身体还算健康。原来与我同期患糖尿病的糖友们，现在多数早已去世了。在我市患糖尿病的糖友们，有的三五年，有的十年二十年的，凡是知道的，都去咨询我，患病时间长，身体这么好，是如何治疗的。我回答说，关键的问题是控制饮食，多运动，每天吃 5 ~ 6 餐，每次只吃 1 个夹饼的 1/4（相当于 30 克左右），再喝一碗稀饭，主食就吃这一点，全是杂粮饭，有的糖友问我水饺能吃多少？每次吃水饺我只吃 5 个，最多吃 8 个，再饿也不吃了，糖友们都说不行，还不够塞牙缝的呢，他们得吃 2 碗才行。

　　果蔬类：我从患糖尿病之日起，就没有忌过口，瓜果蔬菜什么都吃，蔬菜多些瓜果少些，夏天吃西瓜，每天吃 2 块，苹果每天吃 1 个，从不偏食，

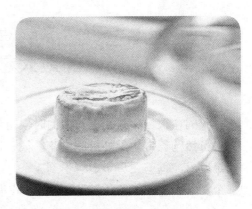

每天从量上控制。

迈开腿:一年四季坚持运动。运动对糖尿病人很关键,每天所有吃下的饭菜,都含有糖类,它在人体内 2 个小时就转变为葡萄糖通过胰岛素氧化才能吸收,人的运动就是利用葡萄糖,多运动就能多消耗糖,血糖就不会升高了,我原先是骑自行车锻炼 1 ～ 2 个小时,现在年龄大了,医师不让骑自行车了,我每天 3 次出去做散步活动,有时还慢跑,每天坚持万步多。医师建议年龄大了不要活动多了,每天活动半个小时就够了,可是我习惯了就减不下来了。

个人感悟:患了糖尿病,从思想上不要惊恐,更不要背思想包袱,要想得开。在战略上要藐视它,没有什么了不起。谢觉哉 60 多岁患糖尿病还能活到百岁才逝世。糖友们,咱才不怕呢,在战术上还要重视它,那就是:控制饮食,坚持锻炼,心情舒畅,多学点糖尿病知识,遇到大小问题都要想得开,要冷静不要冲动。

我今年 82 岁,1974 年在山东省省立医院确诊患糖尿病,病史已 38 年了,病程虽长,但由于注意生活保养,身体一直很好。除有高血压外,任何并发症都没有。单位每年都有体检,医师说我的心脏很好,这么多年的慢性病折磨,没有并发症这是最大的幸福。糖友们想想看,有的糖友能吃 2 碗水饺,我每次只吃 5 个,2 碗与 5 个相比,血糖升高能一样么?只要坚持少吃多餐,血糖会始终保持平稳的,但还不能丢掉药物治疗的,只是药量少点,这就是管住嘴的好处。

药物治疗:刚查出糖尿病时,我服用中药,据中医说,中药制剂是保护肾,西药是降血糖的,后又服用二甲双胍。后据报道称,年龄偏大不能服用二甲双胍,又改用格列吡嗪,现在又服用格列美脲,我 3 ～ 5 天才服用 1 片。

另外,南京大学教授和儿科专家,两位百岁老人说,健康成年人体内有清除超氧化自由基的系统,使自由基无害化,老年人清除功能较差,每晚睡前必须服用维生素 B_1、维生素 B_2、维生素 B_6、维生素 C 和叶酸各 2 片、维生素 AD 丸 1 粒,以补充小分子营养素来加强这种清除能力。

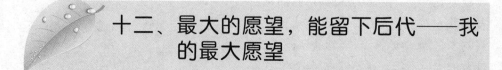

十二、最大的愿望,能留下后代——我的最大愿望

我的命很苦,我在上初中的时候得了糖尿病,高中的时候母亲查出不治之症,虽然爸爸带她到处求医,花了很多钱,可是,不到半年她就永远地离开了这个世界。爸爸在母亲走后不到 3 个月的时候,就找了外村的一个女人,住到那个女人那里,家里只剩我一个人。我很孤独,也很无助。当时叔叔和我商量,

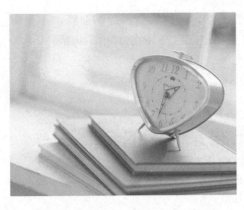

大意是爸爸是个男人，年龄大了，每天下班回家，得有个人给他做饭，问我同不同意，我咬着牙，含着泪，点了点头。

我不反对爸爸再找个女人，让我不能接受的是我爸爸会在这么短的时间就接受了另一个女人，我难以相信，爸爸会真的这么快就忘记了我那日夜为这个家操劳了多半辈子的我那最亲爱的妈妈吗？

接着，各种打击接踵而来，在一次严重的低血糖以后，我的双眼视物模糊了；继而，我的初恋，那个和我好了2年的女同学，竟然在我妈妈走后的半年时间，提出与我分手。我真的要崩溃了，我绝望了，感觉自己是世界上最不幸的人，我真想随妈而去。因为，我相信，妈妈是唯一爱我，不会抛弃我的人。当我选择去见妈妈时，爸爸摸着我的头说，其实，他才是这个世界上最最不幸的人。因为在他5岁的时候，失去了母爱，9岁时便成了孤儿，寄人篱下于他的亲戚家，受尽了冷落和欺凌……成年以后，终于有了自己的家，人到中年，唯一的爱子生病，老婆撒手人寰，如果再没有了我，就没有了希望，他也就一无所有了。看着父亲那张布满沧桑的脸，看着两行干涩的泪，我不能再让父亲的心受到重创，我要与他相依为命，陪他到老。

可是，我只有二十几岁，我的视力却越来越差，主要原因是当我被查出糖尿病时，年纪小，不知道糖尿病的厉害，根本不控制饮食，医师、家长的劝告早忘到脑后，放学后，跑到学校门口的小卖部，看到同学买东西吃，我也是想吃什么就买什么，想吃多少就吃多少，致使我的病情越来越重，出现了并发症。

我现在最大的愿望是能有一个后代，虽然我上过大学，可是，谁能嫁给我这个有病没钱又不能挣钱的糖尿病患者呢？哪怕她是一个从偏远的农村而来，长得很丑，只要心地善良就行。我祈祷老天爷赐给我一个她，我会马上与她结婚，生儿育女。因为，我担心她知道我的病会不跟我；我还担心我的肾功能减退，会不能生育；我担心……我的愿望能否实现。

最后，我奉劝像我一样身患糖尿

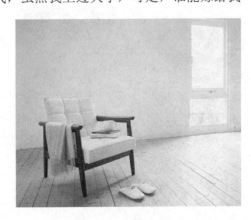

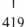

病的弟弟、妹妹们，一定要听医师和家长的话，控制饮食，控制血糖，不要像我一样过早地出现并发症。我真盼望能有一天，科学家们能研究出一种治疗办法，彻底治愈我的病。

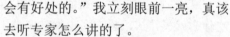

十三、坚持听课，带来生活的希望——坚持听课的收获

我是四方机厂的退休工人，今年71岁了。在1980年前我就查出患了2型糖尿病。医师让我"少吃甜食多吃豆"，又配上格列本脲和苯乙双胍来控制血糖。可那些年工作压力大，干的是重体力计件活，出力多饭量大。我在女工中是能干的，我又热心文体活动，家务活更重，老头经常出差，两个上学的女儿，吃的穿的用的全我一个人操办。我因争强好胜，不惜体力，一心想把日子过得比别人好，忘了自己的身体状况。糖尿病没治好，新病又得上了。

退休前12年，一次上班走得太快，一进单位便晕倒在地上，人事不知。被抢救之后大夫做了全面的检查，发现有心脏病、高血压再加上糖尿病。一直到退休后两个女儿出嫁后又看大两个外孙。虽然辛苦劳累，心里却很踏实。2002年小区回迁，新房子跑材料、搞装修全由我一个人来操办，别人干我不放心。那年我感到心力交瘁，快撑不下去了，几乎都要住院，心想我多棒的身体如今变成一个老病号……心里十分沮丧。

有一次同房病友告诉我说"你何不去听听糖尿病专家讲的课？对你的治疗

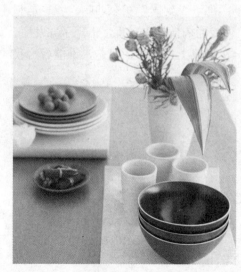

会有好处的。"我立刻眼前一亮，真该去听专家怎么讲的了。

记得2006年6月份，第一次去青医听了专家讲课。后来又听了401医院、市立医院、海慈等各大医院专家讲课。开始听的时候感到很新鲜，又听不太懂，又记不下来。尽管他们讲得很认真，我也不能很快理解。如各器官名称、功能、医学术语、计量单位、换算公式等都不很明白。但我还坚持多听多记，一次不懂再听一次，不会的问专家。争取每课必听，不肯缺课，坚持多年了。知道因为糖尿病有可能引发多种并发症，如心脏、肾、眼、足等。为什么久治不愈？首先要把血糖降下来再治。通过听课知道胰岛素是治疗糖尿病的最有效的药物。

第二年我便试着按听课介绍的注射剂量、注射部位及诺和笔的使用方法，用上了胰岛素诺和灵了。通过听课及看《诺和报》，我了解到诺和锐 30 更实用、更方便，我改用诺和锐 30。几年下来从不间断地用胰岛素。

每次听课都讲到治疗糖尿病的"五驾马车"。一是控制饮食，二是药物治疗，三是适量运动，四是按时监测，五是学习交流。我能严格控制饭量，但品种不单调。及时检测，保证将空腹血糖控制在 7 毫摩 / 升以内，餐后 2 小时在 10 毫摩 / 升以内，体重早已达到我的标准体重了。我天生爱运动，尽管我腿有残疾（半月板做过手术，走路需要拐杖），但活动量并不小，以保证适量的运动。通过有课必听，问题抢答，向专家请教，使得医药知识和糖尿病自我管理知识提高了不少。近年来我的心脏病和高血压大有好转，已不足为患了。我发现用"五驾马车"的精神也能治疗很多病，让我增强了治好糖尿病的信心，为今后生活带来希望。

通过听课，我学了不少医疗知识和防治办法，并结识了很多病友，共同的心愿增进了我们的友谊。最重要的是我收获了健康的身体和欢乐的晚年。

十四、信心是战胜糖尿病的动力之源——父亲用"三心"战胜糖尿病

父亲前些年患鼻窦炎，需入院治疗，谁知在治疗的过程中，一波未平一波又起，意外地查出患有糖尿病。突然间，糖尿病这个遥远的名词就降临到我们家。当时我和妻子不知所措，四处问医、检查、求药，甚至连街边的骗人广告都要看上三遍。但父亲却以军人特有的气质说了一句话："天塌不下来，我的病我来医，年轻人都上班去。"

我们夫妻俩都在开发区上班，对在老家的父母十分担心。然而一直以来，父亲的病情却没什么变化，身体看起来和健康人一样。今年中秋，我们回老家，问父亲原因，他神秘兮兮地说："古有三英战吕布，今我以'三心'

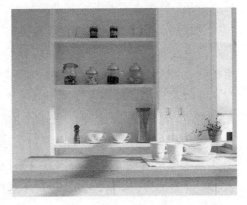

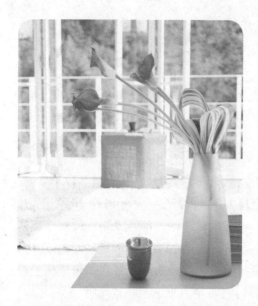

战糖尿病。"

一是信心。父亲说，机器用久了，零件就会老化，老房子住久了要装修，汽车行驶久了要保养。人也一样，到了一定的年龄有些病状是很正常，天命不可违，况且糖尿病并不是绝症，还是"富贵病"呢！我从各种渠道了解到，现代医学已具备控制糖尿病发生和发展的能力，那么我还怕什么呢？信心是战胜疾病的动力之源，有信心不一定成功，但没有信心就绝对不可能成功。这句话连中国男足都会说，我就更加能做得到。得了病不可怕，可怕的是恐惧疾病的心理，必须科学地对待疾病，掌握好与疾病共处的技术和手段，这样可以在有病的基础上，健康地生活。

我认为，父亲乐观、自信的心态，是将血糖控制得不错的基础，他既没有无知无畏，也没有消极悲沉，而是积极面对，这是成功的第一步。

二是精心。父亲说，第一点是从战略上对待糖尿病，要藐视它；而"精心"则是"真刀真枪"地干，要重视它。父亲不愧是军人，将部队的那一套用在了防病治病上面，却还真是管用。在与他聊天的过程中，我惊异于他的糖尿病知识，开句玩笑，按照我的推测，他已经达到电视上那些"老中医、军医"级别了，什么血糖、胰岛素、甲苯磺丁脲等专业术语一个接着一个，到了侃侃而谈的境界。可见父亲那精心的战术，确实是下了功夫。所谓"知己知彼，百战不殆"。

我认为，父亲的精心，是"信心"的延伸。假如说信心是最重要的，那么"精心"就是关键的。他对自己的病情了如指掌，对糖尿病属于哪种类型、处于什么阶段、是否引发并发症都非常清楚，并且还有自己了解、信赖的医师。那么，控制糖尿病就显得理所当然，水到渠成了。

三是舒心。父亲是一名军人，当年脾气暴躁，风风火火，对一些看不惯的事情容易冲动，易发火，他这脾气我也没少吃过苦头。但自从他患病之后，感觉他从"电闪雷鸣"变得"和风细雨"，好像变了一个人。他说："糖尿病患者在冲动后，胰腺一般难以分泌出足量的胰岛素，血糖会维持在很高的水平上，长期如此，糖尿病患者的病情就有可能恶化。为了我的身体，我要学会控制情绪。"现在父亲最常说的一句话是"宠辱不惊，闲看庭前花开花落；去留无意，坐看天上云卷云舒"。我听了之后，很佩服父亲，心里也庆贺以后没有"雷霆风暴"了。

以上是父亲对自己性格的控制，属于其自己的心理因素，但对广大的糖尿病患者来讲，也是有着借鉴意义的。无论是否患有糖尿病，在生活中都应该活得开心，活得舒心，难道不是吗？

十五、转变健康观念，重视养生保健——糖尿病让我猛然觉醒

我家住莱西。2009年春节期间，因感冒在小诊所久治不愈，只好住到莱西市中医医院。大夫对我进行了细致检查，得出我患有2型糖尿病的结论。

"这不可能！"我当即急了。

"怎么不可能？"大夫问道。

"如果低血糖我倒是相信，"我对医师说，"平日我感到乏力、气喘、冒虚汗的时候，吃点食物特别是甜食马上就好了，这分明是低血糖的表现啊，怎么可能高血糖呢？"

其实在这之前，我几乎没有一点健康观念。"低血糖"这个词也是听别人说的，根本没有看过医生。再说，我身体一直挺好，今年还不到50岁，家族也没有糖尿病史，这种病不是老年人才容易得的吗？

为了得到进一步证实，我来到青医附院内分泌科求诊，专家证实了我的病情，对我进行了糖尿病有关知识的宣传教育，同时给出了治疗方案。

根据专家的讲解，我进行了深刻的反思，认为之所以得了糖尿病，与自己缺乏健康观念、忽视身体信号有直接关系。主要表现在作息无规律、饮食不讲究，经常暴饮暴食，或撑破肚皮，或忍饥挨饿；由于从事文字工作，经常熬夜，动辄熬通宵；总感到生活压力大，没有做到精神乐观、劳逸适度。更重要的是，我从小就不喜欢体育活动，不参加任何锻炼，从单位到家仅仅1200米的距离，也一直是摩托车、电动车代步……凡此种种，能不生病吗？

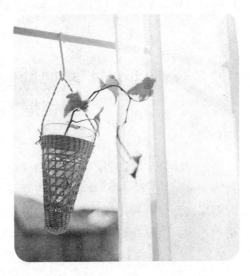

生病了，又不肯及时就医，或者

"硬扛"，或者乱用药。其实早在半年前我就已经出现乏力、咳嗽等症状，但是根本没有引起重视，除了自己买药吃，就是到小诊所打点滴，反反复复从夏天一直到冬天也没治好，最后才去了医院，结果一检查，不仅得了糖尿病，而且肺炎、肝炎、前列腺炎、支气管炎一股脑儿缠上了我，甚至出现轻度腹水，从正月初三住院，一直到五一才出院，总算控制住了病情，没有向坏的方面发展。

猛然觉醒之后，我痛定思痛，开始转变健康观念，重视养生保健。

首先，按照青医附院专家的建议，在开展药物治疗的同时，积极改变饮食方式，保证膳食合理、营养搭配、酸碱平衡，同时加强运动锻炼，"管住嘴，迈开腿"。

其次，我将青医附院内分泌科墙上的宣传画用数码相机翻拍下来，回家后与周围的病友一起学习，共战糖魔，从而树立起团结、乐观、积极、向上的生活态度，勇敢面对糖尿病，不被疾病所吓倒。

再次，密切关注血糖变化，每月定期化验葡萄糖、果糖胺、糖化血红蛋白等指标，随时掌握病情发展，有的放矢进行治疗。

现在，我的空腹血糖已经由最初时的 13.3 毫摩 / 升控制到 7.0 毫摩 / 升左右，尿糖没有"＋"号，糖化血红蛋白处于正常范围之内，身体没有任何不适症状和并发症。在严格控制血糖的同时，我也注重了身体各方面的健康状况，至少3 个月做 1 次全面体检。与 2 年前相比，我的身体健康状况明显好转，现在连头痛脑热的小感冒也不得了，免疫力大大提高。如果说，得了糖尿病是一种不幸的话，那么由此而强化了我的健康观念，改变了不合理的生活方式，从而杜绝或减少了其他疾病，则又是不幸中的万幸。

我的最后一点感受就是，有病不能乱投医，铺天盖地的广告不可信，只有接受正规医院的规范化治疗，全身心地配合医师战胜疾病，才是病人的最佳选择。

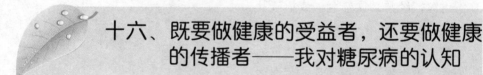

十六、既要做健康的受益者，还要做健康的传播者——我对糖尿病的认知

20 世纪 80 年代初，我患了糖尿病。确诊时的空腹血糖 15.5 毫摩 / 升，尿糖"＋＋＋＋"。"三多一少"症状已经 2 年了。由于自己当时是一个地地道道的糖盲，对糖尿病浑然不知。那时单位特约市北区医院，只看内科。药物就是苯乙双胍、格列本脲。医嘱就是"多吃豆类"，自己的饮食误区就是"大豆腐、小豆腐"结

果胃撑大了，还患上了胃病。

进入 20 世纪 90 年代，随着医疗制度改革，自己尝试着在外面买药和保健品服用，所以走了不少弯路，花了不少冤枉钱。偶尔才去医院看病。医院给开了二甲双胍，之后不定期去医院复查，更不检测血糖，只是在药房买药吃，因而形成了"只知吃药，不知疗效"。更由于喜欢吃花生、瓜子、核桃等坚果，患上了"高血糖、高血脂"。居高不下的血糖、血脂导致了冠心病、高血压、糖尿病等多种并发症。

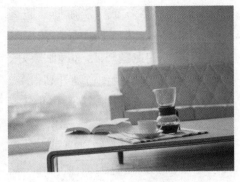

2000 年年初，我参加了市立医院、青医附院、海慈医院举办的大型糖尿病知识讲座。听专家讲解还得到了宣传资料，从那时对糖尿病有了初步认知。2002 年我住院接受了正规治疗（注射胰岛素和口服降糖药治疗），并在医师的指导下合理控制饮食和进行运动，定期检测血糖，使糖尿病病情有所好转，并发症也得到了控制和缓解。

近几年来，随着社会的关爱，通过专家、医师的讲解，以及病友们的相互关爱和赐教，受益匪浅。

我深深体会到要控制好糖尿病，必须学会驾驭治疗糖尿病的五驾马车。

1. 饮食疗法　饮食控制放首位、合理搭配很重要。我学会了计算每日所需总热量。主食 250 克，粗细搭配，以干为主，鱼肉、花生都要限量。多吃粗纤维、低热量、低脂肪食物。多吃新海鲜、蔬菜，做到清淡。为控制总热量，最好吃点凉拌菜或涮菜吃。

2. 运动疗法　运动锻炼，不可忽视，贵在坚持，持之以恒。运动能提高胰岛素敏感性，减少胰岛素抵抗，促进全身代谢，还能减轻体重，改善血糖、血脂、血压。此外，运动还能促进血液循环。我基本上能做到三餐后 1 小时进行 30 分钟以上的散步（因体力不能做大运动量活动）。谨记"管住嘴，迈开腿"的原则，调整心态，控制情绪，"平淡人生，心平气和"，血糖也就下降了。

3. 药物治疗　药物治疗要科学合理，因人而异，要经常与医师沟通。在医师指导下定期做相关检查，如血糖、糖化血红蛋白、血脂、血压、眼底、24 小时微量白蛋白排泄量等。在医师指导下合理用药。牢记医师的忠告：吃差点、少吃点、多动点、心静点、明白点、血糖勤测点、胰岛素早打点、中药吃点、低血糖少发生点、血压、血脂更低点。

4. 血糖检测　一次的血糖检测，只代表那一瞬间的血糖水平。经常测定血糖，才能了解血糖全貌，用药才能更加准确。每次测血糖都要留有记录，在开药的

前一天最好测 5 次或 7 次血糖。通过
自我检测血糖，为医师指导用药提供
依据。运动能使血糖降低，而睡眠不好、
情绪波动、生气，则会使血糖升高很多。

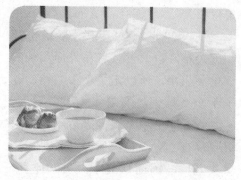

5. 糖尿病教育　世界卫生组织曾
经指示"不要让人类死于无知，无知
是有代价的。"大家都知道糖尿病自我
管理非常重要，糖友们通过学习，既
增长了自我管理能力，又使生活多姿多彩，何乐而不为呢？我们既要做健康的
学习者、受益者，还要做健康的传播者，共同来改变糖尿病。

　　大家都知道影响血糖达标的因素很多。客观方面，我因胃溃疡、易感冒、
睡眠差等因素影响，记忆不牢，食欲上的"细化""量化"做得不够，起居活动
不规律，使血糖未能达标，因此还需要进一步"边学习、边行动、边提高、边受益"。
在此向各位医护人员表示感谢，也向各位糖友们表示感谢。

十七、为自己制订糖尿病自我管理的方案——我是这样将血糖控制在理想范围的

　　我是 1937 年生，已 70 多岁。30 年前诊断为 2 型糖尿病，一开始对糖尿病
缺乏认识，没有引起重视，用药也是断断续续的，直到后来血糖超过 18 毫摩 / 升，
并出现了各种并发症，才引起重视。于 2006 年 6 月入青岛市某医院住院治疗。

　　住院期间通过医师的指导和对糖尿病知识的学习，才知道糖尿病是怎么一
回事。通过医师分析，我的糖尿病是因肥胖（身高 1.65 米，体重 79 千克）、饮
食不注意、缺少运动等原因造成的。知道了病因，出院时在医师的建议下，我
制订了一个糖尿病自我管理的方案，决心战胜糖尿病。

　　出院后我坚持学习，严格控制饮食、天天运动，及时检测血糖，结果血糖
一直很稳定。胰岛素用量越来越少，在医师和有关专家的建议下，我于 2009 年
7 月停止了胰岛素注射，每餐只用 1 粒降糖药，现在血糖一直很平稳，体重也
达到标准体重，并发症也明显好转。我现在的空腹血糖 6 毫摩 / 升左右，餐后
血糖 8 毫摩 / 升左右，糖化血红蛋白 6% 左右，体重 61.5 千克。6 年来，我的血

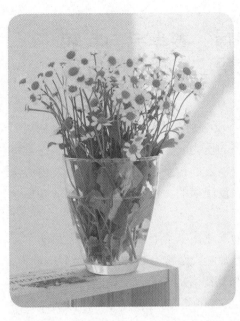

糖一直控制在比较理想的范围内，主要做法如下。

一是要坚持学习。我出院后每月必须参加医院组织的"糖尿病知识讲座"，树立战胜糖尿病的信心。为了时刻提醒自己，我将讲座上发的所有资料及平时收集的有关糖尿病知识，装订成册，定名为"关注血糖，远离糖尿病"专辑（本资料重约1千克，曾在医院糖尿病教育讲座上与医师、讲师、糖友们交流过）。

二是要"管住嘴"，严格控制饮食是稳定好血糖的关键。我在饮食上注意结构合理。营养均衡，避免甜食。少食高脂高胆固醇食物、少盐，多吃高纤维的粗粮和蔬菜水果，蛋、奶、瘦肉、鱼天天吃。我基本做到定时定量、少食多餐。1天的总热量不超1800千卡。尽量让血糖平稳，以保证不出现并发症。6年来我通过严格控制饮食和运动，体重从79千克减到61.5千克，血糖一直在正常范围。

三是要"迈开腿"。控制饮食是"五驾马车"的驾辕之马，适当运动是与驾辕马合力"平衡血糖"的重要之马。所以，我不但"管住嘴"，还是坚持"迈开腿"，做到天天运动，上午、下午各散步1小时，做一些力所能及的体力活，如在院子里种一些花草，天气不好就多做一些室内活动。坚持到早市买菜，通过去早市达到运动目的。

四是要重视自我血糖检测并做好检测记录。住院期间我就买了血糖仪，每周最少测量1次，根据监测结果及时调整自己的治疗和饮食方案。定期向医师反馈监测情况，接受医师的指导意见。6年来，我的空腹血糖、餐后血糖、糖化血红蛋白，一直控制在最理想的范围，我的感受是，定时进行血糖自我监测、及时调整治疗和饮食方案是血糖长期稳定的关键。

五是要好心情才是防治糖尿病的良方。心态平和，血糖才会稳定。为了保持一个良好的心态，我选择多做一些有益于身心健康的事情。坚持练书法、绘画，整理一些自己爱好的资料，已装订成册达50余本。每次见到自己取得的成绩，心情是非常愉快的。我的每一天都是这样不闲不累、快快乐乐地度过的。

十八、战胜糖尿病，要学会自我管理——我帮二姨战胜糖尿病

"有啥别有病，有啥病也别有糖尿病。没啥别没钱，没钱千万别得糖尿病。"这是一位糖友的语录，病痛的折磨、经济的压力、生活质量的下降……这是每一位糖尿病患者都要面对的现实。从这位糖友的语录中我们感受到糖友内心深处的痛苦、无奈，还有无助。那么，战胜糖尿病的关键在哪里呢？那就是要学会自我管理。

糖尿病的发病率逐年增加，它已成为发达国家继心血管和肿瘤之后的第三大疾病。目前全球有超过 1.5 亿糖尿病患者，我国现有糖尿病患者约 9000 万，居世界第一位。我二姨就是这 9000 万糖尿病患者的一员。二姨是一位普通的农民，今年 48 岁，平时靠种地生活，不幸在 2009 年查出患有 2 型糖尿病。这对于一位种地谋生的农民来说犹如晴天霹雳，她不相信自己患上了这种病，觉得病了就得花钱吃药，心里很害怕。当时的我护理专业刚毕业，实习结束后就留在医院工作，我告诉二姨说不要害怕，我学过这个病，我会一点一点讲解给你听，帮助你战胜糖尿病。我先给她分析得糖尿病的原因：第一是家族遗传；二是平时饮食不规律；三是平时不运动，做家务是不能代替运动的；四是肥胖。种种

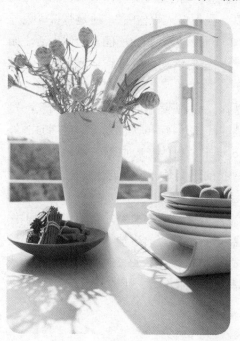

原因加起来再加上不了解糖尿病，平时没有好好预防，所以才会患糖尿病。其实糖尿病并不是一个可怕的病，要想战胜糖尿病，最重要的是学会自我管理。

糖尿病自我管理的内容之一是学会自我监测，包括基本监测、并发症监测和其他监测。基本监测又包括血糖、尿糖、糖化血红蛋白、血脂、血压。先从血糖开始说起，那么血糖控制在多少才合适呢？一般糖尿病患者的理想空腹血糖是 4.4～6.1 毫摩/升，理想的非空腹血糖是 4.4～8.0 毫摩/升。那么你会科学测血糖吗？要选择合适的时间监测血糖，比如说

空腹血糖，午餐、晚餐后 2 小时血糖，睡前和夜间血糖，出现低血糖症状时的血糖，运动前后的血糖；生病时或剧烈运动前后增加检测次数，血糖控制不稳定时每周 1 ～ 2 天，血糖控制差时每日监测直到血糖得到控制。不能以检测尿糖代替血糖。糖化血红蛋白是血糖控制的金标准，它能稳定反映 2 ～ 3 个月血糖平均水平，其控制目标为小于 6.5% ～ 7%。还要重视血脂检测，血脂应每半年监测 1 次。血压高的患者要定时监测血压。简单地说，我总结的一条口诀就是：血糖是基础，尿糖是辅助，3 个月查糖化，定期查血脂，经常量血压。再说说并发症的监测。糖尿病的老患者都知道，糖尿病不可怕而是并发症很可怕。要远离糖尿病失明就要查眼底，一般半年到 1 年查 1 次；要远离糖尿病尿毒症就要查尿蛋白，没有肾病时至少每年查 1 次，有了肾病要根据医师的要求定期查尿微量蛋白、尿常规和肾功能；要远离心肌梗死就要做心电图，心电图无异常时每半年检查 1 次，心电图有异常或伴有高血压时要严密观察；要远离截肢就要爱护你的双足，平时穿透气性好的鞋袜，经常观察皮肤有无破损、裂口、水疱等，不要用很热的水泡足，不要用热水袋或暖宝宝暖足。这些也有一句口诀，就是：远离失明查眼底，远离肾衰查尿蛋白，远离心梗查心电图，远离截肢爱护足。其他监测一样也很重要，比如体重，标准体重＝身高－105，在标准体重的 ±10% 范围内都是正常的。另外腰围也要检测，俗话说得好"腰带越长，寿命越短"，标准腰围男性为 85 厘米以下，女性为 80 厘米以下。

我告诉二姨，患了糖尿病并不是这辈子就完了，而是要让你重新认识生活，提高生活质量。我实习的时候曾见过这样一位患者，她患有 2 型糖尿病 20 年，但她不害怕，每天坚持合理饮食，少食多餐；坚持合理运动，餐后半小时或 1 小时后开始锻炼，由每次 10 分钟逐渐增加至 30 分钟；坚持规律用药，不随便停药；坚持自我监测。所以她的血糖一直控制得很好，而且没有出现并发症。

二姨听了我的多次讲解后，不再害怕了，对自己也有了信心。她现在的自我管理做得很好，体重也降下来了，血糖控制得也很稳定，而且越来越自信乐观，看起来甚至比以前更年轻了。

我的故事讲完了。糖友们一定要相信自己，努力加油！日出东海落西山，愁也一天乐也一天，不如快快乐乐每一天。

糖尿病居家调养宝典

十九、我后悔了，已经没有机会了——
人财两空

原本老天爷对我是非常厚爱的，我今年刚刚 40 岁，我有一位非常美丽能干、温柔贤惠的妻子，我还有一个聪明伶俐、漂亮懂事的女儿，我一表人才，工作努力，单位领导经常夸我年轻有为，前途光明。这都是曾经啊，曾经我的家庭那么美满幸福，我的事业也是顺风顺水。而今，因为我的病完全改变了。不能说是因为我的病，而是因为我自作自受。我后悔不已，却无能为力。现在的我已经躺在医院的病床上长达几个月了，我不希望有人来看我，不希望他们看到我现在的惨状，实际上我的眼睛也不能看到他们了。我的脚已经不能下地走路了，我看不到也感觉不到，医生用厚厚的纱布包裹着，已经没有脚的形状了。我的肾脏也已失去功能，需要隔一天做一次血液透析。最令我放不下的是我的妻子和尚未成年的女儿，妻子曾无数次苦口婆心地劝我不要喝酒，可我从没听进去一句。而我的那些酒友们，过去几乎天天在一起胡吃海喝的朋友们，看到我如今的情况纷纷离我而去。我真想狠揍这帮没有良心的狐朋狗友，可我已经对任何事情只能想不能做了。我预感到自己正在慢慢等待死神的降临，我真的不想死，我彻底后悔了。可是即便我很富有，现在对一切一样无能为力，只能听天由命了。

二十、为了生存，必须这样——坚持和
毅力给他带来光明

我患糖尿病已有 15 年了，既不吃药也不打针，并不是医生让我吃降血糖药我不吃，医生让我注射胰岛素我不打，而是我的血糖及各项指标都很正常，我不需要。回想十几年前我刚刚被确诊为糖尿病的时候，我感觉真的像是天要塌下来了一样，上有没有工作的老母亲，下有上学的儿子，老婆的身体还不好，又听说糖尿病如果早期控制不好，将来要一辈子吃药打针，全家都指望着我，我又生病了，难道是老天爷不让我活了？经过几天的郁闷和思考，我坚信我不能倒下，既然我没有钱，我可以想没有钱的办法，医生不是说运动就能降血糖吗？于是，从那以后，我就像上了链条一样，每天晚上都出去走路，加上少吃

糖尿病居家调养宝典

饭，不到 1 个我的血糖就降至正常，不到半年我的体重就减了下来。但我告诫自己，一定不要停下来，要坚持，如今已经 15 年了，我也 60 多岁了，什么并发症也没有。现在想想，就是我预防治疗措施开展得够早。医生说，如果发生并发症再运动，是不会有这样的效果的。所以，患了糖尿病，没钱不可怕，只要别偷懒，一样有希望。

（高希花　孙文娟　王利君　林　萍）

参考文献

［1］许曼音. 享受健康人生——糖尿病细说与图解. 上海：上海科学技术文献出版社，2002.

［2］解晨，卞丽香. 糖尿病病人自我管理——糖尿病最新知识讲解. 济南：山东省文化音像出版社，2004.

［3］姜莉莉，吴军. 细节决定健康——糖尿病病人生活保健细节. 青岛：青岛出版社，2008.

［4］翁建平. 与糖尿病和谐共处. 广州：广东教育出版社，2009.

［5］杨文英. 糖尿病防治现代观念. 北京：西苑出版社，2006.

［6］叶任高，陆在英. 内科学. 6版. 北京：人民卫生出版社，2004.

［7］殷磊. 护理学基础. 北京：人民卫生出版社，2005.

［8］孙子林. 糖尿病自我管理技巧. 南京：江苏科学技术出版社，2011.

［9］刘彦君，许樟荣. 糖尿病检测与运动手册. 北京：北京出版社，2011.

［10］王威，李进. 实用糖尿病足伤口护理手册. 北京：北京科学技术出版社，2009.

［11］中华医学会糖尿病学分会. 中国2型糖尿病防治指南. 北京：北京大学医学出版社，2007.

［12］胡大一. 高脂血症. 北京：北京工业大学出版社，2011.

［13］马学毅. 胰岛素泵治疗糖尿病. 2版. 北京：人民军医出版社，2005.

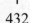